鑽研中医基本理論

发扬中医学术精華

鄧鐵濤

二〇一二年八月

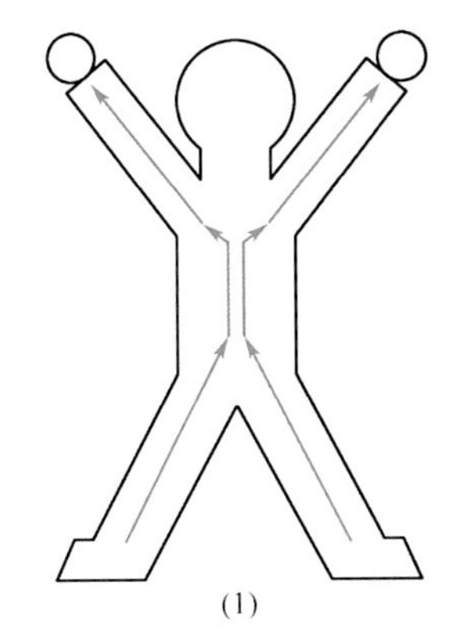

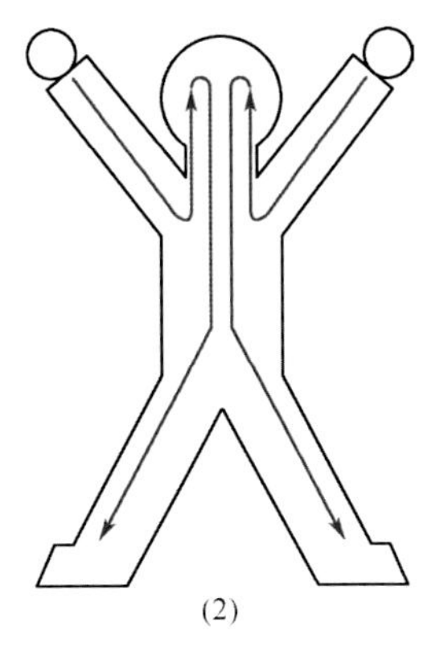

彩图1　十二经脉的循行走向与交接部位示意图

（1）足之三阴从足走腹、胸，手之三阴从胸走手；（2）手之三阳从手走头，足之三阳从头走足

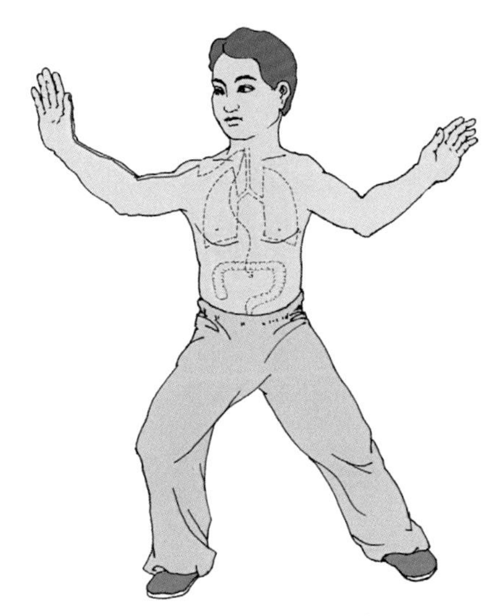

彩图2　手太阴肺经示意图

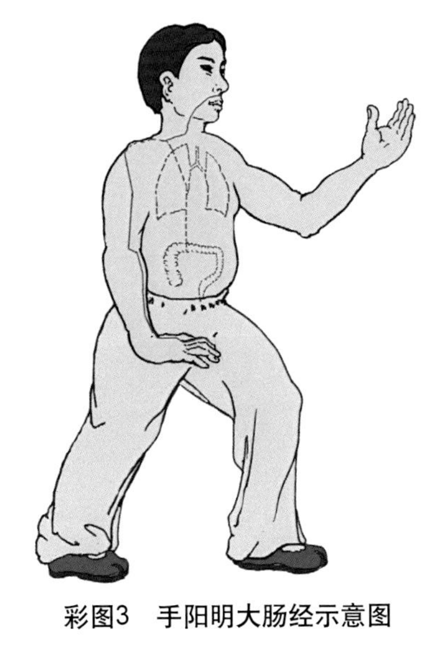

彩图3　手阳明大肠经示意图

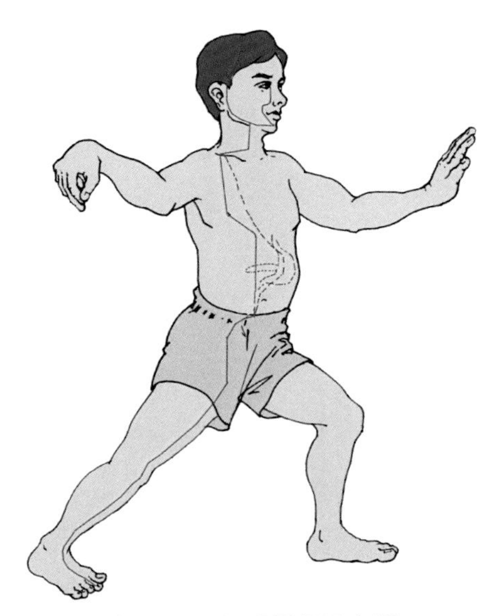

彩图4　足阳明胃经示意图

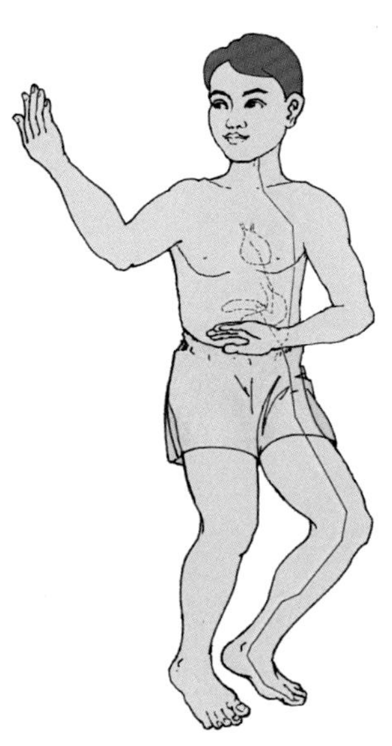

彩图5　足太阴脾经示意图

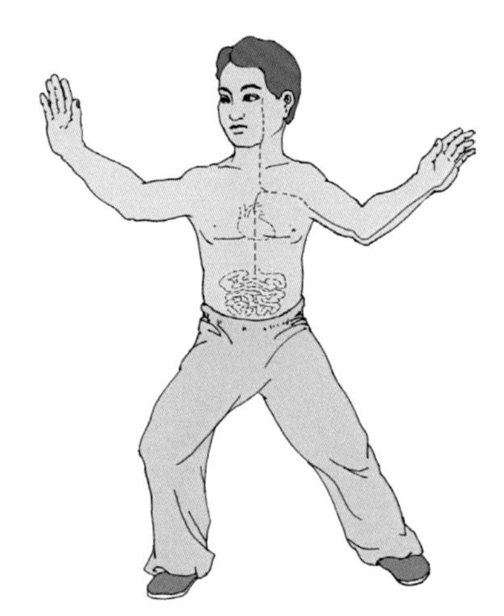
彩图6　手少阴心经示意图

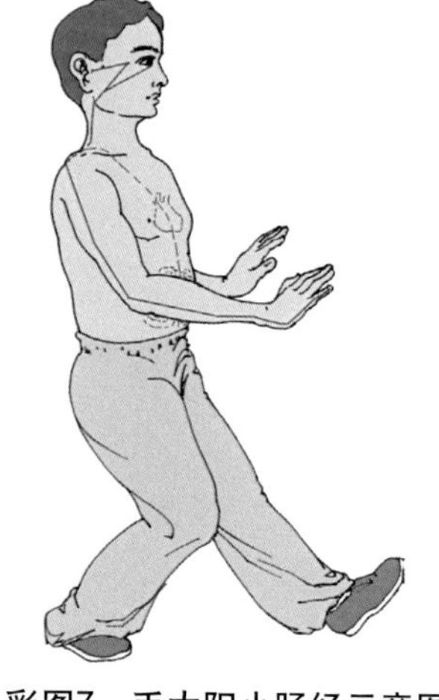
彩图7　手太阳小肠经示意图

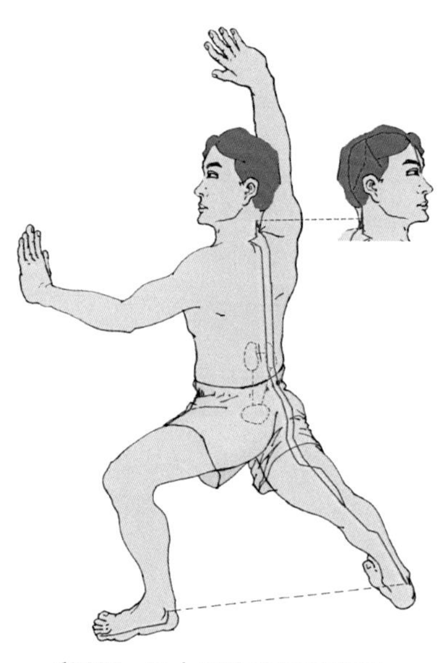
彩图8　足太阳膀胱经示意图

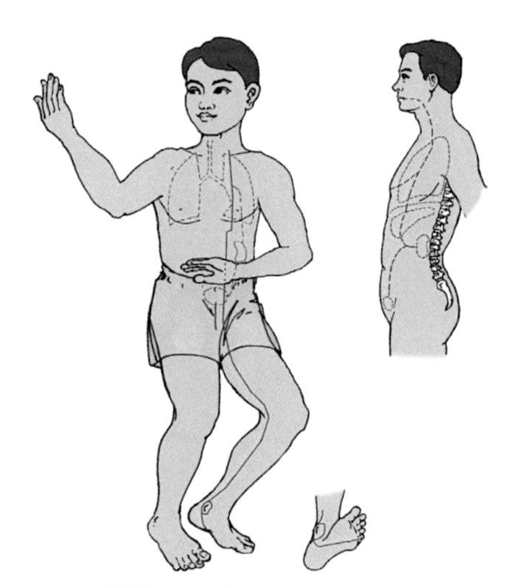
彩图9　足少阴肾经示意图

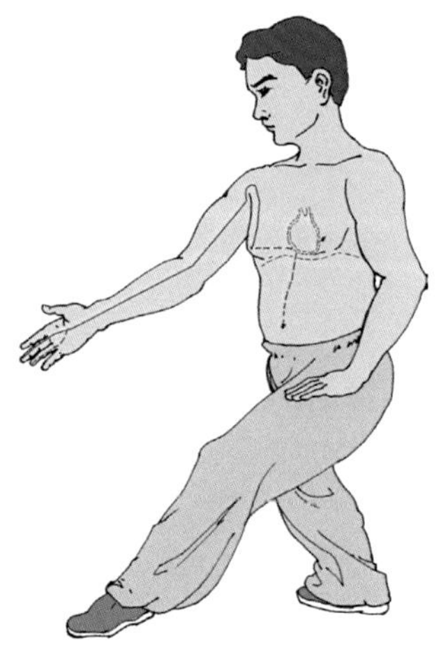
彩图10　手厥阴心包经示意图

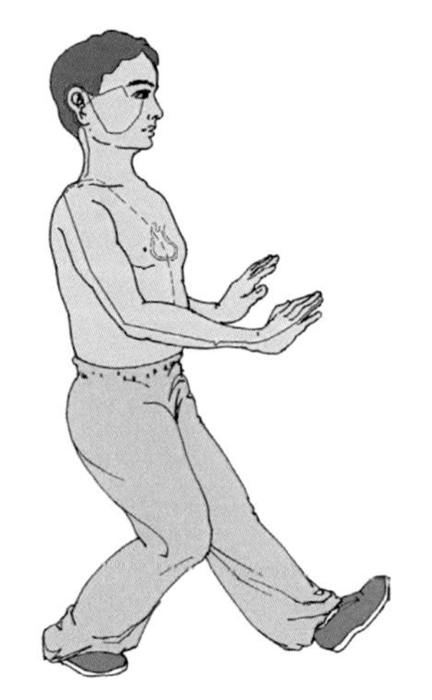
彩图11　手少阳三焦经示意图

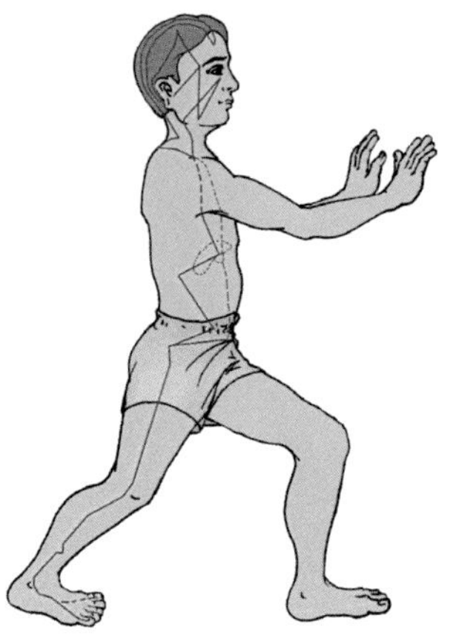

彩图12　足少阳胆经示意图

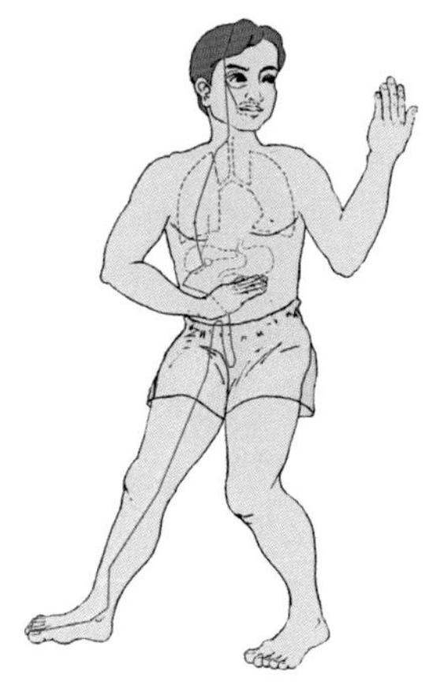

彩图13　足厥阴肝经示意图

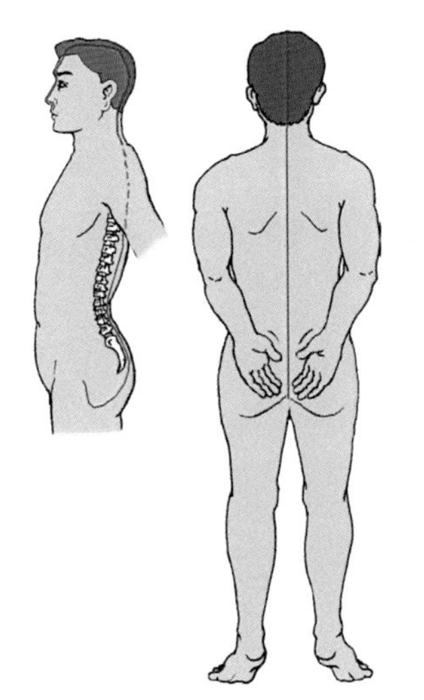

彩图14　督脉示意图

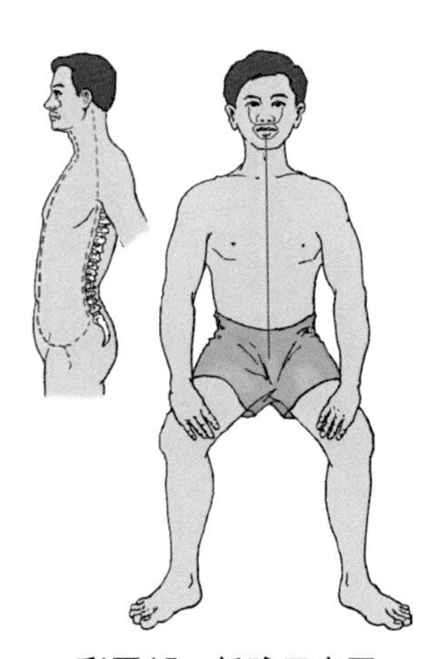

彩图15　任脉示意图

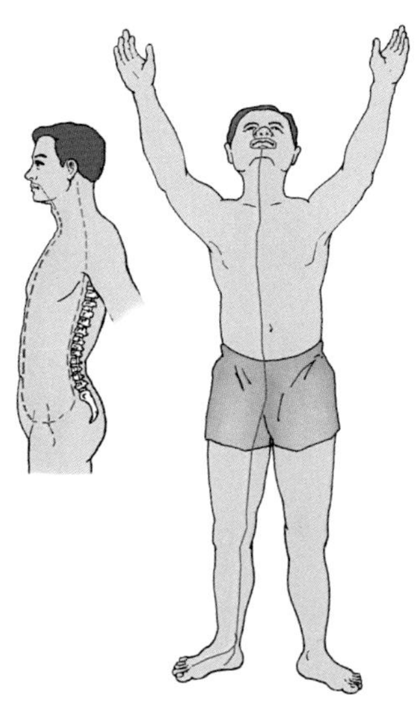

彩图16　冲脉示意图

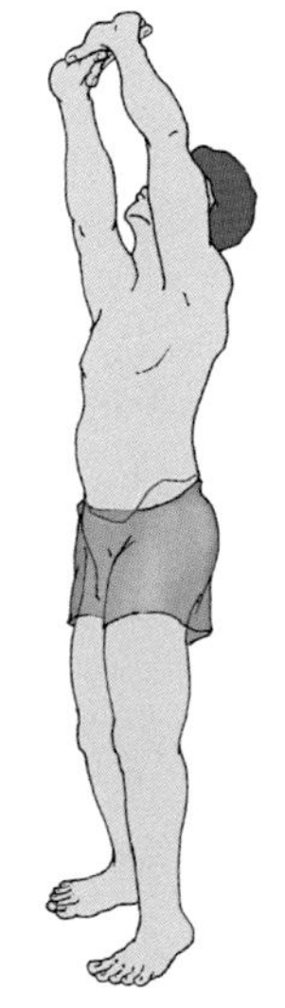

彩图17　带脉示意图

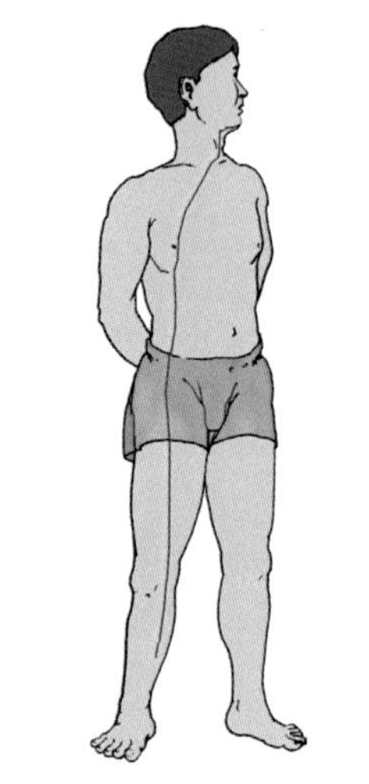

彩图18　阴维脉示意图

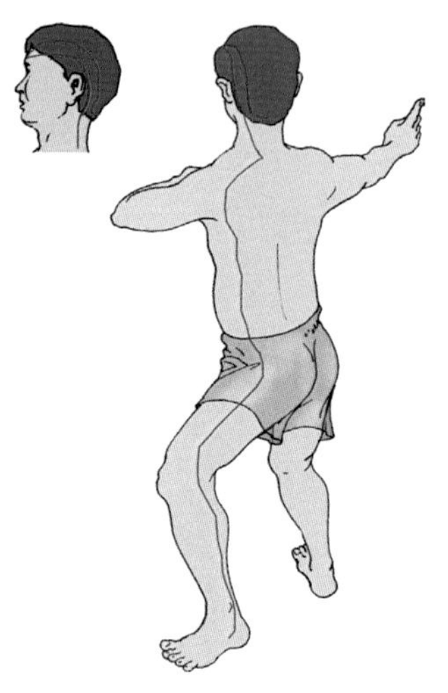

彩图19　阳维脉示意图

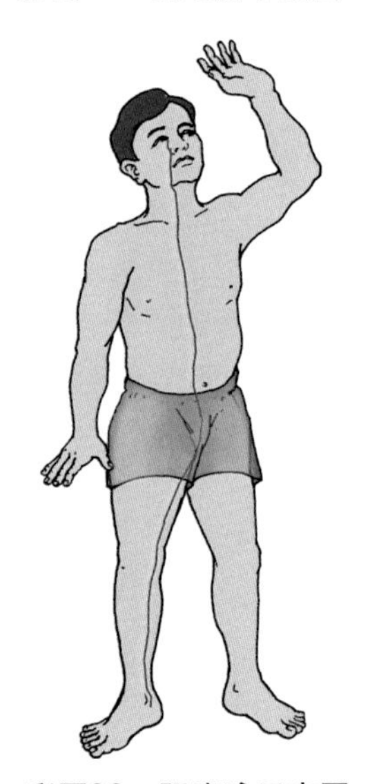

彩图20　阴跷脉示意图

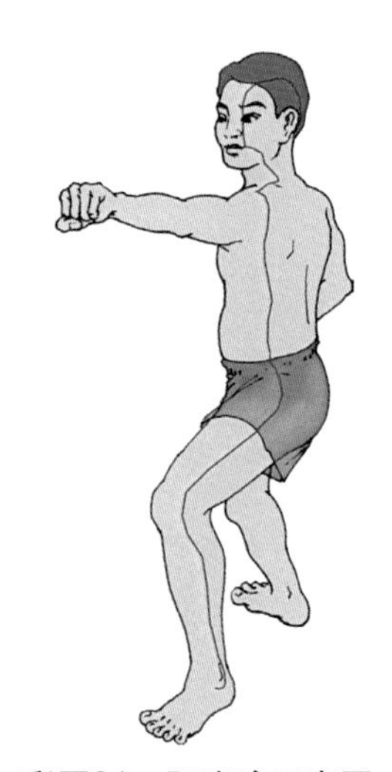

彩图21　阳跷脉示意图

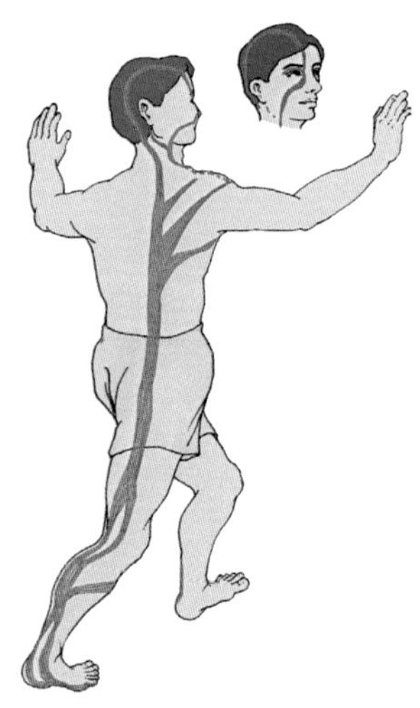

彩图22　足太阳经筋示意图

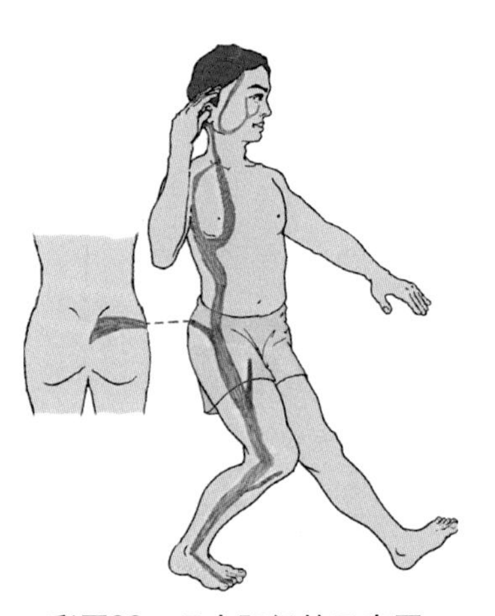

彩图23　足少阳经筋示意图

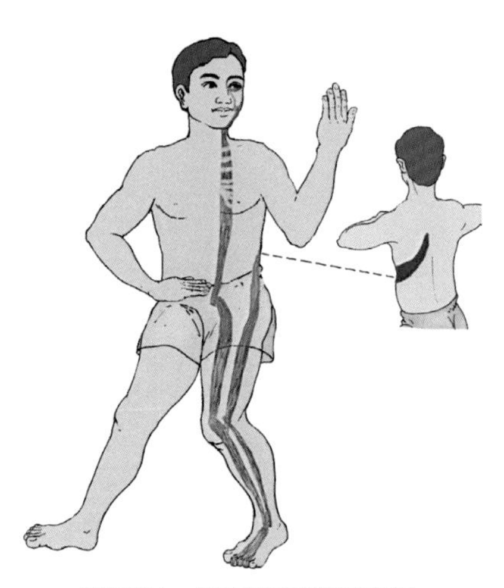

彩图24　足阳明经筋示意图

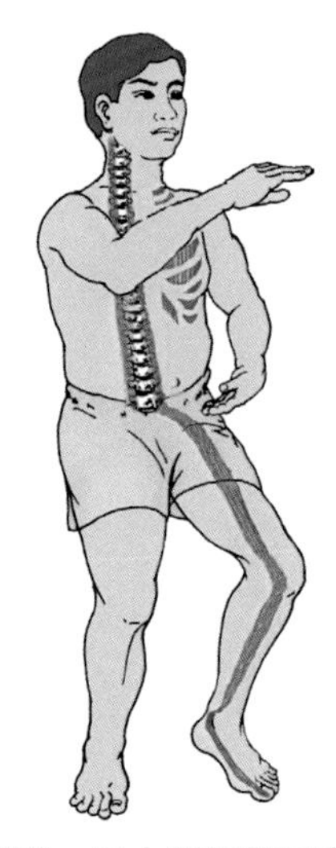

彩图25　足太阴经筋示意图

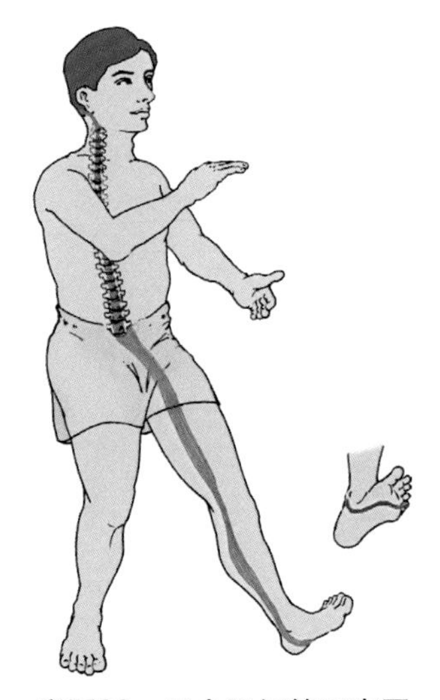

彩图26　足少阴经筋示意图

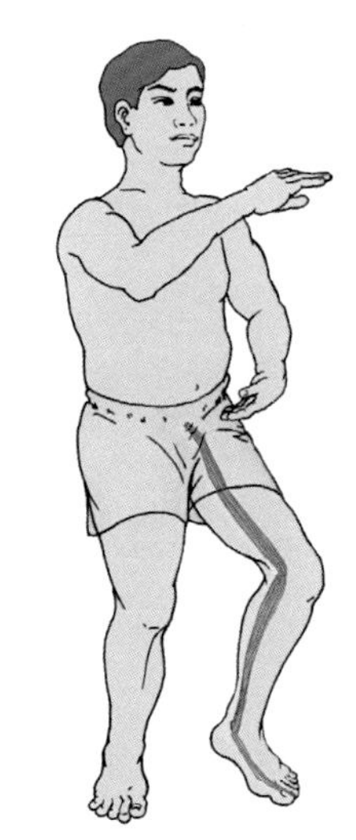

彩图27　足厥阴经筋示意图

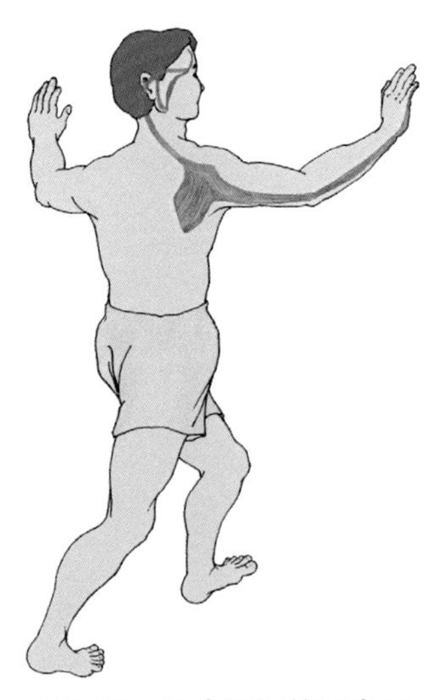

彩图28　手太阳经筋示意图

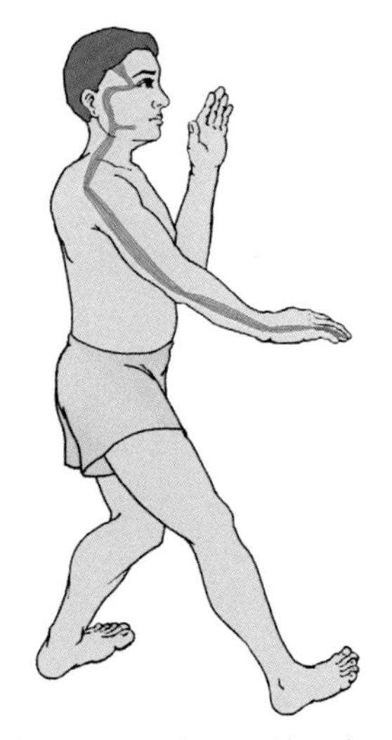

彩图29　手少阳经筋示意图

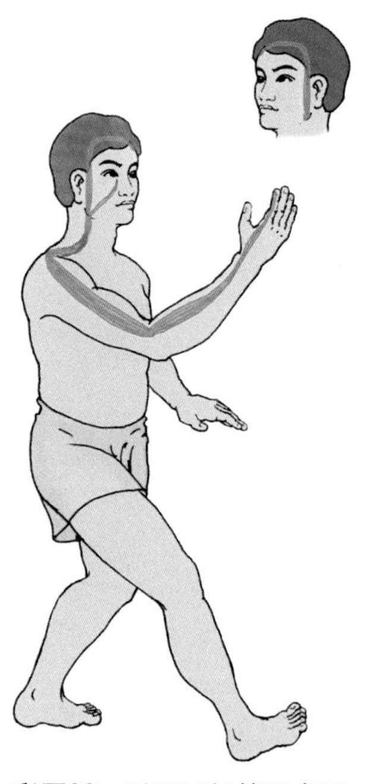

彩图30　手阳明经筋示意图

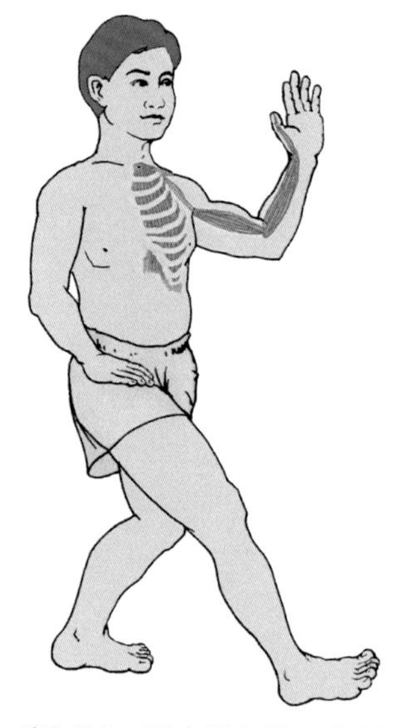

彩图31　手太阴经筋示意图

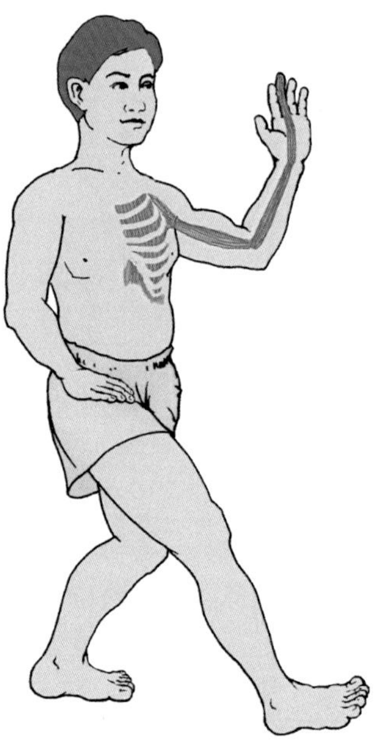

彩图32　手厥阴经筋示意图

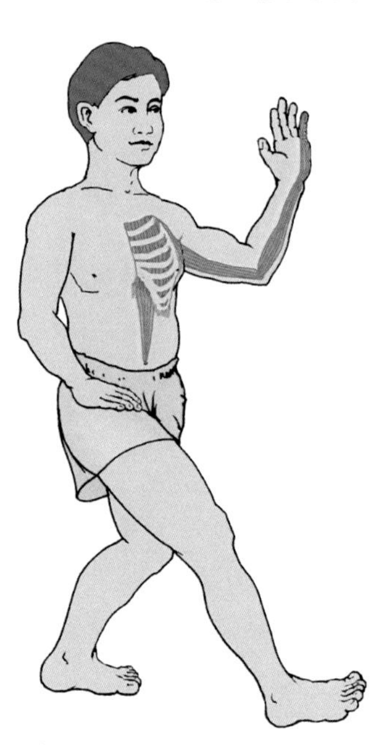

彩图33　手少阴经筋示意图

注：彩图1至彩图33为第四章配图，由广东省美术家协会会员、深圳市盐田区美术家协会副主席陈观华先生绘制，特此感谢。

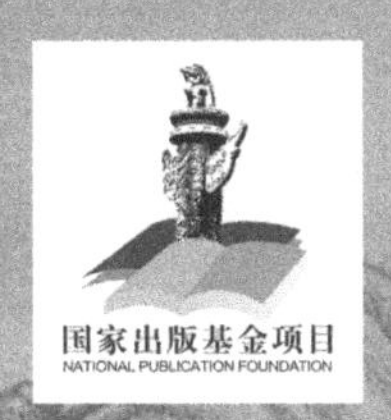

"十二五"国家重点图书出版规划项目

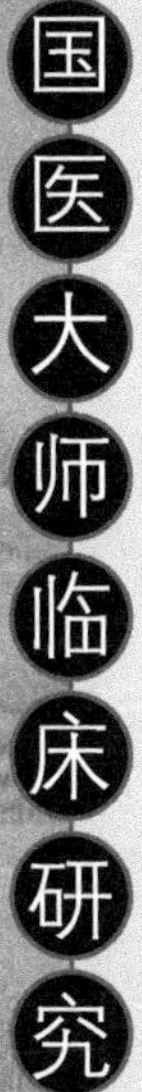
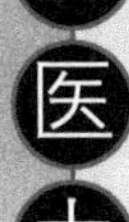
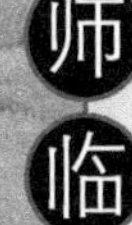
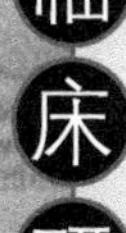
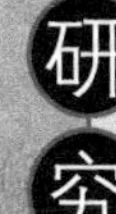

国医大师临床研究

中华中医药学会 组织编写

中医基本理论

【第2版】

邓铁涛 吴弥漫 主编

科学出版社
北京

内 容 简 介

本书是在首届国医大师邓铁涛教授主持下编写的，贯彻了邓老“原汁原味论述中医学术理论”的目的要求，从中医学术角度对中医基本理论做比较系统、全面的整理和阐述。全书内容分阴阳五行、藏象、中医五脏相关学说、经络理论、病因病机、辨证论治、体质与养生防病等七章，并附篇介绍五运六气学说。全书内容深入浅出，既从传统角度对中医理论做比较客观、准确的论述，又结合作者多年的研究心得，提出一些创新性观点，或者纠正历来在中医理论研究中的偏颇见解，总以继承中医学术，发扬中医传统为主旨。第四章经络图为全彩图，均由专人绘制，一目了然。

本书可以作为中医基本理论的提高读物，为广大中医理论研究者、中医临床工作者以及中医院校学生研习中医理论、提高中医学术素养提供有益的参考。

图书在版编目（CIP）数据

中医基本理论／邓铁涛，吴弥漫主编．—2 版．—北京：科学出版社，2014

（国医大师临床研究）

国家出版基金项目·“十二五”国家重点图书出版规划项目

ISBN 978-7-03-042362-7

Ⅰ．中…　Ⅱ．①邓…　②吴…　Ⅲ．中医医学基础　Ⅳ．R22

中国版本图书馆 CIP 数据核字（2011）第 254844 号

责任编辑：刘　亚　郭海燕／责任校对：宋玲玲

责任印制：赵　博／封面设计：黄华斌　陈　敬

科学出版社 出版

北京东黄城根北街 16 号

邮政编码：100717

http://www.sciencep.com

三河市春园印刷有限公司印刷

科学出版社发行　各地新华书店经销

*

2012 年 12 月第　一　版　　开本：787×1092　1/16

2015 年　1　月第　二　版　　印张：24 3/4　插页：4

2025 年　2　月第十一次印刷　　字数：557 000

定价：118.00 元

（如有印装质量问题，我社负责调换）

《国医大师临床研究》丛书编辑委员会

《中医基本理论》(第2版) 编委会

主　编　邓铁涛　吴弥漫

副主编　刘小斌　邱仕君　邓中光

　　　　　黄海龙

编　委（按姓氏笔画排序）

　　　　　万兰清　邓中光　邓铁涛

　　　　　刘小斌　陈坚雄　吴弥漫

　　　　　邱仕君　郑　洪　莫飞智

　　　　　黄海龙

《国医大师临床研究》丛书序

2009 年 6 月 19 日，人力资源和社会保障部、卫生部和国家中医药管理局在京联合举办了首届“国医大师”表彰暨座谈会。30 位从事中医临床工作（包括民族医药）的老专家获得了“国医大师”荣誉称号。这是新中国成立以来，中国政府部门第一次在全国范围内评选国家级中医大师。国医大师是我国中医药事业发展宝贵的智力资源和知识财富，在中医药的继承创新中发挥着不可替代的重要作用。将他们的学术思想、临床经验、医德医风传承下来，并不断加以发展创新，发扬光大，是继承发展中医药学，培养造就高层次中医药人才，提升中医药软实力与核心竞争力的重要途径。

为了弘扬中华民族文化，广泛传播和充分利用中医药文化资源，满足中医药人才队伍建设的需要；进一步完善中医药传承制度，将国医大师的学术思想、经验、技能更好地发扬光大。科学出版社精心组织策划了“国医大师临床研究”丛书的选题项目，这个选题首先被新闻出版总署批准为“十二五”国家重点图书出版规划项目，后经科学出版社遴选后申报国家出版基金项目，并在 2012 年获得了基金的支持。这是国家重视中医药事业发展的重要体现，同时也为中医药学术传承提供良好契机。国家出版基金是国家重大常设基金，是继国家自然科学基金、国家社会科学基金之后的第三大基金，旨在资助“突出体现国家意志，着力打造传世精品”的重大出版工程，在“弘扬中华文化，建设中华民族共有精神家园”方面与中医药事业有着本质和天然的相通性。国家出版基金设立六年来以来，对中医药事业给予了持续的关注和支持。

作为我国成立最早、规模最大的中医药学术团体，中华中医药学会长期以来为弘扬优秀民族医药文化、促进中医药科学技术的繁荣、发展、普及推广发挥了重要作用。本丛书编辑出版工作得到了中华中医药学会大力支持。国家卫生和计划生育委员会副主任、国家中医药管理局局长、中华中医药学会会长王国强亲自出任丛书主编。

作为中国最大的综合性科技出版机构，60 年来科学出版社为中国科技优秀成果的传播发挥了重要作用。科学出版社为本丛书的策划立项、稿件组织、编辑出版倾注了大量心血，为丛书高水平出版起到重要保障作用。

本丛书同时还得到了各位国医大师及国医大师传承工作室和所在单位的大力支持，并得到各位中医药界院士的支持。在此，一并表示感谢！

本丛书从重要论著、临床经验等方面对国医大师临床经验发掘整理，涵盖了中医原创思维与个性诊疗经验两个方面。并专设《国医大师临床研究概览》

分册，总括国医大师临床研究成果，从成才之路、治学方法、学术思想、技术经验、科研成果、学术传承等方面疏理国医大师临床经验和传承研究情况。这既是对国医大师临床研究成果的概览，又是研究国医大师临床经验的文献通鉴，具有永久的收藏和使用价值。

文以载道，以道育人。丛书将带您走进“国医大师”的学术殿堂，领略他们深邃的理论造诣，卓越的学术成就，精湛的临床经验；丛书愿带您开启中医药文化传承创新的智慧之门。

《国医大师临床研究》丛书编辑委员会

2013年5月

再版前言

中医学是中华文化的瑰宝。自鸦片战争以来，民族自尊心与民族自信心沦丧，民族虚无主义滋生蔓延。故近百年来，中医之道路十分坎坷！新中国成立前国民党要消灭中医，新中国成立初期卫生部王斌与贺诚要改造中医。此后，虽然在毛泽东主席、周恩来总理的大力提倡与支持下，相继成立了中医研究院并建立了中医高等教育，但“中医不科学”之噪音仍不绝于耳，为什么？对中医不认识故也。有人说：“中医能治好病，但道理说不清，不科学！‘科学主义’严重地阻碍了人们对中医理论的认知和探索！”中医根植于五千年之中华文化，学术文献浩如烟海，具有中国特色的理论体系。岂是道理说不清？是不认识中医之理论故也！中医与西医不同，西医是生物实验医学；中医是以人为本的理论医学。要正确认识中医，要成为真正的中医，对中医的基本理论必须有深入之研究、掌握和运用。编写本书，正是为了推广中医，发展中医，为人民的健康事业尽力。

本书第1版出版两年来，受到了广大读者的欢迎与激励。因此，我们对本书再加工、修订与补充，以扩大影响，普及中医，使这一中华优秀文化得到继承与发扬，这是我们精诚的心意。

邓铁涛

2014年7月10日

发展中医药　造福全人类

（代序）

卫生部副部长兼国家中医药管理局局长　中华中医药学会会长　王国强

编者按　本文是王国强局长在中国科协2010年年会上的特邀报告。中医基本理论是中医学入门的基础，但入门之前，须要认识什么是中医学。在现代，对这一古老而又青春的学术在建设有特色的社会主义社会中的地位与作用，宜先有所了解。我们认为王局长的特邀报告很好，对中医药学的学术本质和特色，以及继承发扬中医药的重大现实意义做了精辟的阐发，甚有启发和指导意义。故征得王局长的同意，作为本书的代序。

一、中医药学是我国原创的医学科学

中医药包括民族医药，是我国各族人民在几千年生产生活实践和与疾病做斗争中，逐步形成并不断丰富发展的医学科学。先秦两汉时期相继问世的《黄帝内经》、《伤寒杂病论》和《神农本草经》等医学典籍，系统阐述了人体生理、心理、病理，疾病的诊断、治疗和预防，以及临床用药等实践活动，标志着中医药已从简单的临床经验积累升华到系统的理论总结，基本形成了中医药学理论体系。在随后数千年的发展过程中，中医药不断吸收和融合各个时期先进的科学技术与人文思想，不断创新发展，理论体系日趋完善，技术方法更加丰富，为中华民族繁衍昌盛做出了重要贡献。时至今日，中医药作为我国医学的特色和重要的医药卫生资源，与西医药互相补充，互相促进，协调发展，共同担负着维护和增进人民健康的任务，已成为我国医药卫生事业的重要特征和显著优势。

中医药学作为我国独有的医学科学，具有丰富的原创思维。数千年来，历代医家通过不断深入观察与反复临床实践，采用与其他医学不同的视角和思维方式，全面总结对人的健康与疾病的认识，形成了系统的理论与技术方法，建立了独特的医学体系。许多专家学者认为，中医药学原创思维的主要内涵是，以整体观念为核心，注重科学与人文的融合，强调天人合一、身心合一，从整体联系的角度、功能的角度、运动变化的角度来把握人的健康与疾病的规律，体现了中华民族文化的底蕴和思维。在这一思维模式指导下，中医药在长期的临床实践中不断丰富和发展，形成了鲜明的特点，主要体现在以下几个方面：

第一，重视整体。中医药学的整体观，一是体现为“天人合一”，认为人与自然、人与社会是一个统一体，强调人与自然、人与社会的相互联系，重视自然环境和社会环境对人的健康与疾病的影响。如一年四季各有特点，养生保健就要遵循“春生、夏长、秋收、冬藏”的规律；同一疾病的发生发展与四季关系密切，譬如都是感冒，中医认为春天易伤风、夏天易伤暑、秋天易伤燥、冬天易伤寒，在治疗上应分别注重疏风、解暑、润燥、祛寒。二是体现为“身心合一”，认为人是一个精神与形体密不可分的整体，强调生理和心理的协同关系，重视生理与心理在健康与疾病中的相互影响。按照中医的理论，人的情志变化与脏腑功能密切相关，过度的情志变化会导致脏腑功能失调，脏腑功能失调反过来也会引起情志失常，通过调整脏腑功能可以调节情志，反之调节情志也可以改善脏腑功能。譬如我们常说“肝火旺”的人容易生气、发怒，采取清泻肝火的方法可以改善上述情志，通过调整这种情志也可以改善肝脏功能。三是体现为从整体认识部分，认为人体各部分由整体分化产生，强调整体决定部分，重视从人的整体功能来把握健康和疾病的发生发展。中医认为疾病的发生，是人的整体功能失调在局部的反映，所以注重调整体、治局部、促平衡。

第二，注重平和。中医药学认为人的健康在于各脏腑的功能和谐协调，情志表达适度中和，并能顺应不同自然环境的变化，适应各种社会环境的影响，其根本在于阴阳的动态平衡，所谓“阴平阳秘，精神乃治”。对于疾病的发生，中医认为其根本是在内、外各种因素影响下，人的整体功能失去动态平衡，而疾病的进一步发展或者在痊愈后复发，是整体功能的进一步失调或者是在恢复动态平衡后再次失调。因此，中医治病，不仅仅是针对病因、病灶或某个病理过程的简单对抗性治疗，而是以“调和致中”、“以平为期”为根本法则，立足于对人的整体调整，采取多环节、多层次、多靶点的干预方式，使人的整体功能达到平衡与和谐状态。

第三，强调预防。早在《黄帝内经》就提出了“治未病”的理念，以此为源，经过历代医家不断充实和完善，逐步形成了具有深刻内涵的理论体系。这一体系，把握了预防保健的三个主要环节，即“未病先防”、“既病防变”和“瘥后防复”。“未病先防”着眼于未雨绸缪，保身长全，是“治未病”的第一要义；“既病防变”着力于料在机先，阻截传变，防止疾病进一步发展；“瘥后防复”立足于扶助正气，强身健体，防止疾病复发。其核心，就在一个“防”字上，充分体现了“预防为主”的思想。按照中医对疾病发生、发展的认识，特别强调要达到“防”的目的，就应当保养身体，培育正气，维护和提升整体功能，提高机体的抗邪能力。中医常说的“正气存内，邪不可干”、“精神内守，病安从来”等，就是这些思想的典型表达。历代医家都强调以养生为要务，认为养生保健是实现“治未病”的重要手段。从马王堆的导引图，到华佗的五禽戏，以及后世医家倡导的包括运动、饮食、情志调摄等系列养生方法，还有现在常用的冬病夏治的敷贴法、冬令进补的膏滋药、体质的辨识与干预等，都是“治未病”理念在预防保健中的具体应用。以“治未病”思想为核心的中医预防保健，是一种积极主动的生命观、健康观和方法论，重在从整体上动态把握、维护和提升人的健康状态。

第四，关注个体。我们仍然以感冒为例，常常发现中医在治疗同一种感冒时，在不同的地域或者不同的季节所用的方法不同，在不同的患者身上以及在同一患者的不同阶段所用的方法也不同，这就是我们经常所说的中医治病，注重因地、因时、因人制宜，这是个体化诊疗的具体体现。究其实质，中医对疾病的诊疗，着眼于“病的人”而不是“人的病”，着眼于人体受致病因子影响后整体功能失调的状态。由于人体的先天禀赋不同、所处自然和社会环境各异等，不同的个体对同一致病因子所产生的反应也各不相同，同一疾病可以在不同个体身上产生不同的失调状态，另外，同一个体在同一疾病的不同阶段也会呈现不同的失调状态。对于这种失调的状态，中医是通过证候的辨识来整体把握的，并针对不同的证候采取相应的治疗措施。因此，辨证论治是中医个体化诊疗的具体体现，也可以说，个体化诊疗的核心就是辨证论治。同时专家认为，疾病是证候的存在空间，证候体现疾病的动态演变规律，各种证候就是中医对不同疾病在不同时空、不同个体及其不同阶段出现的众多失调状态的规律性认识。因此，在这里要特别说明的是，中医强调个体化，是建立在对健康和疾病共性规律的认识和把握基础上的，是在遵循共性前提下的注重个体。

第五，突出简便。中医防治疾病的技术方法，独特而又简便、丰富而又系统。在诊断上，主要是医生通过望、闻、问、切等方法收集信息资料，在中医药理论指导下，结合临床实践经验，对服务对象的健康状况及疾病情况做出判断，不受设备、仪器的限制，不依赖于各种高成本的现代技术与设备。在干预中，既有内服和外用的药物干预方法，也有针灸、推拿、拔罐、刮痧等许多非药物干预方法。许多非药物干预方法不需要复杂的器具，其所需的器具（如小夹板、刮痧板、火罐等）也往往可以就地取材，就是所使用的药物也大都来自本地。由此可见，中医这些诊断干预技术方法，简单易行，往往不受场所的限制，可提供性强，非常适宜于在城乡基层医疗卫生服务机构普遍推广使用；同时，中医的一些干预方法和适宜技术特别是非药物方法，普通百姓易于接受、也易于掌握使用，可获得性强，适用于广大人民群众的养生保健和疾病治疗。

二、继承发展中医药具有重要的现实意义

（一）继承发展中医药，可以对现代科学发展产生积极影响。随着人类对客观世界认识的不断深入，以还原论和分解分析为主的方法已经不能满足需要，现代科学出现了从分析到综合、局部到整体、结构到功能、静态到动态、简单到复杂转变的趋势。尤其在生命科学领域，多学科交叉渗透，创建新理论、新技术、新方法来认识生命和疾病已成热点。

随着现代科学发展趋势的变化，系统科学越来越受到人们的关注。系统论把研究对象看作一个整体，要求在整体中把握部分，把部分放到整体中研究，而不是让任何部分的东西凌驾于整体之上，同时重视整体与环境的相互作用。中医药学以复杂的生命系统为对象，本质上具有系统科学的思想。中医药学的“整体观”与“系统论”有着惊人的相似之处。

中医药学的继承发展，如能沿着“整体观”这一原创思维，在系统性和复杂性等关键问题上有所突破，一方面可以进一步丰富和发展系统科学，另一方面极有可能对生物医学、生命科学乃至整个现代科学的发展产生重大影响，促进多学科的融合和新学科的产生，使人类对生命和疾病的认识得到进一步提高和完善，从而成为中华民族对人类的新贡献。

（二）继承发展中医药，可以更好地促进医学模式的转变和医学目的的实现。随着经济和社会的发展，人们生活水平的不断提高，人类生存环境的重大变化以及疾病谱的改变和老龄化社会的到来，使得现有的疾病防治模式和手段已不相适应，医学模式正在发生转变，医学目的必须做出调整。

世界卫生组织在《迎接 21 世纪的挑战》报告中指出：21 世纪的医学，将从疾病医学向健康医学发展；从重治疗向重预防发展；从对病源的对抗治疗向整体治疗发展；从对病灶的改善向重视生态环境的改善发展；从群体治疗向个体治疗发展；从生物治疗向心身综合治疗发展；从强调医生的作用向重视病人的自我保健作用发展；从以疾病为中心向以病

人为中心发展。

中医药学注重社会环境、心理因素对人们健康状况及疾病发生、发展的影响；注重从人的整体功能状态来判断健康状况和疾病的发生、发展，注重实施个体化的辨证论治；注重“以人为本”而选择人性化的治疗方式；注重以“治未病”理念为核心、防患于未然而强调个人的养生保健，与转变了的医学模式相吻合，与调整了的医学目的相一致，完全符合当今医学的发展方向。继承发展中医药，必将有力地促进医学模式的转变，更好地实现调整后的医学目的。

（三）继承发展中医药，可以更好地弘扬中华民族优秀文化。温家宝总理 2009 年在西班牙塞万提斯学院谈到中国传统文化时指出，中国传统文化的精神主要有四个方面，一是自强不息、刚健有为的进取精神，二是以和为贵、和而不同的和谐精神，三是民为邦本、民贵君轻的民本思想，四是天人合一、民胞物与的人与自然相统一的思想。习近平副主席 2010 年 6 月在澳大利亚出席皇家墨尔本理工大学中医孔子学院授牌仪式的讲话中指出，中医药学凝聚着深邃的哲学智慧和中华民族几千年的健康养生理念及其实践经验，是中国古代科学的瑰宝，也是打开中华文明宝库的钥匙。

中医药学以天地一体、天人合一、天地人和、和而不同作为思想基础，以人为本、大医精诚作为行为准则，深刻体现了中华民族的认知方式和价值取向，蕴含着丰富的中华民族传统文化精髓，是我国文化软实力的重要体现。继承发展中医药，深入挖掘中医药的文化价值，传承中医药文化精神，对于提高民族思想文化素质，特别是提高百姓的健康素养，弘扬中华优秀文化，增强中华民族凝聚力，提高中华文化国际影响力，都具有十分重要的意义。

（四）继承发展中医药，可以促进我国“人人享有基本医疗卫生服务”战略目标的实现。建立基本医疗卫生制度，提高全民健康水平，人人享有基本医疗卫生服务，是党的十七大提出的重要任务，是建设社会主义和谐社会的重要目标。

随着现代医学科学的不断发展，诊疗手段不断完善，医疗技术不断提高，为维护和增进人类健康发挥了重要的作用，但随之而来的是医药费用快速上涨。有资料表明，1980～2008 年，我国卫生总费用增长了约 100.6 倍，人均卫生费用增长了 74.4 倍，而同期我国 GDP 增长了 65.2 倍，农民人均纯收入仅增长 21.6 倍，城市居民年人均可支配收入也仅增长 36.5 倍。

尽管我国经济持续、稳定、快速发展，但仍然处于并将长期处于社会主义初级阶段，财政对医疗卫生的负担能力有限，人民群众的筹资能力有限，难以承担高额的医药费用，即便是发达国家也深受医药费用不断上涨的困扰。我国要实现“人人享有基本医疗卫生服务”战略目标，必须走中国特色的医药卫生发展道路，必须构建低成本、高效率、政府承受得了、群众负担得起、可持续的发展模式，必须发挥中医药这一重要医疗卫生资源疗效确切、费用相对低廉的优势。

此外，我们更应当看到，作为我国自主创新的重要资源，继承发展中医药，将中医药的原始创新潜力转化为自主创新能力，将中医药的资源优势和知识优势转化为产业优势和经济优势，是发展我国战略性新兴产业的重要内容，可以在培育新的经济增长点，参与生物医药产业开发，促进产业结构调整和经济发展方式转变中发挥重要作用，具有广阔的发展空间与潜力。

三、创新发展中医药是中华民族的历史责任

当前，我国中医药事业发展进入了前所未有的战略机遇期。党和国家更加重视中医药事业发展，更加注重发挥中医药的作用，更加关注中医药继承与创新。2009 年 4 月，国务院发布《关于扶持和促进中医药事业发展的若干意见》，确定了新时期发展中医药事业的指导思想、基本原则，明确了扶持和促进中医药医疗、保健、教育、科研、产业、文化“六位一体”全面协调发展的主要任务和政策措施，强调了要在深化医药卫生体制改革中充分发挥中医药作用。“中医药传承与创新发展”已列为《国家中长期科学和技术发展规划纲要（2006~2020 年）》的优先主题之一，科技部、国家中医药管理局等 16 个部门还专门发布了《中医药创新发展规划纲要（2006~2020 年）》，对中医药继承创新工作进行了全面规划和部署，组织实施了一批重大研究项目并取得了阶段性成果。

同时，随着科学技术的迅速发展，新理论、新技术、新方法的不断产生，特别是 21 世纪以来，以生命科学、生物技术、信息科学、电子科学、材料科学、复杂科学和系统科学为前沿的世界科学技术迅猛发展，自然科学与人文科学间相互交叉、渗透、融合，新的学科不断产生，新的知识不断增长，新的技术方法不断形成，为阐明中医药理论的科学内涵以及关键问题的解决，为中医药学术的创新发展，提供了新的途径和新的方法。

我们更应看到，人民群众的信赖和需求是中医药创新发展的根本动力。长期以来，人民群众信中医、中药，积极运用中医药防治疾病和养生保健，对中医药感情深厚。2007 年，中宣部、卫生部、国家中医药管理局、中国科协等 23 个部门共同举办了为期三年的“中医中药中国行”大型科普宣传活动，宣传中医药政策，普及中医药知识，深入基层送医送药，取得了良好的效果，受到了人民群众的热烈欢迎。前不久，在对中医中药中国行活动进行总结之际，受组委会委托，零点研究咨询集团在对 10 万份调查问卷进行统计分析的基础上，发布了《中医药民众认知度调查报告》。结果显示：90%的民众表示关注中医药发展，88%的民众有过中医药接触经历，53%的民众看病考虑首选中医药或中西医结合治疗方法，充分说明了中医药拥有坚实的群众基础。

与此同时，随着经济社会深刻变化，科学技术日新月异，现代医学快速发展，中医药学术的创新发展面临许多新情况、新问题。中医药学原创思维的内涵挖掘和丰富发展不够，以中医药学原创思维为基础的理论和技术方法创新不够，没有取得重大突破；中医药学在强调遵循自身规律、保持自身特色的同时，学术发展滞后，利用现代科学技术成果进行创新发展不够，即使利用了一些现代科学技术，但遵循中医药原创思维、把握中医药本质特征也不够；适合中医药特点的研究和评价方法及其标准规范体系尚未建立，适应时代要求的中医药自主创新体系尚未形成，中医药继承创新高级人才十分匮乏。同时，由于历史背景、文化底蕴和思维方式的差异，中医药学所认识的生命与疾病的复杂现象，用传统概念表达的科学内涵还难以被现代社会普遍理解和接受。

推进中医药学的创新发展，应着力从以下五个方面取得突破。一是要系统阐明中医药的科学内涵。应当充分运用中医药学的历史积累、实践经验，积极利用现代科学，特别是系统科学、复杂科学的思想方法和技术手段，开展多学科交叉研究，对中医药学的本质特征、核心理论进行现代阐述与诠释，赋予时代的特征。二是要创新发展中医药理论。以中医药防病治病实践为基础，特别是要针对实践中遇到的新现象、新问题，遵循中医药原创

思维，通过解释新现象、解决新问题，不断深化对人与自然及社会关系、健康与疾病动态演变规律、维护健康与防治疾病规律的认识，不断完善中医药学的原有理论并提出新的理论，使中医药学的理论体系得到不断丰富和发展。三是要创新发展中医药技术。以提高中医药临床疗效和服务水平为核心，以适应现代社会发展要求和人民群众需求为立足点，以中医药理论为指导，积极利用现代科学技术方法，加快中医药预防保健、疾病诊疗技术的创新，加快中医诊疗仪器设备、中药新药的研制，加快中药材生产、中药工业关键技术的开发，提高中医药在生物医药、健康产业发展中的贡献率。四是要建立适合中医药学术发展的方法学。应当根据中医药的整体观念、辨证论治、复方用药等认识论和方法论，集成生物医学、信息科学、系统科学、复杂科学等研究方法，建立与中医药理论和临床诊疗特色相适应的方法学体系，丰富和发展生命科学的认识论和方法论。五是要建立中医药标准规范体系。在加强中医药基础标准、技术标准、服务标准、管理标准制修订的同时，进一步加强中医药标准规范体系的总体框架及基本内容、中医药标准规范的制定方法及基本要求的研究，使相关标准符合中医药特点，并把中医药的特色优势用标准规范的形式固定下来并加以大力推广。

推进中医药学的创新发展，应当把握以下四个基本原则。第一要坚持中医药学的原创思维。原创思维是任何一门学科创新发展的根本和灵魂。在中医药学的创新发展中，只有把自身的原创思维作为理论创新与技术创新的前提，才是真正的中医药创新，而不是异化了的“创新”，才能不断取得原创性成果、形成原创性优势。第二要坚持继承与创新的辩证统一。继承和创新，是中医药学延绵不绝、生生不息的车之两轮。在中医药学的创新发展中，继承是基础，离开了继承，中医药的创新发展就会成为无源之水、无本之木。第三要坚持以临床实践和疗效为创新基础。中医药学作为一门源于临床实践的科学，其理论和诊疗技术都是从临床实践中总结形成并不断创新发展的，临床实践既是创新发展的源泉，又是检验创新成果的试金石，对于中医药的创新发展具有特别重要的意义。第四要积极利用现代科学技术。在创新发展中，既要积极运用中医药的传统研究方法，也要大胆引进适用于中医药研究的现代科学技术和方法，特别是通过多学科的联合攻关，可以加快中医药学理论与技术的创新并形成最新成果。

推进中医药学的创新发展，必须高度重视加强国际合作与交流。目前，国际社会对以中医药为代表的传统医药的认识发生了积极变化，我国与有关国际组织和国家的传统医药交流与合作快速发展。由我国发起的《传统医学决议》在2009年第62届世界卫生大会上获得通过，国际标准化组织（ISO）于2009年通过我国提案成立了中医药标准技术委员会（暂定名，ISO/TC249）并决定该委员会秘书处设在中国。我国已70多个国家签订了含有中医药内容的政府间协议94个，中医药纳入中美战略与经济对话框架，中法第一批中医药合作项目开始启动，中医药服务贸易列入我国与多国的贸易谈判范围，对外办医、办学和科技合作日益增多，中药进出口贸易持续增长。同时，开展中医药研究和中医人才培养，开办中医诊所和医院，开发和生产中药的国家和地区越来越多，接受中医药服务的人群不断扩大，中医药走向世界的步伐不断加快。同时也使中医药发展面临新的竞争和挑战，特别是一些国家凭借其雄厚的经济实力和先进的技术手段，对中医药进行研发和利用，以占据中医药技术的制高点，争夺中医药知识产权和主导权，对我国形成“倒逼”态势。我们要抓住机遇，在大力推进中医药为更多的人提供维护健康和防治疾病服务的同时，更好地利用国际科学技术资源，促进中医药理论和技术的创新发展，保持我国的主导优势地位，并大力推进中医药理论和实践在世界范围内的进一步丰富和发展。

各位领导、各位专家，同志们：推进中医药的继承创新发展，是一项系统工程，既要靠中医药行业自身的团结和谐、奋发有为，也需要各方面的重视和关心，更需要各科学技术领域的支持和参与，共同推动健全中医药科技创新体系，建立中医药科技创新平台，完善中医药科技创新机制，促进中西医的优势互补、相互融合、共同提高。在此，我代表中医药界的全体同仁，真诚地希望和倡议广大科学家、科技工作者，进一步关心支持并积极参与到中医药的科学研究中来，共同探索中医药的奥秘，让中华民族的这一瑰宝得到进一步发扬光大，让它更好地造福全人类。推进中医药的继承创新发展，对于发挥我国原创科学的优势，推动自主创新；繁荣我国医学科学，维护和增进人民健康；培育新的经济增长点，促进经济发展方式转变；弘扬中华优秀文化，提高民族凝聚力和国际影响力，都具有十分重要的意义。我们相信，在党和政府的高度重视下，在包括广大科技工作者在内的社会各界的关心支持下，中医药一定会得到更好更快地发展，一定会为我国经济社会发展、为人类健康、为中华民族的伟大复兴做出新的更大的贡献。

目 录

《国医大师临床研究》丛书序
再版前言
发展中医药 造福全人类（代序）
第一章 阴阳五行 ……………………（1）
第一节 阴阳五行学说的学术渊源…（1）
一、阴阳概念和阴阳学说的形成 ……………………（1）
二、五行概念的产生和五行学说的形成 ……………………（2）
三、阴阳学说与五行学说的结合 ……………………（4）
四、中医对阴阳五行学说的引进和运用 ……………………（5）
第二节 中医阴阳五行学说的内涵 ……………………（5）
一、阴阳学说的内涵 ……………（5）
二、五行学说的内涵 ……………（12）
第三节 阴阳五行学说在医学上的运用 ……………………（15）
一、阴阳学说的医学运用 ………（15）
二、五行学说的医学运用 ………（20）
三、阴阳五行学说从哲学到医学的演变 ……………………（24）
第二章 藏象 ……………………（26）
第一节 藏象及藏象研究方法 …（26）
一、藏象的概念 …………………（26）
二、藏象研究方法 ………………（26）
三、藏象学说的基本内容 ………（27）
四、藏象学说的学术特点 ………（29）
第二节 五脏 ……………………（30）
一、心 ……………………………（30）
附 心包络 ……………………（33）
二、肝 ……………………………（33）
三、脾 ……………………………（37）
四、肺 ……………………………（41）
五、肾 ……………………………（44）
附 命门 ………………………（48）
第三节 六腑 ……………………（50）
一、胆 ……………………………（50）
二、胃 ……………………………（52）
三、小肠 …………………………（54）
四、大肠 …………………………（56）
五、膀胱 …………………………（57）
六、三焦 …………………………（58）
第四节 奇恒之腑 ………………（62）
一、奇恒之腑的内涵、生理特点及功能 ……………………（62）
二、脑 ……………………………（63）
三、女子胞 ………………………（66）
第五节 精气神 …………………（67）
一、精 ……………………………（67）
二、气 ……………………………（70）
三、血 ……………………………（76）
四、津液 …………………………（79）
五、神 ……………………………（81）
六、精、气、形、神的相互关系 …（85）
第六节 形身部位 ………………（88）
一、形身 …………………………（88）
二、官窍 …………………………（94）
三、体内部位 ……………………（98）
第三章 中医五脏相关学说 ………（102）
第一节 五脏相关学说的理论演变与研究 ……………………（102）
一、邓铁涛教授“五脏相关”学术理论提出 ……………（102）
二、五脏相关理论古代学术源流的探讨与梳理 ……………（103）
三、中医五脏相关理论科学内涵 ……………………（106）
第二节 五脏之间的相关关系 ……（113）
一、五脏的相互影响 ……………（113）
二、五脏相关的中介 ……………（115）
三、脏与脏的关系 ………………（116）
第三节 五脏系统的相关 …………（120）
一、五脏与六腑的相关关系 ……………………（121）

二、五脏与奇恒之府的相关关系 ……………………………… (122)
三、五脏与“五华”的相关关系 ……………………………… (123)
四、五脏与五体的相关关系 ……………………………… (124)
五、五脏与七窍的相关关系 ……………………………… (124)
第四节 五脏相关与辨证 ……… (125)
一、两脏相关的证候 ………… (125)
二、多脏相关的证候 ………… (129)
三、五脏相关理论对重大疑难疾病防治的指导 ………… (131)
四、实验研究探讨微观物质基础，佐证中医五脏相关之理 … (141)
五、中医五脏相关理论研究前景 ……………………………… (147)
第四章 经络理论 …………………… (149)
第一节 经络和经络学说 ……… (149)
一、经络的概念 ……………… (149)
二、经络学说的形成和发展 … (150)
三、经络系统的基本结构 …… (151)
四、经络的生理功能及临床意义 ……………………………… (157)
第二节 十二经脉的循行、主要病候和治疗 ……………… (160)
一、手太阴肺经 ……………… (160)
二、手阳明大肠经 …………… (161)
三、足阳明胃经 ……………… (161)
四、足太阴脾经 ……………… (162)
五、手少阴心经 ……………… (163)
六、手太阳小肠经 …………… (163)
七、足太阳膀胱经 …………… (164)
八、足少阴肾经 ……………… (165)
九、手厥阴心包经 …………… (165)
十、手少阳三焦经 …………… (166)
十一、足少阳胆经 …………… (166)
十二、足厥阴肝经 …………… (167)
第三节 奇经八脉的循行部位、生理功能和主要病候 …… (168)
一、督脉 ……………………… (168)
二、任脉 ……………………… (168)
三、冲脉 ……………………… (169)
四、带脉 ……………………… (170)
五、阴维脉 …………………… (170)
六、阳维脉 …………………… (171)
七、阴跷脉 …………………… (171)
八、阳跷脉 …………………… (172)
第四节 十五络脉、十二经别和十二皮部 ……………… (172)
一、十五络脉的循行、主要病候及治疗 ……………………… (172)
二、十二经别的循行 ………… (175)
三、十二皮部 ………………… (177)
第五节 十二经筋 ……………… (177)
一、足太阳经筋 ……………… (178)
二、足少阳经筋 ……………… (178)
三、足阳明经筋 ……………… (179)
四、足太阴经筋 ……………… (179)
五、足少阴经筋 ……………… (180)
六、足厥阴经筋 ……………… (180)
七、手太阳经筋 ……………… (181)
八、手少阳经筋 ……………… (181)
九、手阳明经筋 ……………… (182)
十、手太阴经筋 ……………… (182)
十一、手厥阴经筋 …………… (183)
十二、手少阴经筋 …………… (183)
第六节 腧穴简介 ……………… (184)
一、腧穴的概念 ……………… (184)
二、腧穴理论的形成和发展 … (184)
三、腧穴的功能与作用 ……… (185)
四、腧穴的分类 ……………… (186)
第五章 病因病机 ………………… (192)
第一节 病因 …………………… (192)
一、中医认识病因的基本观念和方法 ……………………… (192)
二、外感病因 ………………… (194)
三、内伤病因 ………………… (202)
四、其他病因 ………………… (207)
第二节 发病 …………………… (213)
一、发病机理 ………………… (213)
二、发病途径 ………………… (216)
三、发病形式 ………………… (217)
第三节 病变机理 ……………… (221)
一、八纲病机 ………………… (221)
二、病理从化与六气病机 …… (229)

三、脏腑病机 …………………… (234)
四、经络病机 …………………… (245)
五、气血津精病机 ……………… (248)
六、外感热病病机 ……………… (253)
第四节　疾病传变与转归 ……… (257)
一、外感疾病的传变 ………… (258)
二、内伤疾病的传变 ………… (261)
三、疾病转归 …………………… (263)
第六章　辨证论治 …………………… (266)
第一节　辨证论治 ……………… (266)
一、病、证、症 ……………… (266)
二、辨证论治 …………………… (267)
第二节　诊法理论 ……………… (268)
一、诊病原理 …………………… (268)
二、诊法原则 …………………… (269)
三、诊病方法 …………………… (270)
四、辨证审机 …………………… (278)
第三节　治则治法 ……………… (283)
一、治疗原则 …………………… (284)
二、治法 ………………………… (286)
第四节　方药理论 ……………… (292)
一、药物理论 …………………… (292)
二、方剂理论 …………………… (302)
第七章　体质与养生防病 ………… (314)
第一节　体质学说 ……………… (314)
一、体质的内涵 ……………… (315)
二、影响体质的因素 ………… (316)
三、中医对体质的分类 ……… (319)
四、体质学说的临床应用 …… (324)
第二节　养生学说 ……………… (327)
一、生命节律与养生的目的意义 …………………………… (327)
二、养生的基本原则 ………… (329)
三、养生方法 …………………… (332)
第三节　治未病理论 …………… (341)
一、“治未病”理念的形成与确立 …………………………… (341)
二、“治未病”的内涵和具体内容 …………………………… (342)
三、“治未病”理论的学术意义 …………………………… (344)
附篇　五运六气学说简介 ………… (348)
一、五运六气学说的基本学术原理 ……………………… (348)
二、五运六气学说的基本概念和推演方法 ……………… (349)
三、运气推演的主要内容 …… (356)
四、运气学说的临床运用 …… (365)
五、运气学说学术价值的发掘与利用 …………………… (368)
主要参考文献 ……………………… (371)
后记 ………………………………… (373)

第一章　阴阳五行

中医在其横亘古今的漫长发展过程中，不断将源自于实践的经验和认知加以信息的抽象和理论的升华，建立起相对完整的、切于实用的理论体系。邓铁涛教授不止一次地强调指出：相对于西医的实验医学特点而言，中医是理论医学、信息医学。中医在建立理论体系之际，明智地引进了哲学上的阴阳五行学说，并将之与精气学说同样赋予医学的内涵，与其他医学理论融合起来，成为中医理论体系的有机组成部分。

阴阳五行学说作为中医理论体系中的核心内容，既像一根红线贯穿于其中，使各个具体理论得以互相融会贯通，又归纳和标识繁纷复杂的各种各样医学信息，使之纲举目张，系统有序。可以说，中医之所以能够形成完整、系统的理论体系，并且这一理论体系能够与时俱进而又相对稳定发展至今，在很大程度上得益于阴阳五行学说所发挥纲领性作用，亦得益于其作为联系中介，将各种理论导入辨证论治疾病的实际运用，从而使中医基本理论能够深入植根于临床实践之中而具有旺盛的生命力。

阴阳五行学说和精气学说本来都是古代哲学的主流和重要内容，在中医构建理论体系之初，即被成功地移植于医学范畴，并赋予医学的特定内涵而成为中医学术的有机组成部分。其中精气的概念和内涵已被中医所同化而作为生理学说的重要内容，故一般常归列于藏象学说的范畴加以研究和讨论。阴阳五行则因其贯穿于各个学术理论之中，对整个中医学术起着认识论和方法论方面的重要指导，故而成为中医基本理论体系中的独立学说。学习和研究这一学说，对提高学术素养，掌握中医理论的纲纪要领，甚有意义。

第一节　阴阳五行学说的学术渊源

阴阳学说和五行学说原本都是古代的朴素唯物主义哲学，阴阳和五行概念都产生于古人对天地自然的直观认识，经过抽象归纳和比类推衍而成为哲学上的重要范畴。

一、阴阳概念和阴阳学说的形成

阴阳作为概括事物运动变化规律的哲学范畴，其观念起源于对自然现象的直接观察，经过哲学的思辨而成为“一阴一阳谓之道”（《周易·系辞》）的哲学理念。

（一）阴阳概念的产生

阴阳，其本字原作“霒（侌）”、“昜”。《说文·云部》：“霒，云覆日也。从云今声。侌，古文霒省。”“侌（霒）”为形声字，意为云遮盖天空中的太阳；“昜”则为象形字，表示太阳当空，阳光普照之象。可见阴阳之初义是对天空是否有日头而光明、黑暗的描述。“侌”、“昜”二字各加上“阝(阜,山)”旁,进一步演变为“陰陽”,则是对地理上向阳、背阳方向的认知。《说文·阜部》“陰,闇(暗)也,水之南,山之北也。”“陽,高明也。”《释名·释山》:“山东曰朝阳,山西曰夕阳,随日所照而名之也。”山之北坡、江河之南岸(靠水一面)背阳,没有阳光的投射,故为阴;反之,山之南坡、江河之北岸等日光所照之处则为阳。《诗·大雅·公刘》所言“既景(影)乃岗,相(观察)其阴阳”,就是古人通过观察日影以确定地理方位的记载。

在对日光有无、投射向背而产生的明亮、黑暗环境的认知所形成的阴阳概念的基础上,古人进一步体察到上与下、左与右(太阳升起的东方与落下的西方)、水与火、内与外等互为相反因素对光线明暗(阴阳)的影响,亦认识到由于阳光的有无及其影响因素所带来的冷与热、坚与软、动与静、升与降、伸与缩、进与退、刚与柔等,以及更为间接联系的昼与夜、奇与偶、生与死、男与女、尊与卑、清与浊、出与入等互相对待的状态,把这些互相关联又互相对待事物都与阴阳联系起来,阴阳作为归类认识和区分不同事物的抽象概念就形成了。

(二) 阴阳学说的形成

作为对相反相成事物的归类,阴阳还未显示其哲学内涵。但当思辨者运用其对立斗争来说明事物的运动变化规律以后,它就成为具有哲学意蕴的概念和范畴。《国语·周语上》记载伯阳父论周幽王二年三川地震,有“阳伏而不能出,阴迫而不能蒸,于是有地震。今三川实震,是阳失其所而镇阴也”之说,说明在西周时期,阴阳已经演化成为具有哲学意蕴的概念。其后《老子·四十二章》提出“万物负阴而抱阳,冲气以为和”之说,不仅认为阴阳是普遍存在于各种事物的对立统一体,而且将之与气联系起来,为阴阳五行学说与精气学说互相结合,共同构成中国古代朴素唯物主义哲学的主流奠定了基础。到了春秋战国时期,阴阳学说已经颇为盛行,成为当时认识和研究天地自然和社会人事的重要学术理论,故《管子·四时》篇强调:“阴阳者,天地之大理也;四时者,阴阳之大经也。”

在阴阳学说的形成过程中,以《周易》为代表的易学发挥了骨干和核心作用。《周易》分《易经》和《易传》两部分,《易传》是对《易经》哲学理念的解释和发挥,两者不是同一时代的作品,亦代表不同时期哲学的学术水平。《易经》作为最古老的经典之一,其成书甚早,可追溯至西周初年。书中虽然尚未明确提出阴阳概念,但其以“--”和“—”及由其组成的八卦和六十四卦,代表事物的互相对待和消长转化,朴素地揭示事物的对立统一和运动变化规律,具有深刻的哲学意蕴。当“--”和“—”被称之为“阴爻”和“阳爻”,亦就是《周易》引进了阴阳概念,而阴阳被赋予《易经》的哲学内涵以后,阴阳学说已经初具雏形。至于后起的《易传》,则直接运用阴阳概念以解释《易经》所蕴含的哲学意蕴,如《说卦传》的“立天之道,曰阴与阳;立地之道,曰刚与柔;立人之道,曰仁与义。……分阴分阳,迭用刚柔,故易六位而成章”,特别是《易传·系辞》提出了“一阴一阳之谓道”、“阴阳不测之谓神”、“阴阳合德而刚柔有体”、“刚柔(阴阳)相推而生变化”等理论时,阴阳已经通过与易理的有机结合,而成为具有鲜明学术理念的哲学学说,跻身于古代哲学的主流而对古代学术发挥其广泛而重大的影响。正因如此,《庄子·天下》篇才有“《易》以道阴阳”之说。

二、五行概念的产生和五行学说的形成

五行学说作为古代哲学的重要流派,渊源亦甚悠远。如果说阴阳学说是以《周易》为其代表

作，是周氏族所遵奉的哲学，则五行学说是以《尚书·洪范》为代表作，为殷商氏族所奉行的哲学。

（一）五行概念的形成和发展

五行，又称“五材”（《左传·襄公二十七年》：“天生五材，民并用之。”）、“五常”（《礼记·乐记》：“合生气之和，道五常之行。”《金匮要略》首篇亦有“夫人禀五常，因风气而生长”之说）。关于五行概念的产生，学术界有不同的见解，比较通行的有“五方”说和“五材”说。

五方说：“行”在古文写为“卄卜”，为道路通达四方之意，东西南北四方加上中央即为五方，称“五行”。从这一意义上看，《尚书·甘誓》的“有扈氏威侮五行”，亦可理解为“有扈氏欺侮五方（之邦国）”。

五材说：五材指木、火、土、金、水五种物质，其说见《尚书·洪范》：“五行：一曰水，二曰火，三曰木，四曰金，五曰土。”认为物质世界就是由水火木金土五类物质所构成，这些物质是人们赖以生存的基本生活要素，故《左传》谓之为“五材”。之所以称五材为五行，是指这五类物质流行布散于天地之间，代表事物的五种运动变化模式，即《春秋繁露·五行相生》所言之“行（五行）者行也（流行），其行不同，故谓之五行。”

应该说，以五方作为五行概念的起源甚早，殷商时代，甚至夏代，其行政中心都居于今河南一带，认为其所处之地为天下之中央，因此，产生了东、西、南、北、中的五方概念，由五方而推论、联系、归纳其他事物，故而形成了五行概念和归类法则。至于以水、火、木、金、土命名五行，则应该在青铜器发明并较为普遍使用之后。殷人对青铜器的制造和使用甚为发达，为五材说的形成提供了条件，上述《尚书·洪范》篇以殷代遗老箕子之口提出的五行概念，正是隐含了这一历史信息。至于为什么把水、火、木、金、土称为五行，原因在于该五种物质是最常见、最关乎人们生活和生产活动，而又各具代表性特征之故，即《汉书·艺文志》所说的“五行者，五常之形气也。”要之，从五方说到五材说的嬗变，是五行概念的发展和完善。

（二）五行学说的形成

《国语·郑语》：“先王以土与金木水火杂，以成百物。”这种将木、火、土、金、水视为构成世界万事万物的基本元素的观念形成之后，运用五行模式去抽象、归纳各种事物，阐明其间的复杂关系，就成为古代研究和认识事物的基本哲学理念。

1. 五行归类模式的建立

五行本来是五种具体物质，但《尚书·洪范》对其性质特征加以抽象：“水曰润下，火曰炎上，木曰曲直，金曰从革，土爰稼穑。润下作咸，炎上作苦，曲直作酸，从革作辛，稼穑作甘。”经过这样抽象以后，符合这些特征的事物即可纳入五行的行列，五行遂成为事物的特征性标志。古代哲学即以这些特征标志为中介，运用取象比类的方法，建立起五行归类模式，分类归纳天地自然以至社会生活中的各种繁纷复杂事物。从《管子》的《幼官》、《五行》等篇，到《礼记·月令》、《吕氏春秋》的《十二月纪》、《淮南子·时则训》，以至后世诸多学术著作，都普遍地采用了这种归类方法，而其所归纳的内容，“近取诸身，远取诸物”，囊括天上、地下、人间以及天文、地理、历史，构成了古代哲学中天人通应、无所不包的庞大同构系统。

2. 五行的相生相克理论的形成

五行同构系统的建立奠定了五行学说的基础，而其哲学理念的深化、学术理论的完善，尚待于相生相克理论的形成。相克理论的产生较早,但不称“相克”而称“相胜”,如《左传·哀公九年》:“晋赵鞅卜救郑,遇水适火,……史墨曰:……水胜火,伐姜则可。”《孙子·虚实》亦有“五行无常胜”之说。即使汉代董仲舒的《春秋繁露》以至东汉时期的《白虎通义》,亦都称为“相胜”、“相害”而不言“相克”。同样,中医的《内经》、《难经》、《伤寒论》等早期医籍,亦言“相胜”而未见“相克”之说,可见“相克”为后起之论。五行相生理念亦产生于早期人们对自然现象的直观观察:钻木或燃烧木可生火,火能把可燃物烧成土灰,金矿埋藏于土中,金属表面容易凝结水滴而且金属可熔化成为水样液态,植物(木)生长离不开水分的滋润。隋·萧吉《五行大义·论相生》:“木生火者,木性温暖,火伏其中,钻灼而出,故木生火;火生土者,火热能焚木,木焚而成灰,灰即土也,故火生土;土生金者,金居石依山,津润而生,聚土成山,山必生石,故土生金;金生水者,少阴之气润泽流津,销金亦为水,故金生水;水生木者,因水润而能生,故水生木也。”就是对五行的相生关系的解释。这种直观认识本来很容易得出,但在相当长的一段时间内,古代文献中却未见明确表述。现在可见到明确论及五行相生的文献,是汉初经学家董仲舒的《春秋繁露》,书中即以“五行相生”作为专门篇章加以论述,其后《内经》等书则以之作为五行学说的重要法则广泛地运用于医学领域之中。

3. 五行学说的古今文差异

学术史上,五行学说还出现过“古文说”和“今文说”的差异。“古文说”和“今文说”是指《尚书》在汉代有古文和今文两种不同版本,并形成了不同学派,称《尚书》古文派和今文派。该两学派在五行学说关于五脏与五行配属关系有不同的见解,古文派的配属关系是:脾—木,肺—火,心—土,肝—金,肾—水;而今文派的配属关系是:肝—木,心—火,脾—土,肺—金,肾—水。先秦典籍如《礼记》、《吕氏春秋》等所载的是古文五行说,汉初《淮南子》则古今文两说俱载,而董仲舒《春秋繁露》则倡用今文五行说。了解古今文五行说的差异,可帮助我们正确研读中医古籍,理解其意义,如《内经》引用的是五行今文说,但《史记》“仓公传”中所载仓公(淳于意)论医理,则用古文五行说。不少人用今文五行说去解释“仓公传”所载医案,则难免错误。

三、阴阳学说与五行学说的结合

阴阳学说和五行学说本来是两种相对独立的哲学学说,但由于两者都是古代的朴素的唯物论和自发辩证法思想,均在承认世界的物质性的基础上,运用取象比类的方法去认识世界,以运动变化的观念去研究事物之间的互相联系、互相影响,具有相同的认识论和方法论,因而在发展过程中互相羽翼,互相结合而成为古代朴素唯物主义哲学的主要流派。该学派盛行于战国中后期,史称阴阳家,代表人物有邹衍、邹奭等,而到了汉代,这一学说更成为包括天文历法、地理方舆、气象物候、数学、音乐、兵法以至星卜命占等各种古代学术所经常引用的哲学理论和思辨工具。中医经由《内经》所引进者,亦是已经充分融合起来的阴阳五行学说。

在阴阳五行学说中,阴阳与五行作为共同的构成要素而互相为用、互相包涵,《中藏经·生成论第三》认为:“阴阳者,天地之枢机;五行者,阴阳之终始。非阴阳则不能为天地,非五行则不能为阴阳。”张景岳在《类经图翼·运气上》中更有精辟的发挥:“五行即阴阳之质,阴阳即五行之气。气非质不立,质非气不行。”就是说,在对事物的归纳认识方面,阴阳更为概括抽象而五行比较形象具体,阴阳有赖于五行的进一步具体化、形质化,故谓“气非质不立”;而在阐发事物相互作用方面,阴阳更能从运动变化角度说明事物的相反相成关系,五行须通过阴阳的对立统一以体现其运动变化,故谓“质非气不行”。对于两者的互相包涵关系,一般认为木火属阳,土金水属阴。而以阴阳太少分,则以木应春而为阴中之少阳,火应夏而为阳中之太阳,土应长夏而为阴中之至阴,金应秋而为阳中之少阴,水应冬而为阴中之太阴。但亦有从《周易》八卦中水为坎卦(天一生水)、木为震卦(天三生木),火为离卦(地二生火),金为兑卦(地四生金),而坎、震为阳卦,离、兑为阴卦,故谓水、木为阳,火、金为阴者,这些都是因为立论角度不同而致的差异。另一方面,五行中每一行亦可分阴阳,如土有阳土、阴土,金有阳金、阴金等,则五行中之每一行又包涵了阴阳,都是一个阴阳的统一体。

四、中医对阴阳五行学说的引进和运用

阴阳五行学说以其朴素的唯物论和自发的辩证法,揭示事物的运动变化规律及其复杂的关联关系,因而为包括自然科学和谶纬术数在内的古代学术所普遍运用,中医作为最具实践意义的古代科学技术,在构建理论体系之际,即广泛地引用这一学说,并与医学内容有机结合起来,同时通过医学的道路进一步充实提高。从作为中医理论体系的奠基性著作的《内经》看,中医引用的是经过汉初经学家董仲舒的进一步整理加工,在当时已经颇为完美结合起来的阴阳五行学说。而自《内经》以后,这一学说即像一根红线一样,贯穿于各个学术理论之中,成为中医理论体系的有机组成部分。可以说,中医是古代学术中对阴阳五行学说最成功的引用者,并且因为对这一学说的成功引进而奠定了坚实的理论基础,形成了完善而又独具特色的理论体系。

阴阳五行学说既是中医的医学哲学,又被赋予医学的实质内涵,成为中医的专有名词术语。而且,随着医学实践和理论研究的深入,中医对阴阳五行学说更有进一步的发挥,例如,在阴阳太少理论上提出的三阴三阳学说、在五行相生相克的基础上提出的相乘相侮以及亢害承制理论等均是。因此,讨论中医范畴中的阴阳五行,不能脱离具体的医学内涵,否则将无法准确理解其原本意义。

第二节 中医阴阳五行学说的内涵

中医在引进哲学的阴阳五行学说之后,按照自己的学科特点和学术研究的需要,对其内容做了进一步的同化和发挥,使之成为自身学术体系的有机组成部分。因此,中医的阴阳五行学说,既包涵了其原有的哲学内涵,又具有中医的鲜明学科特色和独特内容。

一、阴阳学说的内涵

中医继承了古代哲学阴阳相反相成,构成天地万物的理念,从医学角度对阴阳学说做了深入的阐释和发挥,其中关于阴阳的概念及阴阳法则的论述尤为精辟。

（一）阴阳为天地之道

中医将阴阳作为概括万事万物，主宰世界运动变化的最高哲学范畴，《素问·阴阳应象大论》从性质和功能角度对其做了如下定义："阴阳者，天地之道也，万物之纲纪，变化之父母，生杀之本始，神明之府也。"认为阴阳是主宰天地之间万物万事运动变化的根本规律，是自然界神妙莫测的运动变化和一切事物生长化灭的内在动因。因此，从医学角度来说，阴阳亦是人体生命活动和疾病发生发展变化的动因和规律，故《内经》又有"生之本，本于阴阳"（《素问·生气通天论》）和"治病必求于本（阴阳）"（《阴阳应象大论》）之说。

上述关于阴阳的认识，是对哲学上"一阴一阳谓之道"（《周易·系辞传》）理念的发挥。按照这一说法，任何事物都可划分为或阴或阳的两个方面，阴阳分划和阴阳法则具有普遍适应的绝对意义，因此，近代有人将其等同于现代哲学的"矛盾"概念。但是，阴阳具有质的规定性，其内涵相对而固定，在一定范畴中，阴即是阴，阳即是阳，不可互相替代。而哲学上的矛盾并没有质的规定，只是对立统一的两个方面，称矛盾的一方和另一方，而不以某一方为"矛"，对立方为"盾"。由于阴阳有质的规定，因此，就不可能像矛盾那样具有绝对的普遍性。举个例子来说，邪气与正气可以构成一对矛盾，但却不能说它们是一对阴阳。因为尽管正气有阳气、阴气，邪气有阳邪、阴邪，但邪与正之间却不能划分谁为阴、谁为阳。又如好与坏，大与小，多与少等，同样各构成一对矛盾，但如果说好、大、多为阳，坏、小、少为阴，则就显得牵强附会，不符合阴阳的本义。因此，准确地说，阴阳只是所有矛盾中的一对大矛盾，尽管这对矛盾非常大，绝大多数矛盾都可以纳入阴阳范畴之中，但两者仍然不能等同。这正是阴阳与矛盾在概念和范畴上的差异，学习和研究阴阳学说，对此必须有所认识，才能准确把握其内涵，而加以恰当运用。

（二）阴阳的可分性和层次性

阴阳是对不同事物和同一事物内部对立面的分类和概括，其所包含的对象大至整个天地自然（天为阳，地为阴），小至芥末毫厘，《素问·阴阳离合论》认为："阴阳者，数之可十，推之可百；数之可千，推之可万，万之大不可胜数。"朱丹溪《局方发挥》亦谓："阴阳二字，固以对待而言，所指无定在。"由于阴阳的包涵性和概括性，因此，具有可分性和层次性。《周易·系辞传》的"易有太极，是生两仪（阴阳），两仪生四象（阴阳太少），四象生八卦"，就是对阴阳的层次性划分。而在中医范畴中，对阴阳的进一步分划主要有"阴阳太少"说和"三阴三阳"说，该两说都见于《内经》而在后世有广泛运用。

1. 阴阳太少

《素问·金匮真言论》的"阴中有阴，阳中有阳"和《素问·天元纪大论》的"阳中有阴，阴中有阳"，认为阴或阳的一方都包含了又一对阴阳。阴阳太少是就将阴或阳的每一方再次分为阴和阳，亦就是可以在一分为二的基础上进一步二分为四。这种划分系引自《周易》"四象"说，《易传·系辞》的"两仪生四象"，其中"两仪"即阴阳，而"四象"则指少阳（⚎）、老阳（⚌）、少阴（⚍）、老阴（⚏）。即少阳（阴中之阳），代表春；太阳（阳中之阳），代表夏；少阴（阳中之阴），代表秋；太阴（阴中之阴），代表冬。而在《内经》则称为少阳、太阳、少阴、太阴，或称为"阴中之阳"、"阳中之阳"、"阳中之阴"、"阴中之阴"（《素问·金匮真言论》）。

中医与《周易》同样，其阴阳太少的划分主要用以说明自然界四时的阴阳盛衰消长，如《素问·金匮真言论》谓："平旦至日中，天之阳，阳中之阳也；日中至黄昏，天之阳，阳中之阴也；合夜至鸡鸣，天之阴，阴中之阴也；鸡鸣至平旦，天之阴，阴中之阳也。"即是将一日分为四时，类比于春夏秋冬而言。同时，又以之说明经脉的阴阳属性："故足之阳者，阴中之少阳也；足之阴者，阴中之太阴也；手之阳者，阳中之太阳也；手之阴者，阳中之少阴也。"（《灵枢·阴阳系日月》）即手经为阳，而手三阳经为阳中之阳，手三阴经为阳中之阴；足经为阴，而足三阳经为阴中之阳，足三阴经为阴中之阴。而《灵枢·通天》亦以"太阴之人、少阴之人、太阳之人、少阳之人"命名体质类型，与"阴阳和平之人"合称"五态之人"。

2. 阴阳太少加上"至阴"

阴阳太少理论可以说明四时阴阳消长，以及其他一些可以划分为四种类项的医学问题，但用以说明必须分为五类的事物，特别是对于五脏为中心的人体五大生理系统，则不相符，故《内经》在阴阳太少的基础上提出了"至阴"的概念。至，即"到"，至阴即是"到阴"，亦即由阳开始入阴之际，其位置则处于少阳、太阳之后而在少阴、太阴之前，即：少阳、太阳、至阴、少阴、太阴。

在阴阳太少之中加入至阴，实际就是把阴阳二分为五，这和下述三阴三阳分划同样，都是中医根据医学研究的需要，对《周易》四象理论的创造性发挥。通过这样的分划，可以比较恰当地说明作为人体生命活动中心的五脏的阴阳属性，故为《内经》所广泛运用，如《素问·六节藏象论》、《素问·金匮真言论》、《素问·阴阳系日月》等篇都有"心为阳中之太阳，肺为阳中之少阴，肝为阴中之少阳，脾为阴中之至阴，肾为阴中之太阴"之说。以至阴配属脾，盖因脾主中央，在胸腹中居属阳的心肺之下而在属阴的肝肾之上，为阳初入阴之处。进一步，为了使五脏与一年的时令季节相对应配合，又将一年分为五季，而将长夏亦称为至阴而为脾所主令的季节，如《素问·咳论》的"乘至阴则脾先受之"、《痹论》的"以至阴遇此者为肌痹"等，所言"至阴"就是指长夏季节而言。

另外，由于"至"字除了"到达"之义外，亦有"至极"、"至甚"之义，故《内经》除了将"至阴"代表脾和长夏之外，亦称肾为"至阴"："肾者，至阴也；至阴者，盛水也。"（《素问·水热穴论》）而《素问·阴阳离合论》、《灵枢·根结》等篇所言的"太阳根（起）于至阴，结于命门"，则又是足太阳经井穴之名称。阅读中医古籍，必须注意一词多义的情况，在不同语境中识读其不同意义，方不致误。

3. 三阴三阳

三阴三阳亦是中医对"阴阳太少"理论的发展与完善而形成的独特学术理论，由于其在中医学中有广泛而重要的应用，故亦称之为"三阴三阳学说"。其说是在一分为二的基础上，进一步将阴阳二分为六，而称之为太阳（三阳）、阳明（二阳）、少阳（一阳）；太阴（三阴）、少阴（二阴）、厥阴（一阴）。《素问·至真要大论》说："愿闻阴阳之三也何谓？岐伯曰：气有多少，异用也。阳明何谓也？两阳合明也。厥阴何谓？两阴交尽也。"可见这一理论就是在"阴阳太少"的基础上，增加"两阳合明"的阳明、"两阴交尽"的厥阴而成三阴三阳。三阴三阳的分划进一步深化了对阴阳的可分性和层次性的认识，使中医运用阴阳学说研究包含着多层次、多方面的复杂问题更为得心应手。

从现有文献资料看,三阴三阳理论主要形成和运用于中医学术之中,《内经》对这一理论作了深入的阐发。《素问·天元纪大论》说:"阴阳之气各有多少,故曰三阴三阳也。"指出三阴三阳是用以标示阴阳的多少盛衰,既带有初步定量的意义,更说明其"少则壮,老则衰"的盛衰消长情况:一阳为阳之初生,其量虽小,但具盛长发展之势;二阳为阳之盛,其量大且势壮;三阳为老阳,其量虽然最大,但其势已衰。同样,三阴为老阴,其量虽大但势已衰;二阴为少阴,其势正壮,为阴之盛;而一阴乃"阴之绝阴"、"阴之绝阳"(《素问·阴阳离合论》),为"二阴交尽",一阳将生,具阴尽阳生之机,故《素问·阴阳类论》有"三阳为父"、"三阴为母、二阴为雌"之说。研究和理解三阴三阳,不仅要从量的角度去了解阴阳的多少,更必须从发展变化角度去认识其阴阳盛衰消长趋势。

由于三阴三阳理论能够比较细致和深刻反映事物的阴阳属性和发展变化趋势,因此,在《内经》以次的历代中医理论研究中有相当广泛而重要的运用,其突出者如:

(1)命名十二经脉:提出三阴三阳理论的初始目的,应该说是为了命名人体十二经脉并说明其阴阳属性。马王堆汉墓出土帛书《足臂十一脉灸经》、《阴阳十一脉灸经》等早于《内经》的医学文献中,已经用三阴三阳命名当时发现的手足十一条经脉,而《内经》更通过对十二经脉的三阴三阳命名,以标示各经脉的部位、功能、表里关系及阴阳气之盛衰,建立了以十二经脉为主体的经络学说。由于十二经脉与脏腑互相络属,故又可以用三阴三阳代表十二脏腑,如《素问·经脉别论》即有"太阳脏"、"阳明脏"、"少阳脏"、"太阴脏"之说。以三阴三阳代表十二脏腑,这种方法后世虽然比较少用,但对说明脏腑与经络的联系以及脏腑的阴阳属性,亦有一定意义。

(2)命名外感热病证候类型:《素问·热论》开创运用三阴三阳命名外感热病证候类型的先河,以之说明外感热病的证候及发展变化过程,既以三阴三阳经脉病候及病机为基础,亦寓含有三阴三阳盛衰消长机理。张仲景继承、发挥《内经》热病理论,在《伤寒论》中同样以三阴三阳命名外感热病证候,从阴阳盛衰消长的角度研究和说明外感热病发展变化机理。其所创立的以六经辨证论治体系为核心的伤寒学说,被后世奉为经典而沿用至今。

(3)标识风、寒、暑、湿、燥、火六气:作为中医医学气象学和疾病预测学的五运六气学说,将三阴三阳用以标识风、寒、暑(相火)、湿、燥、火(君火)六气,《素问·天元纪大论》谓:"厥阴之上,风气主之;少阴之上,热气主之;太阴之上,湿气主之;少阳之上,相火主之;阳明之上,燥气主之;太阳之上,寒气主之。"其标识之内容虽与三阴三阳之本义有所不同,但其立论根据亦在于脏腑经络之三阴三阳属性及其与时令气候通应关系,同时亦与三阴三阳与五行的对应配属有关。而六气通过这种三阴三阳标识,既不致与五运混淆,又能够说明两者之间的相关联系,从而为运气推演提供了可能。

由于阴阳是一个对立统一体,因此,可以从不同角度和不同层次加以划分,可分性和层次性是阴阳的基本属性之一,这亦提示我们:讨论事物的阴阳属性,首先必须确定其范畴或对象,才能得出正确的结论。例如:要讨论"心"的阴阳属性,就必须确定其讨论是在脏腑的范畴还是在五脏的范畴之中,因为在脏腑范畴中,五脏为阴而六腑为阳,既然心为五脏之一,故相对于六腑而言,其属性应该为阴;但在五脏的范畴中,心为阳中之太阳,相对于肝、脾、肾而言,其属性又应该为阳。又如学术史上,朱丹溪提出"阳有余,阴不足"说,张景岳极加反对而提出"扶阳抑阴"说。究其引起争论的原因,就在于对"阴"所代指的对象的不同理解:朱丹溪所言之"阴常不足",系指人身阴精容易亏耗而常不足;而张景岳所要抑制的"阴",则指能够伤害作为人身

“大宝”的阳气的阴寒邪气;立论不同故见解完全相反。所以,离开规定的范畴去讨论事物的阴阳属性,则可能得出错误结论,或者沦为无谓的诡辩而不能得到正确的认识。

(三)阴阳的相反相成

阴阳是统一于事物内部的两个对立面,或者是具有相反、对立性质的两个事物所组成的统一体。处于统一事物或同一范畴之中的或阴或阳的两个对立面,在其运动过程中必然互相影响、互相作用。阴阳的这种互动关系称为“交感”,阴阳交感是事物运动变化的内在原因。《周易·彖传》认为:“天地感而万物化生”(咸卦)、“天地不交而万物不通”(否卦),《素问·天元纪大论》更精辟地指出:“在天为气,在地成形,形气相感而万物生矣。……动静相召,上下相临,阴阳相错,而变由生也。”所言“相感”、“相错”,就是指阴阳交感而言,其表现形式就是阴阳之间的对立斗争和互根互用,并由此而导致的阴阳消长和转化。因此,互相对立、互相依存就是具有阴阳关系的各别事物之间的普遍关系,亦是阴阳的基本法则。

1. 阴阳相反

构成事物的阴和阳两个方面总是以其相反的性质互相对待而存在,因此,互相对立是存在于所有构成阴阳的事物之中的普遍现象,例如:寒与热、上与下、男与女、清与浊、内与外等,都是以其互相对立、互为相反的两个方面而构成的一对阴阳,因此,阴阳的对立是绝对的,没有性质相反的两个对立面,就无所谓阴阳。

阴阳的两个对立面由于性质相反,故而在交感过程中常处于斗争状态,《素问·阴阳应象大论》称为“阴阳更胜”,认为“阴胜则阳病,阳胜则阴病”。阴阳之间的互相斗争虽然是由其性质相反且互相对立所引起,是阴阳交感的常见形式,但并非绝对。阴阳的对待有三种形式;斗争、制约和共存(依存),即使将阴阳之间的互相制约当作隐蔽的斗争,亦仍有诸如天地、上下、左右、内外、男女、气血等等不少虽然对立,但以共存而非斗争的形式存在的阴阳,因此不要把阴阳的对立(对待)与斗争相等同,以斗争哲学来看待阴阳的相反和对立。

2. 阴阳相成

阴阳相成包括三方面的内涵:一是指阴阳互相依存,其任何一方都必须以对立面为存在的前提;二是指阴阳互根,互相植根于对立面之中而能够互相化生;三是指阴阳互相促进的作用。

(1)阴阳互相依存:阴阳的性能虽然相反,但作为统一体的两个对立面,必须以对方为存在前提,否则不能构成一对阴阳。也就是说,阴和阳是互相对待而存在,以《素问·阴阳应象大论》所言的“天地者,万物之上下也;阴阳者,血气与男女也;左右者,阴阳之道路也;水火者,阴阳之征兆也”为例,天与地、上与下、血与气、男与女、左与右、水与火,都是赖对方的比照才显示其为阴或者为阳的特征,才能将之归属为阴或阳,失去了作为参照物的对立面,自身亦就失去了构成阴阳的意义。

(2)阴阳互为其根:赵献可《医贯·阴阳论》:“阴阳又各互为其根。阳根于阴,阴根于阳,无阳则阴无以生,无阴则阳无以化。”阴阳各自植根于对立面之中,“阳中有阴,阴中有阳”(《素问·天元纪大论》)。前人认为“冬至一阳生,夏至一阴生”,就是从“阳根于阴,阴根于阳”立论,《景岳全书·隰草部》“地黄”条中亦说:“阴阳之理,原自互根,彼此相须,缺一不可,无阳则阴无以生,无阴则阳无以化。”

(3) 阴阳互相为用：阴阳不仅互为其根，而且互相为用、互相促进。张景岳在《类经·阴阳类》中注释“阳生阴长，阳杀阴藏”句时说：“阳不独立，必得阴而后成，如生发赖于阳和，而长养由乎雨露，是阳生阴长也；阴不自专，必因阳而后行，如闭藏因于寒冽，而肃杀出乎风霜，是阳杀阴藏也。此于对待之中，而复有互藏之道，所谓独阳不生，独阴不长也。”以阳之生发有赖于阴之长养，阴之藏敛有待于阳之肃杀为例，说明阴阳之间的互相为用、互相促进关系，这种关系在人体生命活动中更为普遍。《内经》所强调指出的“阴者，藏精而起亟也；阳者，卫外而为固也”（《素问·生气通天论》）、“阴在内，阳之守也；阳在外，阴之使也”（《素问·阴阳应象大论》），就是对这种互根互用关系的精辟论述。

阴阳既相反又相成，既对立斗争又互根互用。其对立斗争促成了阴阳运动，是事物发展变化的动因，而阴阳的互根互用又是维持阴阳平衡的重要条件。阴阳平衡在中医又称“阴平阳秘”，虽然阴平阳秘是相对的，只能在一定程度和一定范围中达到，但对于保持事物的稳定状态却至为重要，而对于人体来说，阴阳之间维持相对的平衡协调就是生命活动正常，身体健康的保证。

（四）阴阳的消长转化

阴阳斗争导致了两者力量对比的变化，称为阴阳消长；但由于阴阳互根，因此，在一定条件下，阴阳消长又可能引起其向对立面转变，称为阴阳转化。

1. 阴阳消长

(1) 阴阳消长：阴阳的对立面在运动变化过程中，常常因互相斗争和互相制约而发生力量对比的改变，或此消彼长，或此长彼消。阴阳消长是事物运动变化的内在原因，亦是主要的表现形式。在自然界，阴阳消长受自然力所主宰而具有相对固定的节律，如一年之中由春到夏为阴消阳长，由秋到冬为阳消阴长，即《素问·脉要精微论》所言的“万物之外，六合之内，天地之变，阴阳之应，彼春之暖，为夏之暑；彼秋之忿，为冬之怒”者。而在一天之中，由平旦到中午是阳长，由傍晚到半夜是阴长。人与天地相参应，故亦与天地自然具有同步的阴阳消长节律，而且在整个人生中，由于生长壮老已生命规律的制约和影响，其生理活动亦呈现了由阳生到阴盛的消长过程。当然，在阴阳相反相成关系中，亦可因两败俱伤而出现阴阳俱消，或因阴阳互相促进而阴阳俱长，但从严格意义上讲，这些不属于阴阳互为消长的范畴。

(2) 阴阳盛衰：阴阳在互为消长的过程中的力量对比变化称为阴阳盛衰，又称为阴阳更胜。阴阳斗争是引起阴阳消长的动因，而阴阳消长又导致了阴阳更胜，所以阴阳平衡协调固然是最理想的状态，但只是相对的、暂时的，阴阳的盛衰消长才是经常和绝对的，在事物的阴阳运动过程中，只能够调节或保持阴阳之间的盛衰偏胜在一定的程度之内，而不可能达到绝对的平衡。而对于人体来说，生命过程固然是一个阴阳盛衰消长的过程，但自身的调控能力能够调节其消长节律与自然界同步相应，而且控制其盛衰偏颇于一定的范围之中。而在疾病过程中，则致病因素的影响常使阴阳的盛衰消长加甚而偏离常态。

(3) 阴阳格拒：阴阳斗争引起阴阳的消长盛衰过于剧烈时，偏衰一方常受到对方的过度抑制或排斥，可以出现“阴阳格拒”。阴阳格拒包括阴盛格阳和阳盛格阴两种情况，在《内经》和《难经》称为“关格”，《难经·三十七难》：“阴气太盛，则阳气不得相营也，故曰格；阳气太盛，则阴气不得相营也，故曰关；阴阳俱盛不得相营也，故曰关格。关格者，不得尽其命而死矣。”“格”就是在内的阴寒之气过盛,而格阻阳气于外,即阴盛格阳;“关”就是在阳热之气过盛,关闭阴气于内而不得通行于外,即阳盛格阴;而《素问·脉要精微论》则概括称为:“阴阳不相应,病名曰关格。”阴阳格拒是阴阳失调的严重状况,可进一步发展为阴阳离决而导致对立统一体的解体,对于人体来说,则是一种面临死亡的严重疾病状态。

(4) 阴阳离决:互相对立的阴阳双方本来互根互藏,统一于同一范畴之中,但若阴阳偏胜过甚而互相格拒,则失去互相维护、互相吸引的关系而互相排斥,从而引致“阴阳离决”。阴阳离决是阴阳严重失调的状态,提示两者已经失于互相依存、系恋的互根互用关系,互相依存的统一体行将解体,进一步发展就是被排斥的一方离散、耗亡于统一体之外,则称“阴阳亡失”。由于阴阳互相依存,互以对方为存在前提,故阴阳亡失开始可能是阴一方或阳一方的亡失,但接下来就因“阴损及阳、阳损及阴”而两者俱亡俱失,至此则矛盾的统一体解体而该对阴阳不复存在。对于人体这一阴阳统一体来说,就是生机的终结,死亡的到来。

2. 阴阳转化

阴阳转化是阴阳之间互为消长的结果,是事物内部阴阳双方在一定条件下向对立面转变,从而引起事物阴阳属性的根本改变。在阴阳消长过程中,偏胜的一方不可能永远地、不受节制地偏胜下去,当达到一定程度时,即通过转化以改变这种偏胜状态。因此,阴阳转化只是出现于阴阳斗争过程中的某一特定节点,常发生于阴阳偏胜到了极点时,且需要一定条件,没有条件就不可能转化。如果阴阳之间可以任意转化,则失去其相对稳定性,亦就不能构成对立统一体的阴阳。《素问·阴阳应象大论》所说的“重阴必阳,重阳必阴”、“重寒则热,重热则寒”、“寒极生热,热极生寒”,所言的“重”、“极”就是转化的条件。

阴阳转化在自然界是一种自我调节机制,它使自然界的阴阳运动和自然节律保持相对稳定有序。一年中的寒暑更替,昼夜中的阴阳转换,既为万物生长化收藏提供了不息的生机,亦保持了自然界的相对稳定有序;久旱之后必降甘霖,久雨之后必有艳阳,则是自然力对阴阳偏亢状态的纠正。而对于人体来说,生理上顺应自然节律的阴阳转化同样亦是生命力所具有的自我调节机制,但疾病过程中的阴阳转化则往往是病情激烈变化的标志,如伤寒六经传变中由三阳病转为三阴病,或由三阴病转出三阳病,都是病理上的阴阳转化。由于阳气为人身之大宝,受致病因素伤害之后容易出现由阳转阴的病理变化,而且提示病情发展加甚;由阴转阳则每是病情由深出浅、由重转轻的机兆。但生命的自我调节能力有限,因此,往往必须通过治疗手段以促进病机上由阴转阳,不能单纯依靠自发的阴阳转化以解决病情的阴阳盛衰偏颇。至于《素问·阴阳应象大论》等篇所言的“冬伤于寒,春必温病;春伤于风,夏生飧泄;夏伤于暑,秋必痎疟,秋伤于湿,冬生咳嗽”,则是从发病学角度说明“重阴必阳,重阳必阴”的阴阳转化机理:冬与寒、秋与湿皆为阴,冬伤于寒、秋伤于湿则为重阴,而所生的温病和咳嗽则属阳病,是为重阴必阳;同样,春与风、夏与暑都属阳,而所生的飧泄和痎疟则属阴病,故为重阳必阴。

相反相成是阴阳的基本属性,基于这种属性形成的阴阳对立统一、交感斗争、互根互用、盛衰消长和转化,以及由此而导致的阴阳格拒、离决、亡失等,构成了事物的阴阳法则,亦成为阴阳学说的基本内容。其中诸如阴阳格拒、离决、亡失、转化等不少内容,是中医引进哲学上的这一学说以后,在其学术研究中提出,并主要运用于自身学科范畴之中。可以说,中医是古代学术中对阴阳学说的引用最深刻、最成功的典范,阴阳学说由于中医学术的引用而得到深化和更进一步的发展。

二、五行学说的内涵

与阴阳比较起来，五行的性质和特征更为明确，因此，其对事物比类、归纳更为具体，而且能够更形象地说明事物之间的资生、制约关系，因此，与阴阳学说同样被视为对古代学术研究具有普遍指导意义的哲学理论。

（一）事物的五行归类

金、木、水、火、土五行以其鲜明的特征和性质，成为古代学术研究运用取象比类方法研究天地自然以至人类社会时选取的征象，被用为归纳、划分和类比各种事物的最常用中介。五行归类的基本法则，一是相似性，二是关联性。例如，牛的主要功用是耕田，与土地密切关联，故在五畜与五行配属中归类于土。又如唐容川《血证论·阴阳水火气血论》有“何以言火即化血哉？血色，火之赤色也”之说，即从火色赤，血色亦赤的征象相似性将血与火联系起来。

以五行归纳、类比天地万物，是包括中医在内的古代学术研究最常用的方法。先秦典籍中，《尚书》开启用“五”归类事物的倪端，《管子》、《礼记》、《吕氏春秋》等亦已经普遍使用五行归类方法。而《内经》结合医学内容，对这一方法的运用更为普遍而全面，兹将运用五行归类的常见内容整理如表1-1。

表1-1　五行归类表

	五行	木	火	土	金	水
自然界	五数	三、八	二、七	五、十	四、九	一、六
	天干	甲乙	丙丁	戊己	庚辛	壬癸
	地支	寅卯	巳午	丑未辰戌	申酉	亥子
	五方	东	南	中	西	北
	四(五)季	春	夏	长夏	秋	冬
	五时	平旦(朝)	日中(午)	日昳(午后)	下晡(夕)	夜半
	五(六)气	风	热(暑、火)	湿	燥	寒
	五化	生	长	化	收	藏
	五星	岁星(木星)	荧惑星(火星)	镇星(土星)	太白星(金星)	辰星(水星)
	五虫	毛虫	羽虫	倮虫	介虫	鳞虫
	五畜	鸡	羊	牛	马	豕(猪)
	五谷	麦	黍	稷	稻	豆
	五菜	韭	薤	葵	葱	藿
	五果	李	杏	枣	桃	栗
	五音	角	徵	宫	商	羽
	五色	青	赤	黄	白	黑
	五味	酸	苦	甘	辛	咸
	五臭	臊	焦	香	腥	腐

续表

五行		木	火	土	金	水
人体	五脏	肝	心	脾	肺	肾
	五(六)腑	胆	小肠	胃	大肠	膀胱
	五神	魂	神	意	魄	志
	五志	怒	喜	思	悲	恐
	五官	目	舌	口	鼻	耳
	五体	筋	脉	肉	皮	骨
	五华	爪	面	唇	毛	发
	五液	泪	汗	涎	涕	唾
	五声	呼	笑	歌	哭	呻

表1-1主要是对与中医关系比较密切的、包括人体在内的自然事物的五行归类，通过这样的归类，构建了一个以五行为中介的天人同构系统，既为“人与天地相参应”这一基本学术观念提供充实的内涵，亦是诊断、治疗疾病的重要依据。

(二) 五行的生克乘侮

生克乘侮是五行的基本法则，五行学说以生克说明事物间的正常资生制约关系，而以相乘相侮说明制约关系的失常。

1. 相生相克

张景岳《类经图翼·运气上》说：“盖造化之机，不可无生，亦不可无制，无生则发育无由，无制则亢而为害。”五行之间既相生又相克，是系统维持稳态的必要条件。

(1) 五行相生：指五行间所具有的互相资生、互相促进关系。其生我者称为母，我所生者称为子，故又称为“子母相生”。但在《内经》中，尚未出现五行的“子母”概念，而且“生我者”和“我所生者”均称为“所生”而未加区别，如《素问·玉机真藏论》：“五脏受气于其所生，传之于其所胜，气舍于其所生，死于其所不胜。”前一“所生”为我所生，即我之子，后一“所生”为生我者，即我之母。而《素问·阴阳应象大论》的“筋生心”、“血生脾”、“肉生肺”、“皮毛生肾”、“髓生肝”等，则是从五脏角度说明各脏之间的相生关系。汉代董仲舒《春秋繁露》有“比相生”之说，比，相邻，即按“木火土金水”次序排列，则相邻两脏具有相生关系，亦就是：木生火，火生土，土生金，金生水，水生木(图1-1)。

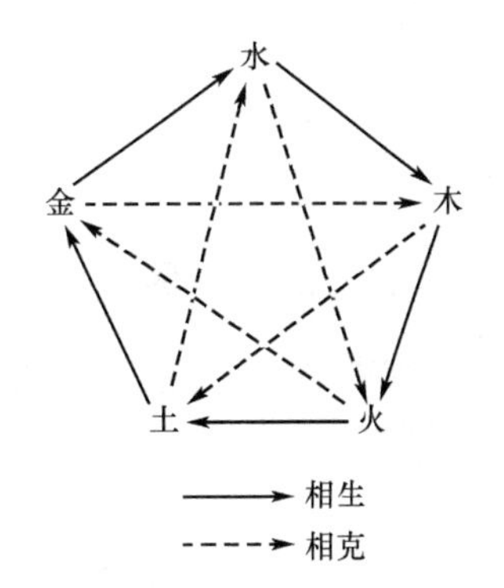

图1-1　五行相生相克示意图

五行之间的资生、促进关系失常，在中医称为母病及子、子病及母或母子同病，例如，肝气过亢引起的心火偏旺，称“风助火势”，脾土不足导致肺金虚弱称“土不生金”等，其中子气受伤而损及母气者又常称为“子盗母气”，如肺气耗损引起脾气亏虚即是。这些五行法则在研究、阐释以脏腑辨证为核心的内科杂病的病机时，颇为常用，而在治疗方面，亦常利用这种相生关系启发治疗思路，制定治疗法则。

(2) 五行相克:五行之间既互相促进又互相制约,相克就是指其间的制约、克伐关系。《素问·宝命全形论》的“木得金而伐,火得水而灭,土得木而达,金得火而缺,水得土而绝,万物尽然,不可胜数”,就是对五行间的相克关系的说明。《内经》与汉代及以前的其他文献如《春秋繁露》、《白虎通义》等同样,不称“五行相克”而称“相胜”,为我所克者称“所胜”,克我者则称“(我)所不胜”,如前述《素问·玉机真藏论》的“传之于其所胜”、“死于其所不胜”即是。按《春秋繁露》“间(隔一)相胜”之说,五行的相克关系是:金克木,水克火,木克土,火克金,土克水。

与相生同样,相克亦是五行之间维持正常稳定状态所必不可少的关系,五行之间固然需要互相资生、互相促进,又需要互相约束、互相抑制。木得到金的克伐才能疏畅条达,火得到水的制约才不致亢盛燔灼;土得到木的疏泄才不固结壅滞,金得到火的锻炼才能柔韧可塑,水得到土的遏制才不流溢泛滥。组成系统的各要素必须处于相生相克状态,作为整体的系统才能保持协调稳定,如果受促进、资助者若不受克制,则将过于亢盛而为害,五行之间的平衡协调关系将受破坏,而系统亦行将解体。对于人体来说,五脏之间的五行相克只要保持在适度范围内,就是正常的生理状态,只有克伐过度,即下述的相乘相侮,才是病理状态。而在治疗疾病时,则常利用五行相克关系以解决因脏气偏胜而导致的病变,如临床上所常用的壮水以制火、疏肝以健脾、实脾以制水等等。

2. 相乘相侮

相克是五行之间正常情况下,与相生同时存在的相互制约状态,是所胜者对所不胜者的制约,使之不过亢为害。如果所不胜者不过亢,则所胜者只是起监视、预防作用,而不克伐所不胜者,而相乘相侮则是五行间相克关系的失常。乘,恃强凌弱,相乘是在所不胜者并不亢盛,或者虽然原有亢盛但经克制后已不亢盛的情况下,所胜者对其不正常的过度克伐和伤害。侮,又称“反侮”、“反克”,即五行中的所胜者本来应该克制所不胜者,但若所胜者过于虚弱,或者所不胜者过于亢盛,则所胜者不仅不能克制所不胜者,反受所不胜者所反克。相乘相侮既是破坏五行之间平衡协调关系的重要因素,亦是这种平衡协调关系失常的主要表现。对于人体来说,则是失去了正常生理所需要的平衡稳定而出现的病理状态。

《内经》已论及了五行乘侮,但尚未明确区分“乘”和“侮”的概念,《素问·五运行大论》谓:“气有余,则制己所胜而侮所不胜;其不及,则己所不胜侮而乘之,己所胜轻而侮之。”其中“制己所胜”和“己所不胜侮而乘之”即是“乘所不胜”和“我所不胜反侮我”,“侮所不胜”和“己所胜轻而侮之”则是“反侮我所不胜”和“我所胜乘我”。后世则以“相乘”说明克人者对受克者的过度克伐,而以“相侮”说明受克制者对克人者的反克,两者都是五行相克关系的失常。

(三) 亢害承制

亢害承制是在相生相克的基础上,对五行之间调节机制的概括。《素问·六微旨大论》有“亢则害,承乃制,制则生化,外列盛衰;害则败乱,生化大病”之说,后世概括为“亢害承制”而用以说明五行之间通过生克关系以调节其盛衰,维持相对平衡的机制。元·王履《医经溯洄集·亢则害承乃制论》对上述经文所言“亢害承制”之义做了精辟解释:“承,犹随也,然不言随而曰承者,以下言之则有上奉之象,故曰承。虽谓之承,而有防之之义存焉。亢者,过极也；害者，害物也；制者，克胜之也。然所承也，其不亢则随之而已，故虽承而不见；既亢则克胜而平之，承斯见矣。”经文本来是指五运六气的胜复制约，但实质亦是对阴阳五行，特别是五行之间通过互相制约以保持相对平衡的机理及其意义而言。五行之间每可出现胜复盛衰，若偏胜者得到及时的制约而不过于亢盛，则能够在正常生克制化运动中保持相对稳定，即经文所言“承乃制，制则生化，外列盛衰”；若亢而无制，胜而不复，则亢盛者将克贼乘侮其他各行而破坏系统的稳态，即“亢则害……害则败乱，生化大病”。解决“亢害”的办法，就是“承”之者起来克制之，即《医经溯洄集》所说的“既亢，则克胜而平之”，“姑以心火而言，其不亢，则肾水虽心火所畏，亦不过防之而已，一或有亢，即起而克胜之，余脏皆然。”可见“承”就是承随过亢之气，将其抑制而使之不致过亢为害。

不论阴阳还是五行，作为一个系统或者统一体，必须处于互相资生、互相制约状态，才能保持相对稳定，如果阴阳一方或五行某一行过于亢盛而得不到抑制，则系统的稳定状态将受破坏，甚至崩溃解体。亢害承制就是阴阳或五行保持自身系统稳定性的必要调节方式。对于天地自然而言，“亢极所以害其物，承乘则所以制其极，然则极而成灾，复而得平，气运之妙，灼然而明矣，此亢则害，承乃制之意。……夫唯承其亢而制其害者，造化之功可得而成也。”（《丹溪心法·亢则害承乃制》）自然界具有强大的耐受和自稳能力，能够通过自我调节以承制“亢害”，维护自身系统的稳定。而对于人体来说，虽然亦是一个自稳定系统，但其耐受和调节能力有限，故出现亢害情况时，常需借助医药治疗加以调节才能归复于平，即《医经溯洄集·亢则害承乃制论》所言“且夫人之气也，固亦有亢而自制者，苟亢而不能自制，则汤液、针石、导引之法以为之助”者。例如，《难经·七十五难》用“泻南方，补北方”，即滋阴泻火法治疗“东方实，西方虚”的木火亢旺，刑克肺金的病变，其“补北方”即以“阴精”（寒水）承制亢旺的心肝之火；而《伤寒论·少阴病篇》用苦寒泻火的大承气汤急下少阴亢热，同样亦是按“承乃制”的理论立法处方。这些都是亢害承制理论对临床治疗疾病的实际指导意义。

第三节 阴阳五行学说在医学上的运用

阴阳五行阴阳学说贯穿于整个中医理论体系，不仅为中医学术研究提供认识论和方法论上的哲学指导，而且融会于各个学术理论之中，成为各个医学理论的有机组成部分，并广泛运用于临床各科疾病的辨证论治之中。

一、阴阳学说的医学运用

《景岳全书·传忠录》：“凡诊病施治，必先审阴阳，乃为医道之纲领。阴阳无谬，治焉有差？医道虽繁，而可一言蔽之者，曰阴阳而已。”高度强调阴阳学说在诊治疾病中的纲领性作用。关于阴阳学说在医学上的运用，可以概括为如下几方面。

（一）归纳、划分、阐明人体结构和生理功能

对于人体复杂而又完美的形态结构、多变而又恒定的生理活动，中医运用阴阳学说加以归纳分析，建立了形态与功能、局部与整体统一相关的生命学说。

以形态结构言,"人生有形,不离阴阳"(《素问·宝命全形论》),人体形身,表里上下内外,结构虽然复杂,但可按其部位、形态和性质功能划分为阴和阳两大类别:"夫言人之阴阳,则外为阳,内为阴;言人身之阴阳,则背为阳,腹为阴;言人身之脏腑中阴阳,则脏者为阴,腑者为阳。……故背为阳,阳中之阳,心也;背为阳,阳中之阴,肺也;腹为阴,阴中之阴,肾也;腹为阴,阴中之阳,肝也;腹为阴,阴中之至阴,脾也。此皆阴阳、表里、内外、雌雄相输应也。"(《素问·金匮真言论》)阴阳作为相对的概念和范畴,在研究人体生理结构时,可以将表里内外所有的脏腑气血、肢体孔窍划分为属阴、属阳两大类,从而建立起以阴阳为纲领的、"表里、内外、雌雄"通应关联("相输应")的人体结构系统。而在这一系统中,作为中医人体学说独特理论的经络,同样运用阴阳加以归纳整理。其对于十二经脉,不仅分为阴经和阳经两大类,更以三阴三阳加以命名,从而成为认识和掌握十二经脉的性质功能、分布部位、循行走向、连结方式及与脏腑络属关系等经络理论的纲领。

不仅形态结构,人体的生理功能亦可按其性质划分为阴阳两大类:"阴静阳躁(动),阳生阴长,阳杀阴藏;阳化气,阴成形","阴在内,阳之守也;阳在外,阴之使也"(《素问·阴阳应象大论》)。人体的生命活动,就是化气与成形(代谢与合成)、生发与长养、兴奋与抑制、温煦与滋润、收敛与透发等一系列既对立又统一、既相反又相成的阴阳双方互相作用的运动过程,因此,"阴平阳秘,精神乃治"(《素问·生气通天论》),阴阳之间的平衡协调,是生理功能正常,生命活动维持相对稳定状态的保证。

总之,中医把人体看成一个对立统一的有机体,生命活动就是以阴阳为代表的统一体的两个对立面的相反相成运动过程,而且,"夫自古通天者,生之本,本于阴阳"(《素问·生气通天论》),通过阴阳的中介和联系作用,中医把作为人体的根本的阴阳与自然界的阴阳运动变化联系起来,形成了"天人相参应"的基本学术理念。

(二)研究和分析病因病机

阴阳学说同样被用以作为研究和阐明疾病机理的纲领。病因研究运用阴阳归纳、分类复杂多样的致病因素,而在病机研究中,阴阳不仅成为分析病机,划分证候的基本纲领,而且对阴阳失调状况的阐析亦是病机研究的重要内容之一。

1. 归纳认识病因

《内经》从致病因素作用于人体以后出现的病变部位去归纳和认识病因,因而有病"生于阳"、"生于阴"之说:"夫邪之生也,或生于阴,或生于阳。其生于阳者,得之风雨寒暑;其生于阴者,得之饮食居处,阴阳喜怒。"(《素问·调经论》)风雨寒暑等外感淫邪,伤人体表阳分,故归纳为"生于阳"一类;饮食劳倦(居处)、房室不节(阴阳)、喜怒等病因,伤人内脏阴分,故归纳为"生于阴"一类。所言按侵犯人体的属阴、属阳部位归纳、分类病因的方法,成为后世外感、内伤病因分类之嚆矢。这种从阴阳角度分类病因的方法还可以进一步细化,如以外感病因的六淫而言,又可划分风、热(温)、暑(火)为阳邪,而寒、湿、燥为阴邪。从阴阳角度认识和分类病因,可以提纲挈领地认识各种病因的性质和致病特点,为从因论治疾病提供指导。

2. 分析病机

"阴胜则阳病,阳胜则阴病"(《素问·阴阳应象大论》),阴阳偏胜是疾病的最基本机理,因此，作为分析疾病病机的基本纲领的八纲病机，虽然以阴阳、表里、寒热、虚实为内容，但将表、热、实归属于阳，而里、寒、虚归属于阴，以阴阳为其总纲，纲举目张而更加体现其在病机分析中的纲领性。

至于运用阴阳法则研究和分析疾病的具体机理，更是病机研究和临证时病机分析的主要内容，因此，除了说明阴阳盛衰偏胜的阴虚阳亢、阳盛阴亏、阴盛阳衰等之外，阴阳格拒（阴盛格阳、阳盛格阴）、阴阳离决、阴阳亡失（亡阴、亡阳）、阴阳转化（重阴必阳、重阳必阴）、阴阳互损（阴损及阳、阳损及阴）、阴不涵阳、阳不摄阴等基于阴阳对立互根关系失调的病理变化，都成为病机学说的重要名词术语和研究对象，其具体内容在“病因病机理论”章有详细讨论，可供进一步学习研究时参考。而由此亦可见，运用阴阳学说辨析疾病病因病机，能够从整体、动态的角度把握疾病本质及发展变化规律，对辨析疑难、危重病证的病机，准确掌握其疾病本质，尤有重要意义。

（三）指导诊病辨证

1. 诊病“先别阴阳”是中医诊法原则

诊病提供辨析病机、确定证候的客观资料，是辨证的前提和基础。“善诊者，察色按脉，先别阴阳。”（《素问·阴阳应象大论》）对于望、闻、问、切四诊所得的各种诊候，必须“先别阴阳”，以阴阳为纲领加以分析归纳，才能为辨证提供诊断思路。《景岳全书·传忠录》对此有更为具体的论述：“动为阳，静为阴；多言者为阳，无声者为阴；喜明者为阳，欲暗者为阴；阳微者不能呼，阴微者不能吸；阳病者不能俯，阴病者不能仰。以脉而言，则浮大滑数之类皆阳也，沉微细涩之类皆阴也。”对于四诊诊候进行阴阳分类，是中医诊法学说的特色，是阴阳学说运用于临床辨证论治疾病的基始，而由此亦可见中医的诊病实际上已经包纳了“断病”的内涵。

2. 划分证候

证候是对病机的概括和体现，八纲作为辨证论治的纲领，既是疾病的基本属性，又是疾病的基本证候类型，《医学心悟·寒热虚实表里阴阳辨》谓：“病有总要，寒热、虚实、表里、阴阳八字而已。病情既不外乎此，则辨证之法亦不出乎此。”因此，阴阳在作为病机总纲的同时，亦成为划分证候的基本类型。《伤寒论·辨太阳病脉证并治上第五》的“病有发热恶寒者，发于阳也；无热恶寒者，发于阴也”，即以恶寒而有热、无热区分外感病的阳证、阴证。阴阳不仅是对疾病证候的概括性分划，而且亦运用于具体疾病的证候辨析过程中，例如，对于五脏病变，常从各脏的阴阳失调状况命名证候，如肾阴虚、肾阴虚、心阳不振、脾阴亏虚、肝阳亢越等，唯有因为肺的主要功能是主气，故一般不设“肺阳虚”证，而称为肺气虚。以阴阳分划证候，既是对诊候阴阳属性的概括和抽象，亦是对阴阳病机的标识和表述，同样有助于辨证论治时提纲挈领地认识和掌握疾病本质。

（四）指导治疗立法

“阴平阳秘”是健康无病的保证，治病就是调整因疾病而导致的阴阳失调状态，因此，“谨察阴阳之所在而调之，以平为期”（《素问·至真要大论》）是治疗任何疾病疾病、运用各种治疗理法和治疗手段都必须遵循的基本原则。除了直接补泻阴阳的“阳病治阳，阴病治阴”常规治法之外，临床上尚根据阴阳的相反相成、对立互根、消长转化关系，发明了从调整对立面入手，

“阳病治阴，阴病治阳”的多种灵活变通方法，使协调阴阳的治疗手段丰富多样而且效果卓著。

1. 补阴以助阳，补阳以生阴

本法系针对阴阳虚证而言，又称“育阴以长阳，益阳以长阴”。阴虚或者阳虚固然可以直接补阴或补阳，但“阳生阴长”，阴阳之间互为其根、互相化生，孤阳则不生，独阴则不长，运用阴阳互根互用之理，发挥其互相资生、互相促进的作用，可以取得比单纯、直接补阴、补阳更好的效果。《景岳全书·新方八阵》认为：“善补阳者，必于阴中求阳，则阳得阴助而生化无穷；善补阴者，必于阳中求阴，则阴得阳升而泉源不竭。”“阴中求阳”即补益阴精以资阳气的化源，增强其气化功能；“阳中求阴”即温壮阳气以增强其合成阴精功能，促进阴精的化生。李中梓《医宗必读·水火阴阳论》亦认为：“人身之水火，即阴阳也，即气血也。无阳则阴无以生，无阴则阳无以化。”这种阴中求阳、阳中求阴的间接补益方法，为临床处方立法时所常用，如张景岳所制的右归饮，师法张仲景金匮肾气丸，用附子、肉桂以温肾阳、补命门火，但将其加入于熟地、淮山、山萸肉、枸杞子、杜仲等补益阴精药物之中，即是运用“阴中求阳”的方法；至于“阳中求阴”之法，在历代方剂中更是常见，其最有代表性者莫如当归补血汤，方中除用当归补血外，更重用黄芪补气以生血，《医方集解·理血之剂》解释说：“当归气味俱厚，为阴中之阴，故能滋阴养血。黄芪乃补气之药，何以五倍于当归，而又云补血汤乎？盖有形之血，生于无形之气，又有当归为引，则从之而生血矣。经曰：阳生则阴长。此其义耳。”指出该方用的药机理就是益阳以长阴。其他补血方剂如归脾汤、人参养荣汤等之用人参、北芪、白术、甘草以至肉桂等补气补阳药，补肾益精的三才封髓丹、河车大造丸之用人参等，亦均是其例。这种运用阴阳互根互用之理的间接补益方法，在临床上往往能够收到比直接补益阴阳更佳效果，立法根据就在于“无阳则阴无以生，无阴则阳无以化”。

《素问·阴阳应象大论》亦有“善用针者，从阴引阳，从阳引阴”之说，本义指针刺治疗时刺阳经腧穴以治阴经病变，刺阴经腧穴治阳经病变；或者治五脏病变（阴病）可针刺在背部（阳分）的俞穴，治体表肢节病变（阳病）可针刺在胸腹（阴分）的募穴等，亦是“阳病治阴，阴病治阳”这一法则在针刺治疗中的运用。

2. 益阴以涵阳，温阳以消阴

本法系通过补益阴阳一方之虚衰不足以抑制、消除另一方的亢盛有余，即《素问·至真要大论》所提出的“诸寒之而热者取之阴，热之而寒者取之阳”治疗法则。王冰以“益火之源，以消阴翳；壮水之主，以制阳光”对其做了精辟的发挥，张景岳称为“王太仆法言”，并在《类经》中进一步阐释说：“诸寒之而热者，谓以苦寒治热而热反增，非火之有余，乃真阴之不足也，阴不足则阳有余而为热，故当取之于阴，谓不宜治火也，只补阴以配其阳，则阴气复而热自退矣。热之而寒者，谓以辛热治寒而寒反甚，非寒之有余，乃真阳之不足也，阳不足则阴有余而为寒，故当取之于阳，谓不宜攻寒也，但补水中之火，则阳气复而寒自消也。”这种针对阴阳盛衰更胜的病机本质而提出的“阳病治阴，阴病治阳”方法在临床上颇有广泛运用，如用知柏地黄丸以滋阴降火，治阴虚阳亢而骨蒸劳热者，即是益阴以涵阳的“壮水之主，以制阳光”；用四逆汤等温壮肾阳，治阴寒内盛，下利清谷而肢厥脉微的少阴病四逆证，则是温阳以消阴的“益火之源，以消阴翳”。

3. 泻阳以和阴，泻阴以和阳

阴阳因一方偏盛而致对方失常致病，可以泻偏盛的一方，克服因其偏盛而对致病方的伤害，亦使之不致过亢而与对方互相协调。如《伤寒论·少阴病篇》的少阴三急下证，虽然都是阴津严重亏损，行将涸竭，但因津亏为阳热亢盛所致，故急用大承气汤釜底抽薪，泻下亢热以存阴津。又如《金匮要略·胸痹心痛短气脉证治》篇用乌头赤石脂丸治疗阴寒盛甚，痼结心阳而致的心痛彻背，背痛彻心，即用蜀椒、乌头、附子、干姜等大辛大热药物消散阴寒以舒宣心胸阳气。而《灵枢·终始》所言的"阴盛而阳虚，先补其阳，后泻其阴而和之；阴虚而阳盛，先补其阴，后泻其阳而和之"，其"泻其阴而和之"与"泻其阳而和之"，亦都是通过抑制亢盛的一方以避免其对受病方的伤害。

阴阳相反相成、对立互根法则对临床采取生动灵活方法治疗阴阳盛衰偏颇病证具有切实而重要的指导意义。以阴虚阳亢病证的治疗而言，临床上既有《难经》所提出的"泻南（火）补北（水）"法，泻阳（火）和阴与滋阴涵阳并进；又有《伤寒论》釜底抽薪、急下存阴法以急下亢热，泻阳和阴；亦有《内经》提出的"诸寒之而热者取之阴"的"壮水之主，以制阳光"的方法，滋阴以潜敛亢盛的阳气，显示了治疗方法的灵活机动。其中泻南补北常用于阴虚火旺并见，火烁津伤者；急下存阴则常用于阳热亢甚，阴津急剧耗亡者；而壮水制阳则每用于阴虚而致阳亢，病势相对不甚亢急者。根据病情适当选用，治疗才能恰到好处。

（五）归纳药物性味功效

中药有寒、热、温、凉四性和酸、苦、甘、辛、咸五味，这些性味决定了它们的主治功效。运用阴阳进一步归纳药物的性味，可以执简驭繁地掌握其功效，从而为组方用药提供纲领性的指导。

《内经》首先提出以阴阳归纳药物性味、认识其主治功效的理论，《素问·阴阳应象大论》指出："味厚者为阴，薄为阴之阳；气厚者为阳，薄为阳之阴。味厚则泄，薄则通；气薄则发泄，厚则发热……气味辛甘发散为阳，酸苦涌泄为阴。"《素问·至真要大论》在此基础上更进一步补充发挥："（气味）辛甘发散为阳，酸苦涌泄为阴，咸味涌泄为阴，淡味渗泄为阳。"确立了从药物气味厚薄及五味分阴阳，并进而认识其主治功效的法则。后世医家秉承《内经》要旨，将其视为制方立法的基本理论，张元素《医学启源·用药备旨》即对此作了进一步的发挥："夫药有寒、热、温、凉之性，有酸、苦、辛、咸、甘、淡之味，各有所能，不可不通也。夫药之气味不必同，……凡同气之物，必有诸味；同味之物，必有诸气。互相气味，各有厚薄，性用不等。制方者，必须明其用矣。经曰：味为阴，味厚为纯阴，味薄为阴中之阳；气为阳，气厚为纯阳，气薄为阳中之阴。然，味厚则泄，薄则通；气厚则发热，气薄则发泄。又曰：辛甘发散为阳，酸苦涌泄为阴，咸味涌泄为阴，淡味渗泄为阳。凡此之味，各有所能。"这一以阴阳归纳药物性味功效的理论，是辨证论治时以药性阴阳之偏纠治病情阴阳之偏的处方遣药指导法则，如清热泻火或泻热通下方剂多选用苦寒或咸寒等厚味药物，黄连解毒汤之用芩、连、栀、柏，大承气汤之用硝、黄，即是其例；温阳益气、回阳救逆、解表散寒类方剂多用辛甘药物，四君子汤之用参、苓、术、草，四逆汤之用姜、附，麻黄汤之用麻、桂等等，亦都是在这一理论指导下处方选用。而叶天士《外感温热篇》治湿温病"通阳不在温，而在利小便"之论，更是秉"淡味渗泄为阳"、"薄为阴之阳……薄则通"之旨而立说，成为治疗湿温病的基本用药原则。

（六）指导养生防病

养生防病的目的在于保持身体健康，尽享天年，保持人体内外的阴阳平衡协调则是其主旨，即所谓"阴平阳秘，精神乃治"（《素问·生气通天论》）者。故《内经》论养生，强调必须

“法于阴阳,和于术数”(《素问·上古天真论》)、“节阴阳而调刚柔”(《灵枢·本神》),通过饮食起居、精神调摄以协调体内的阴阳,保持其平衡。而且认为养生必须顺应自然界四时阴阳变化,在阴阳层面与天地自然保持通应、统一:“阴阳四时者,万物之终始也,死生之本也,逆之则灾害生,从之则苛疾不起,……从阴阳则生,逆之则死;从之则治,逆之则乱。”(《素问·四气调神大论》)这一协调阴阳的养生法则,在后世得到充分的贯彻,不论精神调摄、起居作息、饮食房室以至气功锻炼等各种丰富多彩的养生方法,莫不以此为主旨。

(七)构建五运六气学说的纲领

作为中医独特学术理论的五运六气学说,从天地四时的阴阳变化研究疾病的发生和发展变化机理,预测气候变化和疾病的发生流行趋势,阴阳和五行共同成为构建这一学说的理论构架,而阴阳更是统括、包涵了五行的基本纲领,《素问·天元纪大论》指出:“寒暑燥湿风火,天之阴阳也,三阴三阳上奉之;木火土金水火,地之阴阳也,生长化收藏下应之。天以阳生阴长,地以阳杀阴藏。天有阴阳,地亦有阴阳。……动静相召,上下相临,阴阳相错,而变由生也。”五运、六气及由之而造成的气候和疾病变化,都是由于天地自然的阴阳运动而产生。

阴阳学说贯串、融会于中医各个学术理论和临床各科的辨证论治之中,因此,其具体运用广泛普遍而无所不在,上述仅是其在理论研究和临床运用的概要归纳,但从中已经可见到其对于中医学术的深刻而重要的影响。

二、五行学说的医学运用

阴阳学说以其对事物的阴阳分划和对立统一法则成为研究和阐明包括藏象经络、病因病机、诊断治疗等各种医学问题的纲领,而“五行即阴阳之质,阴阳即五行之气”(《类经图翼·运气上》),五行以具体的形式(质)体现阴阳的基本特性(气)。五行学说的五行归类法则是对阴阳分划的进一步具体化和形象化,而其生克乘侮规律亦是对阴阳相反相成法则的更具体、深刻的发挥,故而和阴阳学说同样广泛地运用于中医理论研究和临床辨证论治之中。中医运用五行归类和生克制化规律阐述五脏相关关系,构建了以五脏为中心、与天地自然相关统一的生理、病理系统,作为辨证论治疾病,特别是脏腑疾病的理论基础。

(一)构建天人相应同构系统

中医将人体视为以五脏为中心的五大生理系统,运用五行归类及其生克制化法则,一方面阐明了人体自身表里对应相通、内部脏腑互相资生制约、形态与功能互相统一的生命活动机理;另一方面以五行为中介,将人体形身组织与自然事物联系起来,建立了包括四时五方、五运六气在内的诸多自然物质和自然现象,与人体以五脏为中心的五大生理系统的相参通应关系,构成了表里内外通应关联的同构系统(见表1-1)。这一同构系统不仅奠定了以五脏为中心的辨证论治体系的理论基础,对临床诊治疾病时归纳诊候、分析病机、确立治疗法则以至施针用药,具有切实而重要的指导作用,而且亦是对中医以天人相应、表里相通、五脏相关为核心内容的整体观念的明确表述和深入阐发,整体恒动观这一基本学术观念通过五行学说而得到具体而切实的体现。

（二）奠基“五脏相关”学说

五行学说在中医的最重要、最广泛运用，当推其以五行配属五脏，确立以五脏为中心的五大生理系统的生理病理关系模式，并以这一模式为基础构建了以五脏为中心的辨证论治体系。这一体系不仅用于内伤疾病的辨证论治，亦对外感热病的六经辨证、卫气营血和三焦辨证发挥重要的补充和羽翼作用。从五行生克乘侮角度认识五脏生理病理，研究五脏疾病的辨证论治法则，能够比较客观地阐明五脏生理病理的整体联系性和相关关系，但由于五行关系模式比较机械固定，尚未能够全面、准确地反映人体复杂多变的生命活动和疾病机理，故后世在吸收其精华内容的同时，加以充实、完善，发展成为更具中医内涵、更切于临床运用的“五脏相关”学说。五脏相关学说是在五行学说所奠定的理论基础上的进一步继承和发扬，是对五行学说的推陈出新。

关于五行学说在五脏病辨证论治中的具体运用，将于“五脏相关学说”章做比较系统的介绍，本章不拟赘述。

（三）归纳、比类诊候

望、闻、问、切四诊所得的诊候多种多样，诊法学说运用五行归类方法加以归纳、类比，建立起各种诊候之间的鉴别和联系，提示其诊病意义。前述五行归类表中的五音（角、徵、宫、商、羽），五色（青、赤、黄、白、黑），五味（酸、苦、甘、辛、咸），五臭（臊、焦、香、腥、腐），五志（怒、喜、思、悲、恐），五官（目、舌、口、鼻、耳），五体（筋、脉、肉、皮、骨），五华（爪、面、唇、毛、发），五液（泪、汗、涎、涕、唾），五声（呼、笑、歌、哭、呻），五脉（弦、洪、缓、毛、石）等，都是通过五行类比对常见的诊病内容的归纳，成为临床上审辨病机、诊断病证的重要依据。五行对诊候的提纲挈领式归纳，可以形成病证的诊断辨证规范，如《难经・三十四难》：“假令得肝脉（弦而急），其外证：善洁（‘瘛’之误字），面青，善怒；其内证：齐（脐）左有动气，按之牢若痛；其病：四肢满，闭癃，溲便难，转筋。有是者肝也，无是者非也。假令得心脉（浮大而散），其外证：面赤，口干，喜笑；其内证：齐上有动气，按之牢若痛；其病：烦心，心痛，掌中热而啘（哕）。有是者心也，无是者非也。……” 即以五色、五脉、胸腹部的上、中、下、左、右部位、五志、五体等方面归纳五脏病病候，从而提出五脏病脉证合参诊断标准。不仅五脏病，外感热病等其他疾病的诊断亦如此，如《灵枢・五色》谓：“青黑为痛，黄赤为热，白为寒。”清・林之翰《四诊抉微・望诊》亦有“风则面青，燥则面枯，火则面赤，湿则面黄，寒则面黑，虚则面白”之说，都是根据五行与五色的相应关系，通过望诊以审察、诊断六气病变的病机及病证。

（四）分析病机，估测预后

1. 分析疾病机理

运用五行生克乘侮规律研究、阐明疾病机理，是中医病机分析的重要方法，临床上不仅运用这一方法研究、分析五脏病病机，提出了木火刑金、火不生土、土不生金、土不制水、水气凌心、水不涵木、肝木犯胃（脾）、水亏火旺等病机术语，对于其他疾病，亦多有从五行角度进行病因病机阐释者，如《素问・金匮真言论》：“春善病鼽衄，仲夏善病胸胁，长夏善病洞泄寒中，秋善病风疟，冬善病痹厥。”《素问・痹论》则有“风气胜者为行痹，寒气胜者为痛痹，湿气胜者为着痹也。……以冬遇此者为骨痹，以春遇此者为筋痹，以夏遇此者为脉痹，以至阴遇此者为肌痹,以秋遇此者为皮痹”之论,都是基于五行归类及其生克乘侮规律而提出的病机理论。

2. 估测疾病发展趋势及预后

通过对疾病机理的分析,从而把握疾病发展变化趋势,估测其预后,是中医病机研究的重要内容和特色,对于掌握疾病先机,主动实施已病防变措施,尤有实际意义。运用五行生克乘侮规律研究和总结疾病传变规律及其预后,是其主要方法之一,《内经》对此已经颇为重视并有明确论述,《素问·藏气法时论》指出疾病病情随时令季节而变化的一般规律是:“夫邪之客于身也,以胜相加,至其所生(我所生)而愈,至其所不胜而甚,至其所生(生我者)而持,自得其位而起。”《素问·玉机真藏论》亦谓:“五脏受气于其所生(我所生),传之于其所胜,气舍于其所生(生我者),死于其所不胜。病之且死,必先传行,至其所不胜,病乃死。”都认为疾病,特别是五脏病在“其所生”(“生我”或者“我所生”)主令的季节时日,病情容易好转或化解;而在克胜我(我所不胜)者主令之时,则病情容易恶化,或致死亡。这种从五行生克角度说明时令气候对疾病病情的影响,其基本见解是正确的,亦每有医家运用这一方法而颇为准确地推测疾病缓解或死亡时日的案例,但由于五行生克关系模式机械固定,以之预测复杂多变的病机变化,只是提供一种可能而非必然的参考,不可视为必然而过分肯定。

(五) 划分体质类型

体质是健康和疾病的重要影响因素,中医对体质有深刻认识,并运用五行分类方法对其进行研究和划分。《灵枢·阴阳二十五人》“先立五形金木水火土,别其五色,异其五形之人,而二十五人具矣”,该篇根据肤色以及外貌、性格特征,将人的体质分为金、木、水、火、土五大类型,每型再分为五个亚型,而称“二十五人”。这种体质分型方法由于与“四时五脏阴阳”辨证论治体系互相兼容呼应,切于临床实用,故与《灵枢·通天》的“阴阳五态”划分法共同成为中医研究和划分体质的主要方法。

(六) 确立治疗法则

按照五行之间的生克制化关系,调理气机,克服人体各系统之间功能失调,是治疗疾病,特别是脏腑疾病的重要思路和方法,历代医家运用这一思路和方法,创立了许多带有经典性而又切于临床实用的治疗法则,如治肝阴亏虚、肝阳上亢的滋水涵木法,治脾阳衰微、脾气虚弱的补火生土法,治肝旺脾虚的培土抑木法,治肺气虚衰的培土生金法,治心肝火旺、肺阴受灼的泻南补北法,治脾虚水泛的实脾制水法,治肺肾阴虚的金水相生法,以及泻青、导赤、泻黄、泻白等法,都为临证所常用且有显著疗效者。除了这些从五行资生制约关系治疗五脏相关疾病的治疗立法外,根据五行特性论治“五郁”病证,以及运用五志相胜法则对情志疾病进行心理治疗等,亦是五行学说在治疗疾病方面的灵活、巧妙运用,对临床尤有启发意义。

1. “五郁”证的治疗

《素问·六元正纪大论》:“木郁达之,火郁发之,土郁夺之,金郁泄之,水郁折之。然调其气,过者折之,以其畏也,所谓泻之。”所言本是针对五运之气受郁所出现的病变的治疗,王冰注此谓:“达,谓吐之,令其条达也;发,谓汗之,令其疏散也;夺,谓下之,令无拥碍也;

泄,谓渗泄之,解表利小便也;折,谓抑之,制其冲逆也。通是五法,乃气可平调。”将之与汗、吐、下诸法联系起来,遂成为后世治疗气机郁结病证的指导法则。张景岳在《类经》卷二十六对此做了更深刻的阐发:“达,畅达也。凡木郁之病,风之属也。其脏应肝胆,其经在胸胁,其主在筋爪,其伤在脾胃、在血分。然木喜条畅,故在表者当疏其经,在里者当疏其脏,但使气得通行皆谓之达。”“发,发越也。凡火郁之病,为阳、为热之属也……凡火所居,其有结聚敛伏者不宜蔽遏,故当因其势而解之、散之、升之、扬之,如开其窗,如揭其被,皆谓之发,非独止于汗也。”“夺,直取之也。凡土郁之病,湿滞之属也。……土畏壅滞,凡滞在上者夺其上,吐之可也;滞在中者夺其中,伐之可也;滞在下者夺其下,泻之可也。凡此皆谓之夺,非独止于下也。”“泄,疏利也。凡金郁之病,为敛为闭,为燥为寒之属也。……故或解其表,或破其气,或通其便。凡在表在里,在上在下,皆可谓之泄也。”“折,谓调制也。凡水郁之病,为寒为水之属也。水之本在肾,水之标在肺,其伤在阳分,其反克在脾胃。水性善流,宜防泛溢。凡折之之法,如养气可以化水,治在肺也;实土可以胜水,治在脾也;壮火可以胜水,治在命门也;自强可以帅水,治在肾也;分利可以泄水,治在膀胱也。凡此皆谓之折,岂独抑之而已哉。”所论更为全面、透彻。朱丹溪治六郁的越鞠丸、李东垣治火郁表里、肌肤肢体发热的升阳散火汤,皆秉《内经》“五郁”之义而立法。

2. 五志相胜的心理治疗方法

五志化生于五脏而配属五行,并按五行相克关系互相克胜制约,即《素问·阴阳应象大论》的“悲胜怒”、“恐胜喜”、“怒胜思”、“喜思忧”、“思胜恐”者。这一五志相胜的理论成为“以情胜情”治疗心理疾病的理论渊薮。按《吕氏春秋·仲冬纪·至忠》篇所载,战国时期医家文挚已经采用“怒胜思”方法,故意用无礼行为激怒齐王,治愈其因思虑过度而得之病,可谓“以情胜情”心理矫正治疗方法的前驱。《三国志·魏志》亦载有华佗同样采用故意激怒病人的方法,治疗郡守之病。其后这一精妙、生动的心理治疗方法以其切实、卓著的效果为历代医家所传承、发扬,留下许多精彩的治验例案,成为中医治疗情志病的一大优势和特色。《儒门事亲》卷三对此做了更具体的阐发:“故悲可治怒,以怆恻苦楚之言感之;喜可以治悲,以谑浪亵狎之言娱之;恐可以治喜,以恐惧死亡之言怖之;思可以治怒,以虑彼志此之言夺之。凡此五者,必诡诈谲怪,无所不至,然后可以动人耳目,易人视听。若胸中无器材之人,亦不能用此五法也。”这种运用情志相胜关系来矫正不良、过激的情志,治疗心理疾病的巧妙方法,可以说是中医对五行学说的创造性运用。

(七)指导针灸治疗取穴

与其他学科一样,针灸学亦在五行学说指导下建立了经络腧穴理论,并且在其基础上形成各种独具特色的灸刺治疗方法。作为针灸治疗理论基础的经络腧穴学说,其十二经脉虽然以三阴三阳命名,但因与五脏的络属关系而赋予了明显的五行特性。而作为各条经脉上最主要的、具有显著治疗作用,而且在针灸治疗最为常用的井、荥、俞、经、合五腧穴,亦与五行相配属,其配属关系按《灵枢·本输》篇所言,五脏所属五阴经的井、荥、俞、经、合穴配木、火、土、金、水;六腑所属六阳经的井、荥、俞、经、合穴配金、水、木、火、土。临床上即根据这种配属关系确定各经脉上五腧穴的主治功效以及灸刺取穴原则。

1. 提示五腧穴的主治功效

五腧穴通过其五行属性，提示其与五脏相关的主治功效。如《难经·六十八难》指出："井主心下满，荥主身热，俞主体重节痛，经主喘咳寒热，合主逆气而泄。"井穴属肝木，肝主疏泄而其脉行于两胁，故可治"心下满"；荥穴属心火，故可清泄火热而治"身热"；俞穴属脾土，脾主肌肉四肢，故可治"体重节痛"；经穴属肺金，肺主皮毛，司呼吸而咳喘为其病变，故可治"喘咳寒热"；合穴属肾水，肾主纳气，开窍于二阴，故可治"逆气而泄"。五腧穴与五行的配属关系在针灸治疗中辨证取穴的理论依据，例如，对于感受风寒而致咳喘者，针刺治疗即可选取手太阴肺经的经穴经渠，因为"经（穴）主喘咳寒热"；又如腰背痛连及下肢者，可针刺足太阳膀胱经的合穴委中，盖因阳经之合穴属土，其气通于主肌肉四肢的脾而可治"体重节痛"之故。

2. 指导"子母补泻"取穴

"虚则补其母，实则泻其子"是《难经》按五行相生关系提出的针刺补泻法则，具体实施时，一是从经脉的母子相生关系进行补泻，即本经（脏）虚证可以在母经腧穴上施用补法，本经（脏）实证可以在子经腧穴上施用泻法，如治足太阴脾经虚证可在手少阴经上的腧穴用补法，实证可在手太阴经上的腧穴施以泻法。另一种方法是根据五输穴的五行属性进行子母补泻，如对于足太阴脾经虚证，亦可补本经属火的荥穴大都，或补手少阴心经（属火）的俞穴神门；脾土实则可泻本经属金的经穴商丘，或泻手太阴肺经（属金）的俞穴太渊。这些基于五行子母关系的补泻取穴方法，大多都有一定效验而至今仍为临床所师法和采用。

3. 按时取穴施针的理论基础

由于五腧穴配属五行，因此，亦就通过五行的中介而通应于四时，针灸治疗的按时取穴施针就是以五腧穴与四时的通应关系为其立法基础。《灵枢·顺气一日分为四时》已提出了"冬刺井"、"春刺荥"、"夏刺俞"、"长夏刺经"、"秋刺合"的四时取穴原则。这种按时取穴的方法体现中医因时制宜的治疗理念，故为后世所继承发扬，《针灸大全》等书所载的子午流注针法，就是在这一理论上发展起来的。

（八）五运六气学说的理论构架

五行学说亦与阴阳学说共同作为五运六气学说的理论构架，而且其在运气学说中的运用较之阴阳学说更为具体和广泛。因为作为该学说理论核心的五运和六气，不仅五运是以五行为内容，而且六气虽然是以三阴三阳命名，但仅是其标（志）而已，其本（质）仍然是风木、君火、相火、湿土、燥金、寒水，内涵仍然离不开五行。因此，不论五运或六气的推演、运与气的合参，以至各种气候变化情况及其特征，都是运用五行归类及其生克乘侮规律进行表述，五行学说构建了运气学说最为坚实的理论构架。

三、阴阳五行学说从哲学到医学的演变

从上述内容可以看到阴阳五行学说作为中国古代哲学的主流，对包括科学技术在内的

古代学术产生了广泛而深刻的影响。中医在构建理论体系之际，由于成功地引用了这一学说，以之研究人体生命活动和疾病机理，形成了独具特色的生命观和疾病观，并进而用以指导临床辨证论治，体现了哲学思想对具体学科的巨大推动作用。

阴阳五行学说作为古代哲学，也不可避免地带有直观性和朴素性。在古代，它曾经为谶纬迷信所利用，并且被渲染上浓厚的神秘主义和术数色彩。但是中医作为一门医学科学，在引进阴阳五行学说时，即将这一学说所确立的天人相应观念中的"天"定位为"自然的天"，"人"定位为"生物的人"，而非人格化、神化的"天"和伦理化、社会化的"人"，因而在吸收其合理内核的同时，充分发挥人的生命活动与天地自然相通应的唯物辩证观念，避免和摈弃迷信术数所宣扬的唯心主义。因此，中医的阴阳五行学说与谶纬迷信有唯物与唯心的根本不同，不可同日而语。

此外，在中医学术中，阴阳五行学说也已经被充分消化吸收和融合，体现了从哲学到医学的演变。在科学理论中，哲学思想不应也不能代替具体学科的特定规律。中医学运用阴阳五行学说的最大特点，是将它的基本思想与具体的医学理论相结合，从而避免脱离实际的机械套用。

在阴阳学说方面，中医将阴阳从抽象的概念转变为有一定物质和功能意义的医学概念，使之既是灵活的法则又有相对确定的内涵，从而使人体的脏腑部位、疾病的性质状态等的阴阳属性相对稳定，滋阴、补阳等治法也有一定之规；对阴阳的相反、相成作用，中医则区分其在生理与病理上的不同，在对抗性治疗时多应用相反原理，在调节性治疗时多应用相成原理……似此等等，均属于医学自身的独特性规律。

在五行学说方面，中医也做了创造性的发展。五行是源于古代"五材"观念凝炼而成的哲学思想，它注重"同类相属"，将事物分属于五行建构相互联系的世界观。但实践中的事物不一定全部适合五分法，有的事物与金、木、水、火、土中某一"行"的类同性并不典型，所以绝对化地套用五行并不可取。中医人体观以五脏为基础，虽然有六腑、七情、九窍等客观划分，但将人体功能统属于五脏，既灵活地运用五行哲学来说明人体与外界、人体内部之间联系性，而又不机械化、绝对化。在五行关系上，哲学上的相生与相克是对事物基本关系高度抽象的概括，即有利又有害。中医则认为相生与相克是共存于人体之中以维持生理平衡的基本力量，并提出在"太过"或"不及"病理状态下的五行乘、侮关系，进而在实践中指出五脏之间的相互影响具有多样性，不局限于五行生克。例如，肝与脾之间，生理上不仅有肝气疏导脾胃气机（木克土）的关系，也存在脾胃气血长养肝脏气血的反向作用；病理状态下的肝气横逆，也不仅仅克伐脾胃，同样亦可冲心、犯肺。可见，中医主要是继承五行学说的合理因素，将其置于"五脏相关"这一整体性原则下加以运用和发展。国家"973 计划""中医基础理论整理与创新研究"项目组对这一问题已做了深入的研究，有关内容反映在《中医五脏相关学说研究——从五行到五脏相关》一书中。

总之，中医理论有"借哲理而言医道"的特点，阴阳五行学说正是在实践中进行了合理的转译与阐释，实现了从哲学到医学的转变，因而成为整个中医理论体系中不可剥离的有机组成部分。它的合理思想，直至今天仍然对中医学术思维发挥重要的影响。继承和发扬古代阴阳五行学说，既要掌握其基本观点，也要理解它在医学中的实质含义和具体应用，才能真正地发挥中医的优势和特色，提高辨证论治疾病的水平和效果。

第二章　藏　　象

藏象学说是中医认识和研究人体生命活动机理的基本学术理论，它不仅和经络学说一同研究和阐明人体的结构和生理活动，而且确立了中医独具一格的研究生命活动和病理变化的传统方法，是中医研究人体和疾病，确立诊断和防治疾病方法的理论基础。

本章在讨论中医藏象学说的基本内容和主要理论的同时，亦从方法论角度对其研究方法及由此而形成的学术特点做扼要的阐述，以期对中医在研究人体生命活动及疾病机理时所秉持的思维方式有所理解和掌握。至于其基于整体观念而形成的脏腑之间相关关系理论，由于既与五行学说有密切联系，又对临床辨证论治疾病发挥切实而重要的指导意义，在中医学术发展过程中，已经形成了相对独立的学术理论——五脏相关学说，本书将在第三章中加以专门论述。

第一节　藏象及藏象研究方法

“藏象”作为中医最基本的名词术语，始见于《内经》。《素问》中专立《六节藏象论》一篇，提出了藏象的概念，并与其他篇章共同构建了藏象学说的理论框架和研究方法。后世则在《内经》的基础上充实发挥，形成了中医理论体系中相对独立、完整的学术范畴，称之为藏象学说。

一、藏象的概念

藏，为“臟（脏）”的本字，指藏于体内的内脏（脏器）。象，征象，外在表现，王冰说：“象，谓所见于外，可阅者也。”从字面上理解，藏象就是藏于体内的内脏（包括脏腑及精气神）及根源于这些内脏、由这些内脏所发出而表现于体表的生理、病理征象，即张景岳《类经・藏象类》所说的“藏居于内，形见于外，故曰藏象”。

因此，“藏象”实际上包括三个方面的内涵：①脏腑的实质形象（形态）；②脏腑生理活动反映于体表的征象；③脏腑所通应的自然现象。由于中医对脏腑功能反映于体表的征象及其通应的自然现象论述比较深刻而且切于临床实用，故为历代医家所注重，但关于内脏解剖位置及形态的理论亦是藏象学说主要内容之一，《内经》、《难经》中对此多有论述，后世学者，如清代王清任等，更有进一步深入的研究，而且“解剖”一词，亦为《内经》所最早提出者。因此，理解藏象概念，亦不可忽略其解剖形态方面的含义。

二、藏象研究方法

“藏象”概念的提出及其学术理论的形成，不仅确立了中医人体生理学说，亦体现了中医研究人体生理、病理的独特方法。这种方法是受古代学术“格物致知,取象比类”研究方法的深刻影响而形成的,其基本原理就是“以表知里,以象知脏”。

为了探讨生命的奥秘和疾病的机理,古人亦进行过人体及动物的解剖研究,《灵枢·经水》篇即有“若夫八尺之士,皮肉在此,外可度量切循而得之,其死可解剖而视之”之说。但由于生命体是一个恒动不息的有机整体,而解剖对象则是已经没有生命活动的尸体,再加上古代器械的简陋和解剖技术的落后,因此,当时的解剖实践虽然能够见到人身内部粗略的形态结构,但无法准确认知处于动态过程中的生命活动机理。正因如此,前人转而采取“以表知里,取象比类”研究方法,从观察表现于体表的生理、病理征象出发,并联系天地自然进行类比推理,以了解机体内部正常生命活动和失常病理变化的机制,这就是藏象研究方法。

以脾的藏象研究为例,人们在生活实践或病理观察中见到:摄入的饮食物在体内的消化、吸收、输布、排泄是机体获取营养物质的基本途径,是生命活动的一个重要方面和过程;另一方面,如果饮食失节,进食不洁或饥饱失宜,以及劳倦、忧思过度等,则病人会出现纳呆、泄泻、腹胀、腹鸣、腹痛、四肢倦怠乏力、口唇无华、食不知味、肌肉消瘦或虚胖不实等病理现象。从对这些生理、病理现象的研究,推论主持这部分机制者为“脾”,则可得到如下结论:

脾主运化——脾的功能正常则饮食水谷消化、吸收、输布、排泄正常,运化失常则纳呆、泄泻;

脾主大腹——脾虚不运则腹满、腹鸣、腹痛;

脾主四肢——脾气虚则四肢消瘦、倦怠乏力;

脾开窍于口——脾气不荣于口唇则苍白无华、脾运失健则口不知味;

脾主肌肉——脾虚不能长养肌肉,则肌肉瘦削或虚胖不实。

再进一步推论:长期思虑过度者,亦常可见到脘腹胀满、纳食减少、消瘦倦怠等脾气受伤而虚衰的病候,因此,又可得出“脾主思虑”的推论。同样,由于长期慢性出血者,亦每有上述脾虚病候并同出现,因此,亦可推论出脾有统摄血液的功能。

可见,脾主运化、主大腹、主四肢、主肌肉、主思虑、开窍于口、统血等有关功能都可以在不打开人体黑箱,不破坏人体生命的完整性和动态性的前提下,通过对各种生理、病理征象的动态观察和推理分析而得出,这种独特的研究方法就是藏象研究法,该方法与现代信息论、系统论的原理有相似之处。虽然这种通过推论而得出的内脏功能与其解剖形态不一定相符合(如中医藏象的“主运化”的脾与西医解剖学所称的脾并不等同),但只要从功能系统的角度去理解其实质而不囿于西医解剖名称,则不致误。而这种以尊重生命的恒动性和整体性为前提的研究方法,则构建了中医独特的生命学说,并从“藏象”角度揭示生命活动机理。

三、藏象学说的基本内容

作为医学研究对象的人体,中医学运用藏象研究的方法进行了深入、全面的研究,建立了相当完整、系统的学术理论——藏象学说。这一学说包括如下内容:

(一) 脏腑

脏腑是藏象的核心部分,按照其功能的不同,又分为脏、腑和奇恒之府三类。其中心、肝、脾、肺、肾为五脏,共同的生理特点是藏精、气、神,作为生命活动的中心;六腑则为胃、胆、大肠、小肠、三焦、膀胱,其共同的生理特点是传输化物,是饮食水谷受纳、消化、吸收、排泄的场所,并与五脏对应配合;奇恒之府则是一类外形似腑(中空),功能似脏(藏精气而不传化物),且无经脉络属、表里配合的一类脏器,按《内经》所述,包括脑、髓、骨、脉、胆和女子胞六者。其中胆因其"藏精汁三合"(《难经》)而不藏水谷化物,符合奇恒之腑的条件,故列为奇恒之腑之一,又因与肝相表里,且与足少阳经连属,故亦为六腑之一,一身而兼二职。另外,《内经》亦把心胞络(膻中)列入"脏"的范畴,并配属手厥阴经,合为六脏以与手足三阴经和六腑相应配对,而《难经》则持"左肾右命门"之说而将命门亦作为一脏。

藏象学说认为:五脏因为藏精气神,故为生命活动的中枢,六腑则主要负责生命必需物质的摄入和代谢,配合五脏以主持人体生理活动,因此,对脏腑功能及其互相关联关系、脏腑与形身其他部位组织及与天地自然的通应关系,都做了深入而系统的论述。

(二) 精、气、神

精气神是生命的维持者。精和气是构成形身,维持生命活动的物质基础,神则是生命活动的主宰和调控者。相对于脏腑而言,精和气布散于全身之中,没有固定的形态,而神则是生命体所表现出来的生命活力和生命现象。

精有广义、狭义之分。广义之精统指气、血、津、液及狭义之精等流动于人体内部,起营养、滋润作用的精微物质。狭义之精则是藏于脏腑之中,构成形身,维系脏腑功能的基本物质,又有先天之精和后天之精之分,先天之精秉自父母,藏于肾中,故又称"肾精":后天之精为饮食水谷精微所化生,主要藏于五脏之中,亦称"脏腑之精"。

藏象学说中之气,作为为引用自古代哲学的独特学术概念,既指精微而不可得见,充满并运行于全身之中,维持生命活动的基本物质,又是脏腑组织的功能活动的体现,具有物质性与功能性的统一的特点。气的种类甚多,既有阴气、阳气的概括划分,又有营气、卫气、宗气、五脏六腑之气以至经络之气等具体分类,一般均以其功能和生理特点作为分类和命名的依据。

神亦有广义、狭义之分。广义之神指整个机体的生命活力,是生命的征象,因此《内经》有"得神者生,失神者死"之说。狭义之神则指精神情志思维活动,包括神、魂、魄、意、志、思、虑、智等精神活动和思维过程中的各个环节,以及喜、怒、悲、思、忧、恐、惊等情志活动。神作为生命现象和生命活动的调控者,既依附于脏腑形身,以精气为其物质基础,又是生命活动的主宰。

(三) 形身结构

中医对人体的形身结构亦有细致而深入的研究和认识,不仅对整个躯体头面项颈、胸腹腰背、手足四肢,而且对五官、七窍(九窍)、五体(皮、肉、筋、骨、脉)、五华(面、唇、爪甲、毛、发)、关节、溪谷、骨属、七冲门、气海、丹田、募原、腠理等具体组织结构,以至男女生殖器官,均有详细划分和记述。其研究方法是根据表里通应的原理,把形身组织与五脏联系起来,将之作为五脏系统的有机组成部分。

上述内容,构成了藏象学说的基本框架。可以说,中医认为人体就是一个在神的主导和调控下,以脏腑形身为构架,以五脏为中心,配合六腑,以气血精津为维系物质,而以经络运行气血、沟通表里，并与自然界通应联系的有机整体，这就是中医在独特学术理念影响下形成的自成体系和特色的人体观。

四、藏象学说的学术特点

中医运用藏象（以象知脏）研究方法建立了独具特色的藏象学说，这一学说具有如下的鲜明特色：

（一）表里相通，天人相应的整体观

藏象学说把人体看为一个有机联系的整体，五脏作为生命活动的中枢，不仅与体内的六腑表里对应，与十二经脉阴阳络属，而且与体表形身组织亦互相通应关联，各种体表组织，都受相应内脏的精气所滋荣和调控，为五脏之所合、所荣："心之合脉也，其荣色也；……肺之合皮也，其荣毛也；……肝之合筋也，其荣爪也；……脾之合肉也，其荣唇也；……肾之合骨也，其荣发也。"（《素问·五藏生成》）其他五官九窍、四肢胸胁腰腹等亦均如此。这种把人体表里看成互相关联的统一整体的观念，既是对生命本质的有机联系性的客观认识，又是"以表知里"的藏象研究方法得以实行的理论基础。

不仅认为人体表里相关统一，藏象学说尚把人体作为天地自然的有机组成部分，认为生命活动与自然界四时阴阳关联通应，提出"人与天地相参应"、"生气通天"的理论观点，强调人体阴阳消长、五脏体旺、营卫气血的运行等都受自然界阴阳运动所影响，与之相适应而保持同步节律。因此，早在《内经》时代，中医对人体生命的年节律、月节律、日节律就已经有深刻认识和详细论述。

这种人体内外表里关联统一、人与天地自然参应相通的藏象观，是藏象学说的鲜明特色，亦是中医整体观念的具体体现和重要内容。

（二）升降出入，恒动不息的恒动观

人体既是一个内外关联通应的整体，又是一个恒动不息的有机体。藏象学说明确指出了生命的连续性和恒动性："神转不回，回则不转，乃失其机。"（《素问·玉版论要》）认为生命就是一个不可逆转的动态过程，在这一过程中，不仅气血运行不息，整个生命机体都处于不断升降出入的运动变化之中："成败倚伏生乎动，动而不已，则变作矣。……出入废则神机化灭，升降息则气立孤危。故非出入，则无以生长壮老已；非升降，则无以生长化收藏。是以升降出入，无器不有。故器者生化之宇，器散则分之，生化息矣。故无不出入，无不升降。"（《素问·六微旨大论》）这种"无不出入，无不升降"的恒动不息生命观，正是藏象学说对生命本质的深刻认识，既促成了简略于形态解剖，并转而采取"以象知脏"的藏象研究方法的形成，亦奠定了整个中医学术的整体恒动观念的基础。

（三）取象比类，以象知脏的方法论特点

藏象研究采取的"以象知脏"研究方法，通过对各种生理、病理征象的观察，并与天地自然和社会人事类比推理以研究生命活动机制，构建了独具特色的藏象学说。这种研究方法避免了形态解剖的局限，在保持生命完整性、连续性和动态性的前提下，通过对表现于身体

外部的生命信息的获取,并运用取象比类方法加以分析研究,与信息论方法的原理是一致的,而其形成的理论、建立的学说,虽然与以形态解剖为基础的西医生理学说有明显差别,但乃是从不同角度、运用不同研究方法对生命现象的客观表述,不容否定。

(四) 以五脏为生命活动中心的系统观

藏象学说把人体划分成以五脏为中心的五大生理系统,几乎所有的脏腑经络、气血精神以及形身组织都概括于这五大生理系统之中,并且以之为中心建立起与自然界的对应关联关系。这种从功能着眼,从生理系统的角度去研究和阐明人体组织结构和生理机制的研究方法,具有鲜明的系统论色彩。因此,脏腑,特别是五脏,从表面看是解剖器官的名称,但实质所指却是人体五大生理功能系统,这是其与西医解剖生理学说最大不同之处。学习和研究中医藏象学说,或者进行中西医结合、比较研究,必须注意这种学术差异,不可把中医的脏腑与西医的同名解剖脏器作对号入座式的简单等同,方不致误。

可见,中医基于独特的认识论和方法论特点而形成的藏象学说,和西医解剖、生理学说虽然都是关于人体生命活动的研究和阐释,但由于研究角度和研究方法不同,故而其内涵和表述有明显差异,两者可以汇通而不可互相否定或取代。学习和研究中医藏象学说必须准确把握其学术特色和本质内涵,了解其与西医解剖、生理学说在认识论和方法论上的差异,才能阐发中医理论真谛,发扬光大中医学术。

第二节　五　　脏

五脏作为人体生理活动的中心,固然有其解剖形态,但其所概括的功能往往非所指称的实体器官所能涵盖者。因此,藏象学说中的五脏,其实质是以该脏器为代表的多器官的功能集合而构成的生理系统。

一、心

(一) 形态部位

心位于胸中,居两肺之间,形似未开倒垂莲花,中有孔窍,外为心包所包裹,并有心系与肺及其他脏腑连通。《难经·四十二难》谓:“心重十二两,中有七孔三毛,盛精汁三合,主藏神。”对心的大小和结构做了粗略描述,并指出心中藏有血液(精汁)。后世王清任《医林改错》倡“心无血说”,盖因王氏解剖所见为死者(尸体)之心脏,其在濒死前由于心脏剧烈收缩而将血液排压出去之故,未可为信。

(二) 属性和功能

1. 心的属性

心居膈上,五行属性为火,阴阳属性为阳中之太阳,与自然界夏天、南方,以及火气、赤色、苦味通应。《素问·宣明五气》谓“心恶热”,因其为阳热之脏,再受火热熏灼,则所藏之神明受扰动而不安,甚则昏乱,所主之血亦受煎迫而妄行。

2. 心的主要生理功能

心在脏腑生理活动中起主导作用,《素问·灵兰秘典论》谓其为"君主之官"。之所以心在脏腑以至全身生命活动中处于如此重要的地位,是因为其具有"主血脉"和"藏神"两大生理功能,即《素问·六节藏象论》所言之"心者,生之本,神之变(变生出来之处)也。"

(1) 心生血,主脉:饮食精微经过脾胃的消化吸收以后,上输于心而化生为血,故"心生血"(《素问·阴阳应象大论》)、"诸血者皆属于心"(《素问·五藏生成》)。血液生成以后,靠心脏搏动所激发、出于心尖部的宗气的推动,运行于脉中而周流于全身。因此,心主血脉的功能包括其"生血"和"主脉"两方面,心的功能正常,则血的生成旺盛,脉道滑利,血液能够充沛地贯注全身,脏腑组织得其营养,不仅面色红润有泽、脉搏冲和滑利,而且"肝受血而能视,足受血而能步,掌受血而能握,指受血而能摄"(《素问·五藏生成》),正常生命活动得以保证。反之,若心气竭绝则脉不通,血不流,心跳、脉搏俱止绝而死矣。故谓心为"生之本"。

(2) 心主神明:心之所以为"君主之官"、"生之本",还因为其出神明,为精神所藏舍之处。心所藏之神,既是生命活力之神,又包括精神情志思维的狭义之神。《灵枢·邪客》所言的"心者,五脏六腑之大主,精神之所舍也,……心伤则神去,神去则死矣",即指生命活力之神而言,盖因"失神者死,得神者生",而心脏一旦停止跳动,生命亦就终止,作为生命存在征象的神亦就化灭消亡,古人有见于此,故认为生命活力之神藏于心中。

精神情志思维活动亦由心所主持。中医将人的精神活动分为三类,一类为认识、感知、记忆,《内经》称为"神魂魄意志";一类为思维,《内经》将之概括为"意志思虑智";再一类是情志活动,称为"七情"(怒、喜、思、忧、悲、恐、惊)或"五志"(怒、喜、思、悲、恐),虽然这三类精神活动都由五脏分工协作完成,但"所以任物者谓之心",心负责与外界事物的接触,接受外界刺激并率领五脏做出应激反应,故张景岳在《类经·藏象类》中指出:"心为一身之君主,禀虚灵而含造化,具一理以应万机,脏腑百骸,唯所是命,聪明智慧,莫不由之,故曰神明出焉。"

主血脉和出神明是心的两大主要功能,主血脉之心其象显而可见,主神明的功能则凭对精神、心理活动的观察和推论而得出,因此,有些人如明代的李梴,在《医学入门》中将之分为"血肉之心"和"神明之心"。其实主血脉和主神明在藏象之心的范畴中是相辅相成、密切关联而不可分割的:心因其主血脉故能藏神而主神明,盖因"血者,神气也"(《灵枢·营卫生会》)、"血气者,人之神"(《素问·八正神明论》),神以精血为其存在和发挥功能的物质基础,《灵枢·本神》谓:"心藏脉,脉舍神。"而另一方面,心脏的律动、血在脉中的有序运行,又必须神的主宰和调控,"心伤则神去,神去则死",心脏停止跳动(主血脉的功能丧失),精神意识亦同时丧失,两者同为死亡的征兆,这就是前人认识心主神明和主血脉之间的统一相关关系的基础。

(三) 心系统的藏象内涵

五脏作为人体生命活动的中心,是概括人体生理功能和形身组织,并与天地自然关联通应的五大生理系统,其中心系统主要包括如下的藏象内容:

1. 心与小肠相表里,与手少阴、手少阳经脉相络属

在脏腑配合关系上,作为心系统主要脏器的心,与小肠相表里,即《灵枢·本输》所言之

“心合小肠”。为什么居于膈上胸中的心与位于腹中的小肠能够具有表里配合关系？因为手少阴经上属于心而下络小肠，而手少阳经则下属于小肠而上络于心，心与小肠通过手少阴、手少阳经脉的络属联系而互为表里。正因为心与小肠互为表里，故心为火脏而小肠为火腑，病理上心热可下移于小肠而出现小便赤涩淋痛病候，而小肠热亦可上熏于心而引起作为其苗窍的口舌糜烂生疮。

2. 心气通应于自然界的夏季、南方、暑气、赤色、苦味

心在五行中属火，为阳中之太阳，故通应于自然界的夏季、南方。按五行归类，火色赤，其味苦，其臭焦，其音徵，其气热（暑）。由于“暑气通于心”，故火热之气易伤心之神明，中暑病人亦容易出现神昏不语病候。而苦味药物则多入心经，能泻心火。

3. 心与形身组织的通应关系

（1）心主血脉，其华在面：“心之合脉也，其荣色也”（《素问·五藏生成》），心与体表组织（五体）之血脉相通应，肌肤得到脉中之血所滋荣而红润有泽，特别是面部，“十二经脉，三百六十五络，其血气皆上于面而走空窍”（《灵枢·邪气藏府病形》），其受心气心血的滋荣更为丰厚，故面部为心之外华，察其色泽可以知心所主气血的盛衰通滞，即《素问·六节藏象论》所谓心“其华在面，其充在血脉”者。

（2）心开窍于舌：《素问·阴阳应象大论》谓：“心主舌，……在窍为舌。”手少阴经之络脉系舌本，故“心气通于舌，心和则舌能知五味矣”（《灵枢·脉度》）；而且舌为发声的机关，心神清明则机关转动灵活，言语清晰流利，后世因而有“舌为心之苗”之说（见《景岳全书》卷28、《血证论·舌论》）。由于舌为心窍，故望诊重视察舌，认为“舌者，心之外候也”（汪宏《望诊遵经·望舌诊法提纲》），既可以察之以知五脏之病，更是诊断心经病变的重要依据。

（3）心之液为汗：中医称泪、汗、涎、涕、唾五种液态排泄物为“五液”，分属于五脏而汗为心之液。《素问·宣明五气》有“五脏化液，心为汗”之说，盖因血汗同源，津液入于脉中，与营气化合则为血，血中之津液出于体表则为汗，故《医宗必读·汗》谓：“心之所藏，在内者为血，在外者为汗。汗者，心之液也。”因此，出汗过多，每伤心液（心阴），亦耗心气。而内伤汗证的论治，亦每责之于心。

4. 心藏神，在志为喜，在声为笑

如前所述，心所藏之神，既是体现生命活力的广义之神，亦指精神活动的狭义之神，更具体来说，则指五脏所分工协作的神魂魄意志中的神，而这三个不同层次的“神”又是相关统一的。情志活动虽然总统于神，但分属五脏所主：“人有五脏化五气，以生喜怒悲忧恐。”（《素问·阴阳应象大论》）而五志之中，“精气并于心则喜”（《素问·宣明五气》），心通行营卫，“喜则气和志达，营卫通利”（《素问·举痛论》），故《素问·阴阳应象大论》谓心“在志为喜”、“在声为笑”。保持适度的喜乐情绪，笑口常开，有利于心气的和达舒畅，为养生之所宜，但大喜过度则使心气涣缓，神气散乱不收，甚则出现妄言歌笑等心神受伤病候，故《灵枢·本神》有“喜乐者，神惮（荡）散而不藏”、“心气虚则悲，实则笑不休”之说。另，《难经·三十四难》又有心“其声言”之说，盖指心藏神，心神清明则思维清晰，舌根转动灵活，语言流利得宜，心神昏乱则语言謇滞，或者谵言妄语。

以上所论心的脏腑表里、经脉络属、与天地自然和形身组织的通应关系，以及与五志、五液、五声的配属关系，构成了心系统的藏象理论。这些理论在临床上辨证论治心系统疾病时均有重要运用。

附 心包络

心包络又称心包、膻中，为心的外围组织。因其包裹心脏，故称心包；以其中多有血络，故又称心包络。而称其为膻中者，杨上善《太素·四海合》谓："膻，胸中也。"由于其位于胸腔之正中，故称。然膻中本义为胸之正中部位，故在《内经》中所指有三：一指上气海，即《灵枢·海论》所言之"膻中者，为气之海"；一指位于任脉上的腧经穴，即《灵枢·根结》所言之"厥阴根于大敦，结于玉英，络于膻中"；再一就是指心包络，《灵枢·胀论》："膻中者，心主之宫城也。"《内经》将心包络列为十二脏腑之一，并常称之为膻中，后世则多称为心包或心包络。

《内经》认为心为君主之官，宜深藏于胸中而不宜外露，故以心包络(膻中)为其所居之宫城而拱卫于外，并代表心主与其他脏腑沟通联系。故膻中之功能有二：一是《素问·灵兰秘典论》所言之"膻中者，臣使之官，喜乐出焉"，作为宣达心志，沟通联系外界的使者；二是保卫心脏，代心受邪，即《灵枢·邪客》所言："心者，五脏六腑之大主也，精神之所舍也，其脏坚固，邪弗能容也，容之则心伤，心伤则神去，神去则死矣。故诸邪之在心者，皆在于心之包络。"后世温病学说论温病传变，谓"温邪上受首先犯肺，逆传心包"，正是秉此立论。

传统的理论是五脏六腑，为什么要在五脏之外另设心包络一脏呢？这固然是出于对心为君主之官的地位的尊重及其重要性的强调，但亦与为了在脏腑与经脉络属关系上，建立完整的配对关系这一目的有关。因为五脏六腑配对十二经脉，尚余手厥阴一经，故以心包络与之配属，则十二经脉与十二脏腑整齐配属对应。另外，心包络与作为六腑之一的三焦互为表里，三焦为"孤之府"、"六腑之所与合"(《灵枢·本输》)、"外府"(《难经·三十八难》)，包围于五脏六腑之外，而心包络作为心的外围组织，包围于五脏六腑之大主之外，亦相对称般配。古人立意，可能就在于此。

二、肝

肝作为五脏系统之一，主要以其主疏泄的功能对人体多方面生理活动起调节作用，亦通过其藏血、舍魂、主筋等作用参与精神活动和形身屈伸运动，成为人体重要生理系统之一，并对其他系统起协同、制约作用。

(一) 形态部位

肝位于腹中，清·罗美《内经博议·病能部》谓："厥阴肝脏，在人身居太阴脾之下，少阴肾之前，为人身下部之中。"《难经》载其"独有两叶"，而《类证治裁》谓"肝七叶"，则指其小叶而言。从解剖位置言，肝应居于右胁下，但《素问·刺禁论》谓"肝生于左"，此说遂成为后世否定中医者病诟中医"不懂解剖"之口实。其实，《内经》乃指肝之生理功能和行气部位而言，盖因肝气主生、主升发，通应于自然界的春天、东方，按古代传统的定位规则，东方为左，西方为右，故有"肝生于左，肺藏于右"之说。恽树珏《群经见智录》谓："《内经》之五脏非血肉的五脏，乃四时的五脏，不明此理，则触处荆棘，《内经》无一语可通矣。"了解"肝生于左"

的立论所在，则可审其谛义而不为妄人之说所惑。

（二）属性和功能

1. 肝的属性

肝于五行属木，为阴中之少阳，与自然界春天、东方，以及风气、青色、酸味通应。肝禀少阳春升之气，内寄相火且在志为怒，《素问·灵兰秘典论》谓其为“将军之官”，故后世称其为刚脏。肝性升发，喜条达而忌抑郁，《内经博议·病能部》认为肝“以条达为性，故其气常苦急，而激暴以发怒，及其病也，其症多逆。”后世又有肝“体阴而用阳”之说：“肝为风木之脏，因有相火内寄，体阴用阳，其性主刚，主动主升。”（《临证指南医案·肝风》篇按语）盖因“肝藏血”，故“体阴”，而内寄相火，主升发，善疏泄，故为“刚脏”而“用阳”。关于肝中内寄相火之说，见于朱丹溪《格致余论·相火论》：“（相火）具于人者，寄于肝肾二部，肝属木而肾属水也。……肝肾之阴，悉具相火。”并认为“天非此火，不能生物；人非此火，不能有生。”由于肝内寄相火，相火又容易妄动，更兼肝性本来就主升、主动，故病理上肝气易上逆而肝阳易上亢。

2. 肝的主要生理功能

《内经》所以称肝为“将军之官”，除了因其出谋虑、在志为怒之外，尚因其与作为“相傅之官”的肺共司左右气机的升降，“肝生于左”而主升发、疏泄，“肺藏于右”而主肃降、输布。另一方面，肝主筋而为“罢极之本”，主持人身动作屈伸，耐受辛劳，这些性质和功能都堪与“将军之官”互相类比。

（1）肝主升发疏泄：肝禀少阳春生之气，与胆共同在气化活动中主持气机的升发，并与肺的肃降作用相反相成，成为人体气机升降出入过程的关键。因此，“主升发”既是肝的属性，又是其重要生理功能。肝的升发功能能够促进气机的正常升降，从而使阴阳平衡协调而脏腑气血功能活动正常，故李东垣《脾胃论》有“春气升则万化安，故胆气春升，则余脏从之”之说。

与主升发密切相关且更重要的是肝主疏泄功能。《格致余论·阳有余阴不足论》中谓：“主闭藏者肾也，主疏泄者肝也。”由于肝性条达而且主升发，故具有疏通脏腑气机，疏泄气血、调畅情志的重要生理功能。肝主疏泄的功能表现于其对脏腑气血生理活动的多方面调节控制过程之中，主要者如：

疏泄胆汁 肝与胆相表里，胆气及胆中所藏的精汁赖肝气的疏泄，才不郁结、滞积。如果肝气郁结，疏泄失职，则胆气不舒，胆汁郁留而情志抑郁，胸胁胀痛、甚则胆汁外溢而面目肌肤出现黄疸。

疏泄脾胃气机 脾胃属土，肝属木，五行上木能克土，即所谓“土得木而达”，在生理上，木克土则体现为肝气对脾胃气机的疏达、调畅作用。脾得肝的疏泄，其主运化、主升清的功能才能正常，饮食精微才能输布、营养全身；胃气得到肝气的疏泄，其受纳、通降作用才能发挥，饮食水谷才能在胃肠道中正常受纳、消化、吸收、排泄，即唐容川《血证论·脏腑病机论》所言：“木之性主于疏泄，食气入胃，全赖肝木之气以疏泄之，而水谷乃化。”若肝失疏泄，则脾气不升，胃气失降，脾胃气机壅阻不通，或下陷，或上逆而腹胀腹痛、呕吐泄泻、嘈杂吞酸诸病作矣。

疏泄气血 肝尚能对气血起疏泄、调畅作用。肝主升、主动，全身气机在肝气的升发、推

动下正常升降出入而不郁结阻滞，若肝失疏泄，则气机运行失其和畅，临床上常称之为肝气郁结。肝藏血，且气为血帅，气行则血行，气滞则血瘀，故肝又以其疏达气机的功能而起到调畅血脉，促进血行的作用，即《血证论·脏腑病机论》所谓“肝属木，木气冲和条达，不致郁遏，则血脉得畅”者。临床上肝失疏泄不仅引起气机郁结，而且进一步亦可导致血脉瘀滞，故临床上常气滞与血瘀并称，并认为多与肝失疏泄病机有关。

疏泄情志　情志作为精神活动的一个方面，发于五脏而主于心，受脏腑气机所调节，宜舒畅而忌抑郁。肝以其舒发条达之性，通过疏泄脏腑气机而对情志起宣疏、调畅作用。故肝气条达，疏泄得宜则情志舒畅和调；肝失疏泄则情志抑郁不舒，或忧思悲恐，或郁甚而发忿怒，即《灵枢·本神》所谓“肝气虚则恐，实则怒”者。而对于情志郁结病证的治疗，亦每从疏肝理气入手。

调节水液代谢　人身水液的代谢，全靠气化作用，故《血证论·阴阳水火气血论》有“气生于水，即能化水；水生于气，即能病气。气之所至，水亦无所不至”之说。但气化作用，特别是肺脾肾和三焦的化气行水作用，又与肝对其气机的疏泄调节密切相关。肝失疏泄，则脏腑气机郁滞不通，气化功能失常而水液代谢障碍，出现水肿、痰饮、淋癃诸多病证。

通调冲任精室　冲为血海，任主胞胎，二脉共主女子月事及胎孕，但冲任须得肝气的疏泄调控，才能“任脉通，太冲脉盛，月事以时下”而有子（《素问·上古天真论》），如果肝失疏泄，则冲任不通，月事不行，而疏泄太过，则又可致月经提前或量多不收，甚至崩漏不止，均可致胎孕难成，故后世有“女子以肝为先天”之说。另外，男子排精（“精气溢泻”），亦与肝之疏泄控制有关，肝失疏泄，则精关不启，精液不能正常排出；疏泄太过，则精关不固而遗精滑泄，故男科疾病的治疗，亦常须重视对肝主疏泄功能的调控。

以上肝主疏泄的功能体现了肝气对脏腑气血精神的调节控制作用。肝气和调，疏泄得宜，则脏腑气机调畅，气血流通，精神舒畅；肝失疏泄则气机壅阻不畅，气血精神失于宣疏而郁结留止；而疏泄太过又可致气机升降过度，气血精神失于藏敛而消散耗亡。

（2）肝藏血：指其具有蓄藏血液，调节血量，并防止血液逸散耗亡的功能。在血液循环过程中，随时按需要调节运行于经脉的血量，多余部分则归藏于肝，即王冰注《素问·五脏生成》“人卧则血归于肝”句所言：“肝藏血，心行之。人动则血运诸经，人静则血归于肝。何者？肝主血海故也。”由于肝藏血，故其与冲任二脉的关系特别密切，盖因冲脉为血海，而“肝主血海故也”。如果肝所藏之血亏虚不足，则其所连属的体表组织失其营养，出现眼目昏花、爪甲枯裂、筋脉痿弱等病候。肝藏血尚有约束血液，使之行于脉中而不外溢的功能。因此，肝不藏血则可出现吐血、衄血以及妇女崩漏等疾病。

（3）肝为“罢极之本”：“罢”为“疲”的通假字，“罢极”即能耐受极度疲劳。肝藏血、主筋，筋联结于骨肉关节之间，主持躯体肢节的屈伸。肝之气血充沛，筋得所养则柔韧强健，动作屈伸灵活有力而能够耐受疲劳，反之，肝之气血虚衰，则筋失所养，弛纵挛缩而关节屈伸不利，肢体失强无力而不耐劳作。前阴为宗筋之所聚，足厥阴肝经所环绕，肝气失强，肝血虚衰，亦致宗筋失养，而阴茎疲软，不能作强勃起。

（4）肝主谋虑：“肝藏血，血舍魂”（《灵枢·本神》），魂协助神主管有意识的思维和动作，肝血充沛，肝气和调，则神魂精爽，思维敏捷，谋虑周密。若肝血不足，或肝气逆乱，则神魂张越，鲁莽易怒，神思昏乱而谋虑不周。故《素问·灵兰秘典论》有“肝者将军之官，谋虑出焉”之说，盖因多谋善断，将军取胜之道也。

（三）肝系统的藏象内涵

肝本脏及其连属的组织所构成的肝系统，在人体生理活动中主升主动，发挥其生发、疏泄作用，并与自然界以春气为代表的系列属性相通应。

1. 肝与胆相表里，与足厥阴、少阳经脉相络属

作为六腑之一的胆附于肝之短叶之中，两者互为表里，同具少阳春升之性，并与足厥阴、足少阳经脉互相络属。肝输精于胆，胆则盛纳肝所疏泄出来的精汁。在精神活动方面，肝主谋虑，胆主决断，两者刚柔配合，相辅相成。

2. 肝气通应于自然界的春季、东方、风气、青色、酸味

肝属木，通应自然界的春季、东方，按照《周易》四象配四时的理论，春天为阴中之少阳，而按肝在五脏中之位置而言，其位于腹中（阴）而具生发、上升之性，故其阴阳属性为阴中之少阳。按五行归类，木色青，其味酸，其臭臊，其音角，其气风，故“风气通于肝”，肝阳亢越易于化生内风，从而出现肝风内动病变。在药物性味方面，酸味药物亦多入肝经，具有养肝阴，涵敛肝气的作用。

3. 肝与形身组织的通应关系

（1）肝藏血，主筋，其荣在爪：血作为周流于全身而甚具滋荣润养作用的精微物质，生于心，统于脾而藏于肝，肝与血的密切关系，不仅在于其贮存调节血量和藏敛血液于血脉之中，而且亦在于其所藏之血可以滋养其连属的形身组织，藏舍其所主管的魂。在与肢体组织的通应关系方面，“肝之合筋也，其荣爪也。”（《素问·五藏生成》）肝以肝气、肝血滋荣筋，筋得滋荣则坚韧柔和而屈伸自如，肝气失和则可致筋脉拘急挛缩，故《阴阳应象大论》有肝“在变动为握（攥拳搐搦）”之说，临床上肝阳亢张、肝风内动病人亦常可见到拘挛抽搐病候。爪为筋之余，亦靠肝之气血所滋荣而红润柔韧，肝血不足病人常出现爪甲苍白枯裂病征。

（2）肝开窍于目，其液为泪：目为肝之开窍，赖其气血之营养而视觉功能正常，即《灵枢·脉度》所谓“肝气通于目，肝和则目能辨五色矣”、《素问·五藏生成》所谓“肝受血而（目）能视”者。泪出于目，故亦属于肝，即《素问·宣明五气》所谓“五脏化液：……肝为泪”者。临床上眼睛的病变，眼泪分泌的异常，常从肝经病变辨证论治，如两目昏花、视物不清或雀目夜盲，常责之肝气虚衰或肝血不足；目赤肿痛或迎风流泪，常责之肝经风热；目眩头晕，常责之肝阳上亢或肝血亏虚；而目睛直视、上窜亦每为肝风内动的重要病征。

4. 肝藏魂，在志为怒，在声为呼

《素问·六节藏象论》：“肝者，罢极之本，魂之居也。”《灵枢·本神》亦谓：“肝藏血，血舍魂。”魂作为精神活动的一部分，藏于肝中而主管人体睡眠梦寐，以及知觉和有意识的活动动作。肝血充沛，肝气和调，则魂的功能活动正常，醒寤时知觉动作灵敏，精神精爽；卧寐时则随血归藏于肝而睡眠安稳。若肝气失调，肝血亏虚，则魂不安守而卧寐不宁，噩梦纷扰，梦幻夜游，意识迟钝甚或昏蒙不清。

作为“五志”之一的“怒”，亦主属于肝。因肝为将军之官，性刚勇而主升发疏泄，“怒则

气上”,故为肝之志。正常生理情况下,适度的怒有利于气血的疏通,情志的宣发,而避免其郁结瘀滞。在病理情况下,肝气郁结或肝阴不足、肝阳上亢者,则容易发怒;而大怒过度,则每致伤肝,引起肝阳上亢,肝气逆乱或肝不藏血等病变,即《素问・举痛论》所言的“怒则气逆,甚则呕血、飧泄,故气上矣。”同时,人在发怒时,情绪激动,气机上逆,每有呼叫怒号表现,故《素问・阴阳应象大论》又谓肝“在声为呼”。

三、脾

脾居五脏之中央,与胃共同构成脏腑气机升降之枢纽,负担全身营养物质的受纳、消化、吸收、输布,被称为仓廪之官、后天之本。

(一) 形态部位

脾位于腹中,与胃“以膜相连”而互为表里。在五脏中脾居属阳的心肺之下、属阴的肝肾之上,处于由阳入阴之处,故称至阴。《难经・四十二难》论其大小形态谓:“脾重二斤三两,扁广三寸,长五寸,有散膏半斤。”所述比较模糊,故后世对其实质所指见解不同,有人据“扁广三寸,长五寸”之扁圆形状及其“主裹血”之功能,认为指现代解剖所见之脾脏,如晚清朱沛文在《华洋藏象约纂》所言即是;但一些人如明代赵献可,则根据其具有消化水谷之功能,而认为是指现代解剖所见之胰脏:“其左有脾,与胃同膜而附其上,其色如马肝赤紫,其形如刀镰,闻声则动,动则磨胃,食乃消化。”(《医贯・内经十二官论》)近世有人则会通西医之说,认为中医所言之脾,除了西医解剖之脾脏外,尚包括胰脏,如清代叶霖《难经正义》即谓:“胰,附脾之物也……所生之汁,能消化食物。”民国张锡纯《医学衷中参西录》则谓:“西人谓中医不知有脺,不知古人不名脺而名为散膏,《难经》谓‘有散膏半斤’,即脺也。脺之质为胰子,形如膏。”则是综合《内经》、《难经》所论脾之形态及功能而立说,较为近是。

(二) 功能和属性

1. 脾的属性

脾属土,居中央之位,故在五脏中属阴而为阴中之至阴,并与自然界长夏之气相通应,具有恶湿喜燥,喜升忌陷的生理特点。

《素问・宣明五气》有“脾恶湿”之说,盖因脾属土而通应长夏之气,长夏湿土用事,湿气重浊黏滞,易伤脾气,脾受湿侵则运化功能受阻;另一方面,脾虚则运化无力而常致湿浊内生。因此脾与胃虽然同样属土,但脾为阴土,恶湿而喜燥;胃为阳土,忌燥而喜润,两者各秉阴阳之性而相反相成,即《临证指南医案・脾胃》华岫云按语所谓:“胃属戊土,脾属己土,戊阳己阴,阴阳之性有别也。……脾喜刚燥,胃喜柔润。”由于脾有喜燥恶湿之性,故长夏常多湿浊伤脾之病,而不少芳香温燥药物亦因能化湿浊而有健脾之效。

脾性善升,《脾胃论・阴阳寿夭论》谓:“脾主五脏之气,肾主五脏之精,皆上奉于天,两者俱主生化,以奉升浮。”脾胃互为阴阳表里,“脾以阴土而升于阳,胃为阳土而降于阴”(清・吴东旸《医学求是》)故脾以其主升清的性能与主降浊之胃同居中焦,而为气机升降之枢纽。由于“脾宜升则健”(《临证指南医案・脾胃》),故气机下陷的病证多责之于脾气虚衰不能升清举陷。

在五行中,脾属土,为阴中之至阴而通于长夏之气,但《素问・太阴阳明论》又有“脾不主时”之说。之所以说脾主长夏,除了综合脾属于太阴湿土、位于五脏之中而为阴中之至阴等特点之外,尚因为在病理上长夏湿土用事,潮湿气候最易伤脾,影响脾的运化功能,故长夏多见泻利呕吐等属脾病变。而谓脾不主时,则是从生理上脾无时不刻运化水谷精微以营养脏腑组织的性能立论,即《素问・太阴阳明论》所谓“脾者土也,治中央,常以四时长四脏……脾脏者,常著胃土之精也,土者生万物而法天地,故上下至足,不得独主于时也”者。两者立论角度不同,是从不同方面对脾的性能的论述,由于脾不专主于某一时令,故《素问・玉机真藏论》称其为“孤脏”。而从五脏与季节对应关系的角度来说,“脾主长夏”系将一年分为春、夏、长夏、秋、冬五季以分别对应心、肝、脾、肺、肾五脏,而“脾不主时”则仍按传统春夏秋冬四季划分方法,但脾不专主一时而“各(于四季末)十八日寄治”,亦与其他四脏同样主令七十二日。

2. 脾的功能

脾在五脏之中负责运化水谷精微,以供应包括五脏在内的全身脏腑组织生长发育以及生命活动所需要的营养物质,其功能至为重要,与胃同为“仓廪之官”而并称“后天之本”,因此“主运化”是其最重要的生理功能。此外,脾尚有统血、升清举陷等其他方面性能。

(1) 脾主运化:包括两方面的内容:其一是运化营养人身的水谷精微,另一是运化水谷代谢过程中生成的水液湿浊,因此,脾实际就是负责生命活动中新陈代谢功能的重要生理系统。

在运化水谷精微方面,运,指输送、输布;化,指转化,即消化、吸收水谷精微,使之能为脏腑组织所利用的营养物质。因此,脾主运化就是其对饮食水谷的消化、吸收和营养物质的输送、布散功能。胃主受纳,其所受纳的饮食水谷,必须经过脾的消化,吸收其中的精微,并转化为人身所能吸收、利用的精微物质,即《医贯》所说的脾“动则磨胃,食乃消化。”当然,从具体过程来讲,饮食水谷的消化吸收尚包括胃的初步消化、小肠的“泌别清浊”而出化物、大肠的传导化物而成糟粕等环节,但《素问・六节藏象论》将胃、大肠、小肠、三焦、膀胱统属于脾系统之中,认为“脾、胃、大肠、小肠、三焦、膀胱者,仓廪之本,营之居也,能化糟粕,转味而入出者也”,《灵枢・本输》亦有“大肠、小肠皆属于胃”之说,故从五脏系统来说,消化、吸收水谷精微的功能为脾所主属。至于运送、输布营养物质的功能,则如《素问・厥论》所说的“脾主为胃行其津液者也”,《脾胃论・脾胃胜衰论》亦谓:“脾禀气于胃而灌四旁,营养气血者也。”正是由于脾具有运化水谷精微的重要功能,故称之为“后天之本”,而临床上消化、吸收、排泄功能失常及营养不良方面疾病,亦每从脾论治。

脾主运化的另一方面是对脏腑组织在代谢过程中产生的水液湿浊的运化。“运”是对水湿的运输,“化”则是对湿浊痰饮等的分解转化。这一过程是其运化水谷精微营养脏腑组织的逆过程,脾一方面将摄入的水谷精微输送至全身脏腑组织,另一方面又将脏腑组织代谢过程中产生的水湿浊物运输回到六腑之中并化成二便排出体外。当然,水液的排泄与肺的通调水道、肾的蒸腾气化作用密切相关,但脾在中焦,能将肾气化生成的水液上输于上焦心肺,又将肺所肃降的水液下输于肾和膀胱,肺脾肾三脏构成了水液代谢的轴心而脾在其中起着斡旋枢纽作用。临床上,水液代谢失常的疾病,大都与脾失健运有关,故《素问・至真要大论》有“诸湿肿满,皆属于脾”之说,而健脾法亦因其有行水、化湿、化痰浊的作用而成为治疗水肿、痰饮、湿浊以至二便失常病证的主要方法之一。

(2) 脾统血:指脾有统摄血液,使之循血脉而不妄行逸出的功能。《难经·四十二难》即有脾“主裹血”之说,清·沈目南《金匮要略注》更明确指出:“五脏六腑之血,全赖脾气统摄。”脾能统血,主要是脾的阳气对血的温运、固摄作用,脾气充沛,运化功能健旺,则血得温养、推动而在脉中正常运行,即《血证论·脏腑病机论》所说的“经云脾统血,血之运行上下,全赖乎脾,脾阳虚则不能统血。”出血病证,特别是慢性出血,如一些便血、尿血、紫癜(皮下出血)以及妇女崩漏等,常可因脾不统血而致,故清·尤怡《金匮翼·血症》认为:“阳虚失血者,脾胃气虚,不能顾护阴气也。”“脾统血,脾虚则不能摄血;脾化血,脾虚则不能运化,是皆血无所主,因而脱陷妄行。”治疗亦常从补脾益气以增强其温养固摄功能入手,如归脾汤等。

另外,后世亦有“脾生血”之说,明·武之望《济阴纲目·调经门》专立“论脾胃生血”一节以倡此说,清·沈金鳌《杂病源流犀烛》中亦有“血生于脾”之说。之所以提出“脾生血”之理论者,盖因“脾藏营”,化生、构成血的主要成分的营气来源于中焦脾胃,即《灵枢·决气》所说的“中焦受气取汁,变化而赤,是谓血。”实际上脾生血与脾统血是关联一致的,《济阴纲目》谓:“大抵血生于脾土,故云脾统血”,亦即脾以所藏的营气作为生成血的主要成分,故对血有统摄作用。

(3) 脾主升清:脾胃同居中焦而为气机之枢纽,其中脾主升清,胃主降浊,“脾升则肝肾亦升,故水木不郁;胃降则心肺亦降,故金水不滞。”(清·黄坤载《四圣心源·中气》)《丹溪心法·臌胀》亦谓:“脾具坤静之德,而有乾健之运,故能使心肺之阳降,肝肾之阴升,而成天地交之泰,是为无病。”脾胃中气健旺,则清阳得升,浊阴得降,脏腑气机升降正常而阴阳交泰和调。若脾气失于健运,则不仅在下之清阳不能上升,而且在上的浊阴亦不能下降,因而发生痞胀、泄泻各种疾病。另外,由于脾有升发清阳的作用,因此亦具有托举腹腔中脏器,防止其下陷的功能。体腔内部,位于胸膈上的脏器由胸中大气托举,而腹腔内的脏器则由脾所主的中气所升举,若脾气虚衰,则中气虚陷,脏腑组织得不到升提抬举,可能下陷而出现脱肛、胃下垂、子宫脱垂、疝气等病变,这类病证,临床上常用补脾益气、升阳举陷的补中益气汤治疗而收到良好效果。

(三) 脾系统的藏象内涵

1. 脾与胃相表里,与足太阴、足阳明经脉相络属

脾与胃相表里,两者一脏一腑,一阴一阳,一受纳一运化,一主升一主降,同居中央之位而负责水谷精微的受纳、吸收、输布和排泄,提供营养物质以滋养生命体,维持生命活力,故同称“仓廪之本”。在经脉上,足太阴经属脾络胃、足阳明经属胃络脾,互相络属。由于脾系统主持人体消化系统,因此不仅与胃相表里,亦不仅“大肠、小肠皆属于胃”,《素问·六节藏象论》尚认为“脾、胃、大肠、小肠、三焦、膀胱者,仓廪之本,营之居也,能化糟粕,转味而入出者也”,将该五腑统属于脾系统之中,共同完成人体新陈代谢方面的重要生理功能,这亦是其与五脏系统中其他系统不同之处。

2. 脾气通应于自然界的长夏、中央、湿气、黄色、甘味

脾属土,为阴中之至阴,故通应于自然界的中央、长夏、湿气、甘味。自然界长夏亦为太阴湿土主令之时,气候多雨湿热,人与天地相应,此时体内湿气最盛,脾为主令之脏,负责运化水湿,若脾为湿困,则运化失职,水湿内停而致病,之所以脾恶湿,长夏多脾胃病变,亦正以

此。另外脾属土,古文献《尚书·洪范》中有"土爰稼穑(稻谷果蔬)"而"稼穑作甘"之说,故脾应甘味。

3. 脾主肌肉、四肢、大腹

《素问·五藏生成》谓:"脾之合肉也。"张志聪《素问集注》注:"脾主中央土,乃仓廪之官,主运化水谷之精,以生养肌肉。"肌肉得到脾所运化的水谷精微的营养,则丰满盛壮,强健有力,即《脾胃论·脾胃胜衰论》所言之"脾胃俱旺,则能食而肥;脾胃俱虚,则不能食而瘦。"后世对于肌肉病变,多从脾论治,如用补脾益气法治疗重症肌无力,即是显例。

脾主四肢亦同样说明四肢靠脾所运化的水谷精微所滋养、充实,其肌肉才盛壮强健,四肢才矫健有力。如果脾胃虚衰,四肢得不到水谷精微的营养,则痿弱不用,《素问·痿论》之所以强调指出"脾主身之肌肉",亦正以此,而《素问·太阴阳明论》则直接说明"脾病而四肢不用"的机理就是"四肢皆禀气于胃,而不得至经,必因于脾,乃得禀也。"

至于脾主大腹,则因大腹居躯体的中部,内容脾和肠胃等脏腑,这些脏腑都属脾系统,为饮食物受纳、消化、吸收之场所,而且脾所络属的足太阴、足阳明经亦出入行走于大腹部,故为脾所主属。脾有病而运化功能失常,则可出现腹胀、腹满、腹痛等病候。

4. 脾开窍于口,其华为唇,其液为涎

《素问·阴阳应象大论》谓"脾主口"、"开窍于口",《灵枢·脉度》则说:"脾气通于口,脾和则口能知五味矣。"口为消化道之门户,脾胃所受纳、运化的水谷由此进入,故为脾之开窍。由于口为脾之开窍,故口腔疾病,如口糜、口疮、口不知味、口臭等,亦多与脾的病变有关。唇为口之"扉门",故又为脾之外华,即《素问·六节藏象论》所谓"其华在唇四白"者。故口唇的荣润枯焦,常是脾气虚实盛衰的标志。

关于脾与五液的关系,《素问·宣明五气》有"脾为涎"之说,盖因涎出于口,又有助脾消化水谷的作用,故为脾所主。临床上口涎清稀量多,称"口泛清水",常因脾气虚寒而致;小儿口角糜烂流涎,称"滞颐",亦常因脾虚湿热积滞所致。

5. 脾藏营舍意、主忧思

脾藏营,是指营气化生于中焦脾胃,由脾上输于肺而入于脉中,即《灵枢·营卫生会》所说的"此(中焦)所受气者,泌糟粕,蒸津液,化其精微,上注于肺脉,乃化而为血,以奉生身,莫贵于此,故得独行于经隧,命曰营气"者。正是由于脾藏营,而营又为血之质,故后世有"脾生血"之说。

《素问·宣明五气》和《难经》均有"脾藏意"之说,所言之"意"当是《灵枢·本藏》"志意者,所以御精神,收魂魄,适寒温,和喜怒者也。……志意和则精神专直,魂魄不散,悔怒不起,五脏不受邪矣"者,乃指心理调控能力而言,与思维过程中"心有所忆谓之意,意之所存为之志"的意、志不同。与肝藏魂、肺藏魄同样,脾藏意亦是对生命活动的精神调控作用和能力。

《素问·阴阳应象大论》谓:脾"在志为思,思伤脾。"认为思为脾之志。《灵枢·本神》又谓"脾愁忧不解则伤意"。但《素问·阴阳应象大论》则有肺"在志为忧,忧伤肺"之说,因此后世多认为忧为肺志。然而杨上善在《太素·藏府之一》中谓:"脾为四脏之本,意主愁忧。

故心在变动为忧，即意之忧也；或在肺志为忧，亦意之忧也；若在肾志为忧，亦是意之忧也。故愁忧所在，皆属于脾也。”强调忧为脾之志。实际上忧作为一种情志，有其特别之处，若以“悲忧”之义言，为程度较轻之悲，固然为肺志，但若以“愁忧”、“忧思”之义言，则是因为思虑过度而致的一种情绪表现，故当为脾所相应的情志。所以把忧思作为脾之志者，盖因为“思则气结”（《素问·举痛论》），忧思过度，往往引致脾气郁结，出现脘腹胀满、不思饮食，甚则烦满闷乱等脾气受伤病候。

上述藏象内容构成的脾系统，主要体现了中医对人体新陈代谢功能活动的认识，亦成为中医诊断和治疗这方面病变的理论基础。

四、肺

肺与心同居胸中，在五脏中位置最高，主宣发肃降，司呼吸而治节一身之气，故称为“相傅之官”。

（一）形态部位

肺位于胸腹腔之上部，覆盖其他脏腑，《灵枢·师传》谓：“五脏六腑者，肺为之盖。”《中藏经》则称之为“华盖”。肺分左右两叶，有“肺系”（《医贯》称为“喉系”）上通于口鼻，《难经·四十二难》有“肺重三斤三两，六叶两耳，凡八叶”的记载，则指其小叶及肺门而言。《医贯·内经十二官论》谓：“喉下为肺，两叶白莹，谓之华盖，以复诸脏。虚如蜂巢，下无透窍，故吸之则满，呼之则虚，一呼一吸，本之有源，无有穷也。乃清浊之交运，人身之橐籥。”对肺的形态及其所进行的呼吸活动做了颇细致的描述。

（二）属性和功能

1. 肺的生理属性

肺位于诸脏之上，通于天气，其实体空虚如蜂巢，故《难经·三十三难》谓其“得水而浮”，“熟而复沉”，其性清虚，是吸入、容纳清气的场所。

（1）肺为娇脏：肺居高位而为脏腑之华盖，空虚如蜂巢而色粉红鲜嫩（“白莹”），吸纳清气，输布营卫而不受纳浊物，而且不耐邪气侵扰，故明清医家如薛己、徐大椿、吴澄等总结其生理、病理特性而提出“肺为娇脏”之说。《临证指南医案·肺痹》篇中华岫云按语对此颇有阐发：“肺为呼吸之橐籥，位居最高，受脏腑上朝之清气，禀清肃之体，性主乎降，又为娇脏，不耐邪侵。凡六淫之气一有所著，即能致病，其性恶寒恶热、恶燥恶湿，最畏风火，邪著则失其清肃降令，遂痹塞不通矣。”正因肺为娇脏，不耐邪侵，易为六淫邪气所伤，故临床上四时外感常多引起咳嗽气喘等肺系病证。徐大椿《医学源流论·伤风难治论》亦谓：“肺为娇脏，寒热皆所不宜，太寒则邪气凝而不出，太热则火烁金而动血，太润则生痰饮，太燥则耗精液，太泄则汗出而阳虚，太涩则气闭而邪结。”则是针对“肺为娇脏”而提出的用药宜忌及其难处。

（2）肺喜润恶燥：由于肺为娇脏，故宜柔润而不宜枯燥，“燥胜则干”，肺叶干焦则失其“橐籥”之用，不仅呼吸不利而出现咳喘等病证，而且可影响宣发输布水谷精微功能，肢体失养而痿弱不用，即《内经》所谓“肺热叶焦发为痿躄”者。而且秋燥之气通于肺，最易受其所伤,故清・张璐《张氏医通・诸伤门》有"燥在上必乘肺经,故上逆而咳"之说,石寿棠《医原・百病提纲论》亦谓:"燥属天气,天气为清邪,以气搏气,故首伤肺经气分。……燥邪由肺传里,得以依附,故又病肠胃。"均指出燥易伤肺而为肺所恶。而《内经》又有"肺恶寒"、"形寒饮冷则伤肺"之说,盖因肺合皮毛,风寒邪气易由皮毛入侵伤肺故也。实际上,由于肺有清虚娇嫩之性,故如前所述,不仅恶燥,"凡六淫之气一有所著,即能致病,其性恶寒恶热、恶燥恶湿,最畏风火。"之所以特别强调肺恶燥者,一则因燥能致肺叶干焦,一则燥为秋令主气,入通于肺而最易伤肺之故。

(3) 肺气以降为顺:肺位最高,禀秋天肃降之性,故其性以降为顺,即所谓"肝从左升,肺从右降"者。肺之所以能够司呼吸、治节一身之气、宣行营卫、通调水道,亦因其具有肃降之性能。若肺气不能顺降,则气机逆乱,呼吸不利而为喘促咳逆诸病。故李东垣《内外伤辨惑论・重明木郁则达之之理》谓:"且太阴者,肺金收降之气,……金者,其道当降。"

2. 肺的生理功能

《内经》论肺的生理功能,有"肺者相傅之官,治节出焉"(《素问・灵兰秘典论》)之说,实际上就是认为肺以肃降宣发的方式调节、治理一身之气,故近代常以宣发肃降概括肺的性质和功能,并认为两者相反相成,对立统一。但由于肺为华盖,居脏腑之上,因此,宣发并不是向上的升发,而是指"上焦开发,宣五谷味,熏肤、充身、泽毛,若雾露之溉"(《灵枢・决气》)的向外透达、布散过程,而肃降则是向内、向下的收敛、下降。故宣发过程中亦常常伴随着由上而下、由表入里的肃降过程,这就是肺对气的调节、治理方式,通过这种治节方式发挥其主气、司呼吸,通调水道、行营卫气血等生理功能。

(1) 肺主气:肺不仅主持呼吸之气,而且通过其宣发、肃降作用治节、主持一身之气。水谷精微以及由之化生的营卫气靠肺的宣发而输布、营养全身;宗气既由肺中清气及水谷之气化生,亦"积于胸中,出于喉咙,以贯心脉而行呼吸"(《灵枢・邪客》);脏腑经络之气亦由肺所主持、节制:"肺之令,主行节制,以其居高,清肃下行,天道下际而光明,故五脏六腑莫不受其节制也。"(《血证论・脏腑病机论》)可以说,全身各种气都受肺所主持、节制,因此,《内经》有"肺者,气之本"(《素问・六节藏象论》)、"诸气者,皆属于肺"(《素问・五藏生成》)之说。而在病理方面则强调"诸气膹郁,皆属于肺"(《素问・至真要大论》),认为气机不利、气化失常的病机,多与肺的治节功能失常有关。

(2) 肺司呼吸,发音声:肺的另一重要生理功能是主持呼吸运动。"天气通于肺"(《素问・阴阳应象大论》),肺以其清空的体性,主司呼吸运动,是与外界进行气体交换的场所,即清・沈金鳌《杂病源流犀烛・脏腑门》所言的"肺主气,司呼吸出入,出纳清气,以出浊物。"通过肺的呼吸运动吐故纳新,吸入新鲜空气,排出体内浊气,化生真气,以奉生身(《灵枢・刺节真邪》:"真气者,所受于天,与谷气并而充身者也")。人体语言音声,由肺中之气振动而生,故声音发于肺,肺气充沛和畅,则语言音声清晰洪亮,肺气壅阻不利或虚弱衰败,则音声低微嘶哑,故《张氏医通・瘖》认为"失音大都不越于肺",前人亦有"金破不鸣"、"金实不鸣"之说。

(3) 肺主通调水道:肺的治节作用尚包括其在水液代谢过程中"通调水道"的功能。《素问・经脉别论》认为水饮入胃,经脾输布后,"上归于肺,通调水道,下输膀胱,水精四布,五经并行"。肺通调水道的功能既通过其宣发作用"五经并行"而布达全身、又因其肃降作用由上而下输注膀胱,另一方面亦与其主气功能密切相关,因为水液的代谢就是一种气化过程，故《血证论》谓："气生于水，即能化水；水生于气，亦能病气。气之所至，水亦无所不至……气与水本属一家，治气即是治水，治水即是治气。"（《血证论·阴阳水火气血论》）又谓："肺为气之上源，肺气行则水行。"（《血证论·肿胀》）由于肺在水液代谢过程中具有通调水道的重要作用，因此，《内经》有水肿病"其本在肾，其末在肺，皆积水也"（《素问·水热穴论》）之说，后世亦谓"水病以肺脾肾为三纲"（《医门法律·水肿论》），宣肺行气成为"转大气"（促进气化功能）以治疗水肿病的重要方法之一。

（4）肺朝百脉，行营卫气血：肺亦对运行于全身的营卫气血起治节作用。《经脉别论》认为"肺朝百脉"，《类经·食饮之气归输脏腑》注谓："经脉流通，必由于气，气主于肺，故为百脉之朝会。"指出百脉朝会于肺，循着经脉运行的营卫气血都受肺所治节。营卫气在肺的治节下，一行脉中，一行脉外，以昼夜五十周次的节律运行于周身，使人体保持与自然界相通应的恒定生命节律。血行脉中，虽然为心所主，但亦靠肺气（宗气）的推动和调节，故有肺"助心行血"之说。正因肺有治节行于脉中之血的作用，故以手太阴肺经的动脉寸口部作为诊脉部位，并将呼吸节律与脉搏节律联系起来，以呼吸息数调测脉动至数，即《灵枢·动输》所言的"肺气从太阴而行之，其行也，以息往来，故人一呼脉再动，一吸脉亦再动，呼吸不已，故动而不止。"

（三）肺系统的藏象内涵

1. 肺与大肠相表里，与手太阴、手阳明经相络属

肺属于手太阴经而络于手阳明经，并通过经脉的络属与大肠相表里。肺居膈上，位置最高，大肠居腹中，位置最下，两者通过经脉的互相络属而构成了表里关系，因此，生理上肺主肃降，而大肠主传导；大肠传导糟粕的功能有赖于肺气的肃降，而肺肃降功能又与大肠能否正常传化、排泄糟粕密切相关，两者相因为用。故临床上，肺失肃降可致大肠传导失常而便秘不通，而大肠壅结不通亦可致肺气不降而喘促气逆。

2. 肺属金，为阳中之少阴，通应自然界的西方、秋天、燥气、辛味

在五行系统中，肺以其收敛肃降、易伤于燥之性，故属金而通应于自然界的秋天、西方、燥气、辛味和白色、商音，即《素问·金匮真言论》所谓"西方白色，入通于肺……其味辛，其类金，其畜马，其谷稻……其音商，其数九，其臭腥"者。由于肺为脏属阴，而居于胸中阳位，故其阴阳属性为"阳中之阴"，《灵枢·阴阳系日月》更谓其为"阳中之少阴"，之所以谓其为"阳中之少阴"者，亦因其通于自然界秋气、西方，按《周易》阴阳太少配四时的理论，春为阴中之少阳，夏为阳中之太阳，秋为阳中之少阴，冬为阴中之太阴，故五脏的阴阳属性按其与四时通应关系，而不按其与经脉的配属关系论，因而有肺为"阳中之少阴"、肝为"阴中之少阳"、肾为"阴中之太阴"之说。

3. 肺开窍于鼻，在液为涕

肺通过肺系连通咽喉而开窍于鼻，鼻为肺与外界进行气体交换之门户。《灵枢·脉度》谓："肺气通于鼻，肺和则鼻能知香臭矣。"肺的功能失常每影响于鼻，故鼻为肺之外候，可从其形态和功能失常状况了解肺的病变情况，而对于鼻的病变亦常从肺诊断其病机、确立治疗法则。涕出于鼻，故亦为肺之液，其病候的诊病意义和病变治疗的法则同样亦与肺密切相关。

4. 肺在体为皮，其华在毛

《素问·六节藏象论》："肺者……其华在毛，其充在皮。"五体（皮、毛、筋、骨、肉）中的皮、五华（爪、面、唇、毛、发）中的毛，均属于肺，故又谓"肺主皮毛"。风寒邪气伤人，先自皮毛侵入，由于肺主皮毛，故风寒外感往往先伤肺卫，出现发热恶寒、鼻塞喷嚏、咽痛咳嗽等肺系症状。而肺气衰败亦常出现皮毛枯焦脱落等病候。

5. 肺藏魄，在志为悲

《素问·宣明五气》谓："肺藏魄。"《灵枢·本神》亦谓："肺藏气，气舍魄。"魄作为人体精神活动的一部分，主要指人体本能的感觉和反应："初生之时，耳目心识，手足运动，啼呼为声，此则魄之灵也"（孔颖达《春秋左传正义》），"魄之为用，能动能作，痛痒由之而觉也。"（《类经·藏象类》）肺主气，气特别是营卫气能感知、传递外界的刺激并做出反应，故《素问·逆调论》有"营卫俱虚则不仁且不用"之说，因此，作为主司本能的感觉和动作的魄为肺所主。

在五脏与七情的关系中，《素问·宣明五气》篇有精气"并于肺则悲"之说，因此，历来认为悲为肺志（《素问·阴阳应象大论》谓肺"在志为忧"，亦指悲忧而言）。之所以认为悲为肺之志，系因"悲则气消"（《素问·举痛论》），悲哀过度能伤肺气。而且肺气虚衰不足者，亦容易出现情志抑郁、悲忧不乐的精神状态，即《难经十六难》所谓肺病则"悲愁不乐，欲哭"者。

五、肾

肾以其藏精、主生殖发育和主持水液代谢等生理功能在五脏系统中居重要地位，被称为"先天之本"。而命门作为肾的一部分独特功能的概括和体现，亦成为历代医家的研究重点，并形成专门的学说——命门学说。

（一）形态部位

肾有两枚，位于腹中，附于腰脊两侧，故腰为肾之府。《医贯·内经十二官论》谓肾"生于脊膂十四椎下，两旁各一寸五分，形如豇豆，相并而曲，附于脊外，有黄脂包裹。"《难经·三十六难》有"其左者为肾，右者为命门"之说，但从解剖看，左右两肾形态结构相同，并无差异，分其左右阴阳尚可，谓其右者为命门则欠当，故赵献可认为命门"无形可见"，"越人谓左为肾，右为命门，非也。"

（二）属性和功能

1. 肾的生理特点

肾属水，通应于自然界冬天之气，以其封藏、固守之性藏敛人身精气，为一身阴阳水火之本原。

（1）肾为阴阳水火之脏：肾属水，但其主属的水不仅是人体中的一般水液，更重要的是先天之水，又称"真水"，即《周易》坎卦所言"一阳陷于二阴"的坎水，《医贯·八味丸说》谓："君子观象于坎，而知肾中具有水火之道焉。夫一阳居于二阴为坎，此人生与天地相似也。"故肾具有阴中有阳，水中有火，阴阳兼俱，水火并居的不同于他脏的生理特点。其肾阴又称元阴、真阴、真水、肾水；肾阳又称元阳、真阳、肾火（相火）、命门之火。五脏虽然都有阴阳，但均以肾之阴阳为根本，即明·汪绮石《理虚元鉴·治虚三本》所谓："夫肾者坎象，一阳陷于二阴之间。二阴者，真水也；一阳者，真火也。……盖肾之为脏，合水火二气，以为五脏六腑之根。"这亦是肾被认为是先天之本的原因所在。

（2）肾为封藏之本：肾属水，主冬令，冬天万物潜藏，以为来年生发之本。肾具有封藏固密的性能，因而类比于自然界冬天之气象，即《素问·六节藏象论》所谓"肾者主蛰，封藏之本，精之处也。……通于冬气"者。由于肾具有封藏之性，故能固摄、潜敛人身精气，使其充盛内守而不妄泄外耗。若肾失封藏，则阴精、阳气失于固摄而耗散脱失，出现遗精滑脱、崩漏滑胎、二便失禁，甚则精气急剧耗亡而致煎厥等。

（3）肾苦燥：《内经》有"肾苦燥"（《素问·藏气法时论》）、"肾恶燥"（《素问·宣明五气》、《灵枢·九针论》）之说，指出肾有喜润恶燥的特性。吴崑在《素问吴注》中亦说："肾者水脏，喜润而恶燥，若燥，则失润泽之体而苦之矣。"盖因肾为水脏，主藏精，干燥则水精受其所伤之故。"肾恶燥"之说，提示我们临床治疗肾病用药宜温润而不宜过用刚燥，如温补肾阳的附桂地黄丸，附子、肉桂与温润养阴的六味地黄并用，除了秉"阴中求阳"之理法外，实际亦有以六味地黄防止辛热的附桂刚燥伤肾之深意。

2. 肾的生理功能

肾的重要生理功能，包括藏精、促进生长发育和生殖功能、主持水液代谢，并在呼吸过程中起纳气作用等多方面。

（1）肾藏精："夫精者，生之本也"（《素问·金匮真言论》），宜固藏而不宜耗泄。肾以其封藏、固蛰之性而具有藏精的功能，《素问·上古天真论》谓："肾者主水，受五脏六腑之精而藏之。"因此，肾不仅贮藏禀自父母的先天之精，而且亦贮存生成于后天的脏腑之精，并以后天之精转化、充养先天之精，使之在出生之后不断盛长、充实。而肾中所藏之精，除了用以生殖之外，亦不断化生肾阴、肾阳，以为五脏阴阳之根本，使其得到温煦、涵养。肾不藏精，或其所藏之精虚少枯竭，常致整体阴阳失调，脏腑功能低下，气血精神衰败，而补肾益精亦常是治疗虚损病证的重要方法。

（2）肾气主持生殖发育：生命体由男女之精互相结合而生殖繁衍，肾中所藏先天之精不仅作为生殖的本原物质，而且其化生的肾气，亦具有促进生殖机能成熟和旺盛的作用。按《素问·上古天真论》所述，男女到了成年期（女子二七、男子二八），肾气盛实，则由之化生的天癸开始发挥促进生殖机能的作用，在天癸的作用下，女子"任脉通，太冲脉盛，月事以时下，故有子"，男子则"精气溢泻，阴阳和，故能有子"；到了老年期（女子七七以后、男子八八以后），肾气衰，天癸竭尽，则"形坏而无子"。不仅肾气的盛衰关乎生殖机能有无，《素问·上古天真论》尚指出人的生长发育、盛壮衰老过程亦由肾气所主持，人的一生，其形体由青少年期的生长发育到中壮年期的成熟盛壮，老年期的衰老颓坏，与肾气的由稚嫩而盛实、而衰竭的消长节律同步相关。这一肾气具有主持生殖发育功能的理论，在临床上有广泛应用，如不育、不孕证、小儿发育不良的五软（头项软、手足软、身体软、口软、肌肉软）及五迟（立迟、行迟、发迟、齿迟、语迟）证，以至须发早白、牙齿动摇、骨质疏松等老年疾病，补肾法都是重要而有效的治疗方法。

（3）肾主水液代谢：《素问·逆调论》谓"肾者水脏，主津液。"肾之所以被称为水脏，正因其具有主持水液代谢的功能。水液在人体中的代谢,虽然由肺脾肾三脏及膀胱、三焦共同完成,但肾在其中起着关键的作用,即《素问·水热穴论》所谓"其本在肾,其末在肺"者。盖因水液在人身中的输布、排泄,须靠肾中阳气的蒸腾、气化作用:"食气入胃,脾经化水,下输于肾,肾之阳气,乃从水中蒸腾而上,清气升而津液四布,浊气降而水道下行。"(《血证论·阴阳水火气血论》)肾的气化功能是水液代谢的内在动因。另一方面,肾与膀胱相表里,"少阳(三焦)属肾"(《灵枢·本输》),"膀胱为津液之府,三焦为中渎之府,肾以水脏而领水府"(《类经·藏象类》),且开窍于二阴,故肾的气化、开阖又是三焦、膀胱输布、排泄水液的主司。肾的蒸腾气化作用及其与参加水液代谢过程的其他脏腑的密切关系,是其主水功能的生理基础。而这一理论亦对临床上辨证论治水液代谢障碍病证,特别是水肿病具有重要指导作用,如《中藏经·论水肿脉证生死疾》即谓:"人中百病难疗者,莫出于水也。水者,肾之制也;肾者,人之本也。肾气壮则水还于肾,肾虚则水散于皮。"

(4)肾主纳气:呼吸运动虽然由肺所主持,但由五脏共同协作而进行,肾则在其中起着纳气的重要作用,《难经·四难》有"呼出心与肺,吸入肝与肾"之说,《类证治裁·喘证论治》亦谓:"肺为气之主,肾为气之根;肺主出气,肾主纳气;阴阳相交,呼吸乃和。"在呼吸过程中,气机一阖一辟,气体一出一入。气之呼出,有赖上焦心肺,特别是肺的宣发;气之吸入,则赖下焦肝肾,特别是肾的摄纳。肾主纳气的理论的形成,一方面固然基于对肾生理特点的认识:肾位于下焦腹里,虽然位居五脏之下部,但有支脉上行与肺相连贯,而且其具有蛰藏、固摄的生理特性;另一方面,亦与古代气功家在进行"呼吸真气"的气功锻炼时,其"纳气归原"的练功体验有关;而补肾纳气法用以治疗虚喘证的良好效果则使这一理论得到进一步的验证和肯定。

(三)肾系统的藏象内涵

肾与膀胱以及相关的经脉、组织器官构成了与自然界寒水相通应的生理系统,在人体中发挥"先天之本"和主持水液代谢的生理功能。

1. 肾与膀胱相表里,与足少阴、足太阳经脉相络属

肾属于足少阴经而络于足太阳经,与属于足太阳经而络于足少阴经的膀胱构成表里关系,共同在水液代谢过程中负担藏津液,同时将多余水液化生尿液并排出体外的任务。但膀胱为州都之官,其藏津液、出尿液的功能必须依靠肾的气化作用,因此,有肾为水脏而膀胱为水腑之说。临床上,膀胱功能失常,特别是虚寒性病变,治疗往往必须从调补肾气,促进肾的气化功能入手。在经脉络属方面,足少阴肾经不仅属肾络膀胱,"其直者从肾上贯肝膈,入肺中,循喉咙,挟舌本"(《灵枢·经脉》),因此,咽喉、口舌病变以及音声喑哑等,亦每与肾有关。

2. 肾属水,为阴中之太阴,通应于自然界的冬天、北方、黑色、咸味

肾于五行属水,通应于自然界的冬天、北方、寒气、黑色、咸味、羽音,即《素问·金匮真言论》所谓"北方黑色,入通于肾。……其味咸,其类水,其畜彘(猪),其谷豆……其音羽,其臭腐"者。由于咸味通于肾,故可用盐水炮炙药物以增强其入肾经的性能。在阴阳属性方面,肾为阴中之太阴,而《素问·水热穴论》又有"肾者,至阴也"之说,至,极也,"至阴"即"极阴",与脾为"阴中之至(到)阴"意义不同。

3. 肾主骨生髓

肾藏精,精生髓,髓充于骨,故《素问·阴阳应象大论》谓:“肾生骨髓。”髓不仅充于骨,且“脑为髓之海”(《灵枢·天年》),脑髓亦由肾精所化生、充养。肾精充沛,则骨髓、脑髓充盈,骨得髓养而坚强,脑得髓充而灵机聪敏、记性良好,既耐强力劳作,又技巧敏捷,故《素问·灵兰秘典论》有“肾者作强之官,伎巧出焉”之说。另外,齿为骨之余,因此,亦赖肾精所充养,肾气所固定。肾气盛则牙齿生长而坚固,肾气衰则牙齿枯槁脱落。

4. 肾开窍于耳和前后阴,其华在发,其液为唾

肾开窍于耳之说,见于《素问·阴阳应象大论》,耳之所以为肾的开窍,除了其在头部的形态位置,可以类比于肾外,而且耳窍内通于脑,肾精所化生的脑髓充盛则耳的听觉灵敏,肾的精气不足则髓海空虚而脑转耳鸣,听力减退,故《灵枢·脉度》谓:“肾气通于耳,肾和则耳能闻五音矣。”

《素问·金匮真言论》又有“北方黑色,入通于肾,开窍于二阴”之说。肾为水脏,藏精而主生殖,主持水液代谢而司尿液的排泄,前阴为生殖之道,又为尿液排出之窍,为肾之开窍自不待言。至于后阴,一方面因其和前阴同位于躯体下部,与五脏中之肾距离最近;另一方面,“肾为胃之关”(《素问·水热穴论》),肾气的开阖,影响大便的正常排出,肾阳虚衰,既可使寒浊内凝而大便秘结,亦可使大小肠分清别浊功能失常而大便溏泄,甚则滑脱不禁。而肾主津液,肾阴亏虚亦致大便干涩枯结,故《素问·至真要大论》有“诸厥固泄,皆属于下”之说,“下”主要指位于下焦的肾而言。当然,“魄门(后阴)亦为五脏使”(《素问·五藏别论》),其功能正常与否与五脏均有关系,但与肾气开阖藏守的关系最为密切。因此,《景岳全书·泄泻》谓:“盖肾为胃关,开窍于二阴,所以二便之开闭,皆肾之所主。”

肾“其华在发”,说见《素问·六节藏象论》和《素问·五藏生成》,因为头发的生长脱落以及荣枯黑白与肾气的盛衰直接相关,《素问·上古天真论》有“肾气盛,齿更发长”,“肾气衰,发堕齿槁”、“发鬓白”之说,临床上对于头发疏松脱落、须发枯槁早白病证,亦常用补肾生精法治疗。至于唾为肾之液,则见于《素问·宣明五气》:“肾为唾。”唾与涎同为口腔中的津液,但涎出于口,能自流于口外(流涎),故为脾之液;唾出于齿缝,须主动吐出(吐唾),肾主骨而齿为骨之余,故唾为肾之液。因为唾为肾之液,故养生家有漱出唾液(谓之为金津玉液、醴泉)满口,然后咽下的养生方法。

5. 肾藏志,在志为恐

《灵枢·本神》谓:“肾藏精,精舍志。”(《灵枢·本神》)志,记忆。《医林改错·脑髓说》载明·金正希有“人之记性皆在脑中”之说,肾藏精生髓,髓充于脑,肾精充则脑髓足而记性强,反之,肾虚精亏则记忆力衰退,故谓“肾藏志”。

在情志与五脏的主属关系方面,《素问·阴阳应象大论》认为肾“在志为恐”。恐为肾志的理论可以从病理角度加以理解:《素问·举痛论》谓:“恐则精却。”《灵枢·本神》谓:“恐惧不解则伤精,精伤则骨酸痿厥,精时自下。”均指出作为七情之一的恐惧能够对肾精、肾气造成直接的损伤,此为恐为肾志的病理基础。再从生活经验来说,恐惧能够抑制喜乐情志,而思虑又往往可以缓解恐惧的程度,即《素问·阴阳应象大论》所言的“恐胜喜”、“思胜恐”,

于是从五脏五行生克的角度亦可说明恐为属水的肾的情志。

附 命门

“命门”一词,首见于《内经》。在《内经》中,命门仅是眼睛的代称:“太阳根于至阴,结于命门。命门者,目也。”(《灵枢·根结》)眼睛为心灵之门户,闪耀着生命的光芒,故称之为“命门”。真正把命门作为一个脏腑,并成为藏象学说中专门的学术概念者,则是《难经》。《难经》借用《内经》“命门”的称谓,把它作为一个独立的脏器:“肾两者,非皆肾也。其左者为肾,右者为命门。”(《三十六难》)提出了“左肾右命门”说,并高度强调其重要的生理功能:“命门者,诸神精之所舍,原气之所系也,男子以藏精,女子以系胞。”认为其是生命本原所在,神、精、原气所出之门。《难经》倡立的命门学说经过明代医家的弘扬,形成了中医的独特学术流派——命门学派。该学派不仅进一步发挥和完善了《难经》的命门学说,而且推进和发展了补肾法,特别是温补命门治法,使之成为临床上卓有良效而又普遍运用的治疗方法。

(一) 命门的生理功能

命门,顾名思义即生命之门,根据《难经》所论以及历代医家的发挥,其重要生理功能包括如下几方面:

1. 命门藏元(原)气,为维系生命的根本

“命门者,诸神精之所舍,原气之所系”,为原(元)气所藏守之处,《难经》又称元气为“生气之原”、“肾间动气”,认为其为“五脏六腑之本,十二经脉之根,呼吸之门,三焦之原,一名守邪之神”(《八难》),既是脏腑经脉之根本,又具纳气功能而为“呼吸之门”,亦为“三焦之原”而提供水谷津液新陈代谢活动的原动力,而且又为“守邪之神”——具有抗御外邪的功能。明·赵献可在《医贯·内经十二官论》中对此更有高度的强调:“可见命门为十二经之主,肾无此则无以作强,而伎巧不出矣;膀胱无此则三焦之气不化,而水道不行矣;脾胃无此,则不能蒸腐水谷,而五味不出矣;肝胆无此,则将军无决断,而谋虑不出矣;大小肠无此,则变化不行,而二便闭矣;心无此则神明昏,而万事不能应矣。”其生理功能之重要,可谓无过其右。

2. 藏精系胞,主持生殖功能

命门在生殖功能方面起着“男子以藏精,女子以系胞”的作用,因此,张景岳认为是指女子之子宫、男子之精关,生命由之而肇源,胎孕在此以完成,确为生命发生之门,陈修园《医学实在易》谓:“身形来生之初,父母交会之际,男子施由此门出,女子受由此门入,及胎元既定,复由此门而生。”亦认为命门主持生殖功能,是男女藏守先天之精、孕育生命之处。

3. 命门内寄相火,为元阴元阳之根本

命门所藏真阳,又称“相火”或“命门火”,《医贯·内经十二官论》认为“相火禀命于命门”,“禀命而行,周流于五脏六腑之间而不息,名曰相火。……此先天无形之火,与后天有形之心火不同。”《医学正传·医学或问》亦谓:“天非此火,不能生物;人非此火,不能有生。”可见以相火说明命门之功能,是对其作为生命原动力的作用的强调,与“真阳”、“元阳”之说意义相同。但一些医家,如孙一奎、张景岳等,以先天太极譬喻命门,认为其为阴阳水火的本原和根柢,并非单指相火(真阳)而言。如张景岳即谓:“命门者,为水火之府,为阴阳之宅,为精气之海,为死生之窦”(《类经附翼·三焦包络命门辨》);“命门为元气之根,为水火之宅,五脏之阴气非此不能滋,五脏之阳气非此不能发”(《景岳全书·传忠录下》)。上述两

说，虽然见解有异，但一者是对生命原动力的强调，一者是对生命本原（元阴、元阳）的重视，均是对命门功能的阐发。同时，持命门相火说者，亦认为“一水一火，俱属无形之气，相火禀命于命门，真水又随相火”（《医贯·内经十二官论》）；而谓命门为元阴、元阳之根本者，亦认为“命门有火候，即元阳之谓也，即生物之火也”（《景岳全书·传忠录下》）。但后世临床以命门火衰论病机、以温补命门论温阳补肾治法者为多，而言阴虚者则每以肾中真阴立论，说明对于命门，主要还是着重其藏真阳，主温养的功能。

（二）历代关于命门形态实质的不同见解

《难经》“左肾右命门”说，引起了历代关于命门形态实质的争议，成为学术史上争鸣甚剧、至今仍未明确结论的一大公案。争论的焦点，在命门之有形与无形，以及有形之命门究为何物两方面。

1. 命门有形说

历代主张命门为有形的实质器官者颇多，但关于命门究竟为人身哪一脏器，则又见解不一：

（1）右肾命门说：不少《难经》注家，如元·滑寿等，均认同“右肾命门”说：“肾之有两者，以左者为肾，右者为命门。”（《难经本义·三十六难》）他如宋代陈无择、严用和、明代李梴等亦有“命门即右肾”之说（《医学入门·脏腑赋》），但由于两肾之形态结构并无差异，因此，《难经》及其赞同者之说似难成立而遭到不少人的反对。

（2）两肾命门说：另一种观点认为命门即指两肾而言，如明·虞抟《医学正传·医学或问》谓“当以两肾总号为命门”，张景岳亦认为“命门总乎两肾，而两肾皆属乎命门。”持这种见解者认为两肾不论部位和形态或部位均无差别，不可分为二脏，而命门实际就是对肾藏元阴、元阳，主生殖而为先天之本的功能的概括。

（3）胞络命门说：亦有人从命门为生命所出生之门的意义出发，认为其乃指“包络”而言。如清程知《医经理解·手心主心包络命门辨》即谓命门为心包络，此包络“属心而络于包（胞宫）中”，“夫命门为藏精系包之处，则命门之为包门无疑矣。又名子户，又名子宫，又名血室，道家谓之丹田，又谓之玉房。其门居直肠之前，膀胱之后，当关元、气海之间。以其精气由此出入，男女由此施生，故有门户之称。以其为生之门、死之门，故谓之命门。故命门即包门也，《经》谓之心包络者，以其络属之心也。”张景岳《类经附翼·三焦包络命门辨》亦有“且夫命门者，子宫之门户也；子宫者，肾脏藏精之府也”的类似说法，并谓命门当为女子之胞宫、男子之精关。

2. 动气命门说

另一部分医家则主张命门为无形之气（火），持这种说法者以明代赵献可、孙一奎两家之说较具代表性。《医贯·内经十二官论》即以先天太极之气、坎中真阳比类命门，认为命门是“先天无形之火”：“命门即在两肾各一寸五分之间，当一身之中，《易》所谓‘一阳陷于二阴之中’，《内经》曰‘七节之旁有小心’是也。名曰命门，是为真君主，乃一身之太极，无形可见，两肾之中，是其安宅。”孙一奎则倡动气命门说，其于《医旨绪余·命门图说》明确指出：“命门乃两肾中间动气，非水非火，乃造化之枢纽，阴阳之根蒂，即先天之太极，五行由此而生，脏腑继之而成。”孙、赵二氏之说，明显受到宋明易学理论的影响，但从“动气”角度阐释命门，却对其功能颇有发挥。

现代关于命门形态实质的争鸣亦颇多，一些人将之比附于西医肾上腺皮质、自主神经系统、腹主动脉、腹腔神经丛等，见仁见智，虽然各有持论，却难有说服力而得不到普遍的认可。

其实,中医研究人体生理,并非着眼于某一孤立器官,而是功能入手加以系统、概括的认识,因此,与三焦一样,将其等同于某一西医解剖脏器,都是不恰当的。古人之所以在肾的基础上另立命门一脏,究其目的在于探讨生命形成的机理,以及生命原动力之所由来。赵献可将之类比于化生宇宙时空的先天太极、在火气蒸腾下运行不息的走马灯,立意亦就在此。因此,研究中医藏象学说,必须把握其认识论和方法论特点,才能领会其实质而不致牵强附会。

第三节 六　　腑

六腑,是与五脏相对,而又互为表里的一类脏器,包括胆、胃、大肠、小肠、三焦、膀胱六种。"腑"的本字就是"府",《玉篇》:"府,聚也,藏货也。"相对于贮藏无形精气的五脏而言,六腑以其中空之形态而为有形水谷所聚藏之处,故称。因此,六腑的形态特点是中空可容有形实物,而基本功能是传化物,为受纳、消化饮食水谷,吸收精微并排泄糟粕的场所。其生理特点则如《素问・五藏别论》所言:"泻而不藏"、"实而不能满"。《难经・三十五难》更将胆、胃、大肠、小肠、膀胱称为青、黄、赤、白、黑"五肠",肠者,畅也,意谓其气机通畅才能正常传化水谷化物,后世因而以"六腑以通为用"总结其功能和特点。另外,由于六腑的基本功能在于受纳、消化饮食水谷,化生精微以营养人身,故除了各与五脏互为表里之外,《素问・六节藏象论》尚将其归属于脾而同称"仓廪之本":"脾胃、大肠、小肠、三焦、膀胱者,仓廪之本,营之居也,名曰器,能化糟粕,转味而入出者也。"立意亦在于强调其受盛水谷,化生精微的功能。

一、胆

胆在人身脏腑组织中有其特殊性:既与肝相表里而为六腑之一,又因藏精气(精汁)而被归入奇恒之府的范畴,同时亦主决断而参与人体精神情志活动,因此,在六腑中处于比较特殊而突出的地位。

(一) 形态部位

胆位于胁下,其形如小囊,附于肝中,属于足少阳经而络于足厥阴经,并通过经脉的络属与肝构成表里关系。《难经・四十二难》谓:"胆在肝之短叶间,重三两三铢,盛精汁三合。"因此,虽然胆为中空脏器,且与肝互为表里并配属足少阳经而为六腑之一,但由于其所盛者为精汁而非水谷化物,故《素问・五藏别论》又将其归属于奇恒之府。

(二) 生理特点

1. 胆为中清之腑

胆中所藏者为精汁而非浊物,故《灵枢・本输》谓其为"中精之腑",《难经・三十五难》谓其为"清净之腑",《中藏经・论胆虚实寒热生死脉证之法》则谓:"胆者,中清之腑也。"胆所藏的精汁,又称胆汁,为肝之余气所化:"肝之余气,泄于胆,聚而成精。"(许浚《东医宝鉴》)胆汁输于肠胃,有协助脾胃消化饮食水谷的作用。

2. 胆气春升

胆与肝俱属木，配于春，木气生发，而胆为少阳甲木，更具升发之性能，故李东垣《脾胃论·脾胃虚实传变论》谓："胆者，少阳春升之气，春气升则万化安，故胆气春升，则余脏从之。"清·沈金鳌《杂病源流犀烛·胆病源流》亦认为："故十一脏皆借胆气以为和。经曰，少火生气，以少阳即嫩阳，为生气之首也。"都是说明胆具春升之性，胆气得升，不仅少阳之气舒发条陈，而且脏腑气机调畅，功能活动正常，故不少医家以此解释"凡十一脏取决于胆"的机理。

（三）生理功能

胆与肝一脏一腑，一阴一阳，互为表里，故在生理功能上密切相关，在气化活动方面共同主持气机的疏泄，而在精神活动方面则肝主谋虑而胆主决断，互相配合，共同协作。

1. 胆主疏泄

胆的疏泄功能常与肝互相协同进行。在肝胆的疏泄下，贮盛于胆中的胆汁注于肠胃之中，以助饮食水谷之消化，肝胆疏泄功能失常，则胆气郁结，胆汁失于输泻，出现胁痛口苦、呕吐苦水或外溢肌表而为黄疸等病变。

肝胆还共同疏泄脾胃气机。脾胃属土，"土得木而达"（《素问·宝命全形论》），肝胆的疏泄作用能够促进脾胃对饮食水谷的受纳和运化，而胆作为阳木对胃土更具疏泄作用，若胆失疏泄，则胃失和降而出现气逆呕吐等病变，即《灵枢·四时气》所言的"邪在胆，逆在胃，胆液泄则口苦，胃气逆则呕苦"。

另外，与肝同样，胆亦有调节、疏泄情志的作用。胆的疏泄功能正常，则情志舒畅和调，胆失疏泄则情志郁结不舒，疑虑恐惧："胆病者，善太息，口苦，呕宿汁，心下澹澹，恐人将捕之。"（《灵枢·邪气藏府病形》）

2. 胆主决断

《素问·灵兰秘典论》谓："胆者，中正之官，决断出焉。"认为胆在思维过程中起判断、决定作用。肝为将军之官而主谋虑，但肝之谋虑非胆不能决，故《素问·奇病论》谓："夫肝者，中之将也，取决于胆。"张景岳《类经·藏象类》亦认为："胆禀刚果之气，故为中正之官，而决断所出。胆附于肝，相为表里，肝气虽强，非胆不断；肝胆相济，勇敢乃成。"因此，胆气足者，遇事善断而刚决勇敢，称为勇士，谓之大胆；胆气虚者，优柔寡断而遇事疑虑怯弱，谓之胆小，《内经》称为"怯士"。而临床上对于惊悸不寐、多疑善恐等情志异常病证，亦常从胆论治，温壮胆气或调整其升发、疏泄功能。

3. 十一脏取决于胆

"十一脏取决于胆"之说见于《素问·六节藏象论》，历代对其意义解释不一，综其要者有三：

（1）王冰注释为："胆者中正刚断无偏私，故十一脏取决于胆。"马莳的注释亦与王冰相同："《灵兰秘典论》云：胆者中正之官，决断出焉。故凡十一脏，皆取决于胆耳。盖肝之志为怒，心之志为喜，脾之志为思，肺之志为忧，肾之志为恐，其余六脏，孰非由胆以决断之者乎？"均是从十一脏的情志活动皆取决于胆的决断立说。

（2）李东垣《脾胃论·脾胃虚实传变论》则以“胆者，少阳春升之气，春气盛则万化安，故胆气春升，则余脏从之”立说，认为十一脏功能赖胆气的春升而协调正常。张志聪《黄帝内经素问集注》亦谓：“胆主甲子，为五运六气之首，胆气升则十一脏腑之气皆升，故取决于胆也。”系从十一脏取决于少阳春升之气立说。

（3）张景岳《类经·藏象类》谓：“五脏六腑，共为十一，禀赋不同，情志亦异，必资胆气，庶得各成其用，故皆取决于胆也。”“足少阳为半表半里之经，亦曰中正之官，又曰奇恒之腑，所以能通达阴阳，而十一脏皆取决乎此也。”则从综合角度，认为胆能够通达全身阴阳，协调十一脏腑的性能，故为其所取决、倚赖。

以上各种解释，虽然见解不同，但均论之有据，言之成理，对后世亦有启发意义和参考价值。另外，亦有认为“凡十一脏取决于胆”是“凡土脏取决于胆”在传抄过程中的讹误者。本来谓脾胃土脏有赖木气疏泄，其理亦通，但考诸《内经》，言脏腑五行生克关系多偏重于五脏，谓肝木克伐、疏泄脾土者有之，言胆木者则鲜见，而且按文理应该是“土脏取决于木”而不应“取决于胆”，再加上谓“十一”为“土”字之讹误，系属推测而缺乏其他校勘学方面的依据，应非《内经》本义。要之，“凡十一脏取决于胆”之说，乃在于强调胆的重要性能，盖因胆藏“精汁”而不藏化物，又“主决断”而参与精神活动，且主少阳春升之气，故虽为六腑之一，但地位独特，故《六节藏象论》谓“脾、胃、大肠、小肠、三焦、膀胱”为仓廪之本而未将胆列入其中，并专门提出“凡十一脏取决于胆”的论点。其实，《内经》认为人体是一个有机整体，“十二脏相使”，“十二官不得相失”（《素问·灵兰秘典论》），正常生命活动均与任何一个脏腑的功能密切相关，“十一脏取决于胆”之说仅是对其功能加以突出和强调而已。

二、胃

胃在六腑中亦有其特殊性和重要性：《内经》称之为水谷、气血、脏腑之“海”，后世将其与脾合称为后天之本，而且由其衍生而成的“胃气”，亦因其重要的生理功能而成为广泛使用的中医基本学术概念。

（一）形态部位

胃居于膈下，上口有贲门与咽管（食管）相接而上通于口，下口有幽门与小肠连通。《灵枢·肠胃》描述其大小形状为：“胃纡曲屈，伸之长二尺六寸，大一尺五寸，径五寸，大容三斗五升。”胃所在之部位称胃脘，并分为上、中、下脘三个部分。胃与脾“以膜相连”而相表里，属于足阳明经而络于足太阴经。另，据《灵枢·经脉》所言，“肺手太阴之脉，起于中焦，下络大肠，还循胃口”，张景岳认为“中焦”即指胃中脘，则胃与手太阴经及肺亦有密切关系。

（二）生理特点

1. 胃以降为顺，以通为用

胃与脾相表里，脾气主升而胃气主降，升降相因，相反相成。胃主受纳，胃气之降，能使饮食水谷下行而被消化，脾主运化，脾气之升，能使精微被吸收输布，即《临证指南医案·脾胃》华岫云按语所言的“纳食主胃，运化主脾，脾宜升则健，胃宜降则和。”由于胃所受纳者为饮食水谷等有形浊物，必须“泻而不藏”，不断消化、吸收并排泄糟粕，故胃气又以通为用：

“胃满则肠虚,肠虚则胃满,更虚更满,故气得上下。”(《灵枢·平人绝谷》)而胃气的和降正是其能保持“更虚更满”通畅状态的原因。若胃失和降,则胃气不通,浊阴积留而出现脘腹胀满、嗳气呃逆、呕吐噎膈等各种病证。

2. 胃为燥土,喜润恶燥

胃为阳明燥土,脾为太阴湿土,故胃喜润而恶燥,既与脾之喜燥恶湿相反相成,与自身通降之性亦相因为用,盖因胃得柔润,则气机和降而化物得行,胃气亦通。《脾胃论·用药宜禁论》谓:“人禀天之湿化而生胃也,胃之与湿其名虽异,其实一也。湿能滋养于胃。”正是对胃喜湿润特性的说明。故阳明胃病,每多胃阴受伤,失于润降而大便燥结不通,《伤寒论》大承气汤、调胃承气汤均用芒硝润燥软坚以下阳明腑实,《温病条辨》益胃汤、增液承气汤之用甘润生津,亦都秉此立法。《临证指南医案·脾胃》总结叶天士治疗经验,谓:“太阴湿土,得阳始运;阳明阳土,得阴自安。以脾喜刚燥,胃喜柔润也。”可谓有得之言。

(三) 生理功能

1. 胃主受纳水谷

饮食水谷经口摄入以后,由咽传送至胃,即贮存于胃并开始接受加工消化。由于胃为饮食物在人体中会聚之处,其主要功能就是受纳水谷,故《内经》称之为“水谷之海”(《灵枢·海论》)、“仓廪之官”(《素问·灵兰秘典论》),号之为“太仓”(《灵枢·胀论》),均是对胃受纳能够维持生命活动的水谷精微的功能的概括和强调。

2. 胃主腐熟水谷

胃在受纳饮食水谷的同时,亦对其进行初步消化,其消化方式称为“腐熟”,即饮食物在胃中经过搅磨、腐化成为易于在小肠中进一步消化、吸收的食糜。一些医家认为消化吸收是脾主运化的功能,胃只是受纳饮食水谷,如《诸病源候论·脾胃病候》谓:“脾者,脏也;胃者,腑也。脾胃二气,相为表里。胃为水谷之海,主受盛饮食水谷者也,脾气磨而消之,则能食。”《脾胃论·饮食伤脾论》谓:“夫脾者行胃津液,磨胃中之谷,主五味也。”其实脾运化水谷精微的功能贯串于整个消化、吸收、排泄过程,这其中固然有助胃消磨水谷的作用,但水谷消磨腐熟这一初步加工过程,却是在胃中进行的,《灵枢·营卫生会》已经有“中焦如沤”之说,并谓“中焦亦并胃中”,而《难经·三十一难》更明确指出:“中焦者,在胃中脘,不上不下,主腐熟水谷。”应该说,这是古人在解剖人或动物时,观察到饮食水谷在胃中已经消化成为食糜这一客观事实,因而得出的正确结论,讨论胃的生理功能,不能忽略其腐熟水谷的作用。

3. 胃为脏腑气血之海

由于胃所受纳的饮食水谷经消化吸收后,精微物质能够化生营卫气血,以充实经脉、营养脏腑精气以及形身组织,为供应和补充生命活动所需物质和能量的大本营,故《内经》不仅称之为仓廪之本、水谷之海,并谓其为“气血之海”(《灵枢·玉版》)、“五脏六腑之海”(《灵枢·五味》),为后天化源之所在。也正因此,后世将之与脾合称为“后天之本”

(四) 胃气

胃气作为经常使用的中医名词术语,其内涵不仅在于胃的功能及自身的物质基础(精气),而是得到广泛的延伸而成为描述全身生理状态的重要概念。

1. 胃气的概念

胃气,顾名思义,其本义就是指胃受纳和腐熟饮食水谷的功能,以及维持这种功能活动的物质基础。如通常所言的、相对于"脾气主升"的"胃气宜降"的胃气。这一属于脏腑功能范畴的胃气,可称狭义的胃气。

胃气又因其对生命活动的维持作用,进一步延伸成为体现生命活力有无盛衰的生理概念,其内涵已经不止于胃,而是整个脾胃系统(包括胆、大小肠、三焦、膀胱)的受纳、运化、输布、排泄饮食水谷及其代谢产物的功能,和由此而产生的营养物质及其利用能力,实际亦就是对人体新陈代谢功能的概括。《脾胃论·饮食劳倦所伤始为热中论》谓:"《内外经》悉言人以胃气为本,盖人受水谷之气以生,所谓清气、营气、运气(运行于经脉中之气)、卫气、春升之气,皆胃气之别称也。"可见其所认为的胃气,内涵之广泛,已经覆盖了除肾气(先天之气)之外其他各种气。这一范畴的胃气,可称为广义的胃气。

另外,中医脉学中,尚有"脉之胃气"的概念,则指诊脉时指下所感觉到的从容冲和气象,为脉学的专有名词术语,与生理范畴的胃气所指不同。但脉象是脏腑气血生理病理的表现,因此脉之胃气又是生理的胃气在脉象上的反映,两者又密切相关。同理,一些人在色诊、舌诊上亦以胃气描述面部色泽、舌质和舌苔的状态,论其善恶而辨病之预后死生,亦是基于对生理上的胃气的引申和运用。

2. 有胃气则生,无胃气则死

由于脾胃所受纳和运化的饮食水谷是化生气血,维持生命活动的化源,"胃者,五脏六腑之海也,水谷皆入于胃,五脏六腑皆禀气于胃。……故谷不入,半日则气衰,一日则气少矣"(《灵枢·五味》)。胃能否受纳饮食水谷决定了生命能否存在:"平人之常气禀于胃,胃者,平人之常气也。人无胃气曰逆,逆者死。……人以水谷为本,故人绝水谷则死矣。"(《素问·平人气象论》)《内经》这一对胃气概念的扩展,并高度强调其对于生命活动的重要性的学术思想,为后世所继承和遵循,《医宗必读·肾为先天本脾为后天本论》即明确提出了"有胃气则生,无胃气则死"的说法。正因广义胃气实际就是对作为生命存在的标志的人体新陈代谢功能的概括,故审察胃气的有无盛衰成了临床诊断疾病病情进退、预后吉凶的重要依据,顾护胃气亦成了治病时所必须遵循的基本原则。

三、小　肠

小肠与心相表里,有"火府"之称,但由于其主要功能是受盛化物,消化水谷,故与脾胃的关系亦甚密切,因而《内经》有"大肠、小肠皆属于胃"之说。

（一）形态部位

小肠位于腹中，于幽门处上连于胃，于阑门处下接大肠。《难经·四十二难》谓：“小肠重二斤十四两，长三丈二尺，广二寸半，径八分分之小半（八又三分之一分），左回叠积十六曲，盛谷二斗四升，水六升三合合之大半（六升三又三分之二合）。”小肠属于手太阳经而络于手少阴经，并通过经脉的络属而与位于胸中的心构成表里关系，但由于小肠与大肠均参与饮食水谷的传化，故《内经》又认为“大肠、小肠皆属于胃”（《灵枢·本输》）。

（二）生理特性

小肠与心相表里，心为火脏而小肠则为火府。由于小肠为火府，具有腐熟之性能，故能够进一步消化由胃传输下来的食糜，使之成为“化物”。而在病机方面，则小肠为病多火热，且常上炎于心而出现口舌糜烂生疮病候，而心火亦常下移小肠而致小便赤涩热痛。当然，小肠亦有虚寒病变，但以湿热、实热为多，故《内经》论小肠病，有“当耳前热”、“独肩上热甚，及手小指、次指之间热”（《灵枢·邪气藏府病形》）、“嗌痛颔肿”（《灵枢·经脉》）等病候，而《难经·五十七难》论“五泄”亦谓“小肠泄者，溲而便脓血，少腹痛”，均着重讨论其病之热象。

（三）生理功能

小肠作为传化之府（六腑）之一，其生理功能主要是受盛化物和泌别清浊。

1. 受盛化物

《素问·灵兰秘典论》：“小肠者，受盛之官，化物出焉。”清·高世栻《黄帝素问直解》注：“受胃之浊，水谷未分，犹之受盛之官；腐化食物，先化后变，故化物由之出焉。”受盛，指其承接胃中输送下来的饮食水谷；出化物，指饮食水谷虽然在胃中已经初步消化为食糜，但仍精微与糟粕混同未分，而小肠则将其分化为具有营养作用的精微物质与不能吸收利用的糟粕。因此，小肠在消化过程中所起的作用就是对经过胃初步消化的饮食物进一步腐熟分化，吸收其精微，分化其糟粕并下传至大肠。

2. 泌别清浊，化生水液

小肠泌别清浊的作用包括两方面：一是小肠将胃下传的食糜消化、分解成为能为人体所吸收、利用的精微物质（“清”者）以及未能消化吸收的包括多余水液在内的食物残渣（“浊”者），这一过程实际亦就是上述的“出化物”过程；另一是指经消化吸收后剩下的食物残渣和多余水液，亦在小肠中分别成为固态的糟粕和液态水分，分别传送至大肠和膀胱以化生大小二便，即李念莪《医宗必读·改正内景脏腑图说》所言之“泌别清浊，水液渗入膀胱，滓秽流入大肠”。

由于小肠能够通过泌别清浊的作用将水谷残渣分解成为糟粕和水液，并将水液转注于膀胱，故《灵枢·经水》谓：“手太阳……内属于小肠，而水道出焉。”《诸病源候论·淋病诸候》亦谓：“水入小肠，下于胞，行于阴，则为小便也。”因此，《灵枢·经脉》亦有“小肠手太阳之脉……是主液所生病”之说，指出小肠具有参与水液代谢的生理功能。小肠泌别清浊功能失常，不仅水谷不分而大便溏烂泄泻，而且亦常致小便短少赤涩。

四、大　　肠

大肠位于传化之腑的末端，能够将饮食物中的糟粕化为大便而排出体外，故《素问·灵兰秘典论》谓其为“传导之官”。

(一) 形态部位

大肠上接小肠，分回肠和广肠（直肠）两部分，其末端则为肛门（魄门）。《灵枢·肠胃》描述其形态部位谓：“回肠当脐，右环回周叶积而下，回运环反十六曲，大四寸，径一寸寸之少半(4/3寸)，长二丈一尺。广肠傅（附）脊，以受回肠，左环叶积上下，辟大八寸，径二寸寸之大半(8/3寸)，长二尺八寸。”《难经·四十二难》则称回肠为大肠，而广肠称为“肛门”，尺寸度量同《内经》。后世医家有同《难经》之说而称回肠为大肠者，但多数均认为大肠包括回肠和广肠，盖因《内经》以大肠为六腑之一，除了《灵枢·肠胃》篇之外，少有再分别为回肠和广肠者。大肠属于手阳明经而络于手太阴经，与小肠同样，通过经脉的络属而与位于上部的肺构成表里关系。

(二) 生理特性

大肠与肺相表里，俱禀燥金清肃之气，故与肺相类而有清肃通降之性。虽然六腑皆以通为用，但大肠的通降性能尤为明显，而且这种通降性能亦是其传导化物、排泄糟粕的生理基础。同时，大肠变化形成大便的过程，实际上亦就是对混杂水液的糟粕的干燥固化过程，因此大肠既恶湿又忌刚燥，易为湿邪所伤以致水湿积滞而出现大便泄泻稀溏；但燥化太过，又可致肠道失于濡润而大便固秘枯结。

(三) 生理功能

大肠的功能主要是传导糟粕，并参与津液的化生代谢。

1. 传导糟粕，化生大便

大肠的功能是承接小肠经过泌别清浊、吸收营养以后所余下的糟粕部分，将其固化成为大便并排出体外，故《素问·灵兰秘典论》谓其为“传导之官，变化出焉”，变化即是将饮食水谷变化成为大便。因此，大肠功能健旺，水谷的糟粕及人体代谢过程中产生的秽浊废料才能正常排出体外，以保持脾胃的畅通，消化、吸收、排泄功能的正常，若大肠失于传导，则腑气不通，糟粕秽浊滞留，因而大便秘结，脘腹胀满疼痛，甚则呃逆呕吐。由于大肠与肺相表里，肺气的肃降既能促进大肠的传导功能，而大肠通降糟粕浊物亦有助于肺气肃降，因此，大肠传导失常，大便秘结亦常可致肺气不降而喘促气逆。

2. 参与水津代谢

大肠还对小肠传送下来的化物进一步吸收其中的水分，在化生大便的同时将这些水分经由下焦转输于膀胱，即《灵枢·营卫生会》所言之“故水谷者，常并居于胃中，成糟粕而俱下于大肠，而成下焦，渗而俱下，济泌（过滤）别汁，循下焦而渗入焉。”由于大肠与小肠同样有分化饮食水谷中的水液，参与津液代谢的功能，故《灵枢·经脉》既谓小肠“主液所生病”，又谓大肠“主津所生病”，认为两者均与津液的代谢有关，而《脾胃论·大肠小肠五脏皆属于胃，胃虚则俱病论》更明确指出：“大肠主津，小肠主液，大肠小肠受胃之营气，乃能行津液于上焦，灌溉皮毛，充实腠理。若饮食不节，胃气不及，大肠小肠无所禀受，故津液涸竭焉。”既说明大小肠与胃的密切关系，亦说明其化生津液的功能。如果大肠传导失常，不能吸收饮食水谷中的水液，则不仅泄泻水样稀烂大便，过甚时亦可出现口舌干渴、皮肤枯皱、小便短少等津液耗伤病征。

五、膀 胱

膀胱因其形状如囊，且所贮藏者为水液（津液），故又称“胞”、“脬”、“水府”、“净府”、“津液之腑”。从其囊状形态、贮藏水液的角度着眼，可称之为“脬”（“胞”）；将其视为与肾相表里的六腑之一，则称之为“膀胱”。但女子胞有时亦简称为“胞”（胞宫），故医籍中所言之“胞脉”，常指胞宫之络脉而言，并非指足太阳膀胱经。

（一）形态部位

膀胱位于少腹部，上有输尿管连接于肾，下有尿道开口于前阴以排出小便。《难经·四十二难》简单描述其大小形状为：“膀胱重九两二铢，纵广九寸，盛溺九升二合。”由于输尿管为细长小管，平时没有尿液充盈其中，而且隐蔽于网膜之中，故古代医家多数认为“（膀胱）上无所入之窍，止有下口，全假三焦之气化施行”（《医贯·内经十二官论》）。但《类证治裁·内景综要》则谓：“细思交肠一症，知膀胱亦当有上口而常闭，得三焦气化，水渗脬中而为溺耳。”在经脉络属关系方面，膀胱属于足太阳经而络于足少阴经，并与肾相为表里。

（二）生理特点

膀胱与肾相表里，故称“水府”而与肾在主持水液代谢方面的性能有相通之处，虽然“泻而不藏”，但在肾气主持之下能开能阖，使尿液能够受控制而有意识地排出体外，《素问·灵兰秘典论》谓之为“气化则能出矣”。若开阖气化功能失常，则或者小便不能排出而淋沥不畅，甚至癃闭不通；或者尿液排出失去控制而尿频、遗尿，甚或小便失禁。

（三）生理功能

膀胱的功能主要为藏津液和排出小便两方面，而这两方面的功能又是紧密相关的。

1. 藏津液

《灵兰秘典论》谓：“膀胱者，州都之官，津液藏焉。”州都，即“洲渚”，本指水中小丘岛，代指水液聚积之处。津液，指存在体内的水液，其出于皮肤者为汗液，出于前阴者则为尿液，而凡是存在体内而未排出体外，不论其是否已经为人体所吸收利用，均得称为津液。膀胱所藏的津液，主要来源于大小肠消化、传送饮食水谷过程中所吸收的水液。由于大小肠没有管道与膀胱直接连通，因此，古代医家认为是通过三焦的沟通疏导而渗灌进入，即《灵枢·营卫生会》所谓“循下焦而渗入膀胱”者，而《医碥·脏腑说》亦谓：“小肠与膀胱虽皆无窍相通，而得气运化,腠理可以渗灌。”

2. 司气化,出小便

膀胱与肾、三焦同样具有蒸腾气化水液的功能,故《灵兰秘典论》谓其“气化则能出矣”。有人认为气化的功能属肾,肾的气化使膀胱能够排出尿液。当然,肾主水,肾的气化是水液的蒸腾、输布和排泄的总主持,但膀胱和三焦在肾的主持下的气化功能亦不可否认,其中三焦主要从水液渗入膀胱和布达全身方面参与水液的气化代谢,而膀胱则主要从将多余水液化生为尿液并排出体外这一环节参与其气化过程。另外,膀胱“藏津液,气化则能出矣”不仅指其化生并排出小便的作用,其间亦还有其对水液的蒸腾气化,以供人体再次利用的功能,《血证论·脏腑病机论》指出:“膀胱者,贮小便之器,经谓‘州都之官,津液藏焉,气化则能出矣’,此指汗出,非指小便。……经所谓气化则能出者,谓膀胱之气载津液上行外达,出而为汗,则有云行雨施之象。”认为膀胱能蒸腾津液上行外达而出于肌表而为汗。而《诸病源候论·五脏六腑病诸候》则谓:“五谷五味之津液悉归于膀胱,气化分入血脉,以成骨髓也,而津液之余者,入胞则为小便。”亦认为膀胱能将水谷中的水液气化成为可以注入血脉的津液,多余者才化为小便。临床上不仅出汗过多会耗伤阴津而致小便短少,过利小便亦会导致津液亏损耗伤,原因亦正在此。

六、三　焦

三焦作为六腑之一,其内涵最为独特,不论其实质形态,还是性能特点,均有特异于其他五腑之处。而且由于古医籍对其描述比较模糊简略,故而历代见解不一,争议甚大,成为中医学术史上迄今仍未了结的一大公案。

(一) 形态部位

关于三焦,一般均认为属于手少阳经而络于手厥阴经,并通过经脉络属关系而与心胞络相表里。但《灵枢·本输》又有“少阳属肾,肾上连肺,故将两脏。三焦者,中渎之腑也,水道出焉,属膀胱,是孤之腑也。是六腑之所与合者。”因为三焦为“中渎之腑”,出水道,故其经脉又与主持水液代谢的肾和膀胱相连属;而且因为三焦地位特殊,既为六腑之一,又包涵整合六腑,故称其为“孤之腑”,为“六腑之所与合”。由于《内经》未言及三焦的具体形态,而《难经》又谓其“有名而无形”,故后世关于三焦实质形态的争鸣甚剧,而争鸣的焦点则在于三焦之有形与无形,以及其具体形质之为何。

1. 无形说

按《内经》有关脏腑的概念及分类标准,三焦作为六腑之一,应是一个有具体形态的中空性脏器,但《难经·三十八难》则谓三焦“有名而无形”。为什么认为三焦无形?盖因《难经》所言之三焦,其生理功能至为广泛而重要,既是决渎水液之道路,又负责饮食水谷消化吸收、输布排泄,同时又是“原气之别使”,“主持诸气”,并且亦为“孤府”、“六腑之所与合”,在体内确实不可能找到一个独立的脏器能够信任如此巨大的生理功能者,故大而化之谓之“有名而无形”,无形则其功能可以不受形质的限制。其后《中藏经》、《千金方》以至明·李梴的《医学入门》、孙一奎的《医旨绪余》，均同《难经》之说。

2. 有形说

多数医家并不赞同《难经》所提出的三焦无形说，认为按《内经》本义，三焦应该是有形质之脏器，但究竟指何脏器，则又各抒已见，见仁见智而莫衷一是，综其要者，则有如下诸说：

（1）脂膜说。宋·陈无择《三因极一病证方论·三焦精府辨正》谓："三焦者，有脂膜如手大，正与膀胱相对，有二白脉自中出，挟脊而上，贯于脑。"认为三焦相当于西医解剖所见的肾脂肪囊。

（2）腔子说。明·虞抟《医学正传·医学或问》谓："三焦者，指腔子而言，包涵乎肠胃之总司也。胸中肓膜之上，曰上焦；肓膜之下，脐之上，曰中焦；脐之下，曰下焦。其体有脂膜在腔子之内，包罗乎六脏五腑之外也。"张景岳《类经附翼·三焦包络命门辨》赞同此说，并谓："其于腔腹周围上下，全体状若大囊者，果何物耶？且其著内一层，形色最赤，象如六合，总护诸阳，是非三焦而何！"则以解剖所见的胸腹腔脏层为三焦。

（3）三段三焦说。唐·杨玄操注《难经·三十一难》谓"膈以上名曰上焦"，"自脐以上名曰中焦"，"自脐以下名曰下焦"。元·王好古《此事难知·问三焦有几》亦谓"头至心，心至脐，脐至足，呼为三焦。"均把三焦作为划分人身整个躯体的分部。其实，张仲景在《伤寒论》和《金匮要略》中，亦以三焦划分体内脏腑部位，如其于《金匮要略·五脏风寒积聚病脉证》谓："热在上焦者，因咳为肺痿；热在中焦者，则为坚；热在下焦者则尿血……"后世吴鞠通所创温病三焦辨证，同样亦秉此立论。

（4）胃部三焦说。持此说者为清代罗美。罗氏在《内经博议·太冲三焦论》中说："故知三焦者，特胃部上下之匡廓。三焦之地，皆阳明胃之地；三焦之所主，即阳明胃之所施。其气为腐熟水谷之用，与胃居太阴脾之前，实相火所居所游之地也。"其说系根据《灵枢·营卫生会》"上焦出胃上口"、"中焦亦并胃中"、"下焦别回肠"的部位，认为其经脉与阳明同行而部位与胃相同，故能以"如雾"、"如沤"、"如渎"的功能为胃腐熟水谷。

（5）油膜说。清末唐宗海，参合西医解剖生理学说，提出"三焦即人身膜油"之说："三焦之根，出于肾中。两肾之间有油膜一条，贯于脊骨，名曰命门，是为焦原。从此系发生板油，连胸前之膈以上循胸中，入心包络，连肺系上咽，其外出为手背胸前之腠理，是为上焦；从板油连及鸡冠油，著于小肠，其外出为腰腹之腠理，是为中焦；从板油连及网油，后连大肠，前连膀胱，中为胞室，其外出为肾经少腹之腠理，是为下焦。"（《医经精义·脏腑之官》）所言者除了外出体表腠理者外，则为胸腹腔中的肾脂肪囊（板油）、肠系膜、大网膜和纵隔的脂膜。

近现代学者将三焦比照西医解剖器官而言其实质形态者更多，从清末民初章太炎及其学生陆渊雷的淋巴系统说，到近50年来先后出现的胰腺说、腹内静脉系统说、神经系统说等等，五花八门，各是其说，但均难以获得学界认同。应该说，按照三焦所包含的如此广泛的生理功能，要找出一个器官或生理系统与之等同是不可能的。研究中医藏象学说，不可将其所称的脏腑简单地与西医解剖器官对号入座，亦正以此。但是讨论三焦的生理功能是一回事，而探讨古人心目中所指认的三焦实体又是另一回事，前者为理论研究而后者则属于学术史研究范畴。如果以古人从简单的解剖所见，结合生理病理观察所得，然后比类推论各个脏腑生理功能的研究思路而言，则虞抟的"腔子说"和唐容川的"油膜说"较为近是。即是说，古人将所观察到的水液代谢、饮食物的消化吸收过程，以及包括原气在内的各种气的气化输布途径,比附于胸腹腔(确切地说是张景岳所说的胸腹腔脏层),以及连结于胸腹腔脏层、支撑固定胸腹腔中脏器的诸如大网膜等油膜,将之视为一腑而称之为三焦。这与《内经》谓其为“六腑之所与合”、“孤之腑”,并以其包围脏腑之外的形态部位,而与作为心的外围组织的心胞络相表里等提法亦相符合。下述关于三焦的生理特点和功能,亦可作为参证。

(二)生理特点

三焦既为水谷之道路,又通行原气;既为水道而主水液代谢,又内寄相火而主气化蒸腾,可谓集阴阳、清浊、升降之性能于一身。

1. 三焦为中渎之府

《灵枢·本输》谓:“少阳属肾,故将两脏。三焦者,中渎之腑也,水道出焉,属膀胱。”认为三焦在人身中具有如沟渠那样疏通流行水液的生理特点,因此,谓其为“中渎之腑”。这应该是关于三焦性能的最早认识,古人在研究水液代谢过程时,认为三焦能够流通水液,而且“属(连通)膀胱”,体内水液可以顺着三焦下行而蓄藏于膀胱,故谓之为“渎(沟渠)”。《本输》并认为“(手)少阳(三焦经)属肾”,而《灵枢·本藏》亦有“肾合三焦膀胱”之说,其说不同于手少阳与手厥阴、三焦和心胞络相表里络属的理论,当是关于三焦生理特点的较为早期的见解。

2. 三焦为孤之府,为六腑之所与合

《灵枢·本输》尚有三焦“是孤之腑也,是六腑之所与合也”之说,《难经·三十八难》亦谓其为“外腑”,这说明三焦在形态和生理特点上有不同于其他五腑的特殊性:它不与其他五腑并列于腹腔之中,而是独立于五腑之外,包围五腑并与之连通合作。《内经》和《难经》所论的关于三焦的这一生理特点,成为后世探讨其形质,认为其是指胸腹腔或网油的说法提供了思路和论据。

3. 上焦如雾,中焦如沤,下焦如渎

按《素问·灵兰秘典论》、《灵枢·本输》等所论,三焦原本是一个通行水道的腑,具有决渎水液的性能,但《灵枢·营卫生会》又将其分为上焦、中焦、下焦三部分,并认为具有“上焦如雾,中焦如沤、下焦如渎”的生理特点,于是三焦就由“决渎之官”发展成为参与水谷消化吸收、输布排泄整个过程的“水谷之道路”。传化饮食水谷本来是六腑共同的性能,但由于三焦是“六腑之所与合”,因此,《营卫生会》认为其具有“如沤”、“如雾”、“如渎”的生理特点,以此整合、连贯整个饮食水谷的消化过程,而由此亦可知三焦作为“六腑之所与合”,是参与而非独立进行这一过程。后世的“三段三焦说”、“胃部三焦说”,则是基于三焦这一性能的认识和发挥。

4. 三焦为元气之别使,内寄相火

命门原气说首创于《难经》。原气生发、蓄藏于命门,如何布达全身以发挥其生理功能?《难经·六十六难》提出了三焦为“原气(元气)之别使”之说,认为原气之布达全身,必借三焦。盖因据《内经》所论,三焦遍行全身上中下,又有“通渎”之性能,而且“少阳属肾”、“肾合三焦膀

胱”,生发、蓄藏于右肾命门的原气经由三焦而布达全身,亦就顺理成章。可见三焦“为原气之别使”,其说本非《内经》所有,而是随着《难经》命门原气学说的建立,为了寻找原气在全身运行的通路而提出。后世进一步发挥《难经》之说,如《医贯·内经十二官论》谓:“命门……无形可见,两肾之中,是其安宅也。其右旁有一小窍,即三焦。三焦是其臣使官,禀命而行,周流于五脏六腑而不息。”至于命门内寄相火,则是金元以后相火学说盛行以后提出的理论,该学说认为肝肾和心胞络为相火所居之脏,而三焦既是与肾、心胞络所合之腑,且其经又属少阳,故与胆同样为相火所寄之处,如《三因极一病证方论·脏腑配天地论》谓:“足少阳胆居于寅,手少阳三焦居于申,寅申握生化之始终,故相火丽焉。”《医学正传·医学或问》亦谓:“人身相火,亦游行于腔子之内,上下肓膜之间,命名三焦,亦合于五脏六腑。”其实三焦所寄的相火,亦就是命门原气所生之火(命门火),故三焦相火常与其通行原气之性能相持并论。

(三) 生理功能

关于三焦功能的认识,有一个深化、扩展的过程:开始是其决渎水道,参与水液代谢的功能,继则认为其参与水谷消化吸收、输布排泄整个代谢过程,其后则由《难经》提出其有布达原气,主持诸气的更为重要而又概括的功能。

1. 三焦为决渎之官,出水道

《素问·灵兰秘典论》谓:“三焦者,决渎之官,水道出焉。”指出三焦的功能就是疏通水液运行的通道,把体内多余的水液导流至膀胱以排出体外。水液的代谢虽然经由肺的宣发肃降、脾的运化和肾的气化开阖,但其产生的、分散于全身的水液通过什么途径流归于膀胱?前人认为三焦就是汇集一身水液,下归于膀胱的渠道,盖因只有它才遍布全身上中下三部,与体腔内所有的脏腑均有沟通连接,而且与膀胱又直接连属,可堪此任。因此,三焦决渎水道的功能是《内经》在研究、推论水液代谢机制时得出的结论,这一理论亦为后世所继承和发挥,成为认识三焦基本功能和辨证论治水液代谢障碍疾病的理论基础,如吴崑在《素问吴注》第三卷即精辟地指出:“上焦不治,水泛高原;中焦不治,水停中脘;下焦不治,水蓄膀胱。故三焦气治,则为开决沟渎之官,水道无泛溢停蓄之患矣。”

2. 三焦为水谷之道路

三焦的另一功能是参与消化饮食水谷,吸收、输布精微并排泄糟粕的过程。《灵枢·营卫生会》在论述三焦在消化水谷、输布精微以化生营卫气血、传送糟粕水液以形成二便过程中的作用时,将其功能总结为“上焦如雾,中焦如沤,下焦如渎”,《难经·三十一难》则据《营卫生会》所论,进一步说明三焦是“水谷之道路”,并认为上焦“主内(纳)而不出”,中焦“主腐熟水谷”,下焦“主分别清浊,主出而不内,以传导也”,因此,三焦又赋予了参与饮食水谷代谢过程的功能。饮食物本来在胃肠道中传化,为什么还要三焦参与其中呢?可能古人认为饮食物的消化、吸收和排泄是一个连续的过程,这一过程中精微物质是如何出于胃肠之外以输布于全身,多余水液又如何流入与大小肠并无管道直接连通的膀胱,这些都需要既是“六腑之所与合”——能够沟通连接六腑,又能够起“渠道”流通作用的三焦的参与,才能得到完满的解释。因此,参与饮食水谷的代谢过程,在其中起“水谷之道路”的作用,又成了三焦决渎全身水道之外的另一生理功能。

3. 三焦通行原气，主持诸气

《难经·三十八难》谓三焦“有原气之别焉，主持诸气”，《难经·六十六难》亦谓：“三焦者，原气之别使，主通行三气，经历五脏六腑。”均强调其通行原气，主持诸气的功能。如前所述，这一功能亦是《难经》为了羽翼其所提出的命门原气学说，说明原气在人身中的运行输布而提出的，而后世则加以进一步的发挥，使之成为三焦的又一更为重要生理功能。如《中藏经·论三焦虚实寒热生死逆顺脉证之法》即谓：“三焦者，人之三元之气也，号曰中清之腑，总领五脏六腑、荣卫经络、内外左右上下之气也……三焦之气和则内外和，逆则内外逆，故云：三焦者，人之三元之气也。”《三因极一病证方论·三焦精腑辨正》亦谓：“下焦在脐下，即肾间动气，分布人身，有上中下之异，方人湛寂，慾想不兴，则精气散在三焦，荣华百脉。及其想念一起，欲火炽然，翕撮三焦精气流溢，并命门输泻而去。”三焦通行元气，主持一身上中下三元之气的功能，亦随着命门元气学说的兴起而得到进一步的肯定的重视。

三焦由“决渎之官”到“水谷之道路”，到“元气之别使”，其生理功能逐步扩充、发展的过程，体现了藏象学说的研究思路：通过对生理现象和疾病表现的观察和了解，探求其内在的生理活动机制，并将某一方面或某一过程的生理功能比附、归属于当时解剖所见的脏器，成为以该脏器命名的脏腑的特性或功能。尽管这些性质和功能与现代解剖生理学所见不相符合，但却是对人体生命活动深入观察，并运用中医理论进行归纳和推理的结果，既体现中医学术的特色，又能有效用以指导临床。上述三焦功能的多层次扩展，就是运用这一研究思路的结果，它反映了藏象学说形成过程中对人体各个生理系统和生命过程的研究的不断深化。因此，三焦作为中医的独特学术概念，只能视之为某些生理系统或生理过程的归纳或概括。探讨三焦的实质形态，只能从学术史角度推究古人心目中所认为的脏器，而不能将之与现代解剖学所言的具有某一特定生理功能的器官对号入座。

第四节　奇恒之腑

奇恒之腑是《内经》在分类归纳脏腑时，对一类似脏非脏，似腑非腑的脏腑的称谓。奇恒，即异常、特殊之意，奇恒之腑不同于脏或腑之处在于该类脏器虽然形态上具有腑的中空的特征，但却不同于腑的“传化物”功能，反而具有脏的“藏精气”的性能。按《内经》所述，奇恒之腑包括脑、髓、骨、脉、胆和女子胞六者，其中胆因与肝相表里，故又归属六腑之一，而骨、脉、髓则常作为五脏的附属组织，因此，本节仅讨论最有“奇恒”特征的脑与女子胞。

一、奇恒之腑的内涵、生理特点及功能

按《素问·五藏别论》所言脏与腑的分类标准，五脏“藏精气而不泻”，为实体脏器，可被无形精气所充满，但不能为有形物质所充实；六腑“传化物而不藏”，为中空脏器，可被饮食水谷等实物所充实，但必须不断传化，更虚更实而不能被这些实体物质所充满。然而除了按上述标准将体内脏器划分出五脏和六腑两类之外，还有一部分形态中空似腑，但又藏精气不传化物而性能似脏者，《素问·五藏别论》将其另归为一类，名曰“奇恒之腑”。

奇恒之腑具有如下生理特点：第一，除髓之外，都为空腔性脏器，具有与六腑相同的形态

特点；第二，虽然形态似腑，但却不能与六腑同样容纳、传化有形的水谷，其所蓄藏者为人体中之精气，如脑和骨之藏髓、胆之藏精汁、脉之藏营血、女子胞之藏精血等，故《五藏别论》谓其“藏于阴而象于地”，具有与脏相似的“藏而不泻”的性能（胆除外）。此外，奇恒之腑既不像其他脏腑那样具有表里配合关系（胆又为六腑之一，故亦除外），亦不与经脉互相络属。而且它们虽有与五脏相似的藏精气的性能，但一般都不藏神（“脑为元神之府”为后起之说），故《内经》称之为奇恒之腑而不称为“奇恒之脏”。

奇恒之腑的共同生理功能是藏精气，与五脏所藏者同样，都是人体中最精华、最重要的物质，但不同的是，五脏所藏的精气弥散无形，而奇恒之腑所藏者，如胆之精汁、脑髓、骨髓、脉中之血以及女子胞中之精血等，虽无固定形状，却有态可见，并且它们都是由脏腑精气进一步聚合、凝炼而成，是奇恒之腑的生理功能的物质基础。

二、脑

脑作为脏腑组织之一，由于居头巅部而位置特殊，因此，对其在脏腑系统中的地位历来颇有争议，而在争议的过程中对其性质及功能亦逐步深化而明晰。

（一）形态部位

脑本作“𡿺”（腦），从“巛”、从“囟”，“巛”像头发，囟为头盖骨，体现了其在头巅部的位置。《灵枢·海论》谓：“脑为髓之海，其输上在于其盖，下在风府。”亦说明脑居于头颅上部，而谓其为“髓之海”，则认为其为容纳脑髓之颅腔脑壳，《素问·五脏别论》脑与髓并列同为奇恒之腑，亦蕴涵有以颅壳为脑之义。但许慎《说文解字》谓：“𡿺，头髓也。”则以颅腔及其中之脑髓为脑。后世亦连脑中之髓合称为脑。

脑居于头部，为人身之元首，独立于其他脏腑之上，但与经脉关系密切，不仅有督脉入行脑内，而且奇经中的阳跷、阳维、任脉以及手足六阳经均上走头部，都与脑直接或间接连通。其于后头枕部有脑户，为颅骨之缝隙，既为督脉之经穴，亦是外邪入侵之处。

（二）生理特点

1. 脑为髓海

《素问·五脏生成》指出：“诸髓者，皆属于脑。”由于脑有聚集、容纳髓的性能，故《灵枢·海论》称之为“髓之海”。髓为精所化，乃人身中最精华的物质，能灌注五官空窍，以维持其感觉功能，又能输注于骨腔以充养骨骼，前人正是因为脑为髓海而强调其生理功能之重要性。而精又为肾所生、所藏，故脑与肾亦具有较之其他脏腑更为密切的关系，临床上对于脑的病变，特别是脑髓不足而致者，每从补肾入手治疗。

2. 脑为元神之府

《内经》未见“脑为元神之府”之说，但有“头倾视深，精神将夺矣”（《素问·脉要精微论》）之说，说明其对头脑与精神的关系，已经有一定的认识。一般认为“脑为元神之府”的说法为李时珍在《本草纲目·辛夷》条中首先提出，但成书于晋代的《黄庭内景经·至道章》已有“泥丸百节皆有神”、“脑神精根字泥丸”之说，因此，脑藏精神之说应是始自古代道教气功锻炼的体会，由于脑居头巅部，为一身之元首，故其所藏之神称为“元神”。脑藏元神这一道家理论亦为中医所接受和引用，《颅囟经·原序》已有“（孕）八月元神具降真灵也。……太乙元真在头曰泥丸，总众神也”的说法，《千金要方·针灸上》亦谓：“头者，身之元首，人神之所法。……灸过多伤神。”宋代陈无择《三因极一病证方论·头痛证治》则谓：“头者诸阳之会，上丹产于泥丸宫，百神所集。”故“脑为元神之府”应该是李时珍总结了历代道家及中医有关论述而提出的理论。到了明清时期西医学说传入以后，这一理论得到西医解剖生理学的支持，遂为医家采纳和广泛应用。

“脑为元神之府”的理论深化了中医关于脑的性能的认识，亦体现了藏象学说的发展和完善。现代一些人基于西医大脑学说，提出“脑当为脏”之说，亦有提出必须改正“心主神明”说为“脑主神明”者。其实中医并非忽略或轻视脑在生命活动中的重要性，在《内经》中亦载述了当时已经有以脑为脏的说法[“余闻方士，或以脑髓为脏，或以肠胃为脏，或以为腑。”（《素问·五藏别论》）]。但在藏象学说形成发展过程中，由于以五脏为中心的生理系统观的确立，故在脏腑分类时将脑归属奇恒之腑而不归属于脏。至于“心主神明”之说，亦是古人运用格物致知，取象比类研究方法而得出。人的精神活动紧张、兴奋，心跳立刻加快；心脏停止跳动，神志立刻丧失而死亡，这些都是“心主神明”的生理病理基础，既与西医“心死亡”的提法相符，亦是古人从直观、整体的角度对生命现象的认知，怎能谓其为谬误而加以废除？随着对脑的性能更为深刻的认识，中医提出了“脑为元神之府”的理论，这一理论与心主神明并不对立抵牾。心为出神明之脏，脑为藏元神之府，两者完全可以共存而互相羽翼、互相发明，更深化对人体生命机制和精神活动的认识，又何必为了迎合西医理论而废此存彼，灭裂中医理论！

3. 脑主五官清窍

耳目口鼻等五官居于头部，虽然分属五脏所主，但均入通于脑。脑既以五官为空窍而连通外界，感知外物，亦输注精气营养五官清窍并主持其感觉功能。《灵枢·邪气藏府病形》的“十二经脉、三百六十五络，其血气皆上于面而走空窍，其精阳气上走于目而为睛，其别气走于耳而为听，其宗气上出于鼻而为臭，其浊气出于胃走唇舌而为味”，实际就是指上走于脑部的气血对五官七窍的濡养，故《医林改错·脑髓说》认为：“两耳通脑，所听之事归于脑，脑气虚，脑缩小，脑气与耳窍之气不接，故耳虚聋，耳窍通脑之中道路若有阻滞，故耳实聋。两目即脑汁所生，两目系如线，长于脑，所见之物归于脑，瞳人色白是脑汁下注，名曰脑汁入目。鼻通于脑，所闻香臭归于脑，脑受风热，脑汁从鼻流出，涕浊气臭，名曰脑漏。看小儿初生时，脑未全，囟门软，目不灵动，耳不知听，鼻不知闻，舌不言。……至三四岁，脑髓渐满，囟门长全，耳能听，目有灵动，鼻知香臭，言语成句。”所论脑与五官的关系更为深入、详细。

（三）生理功能

中医对脑的功能的认识，开始着重于其感觉和运动方面的关系，随着“脑为元神之府”理论的确立，特别是西医脑学说的影响和渗透，对其与精神活动的关系亦有深刻的发挥。

1. 主宰生命

“脑为元神之府”，神作为生命活动的主宰和生命活力的体现，关系生命的存亡，因此脑具有主宰生命的重要生理功能。其实,《内经》虽然未有脑藏神之说,但亦已经直观地认识到其为生命死生攸关,故《脉要精微论》谓“头倾视深,精神将夺矣”,《素问·刺禁论》亦有“刺头,中脑户,入脑,立死”之说。元·赵友钦《金丹正理》则谓脑(泥丸)“乃元神所住之宫,其空如谷,而神居之,故谓之谷神。神存则生,神去则死,日接于物,夜接于梦。”而《医林改错·脑髓说》更认为:“脑髓中一时无气,不但无灵机,必死一时;一刻无气,必死一刻。”

2. 灵机记性在脑

清·汪昂《本草备要》“辛夷”条中载其同乡金正希之说:“人之记性,皆在脑中。小儿善忘者,脑未满也;老人善忘者,脑渐空也。凡人外见一物,必有一形影留于脑中。”《医林改错·脑髓说》引用金氏所言,提出“灵机记性在脑”之说,认为脑与对外物的感觉、反应以及记忆密切相关。

3. 主感觉运动

主管感觉和运动动作是脑最基本、最直观的功能。对此,《内经》已经有比较深刻的认识,《灵枢·海论》认为:“髓海有余,则轻劲多力,自过其度;髓海不足,则脑转耳鸣,胫酸眩冒,目无所见,懈怠安卧。”“髓海有余”有两种解释,一种从生理角度认为指脑髓充满则精神充沛,动作矫健灵活;另一种则从病理角度认为是指脑因邪气侵犯而致实(“邪气盛则实”),因而出现逾垣上屋、登高履险等平常所不能为的动作。两种情况都说明脑对运动动作的主持作用。《灵枢·口问》亦有“上气不足,脑为之不满,耳为之苦鸣,头为之苦倾,目为之眩”之说。盖因脑为髓海,髓充养骨骼以支持其站立动作,又直接连通耳、目、鼻等感官,故有主持感觉和运动的生理功能。

(四)脑与脏腑精气的关系

脑位于脏腑所聚居的体腔之外,独立于头首之上,但其生理病理与脏腑精气,特别是心肝肾三脏有密切关系。例如,脑为髓海,髓是脑发挥其功能的物质基础,但髓由肾中所藏之精所化生,而脑中所藏之髓又充养肾所主之骨,骨得髓养则强健矫捷。又如,心主神明而脑为元神之府,两者在精神活动方面互相配合,互相为用,而脑在精神神志方面的病变,如邪热扰动或痰浊蒙阻元神而致神昏谵妄,其病机每与邪热或痰浊蒙阻心窍相同。再如,肝主疏泄,脑中气血得其疏泄则流通调畅,肝失疏泄或肝阳亢逆,则气血上薄头脑而神昏厥逆。由于中医辨证论治,特别是药物的应用,系以五脏六腑、十二经脉系统为纲领,脑作为奇恒之腑,既不为脏,亦不属腑,故其病变常从五脏角度辨证论治。一般而言,其虚证如脑髓空虚不足等,多责之肾精亏虚,每从补肾填精入手;而实证如神昏、谵妄、痉厥等,则每从心肝论治,治以清心泻火开窍,或平肝息风止痉等。另外,脑为清窍,其所主属的五官孔窍亦须得脾肺所化生及升举的清阳灌注,感觉功能才正常,眼目昏花、耳聋重听等清窍病变,亦常认为其病机在于脾肺气虚、清阳不升,而治以升阳益气,李东垣治耳聋目障病证,即常秉此立法。总之,由于脑与五脏在生理病理上密切相关,故其病变多从五脏辨治而少有单独立法,这是中医辨证论治脑病的独特之处。

三、女 子 胞

女子胞又称胞宫、子宫、子脏、子处等，为女子藏精血，孕育胎儿之处所。因其藏精血但外形中空似腑，故《内经》将之归属为奇恒之腑。

(一) 形态部位

女子胞作为女性生殖器官，位于下腹部，如倒置梨状，《格致余论·受胎论》谓其为“子宫”：“阴阳交媾，胎孕乃凝，所藏之处，名曰子宫，一系在下，上有两歧，一达于左，一达于右。”其下有孔径连通阴道(廷孔)，《内经》称之为“子门”。

(二) 生理特点

1. 藏泻精血

女子胞作为女子的特有脏器，以蓄藏精血为主要性能，但其藏中有泻，故能排出月经，娩出胎儿。正常生理情况下，其接受冲任及胞脉所输注的血液、肾中的精气而蓄藏之，以为孕育胎儿的物质基础，若未受孕，则在天癸的作用下，到了一定时间即化为月经排出体外。其所接受的肾中先天之精亦同样藏于胞中，若与男子之精互相搏结化生胎元，则以精血妊养之，但怀胎十月，胎儿成熟，则胞宫又能将之娩出体外，以产生新生命。因此，胞宫虽然为奇恒之腑，但具有能藏能泻的生理特点，在一定生命周期内，通过有节律的藏泻精血，达成自身的生理代谢，建立了女子特有的生理周期，并发挥其孕育胎儿，创造新生命的伟大功能。

2. 受肾气主宰

女子胞必须在肾气的作用下逐渐发育成熟并发挥其功能。按《素问·上古天真论》所言，女子到了 14 岁左右，肾气充盛，才能产生能够激发生殖功能的物质——天癸，在天癸的作用下，“任脉通，太冲脉盛”，胞宫发育才成熟，从而月经来潮并有怀孕妊子的功能。到了 49 岁左右，由于肾气衰少，天癸枯竭，则冲任虚衰，胞宫失其排泄月经及孕育胎儿的功能。由于胞宫的性能受肾气所主宰，因此，其在月经及胎孕方面的病变每与肾气失调有关。

3. 与五脏及奇经关系密切

在与脏腑经脉的关系方面，女子胞与冲任督带等奇经，特别是冲任二脉的联系最密切，“冲脉、任脉皆起于胞中”(《灵枢·五音五味》)，实际上，“冲任督三脉皆起于胞宫，而出于会阴之间”(《类经·经络类》)，但“冲为血海，任主胞胎”，两脉与胞宫的功能直接相关，故更为重要。另外，胞宫尚有络脉系绕，称胞脉或包络，《素问·评热病论》谓“胞脉者属心而络于胞中”，《素问·奇病论》则谓“胞络者系于肾”，因此，胞宫虽然与五脏均有关联，但与心肾关系更为密切。同时，因为肝藏血而主疏泄，故女子胞藏泻精血，特别是输泻月经的性能，亦受肝血的盛虚、肝气的疏泄所直接影响，《临证指南医案·调经门》篇末按语因而有“女子以肝为先天”之说。至于脾，则以其运化精微，化生气血，以及统摄血液的作用，而与女子胞的性能亦甚有关联。

(三) 生理功能

1. 排泄月经

女子胞蓄藏冲任二脉及胞络所传输来的血液,以备妊养胚胎之用,在没有怀孕的情况下,贮留过久的血液已经失去其妊养作用,必须排出体外,才能推陈致新,保持其孕育功能。其排出体外之陈血,称为月经。经者,常也,盖因胞宫排出经血的功能是在肾气所激发的天癸的调节下,有规律地进行,大致上一月一行,故称“月经”,又称“月事”、“月信”。肝藏血而主疏泄,心主血脉,脾统血,冲脉为血海,胞宫排泄月经的功能与这些脏腑经络的功能均有关联,但最关键的是肾气及天癸的调控,故月经作为女性的独特生理现象,其来潮和闭止与肾气的盛衰、天癸的至绝呈现同步节律。

2. 孕育胎儿

女子胞更为重要的生理功能是孕育胎儿,培养新生命。肾中先天之精下输于胞宫,并在此与来自男性之精互相结合,化生胎元。此后胞宫即负担其妊养、孕育胎儿的重大责任,通过十月怀胎的不断培养,将胚胎培育成人。胎儿成熟以后,胞宫又将之娩出,新生命即从胞宫降生人间。其间当然需要脏腑精气血的养育,肾气的固摄,但胞宫自始至终一直是胎儿形成、发育以至诞生的处所。由于胞宫具有孕育新生命的重要生理功能,故后世一些医家,如清代程知等,认为《难经》所言之命门,就是指胞络而言。

第五节 精 气 神

精和气是维系生命活动的基本物质,神则是生命活动的主宰和生命活力的体现,其盛衰存亡关系到生命的存在及健康与否,故称之为人身三宝。关于精气神的内涵及实质,不仅是中医,亦是古代哲学的重要研究课题。历代中医在借鉴古代哲学研究成果的基础上,结合医学实践作了更为深入透彻的研究,形成了医学范畴的精气神学说,并与脏腑学说有机结合而共同构成藏象学说的核心内容。

广义之精,除了藏象学说一般所常言者(狭义之精)外,尚包括血、津液等生命所必需的精微物质,故亦为本节讨论的内容。

一、精

“精”的概念与气同样,亦导源于古代哲学的精气学说,但古代哲学的精是对气的精微性或本原性的形容和强调,指天地自然中的精微物质,为气的别名或者指气中的精华部分,故《管子》有“精也者,气之精也”之说。而在中医学中,精已经是一个独立于气的专门概念,指构成生命体、较气更为浓浊稠厚的精华物质。

(一) 精的概念及分类

中医所言人身之精,有广义和狭义之分。广义之精泛指包括血、津液、髓、水谷精微以及狭义之精等有形态但又没有固定形状的各种精微物质，狭义之精则专指气进一步聚合而成，能够化生生命、构成形体并维持生命活动的精微物质。藏象学说所言之精，一般多指狭义之精，又分为生殖之精（先天之精）和脏腑之精（后天之精）。

1. 生殖之精

生殖之精又称先天之精、元精，是禀受于父母，由父母之精结合而化生，能够繁衍、蕃育新的生命体的精微物质，即《内经》所谓“生之来谓之精”（《灵枢·本神》）、“两神相搏，合而成形，常先身生，是谓精”（《灵枢·决气》）者。按《内经》所述，先天之精为男女均有的生殖物质，藏于肾中，故亦常称为肾精。肾精不仅是繁衍生命的生殖物质，而且能够化生肾气以促进机体的生长、发育和生殖功能的成熟，主导生长壮老已整个生命过程。但后世则以父精母血说明男女生殖物质之不同，如朱丹溪《格致余论·受胎论》有“父精母血，因感而会。精之施也，血能摄精成其子，此万物资始于乾元也；血成其胞，此万物资生于坤元也”之说，则又以精专指男性之精液而言。

2. 后天之精

后天之精由水谷精微所化生。饮食水谷经过脾胃的受纳、消化、吸收，其精微者蓄藏于脏腑之中，则为脏腑之精。脏腑之精既是构成脏腑形身的基础物质，又具有长养各脏腑及其所主属的体表孔窍和形身组织的功能，同时亦化生脏腑之气，促进脏腑的功能活动，因此，亦是脏腑功能活动的物质基础。

先天之精虽禀受于父母，但出生以后还有赖后天之精的不断充养，才能盛壮成熟。另一方面，先天之精又是五脏之精的根本，而且其所化生的元阴、元阳之气亦能激发脏腑生成和蓄藏后天之精的能力。因此，先、后天之精虽然来源和功能不同，但“先天生后天，后天养先天”，两者互相为用，互相化生，密切关联。

（二）精的性质和功能

精与气虽然都是人身中的精微物质，但精已经不是最基本的物质微粒，而是由气这种最基本物质微粒所聚合而成的物质团块。精虽然亦是非常精微细致，常是不可视听触摸，但和气比较起来，已经是更接近于具体形态的物质实体，因此有独特的性质和功能。

1. 精的性质

精作为人身中最精微的物质，具有如下的性质：

(1) 精粹性：精由气聚合凝炼而成，是“气之精（华）”，所以较气更为浓厚、精粹，更具有滋营长养脏腑形身的作用。人身之精正以其具有精粹、淳厚的品性，因而贵乎充盛盈满，而不必像气那样防其亢盛逆乱而致病。

(2) 凝聚性：精的凝聚性一方面指其由气聚合而成，另一方面亦指其不具有气那样的弥散性和透达性，不能够运行不息而布达全身上下内外，而是具有凝聚不散的特性、故蓄藏于体内脏腑而不随意妄行，特别是肾中所藏的先天之精，更宜固秘而不可妄泄，故《素问·六节藏象论》有肾为“封藏之本，精之处也”之说。

(3) 流动性：虽然精在人身中不能如气那样弥散透达，但亦不是绝对的静止不动。由于其精粹细微而没有固定形状，因此亦具有流动性，能在气的推动下在脏腑组织中流行输布。

2. 精的主要生理功能

精由于上述的性质特点，因此，具有充养形神，构成生命体形质并繁衍生殖新生命等多方面的生理功能：

（1）精是生殖繁衍的物质基础：先天之精是具有生殖繁衍功能的生命原质，它禀受于父母，出生后在后天之精的归养下，充实、盛壮至一定程度，就能够孕育生殖新的生命，故《易·系辞》谓："男女构精，万物化生。"《内经》则有"两神相搏，合而成形，常先身生，是谓精"之说，张景岳《类经·藏象类》亦指出："人之生也，必合阴阳之气，构父母之精，两精相搏，形神乃成。"均强调精是生殖、繁衍新生命的物质基础。

（2）精能长养形身：生命体在诞生之前，其形身组织在母体中的是以先天之精为基础发育而成，即《灵枢·经脉》所说的"人始生，先成精，精成而脑髓生，骨为干，脉为营，肉为墙，皮肤坚而毛发长"，而生命诞生之后，又靠后天之精的不断充养而发育成长，其中脏腑之精不仅长养各脏腑自身，同时亦长养其所主属、通应的形身组织，脏腑形身得到后天之精的充养而不断发育，日趋成熟。

（3）精可化气：精既由气聚合而成，又能通过气化作用转化为气，即《内经》所说的"气归精……精化为气"。一般情况下，五脏之精化生各相应的脏气以发挥其生理功能，而藏于肾中的先天之精则化生具有促进人体生长发育以及生殖功能的肾气，因此，精（先天之精）不仅是生殖的物质基础，而且能够促进人体生长发育和生殖能力。如果说"气归（生）精"是人体新陈代谢中的合成过程，"精化为气"则是分解过程，这一过程是人体内部质与能的互相转换，体现了阴阳之间的互根互用、互相转化。另外，《内经》认为"藏于精者，春不病温"，说明精有抗御外邪侵袭致病的功能，而这一功能的根源亦在于精所化生的气能够"卫外而为固"——固护体表以防止外邪侵袭致病。

（4）精能生髓化血：张景岳在《类经·经络类》中注"精成而脑髓生"一句中说："精藏于肾，肾通于脑。脑者，阴也；髓者，骨之充也。诸髓皆属于脑，故精成而后脑髓生。"精藏于肾中，能够生髓以充实骨腔脑窍，故肾精亏者则髓海空虚而脑转耳鸣，治疗亦常以补肾填精为主。至于精化生血，则指其渗灌进入血液之中，作为血液的精华成分以润养躯体形身。有人以"精生髓，髓可以化生血液"说明"精生血"的机理，则以西医观点解释这一理论。

（5）精能养神：神既指精神活动，又是生命活力的表现和标志，而精既是生命的本原，又是维持生命活力的物质基础。《内经》所言的"两精相搏谓之神"，说明精是神的本原。故宋代《圣济经·体真篇》有"精全则神王（旺），精耗则神衰，唯天下之至精，为能合天下之至神"之说，而清·袁开昌《医门集要·养生三要》亦谓："精能生气，气能生神……精满则气壮，气壮则神旺。"则认为精能够化生气以养神。正因精能生神、养神，是神的物质基础，所以古今文献常精、神并称或直以"精神"指称"神"，而养生家亦有"积精全神"（《素问·上古天真论》）之说。

由于精为人体中的精粹物质而具有上述重要的生理功能，因此，被视为"生之本"而与气和神并称为人身三宝。

二、气

“气”作为中医理论体系中最基本、最重要的概念和范畴，是对古代哲学精气学说的吸收和引用，并通过与自身医学理论和实践体验的融合而进一步深化、提高，发展成为一个颇为完善的专门学说，称气学理论。气学理论的构建，对中医的生命观、人体观、疾病观以至独特诊治疾病方法的形成，产生了重要的影响，造就和体现了中医独特学术理念和学术特色，学习、掌握这一理论，有助于我们深入理解中医学术的内涵和本质，发挥其指导临床辨证论治疾病的作用。

（一）气的概念

“气”是中医学研究和阐明天地自然、人体生理病理以及疾病防治法则的基本学术概念。中医在吸纳、引用古代哲学精气学说的基础上，把人身之气视为天地自然之气的一部分，《素问·宝命全形论》有“天地合气，命之曰人”之说，清·喻昌《医门法律·大气论》则谓：“天积气耳，地积形耳，人气以成形耳。唯气以成形，气聚则形存，气散则形亡。”因此，在中医学中，“气”除了与古代哲学同样具有“构成物质世界的基本微粒”这一含义之外，尚作为专门名词术语而用以说明正常人体生命活动和异常病理变化机理，形成了一个颇为完整而且在中医理论体系中居重要位置的学术范畴——气学理论，亦有称为精气学说者。但古代哲学的“精气”是对气的精微性的描述，其实质即指气而言，故哲学的精气学说即为专门论气（精气）的学术理论。而在中医学范畴中，精与气已经分化为两个不同概念，因此，“中医精气学说”固然指气学理论，而广义上则包括了精与气两方面的相关内容，其内涵未免含混不清。为了规范医学范畴中“气”的内涵，避免其与“精”在概念上的混同，故有关中医“气”范畴的理论，称为“气学理论”或“气学”，比较恰当准确，至于“中医精气学说”的提法，则宜作为学术史上的资料看待。

中医气学理论最精华、最具特色的内容，就是将气视为生命体的基本构成和生命活动的内在动因，以其研究和阐明人体生命活动机理。我们可以对中医学范畴中所言“人身之气”（“生气”），给予如下的概念：气是构成人体并且维持人体生命活动、具有不息运动特性而发挥人体生理功能的物质微粒。

（二）气的生成

人身之气是天地自然之气以独特形式存在于人体这一生命有机体之中。从总体来说，人身之气来源于天地自然，是天地自然之气的一部分。但“人身小天地”，人体生命系统又是天地自然中一个相对独立的子系统，因此，从医学角度来说，人身之气具有其独特的生成和代谢方式。关于人身之气的来源和生成可从如下三个方面加以了解：

1. 先天之精化生元气

在生命的生殖和繁衍过程中，由男女之精媾和而形成的先天之精，作为生命的载体传递到新生命体中，成为生命的本原。精能化气，禀受于父母的先天之精化生为人体中最重要、最根本的气——元气。

2. 水谷精微化生后天之气

人体所摄入的水谷精微不断化生后天之气以充养形身，维持生命活动。后天之气是在受纳、摄入水谷的基础上，经过脾胃的运化，吸收其精微，而后上输于心肺，并通过经脉布达脏腑形身而同化成为为营气、卫气及脏腑之气等人身之气。

3. 由肺吸入的天空清气，与水谷精微结合而生成宗气

宗气即《灵枢・五味》所说的"谷始入于胃，……其与大气之抟而不行者，积于胸中，命曰气海，出于肺，循咽喉，故呼则出，吸则入"者，故宗气虽然亦属后天之气，但其来源及生成又与上述营卫气和脏腑之气有所不同。

由上可见，先天之精、后天水谷精微、自然界的清气是生成人身之气的三大化源。在气的生成过程中，脾胃所摄入的水谷精微不仅化生营卫气及脏腑精气，藏于肾中的先天之精亦要靠其充养，才能不断化生元气，而肺所吸入的天空清气亦必须与脾胃所上输的水谷精气相结合，才能化生宗气。因此，脾胃及其所摄入的水谷精微是生成气的最基本和最关键的要素。

(三) 气的分类

"气"作为中医学术理论的基本范畴，其内容相当广泛，既有天地自然之气，又有维持生命活动的人身之气。人身之气又称正气，具有充养形身，抗御外邪，维持正常生命活动的重要生理功能。藏象学说出于研究复杂生命活动的需要，将人身之气按其不同性质和功能作了详细的分类，其主要者有如下几种：

1. 元气

元气又称"原气"，为生命本原之气。中医认为生命本原于肾中所藏的先天之精，先天之精所化生之气，即是生命的本原之气，故称原气；又因为它是生发人身诸气的本始，又称之为元气。"元(原)气"之说出自《难经》，《难经》认为"肾间动气"为"生气之原"，故称为"元(原)气"。后世医家把命门的肾间动气类比为人身之太极，进一步分元气为元阴、元阳之气，认为是一身阴气、阳气的根本。

2. 宗气

宗，有宗主、统率之意。宗气由饮食水谷之气及吸入天空之清气结合而化生，能推动脉中气血的运行，又主持呼吸，统率机体气机运动，为全身之气的宗主，故称。宗气之名，出自《内经》，《灵枢・邪客》篇谓："宗气积于胸中，出于喉咙，以贯心脉而行呼吸焉。"《灵枢・五味》篇又称之为"大气"，后世喻嘉言《医门法律》的"胸中大气"说，是对这一理论的进一步发挥。

3. 营卫气

营气和卫气亦是由后天水谷精微所化生的正气，它们营周不休地运行于人身之中，营养维护人体生命活动。《内经》认为营气由水谷之精气所化生，其性质精专和柔，行于脉中，布

达全身而起营养作用,亦是化合生成血液的主要成分。卫气则是水谷之悍气所化生,其性慓悍滑疾,不能入于脉中而行于脉外,同样布达全身而起温养脏腑组织、固护体表、抗御外邪的作用。《内经》尚认为营卫气的运行与自然界阴阳消长同步相通应,因而是人体具有寤寐等多种生命节律的重要原因。

4. 脏腑之气

脏腑之气既充养脏腑,又是脏腑功能活动的体现,气的物质性与功能性在脏腑之气中得到完满的统一。脏腑之气各有其不同性质和功能,其中肾气又称元气并分为元阴、元阳之气,为先天之本;脾胃之气既指其受纳、运化功能,又包括能够化生各种正气的水谷精微之气,为后天之本。

5. 经气

经络是人体运行气血,沟通表里内外的通路。运行于经络之中,体现了经络生理功能之气称为经气。由于包括脏腑之气在内的多种人身之气,都通过经络的运送传输而沟通联系,布达全身,故经气就是运行于经络之中的人身正气,亦是经络生理功能的体现。

上述为比较概括地体现生理功能活动的各种人身正气,除此之外,《内经》尚有“真气”之说:“真气者,所受于天,与谷气并而充身也”(《灵枢·刺节真邪》)、“真气者,经气也”(《素问·离合真邪论》)。所言真气统指先天之气以及由后天水谷精微、天然之大气所化生的各种气,实际上亦就是人身之正气。但李东垣《脾胃论》有“真气又名元气”之说,则以“先天真元之气”理解真气,其释义与《内经》有所不同。

(四) 气的功能

人身之气按其所聚合和构成的形质而具体功能各不相同,但概括而言,其作为构成人体、体现生理功能的基本物质微粒,则有如下几方面的基本功能和作用:

1. 化生形质

气虽然极精微而无形可见,但却是构成脏腑形身的生命原质。包括脏腑经络、肢体形身、精血津液在内的所有形质,都由气聚合化生而成。《内经》的“气生形”、“气合而有形”,以及张景岳《类经附翼·医易义》的“气之为物,聚而有形;物之为气,散归无象”、清·喻昌《医门法律·大气论》的“唯气以成形,气聚则形存,气散则形亡”等,都指出了气化生人体形质这一重要功能。由无形之气化生有形之人体,其中有一个聚合、转化的过程,而由气聚合而成的精,则是这一过程的中间产物和主要环节。

2. 推动生机

气是运动着的物质微粒,不仅化生、构成人体形身,而且流行于脏腑组织之中,为脏腑组织的生理活动提供能量,使其得以发挥生理功能。《灵枢·脉度》谓:“气之不得无行也,如水之流,如日月之行不休……其流溢之气,内溉脏腑,外濡腠理。”脏腑组织在气的鼓舞推动下发挥其功能活动,故《内经》有“夫物之生从于化,物之极由乎变,变化之相薄,成败之所由也。故气有往复,用有迟速,……成败倚伏生乎动,动而不已,则变作矣”(《素问·六微旨大论》)、"气止则化绝"(《素问·五常政大论》)之说。人体的各种生命机能,如饮食水谷的受纳消化、吸收、排泄,气血精津的生成及运行转化,水液的输布代谢等,都是气运动变化,即气化作用的结果。

3. 温养形神

人身之气在推动脏腑组织的功能活动的同时,亦对其发挥温煦作用。《内经》谓"阳受气于上焦,以温皮肤分肉之间"(《素问·调经论》)、"上焦出气,以温分肉而养骨节,通腠理"(《灵枢·大惑论》),《难经》亦有"气主煦之,血主濡之"之说,均说明气对人身形体的温养作用。人身能够保持体温恒定,原因就在于气对其昼夜不息的温煦,其中卫气具有温分肉,充皮肤,肥腠理,司开阖的作用,是诸气中温养功能最为显著者。神作为生命的主宰和生命活力的体现,其存在和活动亦有赖于气的温养。由于气能养神,神靠气养,故气壮则神旺,气衰则神疲,《内经》因而亦有"神者,正气也"(《灵枢·小针解》)、"神者,水谷之精气也"(《灵枢·平人绝谷》)之说。

4. 抗御外邪

人体正气,特别是卫气,在发病之前,具有固护体表、抗御外邪,避免邪气侵害为病的作用,即《内经》所谓"正气存内,邪不可干"、"邪之所凑,其气必虚"者;在既病之后,正气又与邪气抗争,消灭邪气或驱邪外出,减轻其对人体的伤害,即《类经·疾病类》所说的"正气实者,即感大邪,其病亦轻;正气虚者,即感微邪,其病亦甚……此譬两敌相争,主强则客不能胜,必自解散而去。"因此,防御和抵抗外邪,保护机体是气的另一重要生理功能。

5. 固摄精血

人体的精血津液等阴精物质,能够守藏于内而不外耗消亡,亦有赖于气的统摄固护作用。在气的统率固摄下,血液在体内循常道不息运行而不外耗,若气失固摄,则血溢脉外而为出血,临床上称为"气不摄血";气对津液的固摄作用,则以卫气温养皮肤、司汗孔开合,以及肾气主五液、主持膀胱气化并司前后阴开合等功能而实现;而气对精的固摄,则主要表现为肾气的封藏固秘作用。总之,固摄精血津液等阴精,是气的重要功能之一,即《素问·生气通天论》所说的"阴者藏精而起亟也,阳者卫外而为固也"。

上述气的功能,是由其物质性和能动性所决定的。气的能动性使其所构成的物质表现出一定的功能,而各种物质之所以具有相应的各别功能,则是由于不同质的气的运动,或者是相同质的气的不同运动的结果。正是由于气是物质和功能的统一体,因此,既是构成形身、维持生命活动的基本要素,又是脏腑生理功能的体现。

(五) 气化和气机

气的运动变化是生命活动的主要方式,气如何在生命体中运动?如何从气的运动方式探讨生命活动机理?中医气学理论提出了气化、气机等概念,并运用这些概念深入而透彻地研究、阐明了气的运动变化机制。

1. 气化

在中医学中,气化一方面指人体与外界的物质交换,即内气与外气之间的交换转化过程;另一方面,则指人体内部各种气以及由其所构成的各种物质形态(如气血津精)之间的生成转化过程。因此,气化就是气在运动过程中所发生的变化。

《内经》提出了"气化"的概念,并把生命活动看成是人身之中的气化过程,《素问・六微旨大论》认为:"物之生,从于化;物之极,由乎变,变化之相薄,成败之所由也。"《素问・五常政大论》则谓:"根于中者,命曰神机,神去则机息;根于外者,命曰气立,气止则化绝。……气始而生化,气散而有形,气布而蕃育,气终而象变,其致一也。"气化概念的提出以及经过后世医家进一步继承发挥而形成的气化学说,体现了中医对生命本质和生命活动机理的独特认识。

(1)气化的基本形式:物质世界的多种多样,人体生命的恒动不息,都原因于气化运动。包括生命活动在内的气化运动,主要表现为渐变(化)与突变(变)、聚合与分解(离散)等形式。

变与化　概括地说都是由一种形态转为另一种形态,但其形式有渐变与突变之别。至于何为突变,何为渐变,历来解释互不相同,有以变为渐变,化为突变者,亦有持相反意见而认为渐变为化,突变为变者。然不论何者为变,何者为化,都说明变化有渐变(量变)和突变(质变)两种形式。《内经》言变化者甚多,《素问・六微旨大论》谓:"物之生,从乎化;物之极,由乎变。变化之相薄,成败之所由也。"王冰注释该段经文时作出更深刻的阐发:"故物之生也,静而化成;其毁也,躁而变革。是以生从乎化,极由乎变,变化不息,则成败之由常在。"不仅说明变化有渐变(化)和突变(变)两种形式,而且指出变化是事物生存毁灭、生命死生的根由。

聚合与离散　中医从生理角度研究气的分解(离散)和聚合,认为人秉外气以立命,生命过程就是气的聚合和分解过程:一方面,摄入饮食有形之物,先分解成为精微之气(食气)而后才能为人体所吸收利用;而食气进入人体以后又必须通过聚合,才成为气、精、血等有机生命物质。另一方面,人体内部的物质转化,有形的精血、形肉亦可分解成为具有能动作用的气,而气亦可聚合成为精血,进一步再聚合成为形身组织。生命就是这样的一个气的聚散过程。在这个过程中,聚合由无形转化为有形,属阴;分解则由有形转化为无形,属阳;故称"阳化气,阴成形"(《素问・阴阳应象大论》)。可见人体同环境之间的物质和能量交换,以及人体自身的生长壮老已过程,都是在气化作用中进行的,气化包括了生物学所指的新陈代谢作用。在新陈代谢过程中,生物体从外界吸取营养成分以转化为自身组成物质或能量贮备的环节称为同化作用(合成代谢);而将自身组成物质分解产生能量及代谢产物的环节称异化作用(分解代谢)。因此,聚合和分解、成形与化气的气化过程,实际就是中医对人体新陈代谢过程中的同化作用和异化作用的认识和表述。

气有聚有散,有变有化,但"化不易气",作为构成物质的基本微粒的气,在聚散、变化的气化过程中保持不变。因此,气之有无盛衰,实际就是指人体气化功能的有无强弱。在与外界的物质交换过程中,由外气转化为内气的过程占优势,则人身之气充盛;反之则衰弱;如果气化功能丧失,则生气灭绝,即为无气,无气则死,人的死生虽然是由自身生气的聚散有无造成,但对自然界之气来说,并未因之而变易增减。

(2)重气化不重形质:《内经》有"百病皆生于气"之说,这是基于气化是生命活动的基本形式的见解,提示必须重视研究气化活动以了解人体的正常生理机制和异常病理变化,通过对失常的气化运动的调整以治疗疾病。《景岳全书・杂证谟》对此有颇为深透的阐发:"夫人之有生,无非受天地之气化耳。及其成形,虽有五行、五志、五脏、六腑之辨,而总唯血气为之用。然血无气不行，血非气不化，故经曰：血者，神气也。然则血之与气，诚异名而同类，而实唯气为之主。是以天地间阴阳变迁，运数治乱，凡神神奇奇，作用于杳冥莫测之乡者，无非气化之所为。使能知此而气得其正，则何用弗臧！一有违和而气失其正，则何往弗否！故帝曰：百病生于气也。”张氏通过对“百病生于气”理论的发挥，阐明了中医重气化的学术思想及其临床的指导意义。

中医之所以有重气化不重形质之说，系因气化理论基于整体恒动观，从功能角度去研究和认识正常的生命活动和异常的病变状态，比较客观地从人体内部的整体联系以及人与自然相关统一的角度揭示生命活动规律和疾病机理，体现“天人相参”、“表里通应”整体观念。另一方面，之所以重视人体气化功能而略于形质结构的研究，亦因为古代医家在医学实践的过程中，深刻地体会到离开气化功能去研究形质，等于研究已经失去生命活力的死尸，不能达到了解生命活动机理、揭示生命活动规律的目的。因此，“重气化而不重形质”的研究方法可谓是古代中医学术研究的明智选择。当然，重气化并不是否定形质的重要性，而是在气化与形质之间，相对而言比较重视前者，并从前者入手以研究后者而已。

2. 气机及其升降出入

气机是指气的运动变化机理。气机与气化虽然同样都是关于气的运动变化的理论，但气化着重于研究和阐释气的变化机理和变化方式，而气机则主要研究和阐释气的运动机制和方式。由于变化亦是一种运动，而运动的结果不一定发生变化，因此，气化一般是通过气机运动而实现，但气机运动却不一定包涵气化活动，这是两者的不同。

“气机”作为中医的专有名词术语，在古籍中并未明确提及，但关于气机的升降出入，则自《内经》以次的历代医籍，均有精辟论述。《素问·六微旨大论》首先提出：“出入废则神机化灭，升降息则气立孤危。故非出入，则无以生长壮老已；非升降，则无以生长化收藏。是以升降出入，无器不有。故器者生化之宇，器散则分之，生化息矣。故无不出入，无不升降。”王冰注释上述经文时说：“升无所不降，降无所不升，无出则不入，无入则不出，”“出入升降，生化之元主，故不可无之。”喻嘉言《医门法律·大气论》则谓：“大气一衰，则出入废，升降息，神机化灭，气立孤危矣。”周学海《读医随笔·升降出入论》不仅强调“升降出入者，天地之体用，万物之橐籥，百病之纲领，死生之枢机也”，并且认为：“人身肌肉筋骨，各有横直腠理，为气所出入升降之道。升降者，里气与里气相回旋之道也；出入者，里气与外气相交接之道也。里气者，身气；外气者，空气也。”上述各说均是在《内经》的基础上，强调说明升降出入是气的基本运动形式，而生命就存在于气的升降出入运动之中。因此，气机一词，当是后世总结前人有关气升降出入的精辟论述而提出的名词术语。

升降出入作为气机运动的基本形式，体现于藏象经络学说的各个方面。从脏腑气机的运动方式来说，肝气主升而肺气主降，肾气主纳（入）而肺气主呼（出），肾水之气上济而心火之气下降，脾胃之气一升一降，居于中央而为枢纽，这些脏腑的气机运动构成了人体气机升降出入运动的核心；从十二经脉的气机运动来说，则有手足三阴三阳经“开合枢”的出入枢转，以及“手之三阴，从藏走手；手之三阳，从手走头；足之三阳，从头走足；足之三阴，从足走腹”（《灵枢·逆顺肥瘦》）的升降；其他诸如五脏的“藏而不泻”和六腑的“泻而不藏”、卫气的出表入里、水谷精微的表里上下布散等，均“无不出入，无不升降”，都体现了以气机升降出入为基本形式的生命活动机制。而气机升降出入失常，如气逆、气陷、气滞、气闭、气结、气泄、气耗等，亦常是疾病的基本病机，因此，“百病皆生于气”实际亦就是生于气机的升降出入失常。

3. 生命不息,气机不止

《内经》用“升降”简约概括天地自然的气机运动方式,视天地之气的升降运动为自然界运动变化的原因,认为“气之升降,天地之更用也”,盖因天地包容万物,至大无外,故言其升降而不言出入。而对于人体而言,则升降出入是生命运动的基本形式,通过气机的升降出入,人体一方面不断吐故纳新,与外界进行物质交换,另一方面又保持内环境的动态平衡。呼吸运动、气血循环、水液代谢、饮食物的消化吸收输布排泄、精气血津液之间的互相转化等等,都是在气机的升降出入运动中进行。每一个有生化功能的生命体(《内经》称之为“器”)都存在着气机的升降出入。生命不息,气机不止,只有“器散”——生命解体了,气机运动才停息下来。这种关于气机升降出入运动的认识,客观地反映了生命活动的本质。中医把人体视为一个恒动不息的有机整体,正是基于对气机升降出入运动机制的深刻认识而形成的生命观。

“气”是中医研究人体生命活动和病理变化的独特学术概念和学术范畴,气化和气机则是阐明和研究气的运动变化的理论,其中气化着重研究气的变化及其结果,气机则着重研究气的即时运动形式和机理,两者互相为用,共同对气的性质及功能作出深刻的阐发。

三、血

血是由水谷精微所化生,运行于脉中,富含营养物质而具有濡养脏腑形身作用的红色体液。血属于广义之精的范畴,与气同为营养人身的重要物质且互相依存,故常气血并称,但相对而言,则气属阳而血属阴,故又常称为“阴血”。血虽然是流动于人身的液态物质,但中医学着重于研究其性能功用,从生理角度将之视为人体某些功能的集合,故常称为“血”而不与西医同样称为“血液”,因此,中医所称的“血”与西医生理解剖所称的“血液”,虽然有类似之处,但严格地说,尚属于不同范畴的概念,不能完全等同。

(一) 血的生成和性质

血以其由水谷精微所化生,呈现红赤色而富有营养作用,其构成成分和生成方式有其独特之处,故《内经》有“血者,神气也”之说。

1. 血的构成

血来源于脾胃所摄入的水谷精微,《灵枢·决气》谓:“中焦受气取汁,变化而赤,是谓血。”意谓中焦脾胃接受水谷精微之气及汁液以后,经过一番变化之后就化生成为血。但水谷精微之气并不直接化生血,而是生成营卫二气,其中性质精专的营气才得以入于脉而化生为血,即《灵枢·邪客》篇所言的“营气者,泌其津液,注之于脉,化以为血”。因此,《内经》认为构成血的基本成分是饮食水谷经过消化吸收后化生的营气和津液。后世医家在此认识的基础上,根据精血互相化生的理论,进一步认为血的构成除了营气和津液这两种基本成分之外,脏腑之精亦参入其中,如《张氏医通·诸血门》谓:“气不耗,归精于肾而为精;精不泄,归精于肝而化清血;血不泻,归精于心,得离火之化而为真血。”

2. 血的生成

源于饮食水谷的营气和津液为什么能够化生红赤色的血？其间必定有一番复杂的变化，前人对此做了深入的探究和推理。《灵枢・营卫生会》指出："此（中焦脾胃）所受气者，泌糟粕，蒸津液，化其精微，上注于肺脉，乃化而为血。"说明营气与津液化生于中焦之后，上注于肺脉而变为血。《灵枢・痈疽》对此讲得更具体："中焦出气如露，上注溪谷而渗孙脉，津液和调，变化而赤为血，血和则孙脉先满溢，乃注于络脉，皆盈，乃注于经脉。"认为上注于肺脉的营气和津液是在孙络中开始和合变生为血，并且由孙络至络脉再至经脉，逐步精炼聚合而流淌于经脉之中。

在血的生成过程中，脾胃运化水谷精微以提供化源，心主血脉、肺朝百脉既提供变化为血的场所，又以心火、肺气促成营气和津液的凝炼聚合，使之变化为赤色之血。至于肝肾，既渗入其阴精以为血之成分，又以其阳气协同心肺的蒸炼作用，即周学海《读医随笔・气血精神论》所说的"夫血者，水谷之精微，得命门真火蒸化，以生长肌肉皮毛者也。"可见"变化而赤"的生血过程，是在多个脏腑分工协作下完成的。

（二）血的运行

脉为血之府，血在经脉中流行不止，环周不休，布达全身而起濡润营养作用。血在气的推动、脏腑的调控下，以一定的节律运行于经络之中。

1. 血的运行方式和节律

经络是血运行的通道。由于经络是一个闭合的网络，因此，血能够在其中流行不止，环周不休，并且具有相对不变的运行节律。关于血的运行节律，《内经》虽然未明确述及，但据《灵枢・邪客》"营气者，泌其津液，注之于脉，化以为血，以荣四末，内注五脏六腑，以应刻数焉"之论，则营气的运行方式和节律，就是血的运行方式和节律。按《灵枢・五十营》、《灵枢・营气》等篇所述，可知作为营气的载体的血，与营气同样按"手太阴经→手阳明经→足阳明经→足太阴经→手少阴经→手太阳经→足太阳经→足少阴经→手心主厥阴经→手少阳经→足少阳经→足厥阴经→手太阴经"的次序循环不息地在周身运行，一日一夜共运行五十周次。

2. 调节和控制血运行的机制

血能够在体内按一定路线有节律地运行不息，首先是有脉的约束。脉作为血的循行通道，对血起着壅遏约束作用，使之按一定方向有规律地运行而不随便逸散耗亡，故《内经》谓脉为"血之府"，认为其功能是"壅遏营气，令无所避"（《灵枢・决气》）。

血为脉所约束而存在于脉中，但其运行尚需气的鼓舞和推动。人身的正气对血都有鼓舞、推动作用，而其中最主要者为宗气。宗气的生理功能，除了行呼吸，发音声之外，最重要者就是"贯心脉"以推动血行，故《内经》称之为"脉宗气"，认为其"出于喉咙，以贯心脉而行呼吸"（《灵枢・邪客》），如果"宗气不下，脉中之血凝而留止"（《灵枢・刺节真邪》）。后世亦因此而有"气为血帅"、"气行则血行，气滞则血瘀"之说。

血的循行亦与脏腑功能密切相关，受其调节控制，其中心主心脉，心气对血起直接的温养和推动作用;肺以其主气的功能而“朝百脉”,协助心推动和调节血行;脾除了提供化生血的资源之外,尚能统摄血,使之循行脉中而不妄行;肝既主疏泄又有藏血功能,在肝的贮藏和疏泄调控下,“人卧则血归于肝”,动则血运诸经,维持其协调和动态平衡。总之,血就是在心肝脾肺四脏的调节控制,并在气的推动下,以一定的节律在人身中循行不息,发挥其对脏腑组织的滋荣润养作用。

(三) 血的功能

血周行于人身之中,具有营养全身脏腑组织以及精神活动的作用,是维持生命活动的重要物质基础,其功能主要包括下述三方面:

1. 濡养形身

血作为人体最富含营养成分的液态物质,通过经络而布达全身,濡养脏腑组织、肢体孔窍。脏腑形身得其营养,才能生长发育,发挥正常生理功能,故《内经》谓:“人之所以生成者,血脉也”(《灵枢·九针论》)、“肝受血而能视,足受血而能步,掌受血而能握,指受血而能摄”(《素问·五藏生成》)。《景岳全书·血证》对此有更详细、具体的论述:“(血)灌溉一身,无所不及,凡为七窍之灵,为四肢之用,为筋骨之和柔,为肌肉之丰盛,以至滋脏腑,安魂魄,润颜色,充营卫,津液得以通行,二阴得以调畅。凡形质所在,无非血之用也。”而《难经》则将其功能总结为“血主濡之”。因此,血充盛则不仅脏腑功能正常,而且形体健旺而颜面红润光泽,血亏虚或瘀滞则可出现形容枯槁,眼目昏花,爪甲枯裂,肌肤甲错,肢体麻木不仁等病态,即《景岳全书·血证》所说的“血衰则形萎,血败则形坏,而百骸表里之属,凡血亏之处,则必随其所在而各见其偏废之病。”

2. 涵养神

神是生命活动的主宰,但必须以气血为其物质基础,即《内经》所谓“血脉和利,精神乃居”(《灵枢·平人绝谷》)、“血气者,人之神”(《素问·八正神明论》)者。另外,精神情志活动虽然为五脏所主,但亦需要血的涵养,故《内经》又有“心藏脉,脉舍神”、“肝藏血,血舍魂”、“脾藏营,营舍意”(《灵枢·本神》)之说。由于血对精神活动具有涵养作用,因此血旺则神得其养而旺盛充沛,思维清晰,反应敏捷。血虚则神失所养而衰颓不振,甚则愦乱昏迷;瘀血闭阻或血热扰乱心神,则可见神昏谵妄或狂乱躁扰。在情志活动方面,如心脾血虚则惊悸怔忡,虚烦不寐,肝血亏虚则失眠多梦等等,均是血虚而神失藏舍涵养所致。

3. 涵载气

气血既同源于水谷精微,又一阳一阴,互相维系,即《内经》所说的“阴在内,阳之守也;阳在外,阴之使也”(《素问·阴阳应象大论》)。虽然气能行血而为血之帅,而血亦能载气而为气之母,周学海《读医随笔》专立“气能生血血能藏气”之论,谓:“血藏气者,气之性慓悍滑疾,行而不止,散而不聚者也,若无以藏之,不竟行而竟散乎!唯血之质为气所恋,因以血为气之室,而相裹结不散矣。”《张氏医通·诸血门》亦谓:“人身阳气,为阴血之引导,阴血为阳气之依归。”唐容川《血证论·阴阳水火气血论》亦谓:“(气血)一阴一阳互相维系,而况运血者即是气,守气者即是血。”所论均在指出气能行血的同时,强调血涵载气的功能。

四、津　　液

津液是体内一类具有营养滋润作用的体液的总称,包括津和液,两者的性质和功能虽有差异但基本类同,故常并论合称。津液作为与精血同样由水谷精微所化生的液态物质,虽然没有精血那样精粹和宝贵,但亦是对脏腑组织具有营养、濡润作用的生命基本物质。

(一) 津和液的性质和功能

津和液都是由脾胃摄入和运化的水谷精微所化生,两者的来源和生成方式相同,其性质和功能则既相同又互有差异,故分而为二,合则为一而统称津液。

1. 津液的性质

津和液同样都是润养人身的体液,饮食水谷中的水液是其主要来源,并富含水谷精微所化生的营养物质,因此,既具有流动性又具有一定的浓浊黏稠度。但两者的性质尚有差异,《灵枢·五癃津液》篇谓:"水谷皆入于口,……津液各走其道。故上焦出气,以温肌肉,充皮肤,为津;其留而不行者,为液。"《灵枢·决气》篇则谓:"腠理发泄,汗出溱溱,是谓津。……谷入气满,淖泽注于骨,骨属屈伸,泄泽,补益脑髓,皮肤润泽,是谓液。"由此可知:津为体液中比较清稀者,故其流动性较强,能够流行于全身内外,既透达于肌肤,并从汗孔出于体表,亦能够内入于血脉之中,成为血的组成成分而流行于全身。液则为体液中比较浓厚稠浊者,流动性较弱,主要渗灌于关节、孔窍、脑髓之中,"留而不行"而起濡润作用。

2. 津液的生理功能

津液作为人身的体液成分,共同具有濡养形身组织、化生血液、调节体内水液代谢平衡的功能,由于两者的性质及在人身中输布部位的不同,其功能亦有所不同。

(1) 津的生理功能:津以其清稀、流动性强的特性,具有如下生理功能:

润养肌肤　津能够外达肌肤腠理,起滋润、濡养作用,肌肉皮肤在其滋养下,滑利润泽而富有弹性,若津液亏耗则肌肤枯皱干燥无泽。

化生血　津又能入于脉中,与营气结合,"变化而赤"而成为血。由于津是生成血的主要成分之一,故失血可能导致津亏,因此《内经》有"夺血者无汗,夺汗者无血"之说,《伤寒论》亦有"衄家不可汗"、"亡血家不可发汗"之戒,盖因汗亦由津所化之故。

维持体液平衡　津为汗源,其行于肌肤,在阳气的蒸腾下出于体表则为汗;下行于膀胱,在肾的气化蒸腾下,则化生尿液而排出体外。因此,津能够通过化生汗液、尿液以排出体内的多余水液,从而维持机体体液平衡。而在汗液和尿液的生成和排泄过程中,亦同时排出体内的代谢产物。另外,出汗又是机体维持体温恒定的一种重要机制,因此,津具有调节体内环境,维持体液平衡、体温恒定的重要生理功能

(2) 液的生理功能:按《灵枢·决气》、《灵枢·五癃津液别》等篇所述,液以其浓稠、淖泽的性质,具有如下濡润充养的作用:

濡润关节孔窍　液灌注于骨属关节之中,营养骨属,滑润关节,使之屈伸滑利自如,运动灵活。《灵枢·口问》则有"液者所以灌精濡孔窍者也"之说,说明液有濡润孔窍功能,眼、

耳、口、鼻等孔窍得其滋润营养,才能发挥作为感官的感知外界事物的功能,而滑润这些孔窍的体液,亦作为眼泪、口涎、鼻涕等分泌物排出体外。另外,液亦濡润体内胃肠腔道,使其传送化物的功能正常,如果肠液干枯不足,则饮食水谷及其糟粕不能正常传送,大便干结而难以排出。

补益脑髓 《灵枢·五癃津液》谓:"五谷之津液和合而为膏者,内渗入于骨空,补益脑髓,而下流于阴股。"可知液有渗入骨腔、脑窍,补益、化生骨髓、脑髓的功能。如果液亏而髓失补益,则脑髓空虚而脑转耳鸣,骨髓不充而腰酸腿软。

润泽皮毛 液亦有润泽肌肤毛发的作用,皮肤毛发得其润养,则柔润有泽,失其润养则皮肤干燥枯皱,甚则皲裂,毛发亦枯折无泽。

以上为津和液的各别功能,但由于津液既同源又性状相似,且可互相转化,因此,常两者统称并论,而上述所论亦常作为其共有功能。

(二)津液的生成、输布和排泄

津液作为构成人身并发挥重要生理功能的生命物质,在体内不断生成和输布,并携带其他代谢废物排出体外。津液通过不断新陈代谢而维持其在体内的动态平衡,《素问·经脉别论》的"饮入于胃,上输于脾,脾气散精,上归于肺,通调水道,下输膀胱,水精四布,五经并行",概括地说明了这一过程。

1. 津液的生成

水谷饮食入胃以后,经过脾胃的运化腐熟,再由小肠、大肠在泌别清浊的过程中吸收其中的液体成分,然后由脾上输至肺,则成为津液而布达全身。可见津液虽然是人身之体液,但它不仅由水分构成,而且富含溶解于水分中的精微物质。其间小肠在这一过程中"泌泌别汁"以吸收富含精微的液汁、大肠在传导糟粕、形成粪便时对水液的进一步吸收,是生成津液的主要环节,故《灵枢·经脉》篇论脏腑经脉病机,有"大肠手阳明之脉……是主津所生病者"、"小肠手太阳之脉……是主液所生病者"之说。

2. 津液的输布

津液在胃肠中生成后,通过脏腑的气化作用,经由经脉而输布于全身。其中肺、脾、肾、三焦等脏腑对津液的输布起着主要作用。

(1)脾的运化转输:脾以其运化、升清的功能,将生成于胃肠中的津液运输至肺,再由肺布达全身。若脾的运化功能失常,则津液不能正常上输于肺,留积于肠胃之中,化生痰饮水湿,或上关于肺而致咳喘,或溢于肌肤而为水肿,或走于胸胁、心下而为悬饮、支饮、留饮诸证。

(2)肺的宣发肃降:肺通过"朝百脉"、主治节的功能通调水道,将承接自脾的津液,经由经脉宣发于全身,又通过其肃降功能将经过吸收、利用后余下的津液连同其中的代谢废物一同下输膀胱。如果肺输布功能失常,津液失其宣发则停积于肺而为痰饮,失其肃降则泛于肌肤而为水肿,故后世有"肺为水之上源"之说。

(3)肾的气化:肾是津液代谢的主持者,《素问·逆调论》说:"肾者水脏,主津液。"肾在津液输布代谢过程中,除了推动脏腑之气对津液的运化输布之外,更以其气化作用蒸腾下归膀胱的水液，使其中之清者重新进入输布循环过程而再被利用，而其浊者则化为尿液，通过肾气的开阖作用而排出体外。

（4）三焦的决渎通调：《素问·灵兰秘典论》谓："三焦者，决渎之官，水道出焉。"三焦作为"水谷之道路"，具有疏通水道，协助肺、脾、肾等脏通调水液，保持津液输布排泄通畅的功能。三焦功能失常，则津液代谢不畅，潴留而为病，故吴崑在注释《灵兰秘典论》时谓："上焦不治，水泛高原；中焦不治，水停中脘；下焦不治，水蓄膀胱。故三焦气治，则为开决沟渎之官，水道无泛溢停蓄之患矣。"

由上可见，津液在体内的循行输布，主要是在脾的运化、肺的宣发肃降、肾的气化以及三焦通调水道等作用下进行的，因此，有关津液代谢障碍疾病的辨证论治，往往必须从这些脏腑入手。

3. 津液的排泄

津液在输布过程中通过新陈代谢发挥其生理功能，其代谢产物连同多余部分通过以下方式排出体外：

（1）出汗：运行于体表的津液，在阳气的蒸腾下，从汗孔出于体表则为汗液，即《灵枢·决气》所谓"腠理发泄，汗出溱溱，是谓津"者。出汗一方面排泄连同代谢产物在内的多余的水液，一方面亦是发散体内热量，维持体温恒定的一种调节机制，故高温环境下或发热病人常出汗较多，而出汗过多则当防其耗伤津液。

（2）小便：津液在全身输布后，其代谢产物下归于膀胱，在膀胱经过肾的气化以后化生为尿液而排出体外，小便亦是津液的一种主要排泄方式。因此利小便常与发汗同为治疗因津液代谢失常所致的水肿的方法，《素问·汤液醪醴论》的"开鬼门，洁淨府"、《金匮要略》的"诸有水者，腰以下肿，当利小便；腰以上肿，当发汗乃愈"等治疗水肿方法，即基于此。

（3）大便：肠中的津液，有一部分亦挟带于大便中，随大便排出体外。若脾运化津液的功能失常，不能上输于肺而留于肠中，则而为泄泻大便溏烂甚或水样，故泄泻过甚，亦可导致津液脱失。若肠中津液枯少，则肠道失润，大便干结而为津亏便秘。

（4）呼吸：在呼吸过程中，肺中的津液亦有一部分化为水气，与呼出的空气一同排出体外，故呼吸亦是调节津液平衡的一种排泄方式。

（5）孔窍分泌物：痰、涕、唾、涎、眼泪等孔窍排出的液态分泌物，亦是由津液所化生、代谢的排泄物，《素问·宣明五气》篇将涕、泪、涎、唾与汗合称为"五液"，其意在于说明该五者为津液所化生的分泌物，严格来说，是津液的不同存在形式而不能说其为五种不同类型的津液。

津液在代谢过程中就是以上述方式排出其代谢产物，通过津液的不断摄入化生，不断代谢排泄，从而维持其在体内的动态平衡。而这些代谢产物的化生，既是脏腑气化作用的结果，亦受自然界四时阴阳和生活环境所影响和调节，即《灵枢·五癃津液别》篇所说的"天寒衣薄则为溺与气，天热衣厚则为汗。"

五、神

"神"是中医学应用最广泛的概念之一，与古代哲学同样，神具有多方面、多层次的含义。而其在医学领域的最主要运用,则是作为藏象学说中的基本概念和学术范畴,说明人体的生命活力和精神活动机制。

(一) 神的概念

现代常将指人的意识、思维和心理活动的神称为“精神”,但在中医文献中,精和神虽然互相依存,密切关系,仍是两个互相独立的概念,即使精神并称,如《素问·生气通天论》所言的“传(抟)精神”、“精神乃治”、“精神乃央”等,亦是指精气和神明的复合称谓。

另外,从字义上讲,“神”字除了作名词术语外,尚用作形容词以说明事物的神奇、玄妙,如《素问·上古天真论》的“生而神灵”以及《灵枢·藏府邪气病形》所言之“按其脉,知其病,命曰神。……知一则为工,知二则为神,知三则神且明矣”等均是。同时,基于神的“玄妙莫测”的形容词含义,《内经》等古籍亦与古代哲学同样,用“神”或“神明”来指称天地自然在运动变化中神妙莫测,又无不知照的自然力,如《素问·阴阳应象大论》的“阴阳者,神明之府也”、“玄生神,神在天为风”及《素问·天元纪大论》的“阴阳不测谓之神”、《素问·五运行大论》的“天地之动静,神明为之纪”等等皆是。而作为藏象学说基本名词术语的“神”,则包含有如下两个层次的意义:

(1) 生命活力及其外在表现:人的生命活动,与自然界运动变化一样,既复杂又奥妙,故中医将生命活动在整体层次上的总概括——生命活力称之为神。按《内经》所述,神与生俱来:“(男女)两精相搏谓之神”(《灵枢·本神》),处于孕育阶段的胎儿已经具有神。神既是生命的活力,又是生命存在的征象,其盛衰反映了生命力的强弱,而“神去则机息”(《素问·五常政大论》),失去了神,生命将停息而不复存在,这就是《内经》反复强调“得神者昌,失神者亡”(《素问·移精变气论》)、“失神者死,得神者生”(《灵枢·天年》)的原因所在。亦正因此,不论诊病治病,都“必先本于神”(《灵枢·本神》)。由此可见,广义之神,既包括意识思维、情志活动等狭义之神,又不止于意识思维情志活动,而是从生命活动最高层次对整体生命活力的概括和表述。

(2) 意识思维和情志活动:狭义之神则专指精神活动而言,主要包括感知、思维、情志三个方面,按《灵枢·本神》所言,其感觉意识由魂和魄所主持,思维则包括心(心理)、意、志、思、虑、智等过程,而情志活动则有怒、喜、思、忧、悲、恐、惊等类型。它一方面通过对外界事物的接触而感知外部世界,另一方面又通过对各种感觉材料进行思考、分析、判断等思维活动,认识物(外部世界)我(人体自身)及其相互关系,从而对自身生命活动进行调节控制,对外界刺激作出反应行动,达到内外环境的沟通和协调。《灵枢·本藏》认为:“志意(精神活动)者,所以御精神,收魂魄,适寒温,和喜怒者也。……志意和则精神专直,魂魄不散,悔怒不起,五脏不受邪矣。”就是对神是生命活动的主宰这一重要生理功能的说明和强调。

因此,狭义之神(精神情志活动)作为广义之神(生命活力)的一部分,既是其主要的外在表现,又是其直接的调控者。

(二) 神的维系和主宰

1. 精气血对神的营养和维系

中医认为神作为一种生命现象和功能状态,系以精气血等生命物质为基础,有赖于这些生命物质的营养和维系,才能葆有生命活力,故《内经》有“神者,水谷之精气也”(《灵枢·平人绝谷》)、“两精相搏谓之神”(《灵枢·本神》)、“阳气者,精则养神”(《素问·生气通天论》)、“血气者,人之神”(《素问·八正神明论》)等说法。

2. 心主神明和五脏藏五神

中医尚认为神寄藏五脏之中,通过脏腑功能活动而得以体现,并由五脏分工协作而完成,即《素问·宣明五气》所说的“心藏神,肺藏魄,肝藏魂,脾藏意,肾藏志”。由于五脏都有寄藏和调控精神活动的功能,故亦称为“五神脏”。但五脏之中,心与神的关系最为重要:“心者,君主之官,神明出焉”(《素问·灵兰秘典论》);“心者,生之本,神之变也”(《素问·六节藏象论》);“心者,五脏六腑之大主也,精神之所舍也”(《灵枢·邪客》)。心所藏的神,应该是包括生命活力在内的广义之神,正因心藏神,才确立了其在人身中为“君主之官”、“五脏六腑之大主”、“生之本”的重要地位,后世“心主神明”之说,正是上述理论之总结。而这种神为心所统主而又分主于五脏的理论,体现了中医认识生命活动机理的整体观念。

3. 五脏化生五志

五志亦是精神活动的一个方面,是人体对外界刺激所作出的情绪反应。按《素问·阴阳应象大论》所述,五志由五脏之气所化生:“人有五脏化五气,以生喜怒悲忧恐。”具体而言则是:肝“在志为怒”,心“在志为喜”,脾“在志为思”,肺“在志为悲”,肾“在志为恐”。可见情志活动亦是由五脏所主持,是五脏脏气对外部刺激做出的应激反应。

(三) 精神活动的类型

精神活动是一个复杂、奥妙的过程,中医在认识精神活动机理时,将其分为感觉与反应、思维、情志等三个方面加以研究探讨。

1. 魂和魄

人体的感觉意识和动作反应,是精神活动的基础部分,《灵枢·本神》认为这部分精神活动是在神主导下,由魂魄配合进行的:“随神往来者谓之魂,并精而出入者谓之魄。”关于魂魄之义,唐·孔颖达《左传·昭公七年》注疏说:“形气既殊,魂魄亦异,附形之灵为魄,附气之神为魂也。附形之灵者,谓初生之时,耳目心识、手足运动、啼呼为声,此则魄之灵也;附气之神者,谓精神性识渐有所知。”张景岳《类经》引用孔氏之说,并进一步加以解释:“精对神而言,则神为阳而精为阴;魄对魂而言,则魂为阳而魄为阴。故魂则随神而往来,魄则并精而出入。……魂之为言,如梦寐恍惚,变幻游行之境皆是也。……魄之为用,能动能作,痛痒由之而觉也。”可见关于感觉、反应的精神活动,魄指本能的感觉和动作,魂则指有意识的感知活动。魄属阴而依附于形,精足则形壮魄旺而感觉灵敏,反应敏捷;魂则属阳而随神往来,负责对外部事物的感知(较感觉更为深刻)及对所感知的信息的初步贮存,而梦寐、幻觉、梦游等,亦是魂所主持的精神活动正常或失常的结果。因此,魂和魄功能虽有不同,但都是在神主导下进行的精神活动的基础部分。

《内经》又有“肝藏血,血舍魂”,“肺藏气,气舍魄”之说,盖因心藏神而主血脉,“血者,神气也”,故“随神往来”之魂寄于藏血之肝。至于肺藏魄,则因肺主气,魄虽属阴而依附于形精,但其感觉、动作的过程需要肺所主之气的充养、维系,故谓“肺藏气,气舍魄”。这种魂属阳,随神往来而舍于阴血;魄属阴,并精出入而舍于阳气的理论,亦体现了阴阳互根互用的基本学术观念。

2. 思维活动

《灵枢·本神》篇以“心、意、志、思、虑、智”概括思维活动的各个环节:“所以任物者谓之心,心有所忆谓之意,意之所存谓之志,因志而存变谓之思,因思而远慕谓之虑,因虑而处物谓之智。”准确而精当地说明这一精神活动过程:

所以任物者谓之心:此处的“心”,不是血肉之心,而是指心理活动而言。整个思维过程由心接受外界刺激开始。

心有所忆谓之意:意,意念,指对事物的初步印象。心在接受外界刺激以后,形成了对事物的初步印象。

意之所存谓之志:志,明确、固定的记忆。意念的反复出现,加深了对事物的印象,形成了明确固定的认识,这一过程称为“志”。

因志而存变谓之思:思,思考。在对事物有比较明确认识的基础上,针对该事物进行思考,以求得更深入、全面的了解。

因思而远慕谓之虑:虑,考虑,谋划。对事物的更深刻思考,即在一般性思考的基础上,对事物的前因后果、与其他事物的关联关系以至未来发展趋势做更深入、全面的思索、考虑,即所谓“深谋远虑”者。

因虑而处物谓之智:智,智谋,处理事物的方案。完成了前述的思维环节以后,对事物已经有了相当全面、透彻的认识,形成了比较明确、深入的见解,在此基础上制定处理该事物的策略和方案,即为“智”。

上述思维过程的各个环节,一环扣一环,步步深入,逐步深化,显示了整个过程的逻辑性和条理性,体现了中医对这一精神活动的深入探索和精当表述。

3. 七情与五志

情志是精神活动对外界刺激的应激反应,《内经》认为情志发自五脏,不同的刺激,作用于不同的脏气,因而引起的情志反应不同,并据此将情志分为怒、喜、思、悲、恐五种而称为“五志”:“人有五脏化五气,以生怒喜悲忧恐”(《素问·阴阳应象大论》),同篇又有脾“在志为思,思伤脾”之说,思本来是思维过程的基本形式和具体环节,但思考过程中每带有情绪表现,且思虑过度常致脾气受伤,而忧与悲在情志类型上又颇相近,故一般以思代替忧而归属脾志。《内经》所论情志,除了怒、喜、思、悲、恐和忧之外,还常论及“惊”,如《素问·举痛论》即有“惊则气乱”之说,故后世将之总称为“七情”,从而使对情志的分类更为全面、准确。

对外界刺激做出正确、适度的情绪反应,既是人体的正常生理功能,亦有调节脏腑气机的良性作用,但过度强烈的情绪反应,超过机体的承受能力,则损害脏腑气机,成为致病因素而称为“五志过极”、“七情过激”。

五脏与“五志”的主属关系为:怒为肝志,喜为心志,思为脾志,悲为肺志,恐为肾志。至于“忧”则比较特殊,若以“忧伤”言,则因与悲(悲忧)的情志表现相近,故可归属肺志,若以“愁忧思虑”言,则又可归属脾志。另外,“惊”作为七情之一,与恐有相近之处,但恐发自于内,惊则表现于外,又有所不同,而其发生机理亦每与心肝两脏相关。由于情志发自五脏,故情志过激则常伤及五脏，而五脏功能失常亦容易引起情志过激，这两方面的病变均称为“七情内伤”。

六、精、气、形、神的相互关系

中医在整体观念指导下，视精（包括血、津液等的广义之精）、气、神作为维系生命的基本要素，被奉为人身三宝，认为三者共同寄存于形体之中，并对精、气、形、神之间的互相依存、互相化生的密切关系具有深刻的认识，如刘完素《素问玄机原病式·六气为病》即谓：“精中生气，气中生神，神能御其形也。由是精为神气之本，形体之充固。”关于精与气、形、神的相互化生、为用关系，可概述如下：

（一）精、气、血之间的相互资生和维系

《灵枢·决气》把精、气、血列为“六气”（六种生命基本物质）之一，认为它们本同“一气”，提示其相互之间在生理病理上的密切关系。

1. 气血之间的互相资生和维系

“血之与气，异名而同类”（《灵枢·营卫生会》），气与血同源于水谷精微，一属阴一属阳，故互相资生又互相维系。

（1）气血互相资生：气不仅以其物质成分（营气）加入血中作为其构成，而且通过气化活动推动血的生成，故有“气能生血”之说，临床上常用的补血方剂，如当归补血汤之重用黄芪、八珍汤之用四君子等，都是根据于气能生血这一理论。另一方面，血中的精微亦能化生气，气必须得到血的不断化生和濡养，才能充盛以发挥其温养形身、维持生命活动的功能，故谓“血为气母”。由于血能生气养气，故血旺则气壮，血虚则气亦虚。

（2）气血互相维系：气以其恒动不息的性能，而有推动血行的作用。血能够在脉中循环运行，周流全身，依赖于气的推动，杨士瀛《仁斋直指·血荣气卫论》说：“气者，血之帅也。气行则血行，气止则血止，……气有一息之不运，则血有一息之不行。”因此，病机上气滞常可导致血瘀，而治疗血瘀证的活血化瘀方亦常须加入行气甚至破气滞的药物。但无形之气又必须血的涵载，方能运行于体内而不致浮散耗亡，周学海《读医随笔·气能生血血能载气》认为：“气之性情慓悍滑疾，行而不止，散而不聚者也，若无以藏之，不竟行而竟散乎！唯血之质为气所恋，因以血为气之室，而相裹结不散矣。”气血之间的这种互相为用的关系，后世总结为“气能行血，血能载气”。此外，气对于血尚有固摄作用，血在气的固摄作用下，才能够在脉中正常运行，若气不摄血，则血逸出脉道而出现呕吐血、便血、衄血、崩漏等出血病证。唐容川在《血证论·阴阳水火气血论》中，把气血之间互相资生、互相维系关系类比于阴阳水火的对立统一关系：“夫水火气血，固是对子，然亦互相维系，故水病则累血，血病则累气。……运血者即是气，守气者即是血。”清·高世栻《医学真传·气血》亦谓：“人之一身皆气血之所循行，气非血不和，血非气不运，故曰：气主煦之，血主濡之。”后世更将这种关系概括为“气为血帅，血为气母。”

2. 精与气血的相互资生

气能够聚合化生精，而精在一定的条件下又能够转化为气，即《素问·阴阳应象大论》

所言的“气归精,精归化;……精食(饲)气,……精化为气”。宋·陈直《养老奉亲书·饮食调治第一》亦谓:“主身者神,养气者精,益精者气。”精与气之间不仅能够互相转化,而且互相为用:“阴在内,阳之守也”(《阴阳应象大论》)——阴精能够涵敛阳气,使其有所依归而不耗散外亡;“阳者卫外而为固也。”(《素问·生气通天论》)——阳气能够固护阴精,使之不受邪气损伤或外泄耗亡。

至于精与血,本属同类,其互相资生的关系更为密切:精渗入血中则为血之组成成分,血中精微留于五脏则化生、归养五脏之精。

(二) 精、气、血与神的资生和维系关系

神既指精神活动,又是生命活力的表现,其产生和存在必须以精和气血为物质基础,道教著作《太平经》有“气生精,精生神,神生明。本于阴阳之气,气转为精,精转为神,神转为明”之说,《内经》则认为精既生神又与血气共同奉养神:“两精相搏谓之神”(《本神》),“神者,水谷之精气也”(《灵枢·平人绝谷》),“血气者,人之神”(《素问·八正神明论》),因此,强调养生必须“积精全神”(《素问·上古天真论》)、“养神者,必知形之肥瘦、荣卫气血之盛衰”(《八正神明论》),宋代《圣济经·体真篇》亦有“精全则神王,精耗则神衰”之说。

另一方面,精、气、血又必须在神的主宰、调控之下,才能正常存在于人身之中并发挥其生理功能,故有“神去则机息”(《素问·六微旨大论》)、“补神固根,精气不散”(《素问遗篇·刺法论》)之说,并多处强调“得神者昌,失神者亡”、“失神者死,得神者生”,养生、治病“必本于神”。

(三) 形与神的相互关系

形神关系既是中医,亦是古代哲学研究的重要课题。先秦道家对形神关系有着深入研究,但在肯定形神合一的同时,颇有重神轻形的观念,如《老子》即有“无形无患”之说。而佛家则有形神相离之“神不灭”论。中医则基于对生命现象的深入观察和生命活动机理的透彻理解,提出形神合一,互相依存、互相为用的形神观。

1. 形为神之舍

神作为生命活力和精神情志活动,不能离开形体而独立存在,必须寄藏于形体,通过生命活动而得以体现。南北朝时期学者范缜的《神灭论》对此有精辟的论述:“神即形也,形即神也。是以形存则神存,形谢则神灭。……形者神之质,神者形之用。……神之于质,犹利之于刃;形之于用,犹刃之于利。”中医同样认为神必须依附于形而存在,《素问·六微旨大论》认为:“出入废则神机化灭,升降息则气立孤危……是以升降出入,无器不有。故器者生化之宇,器散则分之,生化息矣。”生命体(器)以升降出入为形式的气化活动,是神(神机)赖以存在的基础,“器散”则“出入废”而“生化息”,神机亦就化灭了,这实际就是指出神不能离开“器”这个生命体而存在。按照《内经》的理论,神存在于五脏之中:“心者,五脏六腑之大主,精神之所舍也”(《灵枢·邪客》),“五脏者,所以藏精神血气魂魄者也”(《灵枢·本藏》),更说明神藏舍于生命体的五大生理系统之中。正因如此,《内经》强调针刺治病必须“合形与气,使神内藏”(《灵枢·根结》),养生之“养神者,必知形之肥瘦”(《素问·八正神明论》)。

2. 神为形之制

神依附于形体而存在，又主宰、控制生命活动。只有神存在的形体，才是具有生命活力的生命体，才是“生化之宇”，不然则徒具形骸而为行尸走肉。故《素问・五常政大论》有“根于中者，命曰神机，神去则机息”之说，而《灵枢・天年》则认为“血气已和，营卫已通，五脏已成”之后，必须“神气舍心，魂魄毕具，乃成为人”，如果“神气皆去”，则“形骸独居而终矣”，故而该篇特别强调：“失神者死，得神者生。”明・王文禄《胎息经疏略》亦指出：“形，身也；神，气之灵觉，形之主也。气成形，形神不离，……神去则气散形败乃死。”中医之所以将神视为人身三宝之一，诊治疾病和养生保健重视神的盛衰存亡，正是基于对其主宰生命活动的重要功能的深刻认识。

3. 形神合一

形与神互相依存，互相为用。形一方面为神所依存的物质实体，另一方面又以其所蓄藏的精、气、血等营养神。而形体的动作屈伸、脏腑的功能活动、气血的运行，以至对外界环境的感知、反应和适应性调节等，都是在神的主持、调控下进行的。因此，神不能离开形，离开形则神无所寄藏而化灭；形不能没有神，没有神的形则没有生命力而与草木土石无异。生命体就是形神合一的统一体，《内经》谓此为“形与神俱”（《素问・上古天真论》）。这种形神合一的生命观，不仅是对生命本质的客观认识，为古代哲学的“神灭论”唯物主义学派反驳提倡形神相离的“神不灭”唯心主义思想提供理论依据，而且对于身心疾病的辨证论治亦有重要的指导意义。

4. 形神并重

古代道家在“有生于无”、“无形无患”等观念的影响下，颇有重神轻形的倾向，如《淮南子・诠言训》即谓：“神贵于形也，故神制则形从，形胜则神穷。”中医固然重视神在生命活动中的主导作用，但基于对人体生理、病理的深入观察和研究，出于养生、治病的客观实际，从形神合一的角度提出形神并重的观点。如《素问・上古天真论》即提出外避虚邪贼风以养形，恬淡虚无以养神的养生主张，《灵枢・根结》提出“用针之要，在于……合形与气，使神内藏”的针治法则，《素问・宝命全形论》亦提出“一曰治神，二曰知养身”的养生治病法则。《景岳全书・传忠录》则针对《老子》“吾所以有大患者，为有吾身，及无吾身，吾有何患”之说，对养形、治形的重要性做了颇为精辟的论述：“吾所以有大乐者，为有吾形，使无吾形，吾有何乐？是可见人之所有者，唯吾；吾之所赖者，唯形耳。无形则无吾矣，谓非人生之首务哉！第形之义甚微，如言动视听，非此形乎？俊丑美恶，非此形乎？勇怯愚智，非此形乎？人事之交以形交，功业之建以形建也，此形之为义从可知也。奈人昧养形之道，不以情志伤其府舍之形，则以劳役伤其筋骨之形。内形伤则神气为之消靡，外形伤则肢体为之偏废，甚至肌肉尽削，其形可知。其形既败，其命可知。然则善养生者，可不先养此形，以为神明之宅；善治病者，可不先治此形，以为复兴之基乎？……故凡欲治病者，必以形体为主；欲治形者，必以精血为先，此实医家之大门路也。”立论平正通达，颇有启发意义。

第六节　形身部位

形身躯体作为人体的躯壳和框架,既容纳包涵脏腑经络和气血津精,又与其所容纳的内部脏腑组织关联沟通,构成一个有机联系的统一体。中医认识和研究形身躯体的特点,就是在整体观念的指导下,一方面把各个形身部位联系、配属于内部脏腑,作为以五脏为中心的五大生理系统的组成部分;另一方面又认为躯体某一局部是内部脏腑以至整个人体的微缩投影,有人将中医所揭示的这种生命现象称为"生物全息律"。这种对形身部位的认识,是对生理活动和病理现象长期、深入观察而形成,既体现中医对生命现象的独到见解,亦是临床诊断和治疗疾病的理论基础。

一、形　　身

通过解剖所见以及对生理活动的观察,医家将躯体划分为头颈、胸腹、腰背及四肢等部位,认为这些部位都是由皮、肉、脉、筋、骨等组织所构成,而各个部位以及各种组织均与脏腑经络有对应的相关关系。

(一) 头为诸阳之会

作为一身之元首的头,既是"元神之府"的脑之所在,又聚集眼、耳、口、鼻等接受外界刺激的感觉器官,故《内经》认为是精气和神明萃汇之处,谓其为"精明之府"(《素问·脉要精微论》)。但中医关于头的最重要生理特点的理论,则是《难经》所言的"头为诸阳之会"。盖因手足六阳经皆携阳气直接上走于头面部,故头为诸阳经交会之处而阳气最为充沛。由于头为诸阳之会,故头痛证,特别是外感头痛,与三阳经关系最为密切,而且常以后头痛属太阳,前额痛属阳明,两侧头痛属少阳为辨证要点。

(二) 四肢为诸阳之本

"四肢为诸阳之本",说见《素问·阳明脉解》。按《素问·阴阳应象大论》所述,"清阳发腠理"而"实四肢",浊阴则"走五脏",认为饮食精微经脾胃消化吸收以后,化生的阳气先行于体表腠理,充实于四肢而后再由手足三阳经布达全身内外,故谓"四肢为诸阳之本",《灵枢·终始》亦有"阳受气于四末,阴受气于五脏"之说。

实际上,"四肢为诸阳之本"亦是对人体生理病理现象的深入观察而总结出来的理论。阳虚病人,常有形寒畏冷病候,但以手足厥冷最为常见,亦最先出现,由四末先冷而厥逆及于全身;阳热过盛病人,不仅手足热而濈然汗出,甚则手足躁扰,气力逾于平常而动作狂乱越度。这既是该理论的病理根据,亦是其对临床诊治疾病指导意义之所在。

由于四肢赖脾胃所受纳、运化的水谷精微之气所充养,"脾病而四肢不用"(《素问·太阴阳明论》),故在与五脏的关系方面,中医又有"脾主四肢"之说。

(三) 胸腹腰背胁肋

胸腹腰背构成了躯体的腔廓,既容纳、保护内部脏腑组织,又与之通应关联。从阴阳角度划分，“背为阳，腹为阴”（《素问·金匮真言论》），而胸虽与腹同位于身前，但居上部故属阳（阴中之阳）；腰虽与背同位于身后，但居于下部故属阴（阳中之阴）。

1. 胸为心肺所居，藏大气

胸廓之中称胸中，为心肺所居，不仅呼吸之气由此而出入，营卫之气由此布达全身，而且为宗气（大气）所藏守之处，故《灵枢·海论》有“膻中者为气之海”之说，膻中即指胸中而言。按喻昌《医门法律·大气论》所言：“五脏六腑，大经小络，昼夜循环不息，必赖胸中大气，斡旋其间。大气一衰，则出入废，升降息，神机化灭，气立孤危矣。”其在人体气机活动中的重要性由此可见，而胸中大气失于舒通，则为胸痹之证；胸中大气停息，则生气灭绝。

2. 脾主大腹

腹部位于体腔下部，故为阴中之阴，其所包纳的脏腑最多，故又有大腹、小腹及少腹之分。

大腹指脐周包括胃脘部位，为脾胃大小肠所居之处，又位于整个人身的中央，故大腹属脾，盖因脾属土，治中央而灌四旁，与胃相表里，而大肠、小肠皆属于胃故也。小腹则位于大腹之下，即下腹部的中间部位，为膀胱、子宫、直肠等脏器所在，足厥阴肝经亦行经小腹部。肾与膀胱相表里，主胞宫而开窍于前后阴，故小腹的生理病理与肝肾二经关系最为密切。至于少腹，在古医籍中，既有因少、小同义而指小腹者，亦有专指下腹部之两侧，则为肝胆经脉所过之处，其生理病理常与该两经有关。

3. 背为胸之府

“背者，胸中之府”（《素问·脉要精微论》），上连于肩，胸中为心肺及大气之所居，肩背胸胁赖心肺所主之大气撑举，故“背曲肩随，府将坏矣”——是心肺大气虚衰下陷的常见体征。另外，背部和腰部为足太阳经及督脉所布，足太阳古称“输脉”，该经脉上有各脏腑组织之气输布于体表的俞（输）穴，如心俞、脾俞、膏肓俞、血俞等，各俞穴的上下位置与脏腑组织在体内的部位颇相一致，是临床上针灸治疗内脏病变所常用的腧穴。

4. 腰为肾之府

腰位于躯干后下部，上连于背，同样为足太阳和督脉所经过，其内包含两肾，故为“肾之府”。腰作为一身转摇之机关，疼痛及板硬强直是其常见病候，且常与肾的病变有关，故《素问·脉要精微论》有“腰者，肾之府，转摇不能，肾将惫矣”之说。

5. 胁肋属少阳肝胆

两胁为胸背交界之处，胁下软肋处则称季胁。“胆足少阳之脉……络肝属胆，循胁里。……其直者从缺盆下腋，循胸过季胁”；“肝足厥阴之脉……属肝络胆，上贯膈，布胁肋。”（《灵枢·经脉》）故胁肋病变多关乎肝胆及足少阳、足厥阴经，如伤寒少阳病有胸胁痛病候，《素问·藏气法时论》有“肝病者，两胁下痛”、《素问·胀论》有“胆胀者，胁下痛胀”之说，而《景岳全书·胁痛》则谓：“胁痛之病，本属肝胆二经，以二经之脉皆循胁肋故也。”

(四) 五体

五体,即皮、肉、脉、筋、骨,为构成头身躯壳四肢的基本组织结构。五体作为人身的外围组织,其共同的生理功能有三方面:第一,构成支撑整个人体的框架,使形身容貌的保持相对稳定状态;第二,保护内部脏腑器官组织;第三,实施人体生命过程中所进行的各种动作运动。而五体的生长发育、生理功能的发挥,则有赖藏于五脏的气血精神的营养及调控,并与五脏各有对应的关联主属关系。

1. 皮

皮,又称"肤",故常皮肤合称。皮肤作为躯体的最外层组织,覆盖整个躯体表面,其上附有毛发,并有小孔窍向外界开通,称汗孔、毛窍、气门,因其微小幽隐,又称鬼门、玄府。卫气充养于皮肤之中并主持汗孔的开阖,以御抗外邪并疏泄汗液。

皮肤对机体具有第一道屏障的保护作用。邪气犯人,常先从体表皮肤开始而逐渐深入,故皮肤致密,功能正常,则能抗御外邪,保护机体不收外来邪气的侵犯。同时,皮肤作为人体的感觉器官之一,主司触觉,能够接受外界冷热及其他接触性刺激,并通过营卫气传递至体内。另一方面,皮肤具有发汗功能,经由汗孔排泄汗液,既排出体内多余的水液和代谢废物,又维持体温的恒定,即《灵枢·五癃津液别》所谓"天寒衣薄则为溺与气,天热衣厚则为汗"者。此外"肺主皮毛",故前人认为皮肤亦有呼吸的功能,其汗孔随肺的呼吸而开阖,以助肺气的宣发肃降:"鼻息一呼,而周身八万四千毛孔皆为之一张;一吸,而周身八万四千毛孔皆为之一翕,出入如此,升降亦然,无一瞬或停者。"(周学海《读医随笔·升降出入论》)

皮肤作为五体之一,内通于脏腑而为肺所主,故生理上,肺"输精于皮毛"(《素问·经脉别论》),皮毛得肺所输布精微,特别是卫气的温养而功能正常,而皮毛则既能助肺宣发、肃降气机,又抗御风寒邪气,防其入侵伤肺。病理上肺气虚衰则皮毛失其滋养而枯焦,皮肤抗邪功能低下则"皮毛先受邪气,邪气以从其合"而内犯于肺(《素问·咳论》)。另外,按《素问·皮部论》所言,十二经脉在皮肤皆有其相应的行气部位,故将全身皮肤按十二经脉的循行部位分为"十二皮部",认为各皮部与相应经脉经气感应相通,故既是邪气入侵经脉之门户,又可诊察该部的色泽变化等了解经脉的病变,而对于针灸按摩治疗来说,又是确定施术部位的理论依据。

2. 肉

肉居皮内骨外,充实躯体,其丰满程度直接关系形体的大小肥瘦。肌肉各成大小、形状不同的团块,其大者,称"䐃肉",又称"大肉"。各肌肉团块之间常有筋膜(结缔组织)分隔,称"分肉",其间隙则称"溪"、"谷"。表层肌肉外面,皮肤之下,常有厚薄不等的脂肪组织,称"白肉",赤色的肌肉则称"赤肉",但古籍所言的赤、白肉,常是指手足掌背侧和内侧,以及面部皮肤颜色赤白不同的区别,如称手掌背与掌面交界处为赤白肉际者。

肌肉是构成躯体诸成分中分量最大者,其生理功能主要有二:一是"肉为墙"(《灵枢·经脉》),丰满厚实而富有弹性的肌肉构筑成身体的外围屏障,既保护内部组织不受外力的冲击伤害,又能阻挡外邪,防止其直接入里侵袭内脏。二是肌肉的伸缩弛张是肢体运动动作力量的来源,其结实健硕程度直接关系到体力的大小强弱。

"脾主身之肌肉"(《素问·痿论》),因为肌肉赖脾胃所运化的水谷精微的滋养而盛壮丰满,脾胃虚衰,肌肉失其所养则瘦削痿弱,故《脾胃论·脾胃盛衰论》谓:"脾胃俱旺,则能食而肥;脾胃俱虚,则不能食而瘦……脾虚则肌肉削。"

3. 脉

脉,又称脉道、脉管,以其内贮血液,故亦称为血脉,即今所言的血管。中医认为脉是气血运行之通道,遍布全身,为构成躯体的主要组织部分,故为五体之一。脉与经络学说所言的"经"有共通之处,经络学说的形成,应该是源于对血脉的解剖所见,故经又称"经脉",而马王堆汉墓出土帛书则直接称当时所知的经脉为"足臂十一脉"、"阴阳十一脉",因此,作为中医独特学术概念的经络,其实质亦包括了脉的形态和生理的内涵。但从严格意义来说,脉(血脉)指解剖所见的人体组织,经(经脉)是经络学说的专门概念,为经络系统中的功能单位,两者又是不同范畴的概念。

脉作为遍布全身内外的管道,其功能主要就是容纳血液,运行气血,即《素问·脉要精微论》所谓"夫脉者,血之府也"、《灵枢·决气》所谓"壅遏营气,令无所避,是谓脉"者。正因脉既为空腔性组织器官,又内藏人体最精微宝贵的血液,故《素问·五藏别论》将之列为奇恒之腑之一。又因为气血在脉中或沿脉外环周不休地运行,故脉管在气血的鼓动下有规律地搏动,其搏动明显之处称"动脉",诊察"动脉"(如寸口部手太阴肺经的动脉)的搏动情况可以了解内部脏腑气血的生理病理。因此,诊脉是中医传统诊病方法之一,并发展成为专门的学问——脉学。

脉与心相连通并接受心血的灌注,故"心主身之血脉"(《素问·痿论》)。而《素问·经脉别论》又有"肺朝百脉"之说,谓百脉皆朝会于肺也。

4. 筋

筋是肢体中附着于骨肉之间的坚韧组织,一般由附于肌肉表面的筋膜汇集为条索状的肌腱、韧带而连结于骨骼。关节是筋汇集之处,其中以膝关节所汇集者最多亦最坚韧,故《素问·脉要精微论》有"膝者筋之府"之说。古籍中又有"宗筋"一词,宗者,众也,本义指众筋而言,但前人认为"前阴者,宗筋之所聚"(《素问·厥论》),故常以宗筋指称前阴。

《灵枢·经脉》谓"筋为刚","刚"为"纲"的通假字。筋连结骨肉关节,纲维、巩固一身骨节,使之保持相对固定的位置,成为形体的支架。同时,筋柔韧坚固,能张能缩,通过其张缩联动骨肉关节以进行肢体躯干的屈伸转摇,因此,是人身运动动作的关键,故《圣济总录·伤折门》谓:"诸筋从骨……连续固缠,手所以能摄,足所以能步,凡厥运动,罔不顺从。"如果筋挛缩则肢体拘急强直,不能舒伸;若弛缓不收则肢体痿软弛纵,伸缩抬举无力。

《素问·宣明五气》论五脏与五体的关系时有"肝主筋"之说,《素问·痿论》则谓:"肝主身之筋膜。"盖因"食气入胃,散精于肝,淫气于筋"(《素问·经脉别论》),筋赖肝之精气的滋荣。同时,风气通于肝,肝主动,而筋亦纲维人身之运动动作,两者在生理病理上关联通应,特别是病理上肝风内动时常出现筋拘急痉挛的病变,故筋为肝所主属。另外,经络学说尚把筋与经脉联系起来,按经脉在体表的分部和走向而将全身之筋分为十二部分,称"十二经筋",是骨伤科诊断和治疗筋的病变的理论基础。

5. 骨

骨以其刚硬坚固之性构成整个躯体的框架,支撑形身。其外由肌肉筋腱附着而以关节互相连结,骨中则藏有骨髓,特别是四肢长骨中更有空腔以容纳骨髓,称髓腔。正因骨有空腔以蓄藏骨髓,故《内经》亦将之归列为奇恒之腑。牙齿附于牙槽骨上,结构及其刚坚的性质亦与骨类同,故称其为“骨之余”。

骨的生理功能主要就是支撑形身,使人体能够保持稳定的形态,故《灵枢·经脉》谓“骨为干”。而作为躯体构架的骨干,一方面与皮肤、肌肉、筋脉等构成体腔,承受外力的冲击,保护内脏免受损伤,特别是头部骨骼所构成的颅壳,对脑髓的保护作用尤为明显而重要,另一方面骨亦参与肢体的屈伸运动。因此,骨的折断破裂或畸形,常致所在肢体形态改变并出现功能活动的障碍,而因其刚硬坚脆之性又容易受外力损伤而断裂变形,故骨病为临床上所常见、多发的疾病,历代对之甚为重视,积累了丰富诊治经验和颇为系统的理论,形成了骨伤科这一专门学科。

骨与五脏中之肾关系最为密切,为其所主属。因为“骨者,髓之府”(《素问·脉要精微论》),而“肾生骨髓”,骨赖肾精所化生之髓以充养、滋荣,故肾“在体为骨”(《素问·阴阳应象大论》)。临床上对于骨的病变,如小儿骨骼发育不良而致的解颅(头骨不能闭合)、五迟、佝偻,老年人骨质疏松以及骨折后愈合不良等,每从补肾入手治疗。

(五) 五华

五华,即五脏之外华。五脏深居体内,其强弱盛衰不可直接察见,但人体内外关联,表里通应,五脏之精气转输于体表相应部位,该部组织得其营养而荣华有泽,故可反映五脏精气盛衰而称“五华”。按《素问·六节藏象论》所言,肝“其华在爪”,心“其华在面”,脾“其华在唇四白”,肺“其华在毛”,肾“其华在发”。五华理论体现了“有诸内必形诸外”的理念,是藏象学说重要内容,亦是诊法学说中望诊的理论基础之一,而在治疗方面,又提供了从五脏论治五华病变的辨证论治思路。

1. 爪为肝之华

爪外露于手足指(趾)之末端,内连于筋膜,其坚韧之性与筋相类,故称之为“筋之余”,与筋同样赖肝血滋养。肝之气血丰沛,爪得其营养则红润柔韧;肝之气血衰少,则爪失滋荣而灰白枯脆,罅裂变形。由于观察爪甲的枯荣可知肝气血之盛衰,故谓肝“其华在爪”。

2. 面为心之华

面居头部,为望诊最显要之部位。“十二经脉,三百六十五络,其血气皆上于面而走空窍”(《灵枢·邪气藏府病形》),面为经脉所聚会,气血灌溉最丰沛之处,而心主血脉,故为心之外华。望诊时,察面色的红润有泽与否可知心气血之盛衰通滞,若面黑如黧,则为心血瘀结、心气阻绝之危重病候。

另外,由于十二经脉、三百六十五络皆上走于面,故面部亦包含了全身脏腑组织的生理病理信息,可以视为整个人身脏腑组织的缩影。望诊面部,不仅可知心气心血的盛虚通滞,而且可以了解各脏腑形身的生理病理状态,《灵枢·五色》即对面部做了详细划分,并按“左右上下，各如其度”的原则建立其与全身脏腑组织的对应关系，以之作为面部分部望诊的依据。

3. 唇为脾之华

唇构成口的前外部，故称“口唇”，又称“飞(扉)门”。唇为面部肌肉之延伸，《灵枢·经脉》有“唇舌者，肌肉之本也”之说，后世又称其为“肉之余”。唇因皮肤嫩薄且血络丰富，故呈鲜红颜色，其四周则颜色相对较白，称“唇四白”。脾开窍于口而主肌肉，故联系于唇而以其为外华，而唇亦赖脾气的滋荣。口唇红润有泽，是脾气健旺，气血充沛之征；若脾之气血虚衰，则唇失其滋荣而苍白无华或干燥枯裂；脾胃湿热壅滞，则口唇生疮糜烂；而《难经·二十四难》更将“肉满唇反”(即后世所言“噘口”、“鱼口”)作为脾气败绝的危重病候。

4. 毛为肺之华

毛，指附于皮肤(不包括头皮)之体毛，与头皮上所长的发尚不相同。毛附于皮，故与之一同接受肺中精微之气的温养滋荣，即《素问·五藏生成》所言之“肺之合皮也，其荣毛也”，肺气充沛，能够输精于皮毛，则皮毛荣润光泽，故谓肺“其华在毛”。若肺气虚衰，不能输布精微，或“肺热叶焦，则皮毛虚弱急薄”(《素问·痿论》)，甚则枯折脱落。

5. 发为肾之华

头发与皮毛虽然同样覆盖于体表，但两者不仅有大小长短和颜色浅深之差别，而且头发在一生中处于不断生长的过程。在生理上毛的枯荣关乎肺气，而发则关乎肾气，头发得到肾气的充养而生长茂盛，乌黑油润，且其在人的一生中随肾气的盛衰节律而经历了生长、茂盛、斑白、枯焦脱落的变化过程，而肾气亏虚者则常见须发早白、脱落，故谓发为肾之华，观察其荣枯黑白可以了解肾气的盛衰。

另外，头发亦靠血的滋养，其枯荣、疏密、黑白亦与血的盈亏密切相关，故又称其为“血余”。临床上对于脱发或头发早白，亦常补肾精与补(肝)血并进同用。

(六) 腠理、关节、溪谷

腠理、关节、溪谷亦是构成躯体的成分，为连结皮肉、筋骨的部位或组织，其中腠理位于皮肉之间，关节连结骨骼，而溪谷则是肌肉交会之处。

1. 腠理

腠理为填充皮肤、肌肉间隙的组织，其于皮肤之中或皮肉之间者称皮腠、皮理，于肌肉之间者称肉腠、肉理，总称腠理。《金匮要略·脏腑经络先后病脉证》谓：“腠者，三焦会通元贞(真)之处，为气血之所注；理者，皮肤之文(纹)理也。”说明腠理是三焦运行气血灌注于皮肉之处。而且腠理位于皮肉之间，通于毛孔，故亦有抗拒外邪入侵的功能，即《素问·生气通天论》所谓“清静则肉腠闭拒，虽有大风苛毒，弗之能害”者。

2. 关节

关节为骨与骨之间通过筋腱或筋膜连结之空隙部位。按《灵枢·九针十二原》所言：

"节之交,三百六十五会……所言节者,神气之所游行出入也,非皮肉筋骨也。"则认为全身有365个关节,而且这些关节都是"神气之所游行出入"之处。全身的关节有大有小,但大致上可分两类,一类是具有关节腔,能够进行较大幅度的屈伸活动者,其较大、功能比较显要者如四肢关节,《内经》又称为"机关",这类关节最多,能够带动筋骨肌肉以进行肢体的转摇、屈伸、抬举运动。另有少数关节,如骶椎、尾椎部的关节,则连结比较紧密,起固定、支撑作用。

3. 溪谷

溪谷指各个肌肉之间交会之缝隙。大块肌肉间的分隔、交会之处较大,称"谷";较小者分隔、交会处亦较小,称"溪"。《素问·气穴论》谓:"肉之大会为谷,肉之小会为溪;分肉之间,溪谷之会。"并认为其功能是"以行荣卫,以会大气",即荣卫气血通过溪谷而渗灌于肌肉之中,使之得到温养。如果因邪气壅阻而"荣卫不行,(留于溪谷,)必将为脓"而致痈肿。

二、官　　窍

眼、耳、鼻、口、舌称五官。官者,管也,五者各司专门的感觉职能,故称为"官"。五官连通体内,是内部脏腑组织在头面部的开窍,因其若树苗之根于内而出于面部体表,故又称"苗窍","审苗窍"是望诊的重要内容。由于五官中眼、耳、鼻各有二窍,舌藏于口中而共为一窍,故合称七窍,但若以全身言,则包括前后阴而合称九窍。五官作为内部脏腑在头面部的开窍,其共同的生理功能是接受外界刺激,并将这些刺激信息传递于体内。另外,口鼻又与前后阴作为摄入外界物质、排出体内代谢产物出入口,在水谷精微的代谢和大气的呼出吸入过程中起门户关口作用。

根据表里通应的原理,五官与五脏具有特定的联系:"鼻者,肺之官也;目者,肝之官也;口唇者,脾之官也;舌者,心之官也;耳者,肾之官也。"(《灵枢·五阅五使》)而前后阴的开阖启闭功能则为肾气所主持而为肾之开窍。因此,五官(九窍)靠五脏精气的滋养而发挥其正常功能,五官(九窍)的状态及功能又反映五脏脏气的盛衰常变。由于人体是一个有机联系的整体,五官虽然与五脏有比较明显的特定关系,但亦每与其他脏腑经络相关而在生理病理上互相联系、互相影响。

(一) 目为肝之开窍

目,又称眼、眼睛、目睛。因目有神光,又能分辨明暗白黑,故《内经》有称之为"精明",又谓其为"命门"(《灵枢·根结》)。目的构造颇为复杂,其包围于外者,称眼胞,又称目裹、目窠、约束,亦称眼睑而分上下睑,并附有睫毛、泪腺、泪管。目睛内外两侧角称目内眦和目外眦,其中布有血络。目睛四周白色部分称白眼、白睛。中间黑色圆形部分称黑睛、黑眼。黑眼中央小圆孔称瞳孔,又称瞳神、瞳仁、瞳子,能够扩大、缩小,外界光线即由此进入眼底。眼球的后部有索状组织入连于脑,称为目系。

眼睛作为视觉器官,其功能是"视万物,别白黑(五色),审长短"(《素问·脉要精微论》),就是说,目能够接受外界光线的刺激,感知外部物体长短厚薄、颜色光泽、距离远近,从而确定观察物体的形状、颜色、位置及其运动状态。另外,"五脏六腑之精气皆上注于目而为之精"(《灵枢·大惑论》),目作为内部脏腑精气所灌注的孔窍,亦是展现生命信息的窗口,因而称其为“命门”。脏腑精气的盛衰、神的存亡得失,都体现于目的神光之中,故望诊时望神首重察目。

《灵枢·脉度》谓:“肝气通于目,肝和则目能辨五色矣。”指出目与肝的通应关系。“肝受血而能视”(《素问·五藏生成》),目得到肝的气血的滋养,才能发挥正常的视觉功能。肝“开窍于目”之说,既与肝气虚衰则眼目昏花、视物不清、肝阳上亢的头晕目眩等临床所见有关,亦与五行学说的肝主风木、主动以及“肝主色”(《难经·四十九难》),而目有感知物体颜色和运动的功能的类比有关。但“十二经脉、三百六十五络……其精阳气上走于目而为睛”(《灵枢·邪气藏府病形》),因此目不仅为肝之开窍,与五脏六腑亦有密切关系,五轮、八廓学说就是反映了这种关系,而成为中医眼科生理病理的理论基础。

五轮学说肇源于《内经》,《灵枢·大惑论》:“五脏六腑之精气皆上注于目而为之精。精之窠为眼,骨之精为瞳子,筋之精为黑眼,血之精为络,(其窠)气之精为白眼,肌肉之精为约束。”明确指出眼睛各部位与五脏的通应关系,后世据此而称瞳孔为水轮、黑眼为风轮、白眼为气轮、目内外眦为血轮、眼睑(约束)为肉轮,合称“五轮”。五轮学说不仅对眼科从五脏辨证论治眼睛各部病变有重要指导意义,亦是诊断学上望眼诊病的理论基础。

八廓则是按八卦方位对眼睛外部眶廓(主要是白眼)的划分:左眼按顺时针方向,右眼则按逆时针方向分为八个方位,配属后天八卦,即眼内眦为震雷廓,外眦为兑泽廓,上部正中为离火廓,下部正中为坎水廓,震雷与离火之间为巽风廓,离火与兑泽之间为坤地廓,兑泽与坎水之间为乾天廓,坎水与震雷之间为艮山廓。关于八廓与脏腑的配属关系,历代眼科医籍所言不一,《医宗金鉴·眼科心法要诀》认为:“眼科皆以五轮属脏,配五行;八廓属脏腑,配八卦,遂使脏腑混淆,无所适从。夫五轮既属脏,八廓自应属腑。”并提出巽风廓属胆,坎水廓属膀胱,乾天廓属大肠,坤地廓属胃,离火廓属小肠,震雷廓属命门,艮山廓属心胞络,兑泽廓属三焦的配属关系,其说可参。要之八廓与五轮同为对眼睛的部位划分,两者相辅相成:五轮划分整个眼球部位,诊病时察其形质,故配属五脏;八廓则划分其外部轮廓,诊病时察其部位上的血络变化,故配属六腑。由于五轮学说形成较早且更具诊病辨证意义,八廓学说提出较晚而各家见解互有差异,故在眼科临床中常以五轮学说为主而八廓学说为辅。

(二) 耳为肾之开窍

耳作为听觉器官,位于头颅两侧,状若窗口,故《内经》称之为“窗笼”:“窗笼者,耳也。”(《灵枢·卫气》)耳的结构颇复杂,其在颅脑外部者称耳壳,又称耳郭,耳郭边缘称耳轮,下部则为耳垂。其在颅内者,又有耳门、耳孔、耳膜、耳骨(听骨)、耳底之分。

“耳者,肾之官也。”(《灵枢·五阅五使》)耳为肾之官窍,接受肾中精气的滋养而具有听觉功能,即《灵枢·脉度》所谓:“肾气通于耳,肾和则耳能闻五音矣。”《景岳全书·耳证》亦谓:“耳为肾窍,乃宗脉之所聚。若精气调和,肾气充足,则耳目聪明;若劳伤血气,精脱肾惫,必至聋聩。故人于中年之后,每多耳鸣如风雨、如蝉鸣、如潮声者,皆是阴衰肾亏而然。”《素问·金匮真言论》又有“南方赤色,入通于心,开窍于耳”之说,《医贯·耳论》解释说:“盖心窍本在舌,以舌无孔窍,因寄于耳。此肾为耳窍之主,心为耳窍之客尔。”这说明耳的听觉功能亦与心密切相关,盖因心主血脉,行气血以滋养耳窍,而且心藏神,心神清明则听觉灵敏故也。此外,由于经脉的连属,耳与肝胆、脾胃的生理病理亦有密切关系。

在与经脉的联系方面,《灵枢·口问》认为:“耳者,宗脉之所聚也。”宗脉,即众脉,手足太阳、手足少阳、足阳明诸经，以及手阳明经之别络，皆循绕于耳或入耳中，故谓。其中又与足少阳胆经关系最密切，因为“胆足少阳之脉……其支者，从耳后入耳中，出走耳前”。故李梴《医学入门》有“新聋多热，少阳、阳明火多故也，宜散风热，开痰郁之剂；旧聋多虚，肾常不足故也，宜滋补兼通窍之剂”之说。

由于耳为宗（众）脉所聚，“十二经脉，三百六十五络，其血气皆上于面而走空窍……其别气走于耳而为听”（《灵枢·邪气藏府病形》），因此，耳与全身脏腑经络气血均有密切关联关系，国外有学者在学习中医针灸时，发现耳壳好像一个倒立的胎儿，其各个部位均可视为相应内脏的投影，提出了耳穴及耳针疗法，此法再经我国医学工作者进一步研究完善，现已成为一种普遍使用的针灸治疗方法。耳针疗法的发现及应用，既是中外医学交流的结果，亦证明了中医“内外通应”整体观念的科学性和客观实用性。

（三）鼻为肺之开窍

鼻居面部中央，在望诊中为脏腑所在之部位，若封建王朝之权力、办事中心，故称“明堂”。其外部由鼻梁、准头、鼻翼、鼻孔等构成。鼻梁又称鼻柱，其上端两眼之间部位向里凹陷若马鞍状，称“頞”（鼻頞），又称“山根”、“下极”，为作为君主之官的心的望诊部位，故谓之为“王宫”。鼻梁下端隆起者为准头，因其居于面部正中且最为突出，故又称“面王”。准头两侧则为鼻翼；两侧鼻翼之开口则为鼻孔外口，《内经》又称其为畜门（《灵枢·营气》），“畜”为“嗅”的古通假字，谓为“畜门”，乃说明鼻的嗅觉功能。鼻孔为长管状腔道，称鼻腔，又称鼻隧、鼻道，深入于颅内并与喉咙、口咽相通，其中间有软骨分隔，称鼻膈（鼻中隔），《医宗金鉴》亦称之为“鼻柱”。

鼻的生理功能有三：一是作为肺呼吸出入空气的门口，协助呼吸运动；二是主持嗅觉，具有分辨气味的功能；三是与其他器官协同发出语言声音。

在与脏腑经络的关系方面，鼻为肺之开窍，既作为肺与外界连通的管道的一部分，又为其向外进行气体交换的关口，鼻塞不通则肺之呼吸不利，发音不清。另一方面，鼻又在肺气的滋养、调控下，才能发挥其正常的嗅觉和通气功能，因此，《灵枢·脉度》谓：“肺气通于鼻，肺和则鼻能知香臭矣。”另外，鼻腔的深部连接于脑，故《素问·气厥论》有“胆移热于脑，则辛頞鼻渊。鼻渊者，浊涕不止也”之说。在经脉方面，则与手足阳明经关系最密切，因为该两经交会于鼻翼旁，故鼻塞、鼻衄等病变常从阳明论治。其他如手足太阳经、任、督、阳跷等脉，亦行经或交会与鼻部附近。

基于“十二经脉，三百六十五络，其血气皆上于面而走空窍”（《灵枢·邪气藏府病形》）的生理，鼻又居于面部中央最突出的位置，故和耳、眼同样，鼻亦与全身脏腑组织具有通应关系。因此，不仅在面部望诊中将鼻的各部配属于五脏，针灸上亦发明了鼻针疗法，把鼻分为若干部位，按“上下左右，各如其位”的全息律理论，作为治疗相应脏腑组织的针刺穴位。

（四）口为脾之开窍

口由唇和上下腭构成腔状，故又称口腔，口腔后方上腭处有蒂状物下垂，称悬雍垂，中间则包含齿和舌，并在后部会厌处与食道（咽）和气管（喉）连通。

口作为消化道的上端，是饮食物纳入之处。不仅饮食物经口摄入以后通过食道进入于胃，而且首先在口中经过牙齿的咀嚼、舌的搅拌，同时混合唾液，进行了初步的加工、消化过程。另外由于口与喉咙及鼻相通,故亦作为发音器官的一部分,协助肺发音声,即《灵枢·忧恚无言》所说的"会厌者,音声之户也。口唇者,音声之扇也;舌者,音声之机,悬雍垂者,音声之关也";另一方面在鼻窍阻塞不利时亦能协助肺进行呼吸。

口与脏腑经络的关系:口为脾之开窍,又是胃受纳水谷的入口,因此,在生理病理上与脾胃的关系最为密切。其受纳及初步消化饮食水谷的作用是胃主受纳、脾主运化功能的一部分,而"脾气通于口,脾和则口能知五谷矣"(《灵枢·脉度》),口赖脾的精气的滋养,脾胃功能正常,精气充沛则口气调和而知饮食水谷滋味。若脾气虚衰,则口唇无华,口淡乏味;脾胃湿热,则口唇生疮糜烂,口苦口臭。口与经脉具有广泛的联系,据《灵枢·经脉》所述:手阳明经"入下齿中,还出挟口";足阳明经"入上齿中,还出挟口";足太阴经"挟咽,连舌本,散舌下";手少阴经"其支者,从心系上挟咽",其别络"系舌本";足少阴经"其直者,从肾上贯肝膈,入肺中,循喉咙,挟舌本";足厥阴经"循喉咙之后,上入颃颡……其支者,从目系下颊里,环唇内"。另外,奇经八脉中,督脉止于口内上唇之龈交穴,任脉和冲脉均环绕口唇,阴阳跷脉在头部亦挟口角而上。整个口部内外,都为经络所环绕包围,因此,经络的病变每易影响于口部,如中风证之中经络者,即常见口㖞病候。

(五) 舌为心之开窍

舌居口中,以其能够灵活伸缩、转动,故又有"灵根"之称。舌为一扁平长条状肌体,称舌体、舌质,舌体上面称舌面,附有舌苔;下面称舌底,有舌系(舌系带)并布有青筋(舌静脉)。整个舌的结构可分为:中间主体部分为舌中,两侧为舌边,前面近牙齿部分为舌尖,后部连下颚及近以后处为舌根。

舌是人体的味觉器官,具有辨别酸苦甘辛咸五味的功能。同时,食物在口中咀嚼过程中舌亦起到搅拌、混合、卷入作用。另外,舌亦是重要的发声器官之一,其送音部位(协助发音的方式)决定了音声的轻重高低,故《灵枢·忧恚无言》谓其为"音声之机"。

《灵枢·五阅五使》:"舌者,心之官也。"之所以将舌列为心之官窍,除了因其藏于口中,与作为君主之官的心居于胞络之内,深藏不露的位置有可相类比之处外,更重要的是舌作为"音声之机"的语言发声和辨别五味的味觉功能为心气所主持,与心神的清明与否密切相关,即《灵枢·脉度》所言的"心气通于舌,舌和则能知五味矣"。因此,临床上关于舌的病变,多与心的病机有关,如口舌生疮责之心脾积热、舌謇语滞责之痰阻心窍等。但舌与脏腑经络亦有多方面的广泛联系,一方面,舌为消化道的入口,通连于胃,故与脾胃密切相关,特别受胃气的直接影响而表现于舌苔。另一方面,据《灵枢·经脉》所言,足太阴脾经"连舌本,散舌下",足少阴肾经"其直者……循喉咙,挟舌本",足厥阴肝经"络于舌本",手少阴心经之别络"系舌本",更由于"十二经脉,三百六十五络,其血气皆上于面而走空窍",而舌亦居头面之中,故能反映脏腑经络气血的盛衰荣枯。因此,望舌成了望诊的重要内容,诊病时不仅以舌质察脏腑经络气血,舌苔诊胃气的盛衰通滞及病邪的进退为望舌诊病的要领,同时并将舌体分为舌尖、舌根、舌中、舌边等部位,分别诊候心肺、肾、脾和肝胆病变。

(六) 前后阴为肾之开窍

前阴为外生殖器及尿道所在之处。尿道又称溺管,而尿道口则称溺孔、溺窍,为膀胱排出尿液之出口,男子包含于阴茎之中,女子在阴部之内。而外生殖器在解剖形态和功能上男女有较大的差异,男子由阴茎和内藏有睾丸的阴囊构成,后世称为“外肾”,但亦有专指睾丸为外肾者,盖因其状态与两肾颇相似,且与肾主生殖之功能密切相关之故。睾丸古代简称“睾”,又因其形如卵而称“卵”。阴茎又 有“玉茎”、“溺茎”、“阳具”等称谓。女子之外生殖器又称女阴,其结构比较复杂,古代医籍除了一些房中著作如马王堆汉墓出土医书《合阴阳》、《天下至道谈》以及其后的《素女经》等有比较详细但又含混不清晰的记载外,多以阴户、子户称阴道,而以廷孔、玉门称阴道口。

后阴即肛门,又称魄门。魄,与“粕”通,魄门即排泄糟粕(大便)之门。其与前阴之间的部位为人体躯干的最下部,故称“下极”,下极位于前后二阴之间,故称“会阴”,亦称“篡”。

前阴除了为小便排出之处外,关乎性和生殖的功能。男子的阴茎和女子的阴户,都是性交接的器官,故又称性器。而男子的睾丸,古代虽然不知道其为化生精子的器官,但从宦者切除睾丸(去势)后阴茎萎缩不能勃起,其他第二性征(如长胡须)消失等,亦知其关乎性及生殖功能。至于女子阴户,不仅为交媾的器官而受纳男子施泄之精液,亦为胎儿娩出之处,故又有“产门”之称。

前后阴皆为肾之开窍。人身之空窍,在头面部为上七窍,又称苗窍,包括眼二、耳二、鼻二、口一,若以功能分,则为眼、耳、鼻、口、舌五官,故耳为肾之开窍。而全身之空窍则头面部之上七窍加上前后阴,合称九窍,但若以眼、耳、鼻、口、舌五官为五窍,则和前后阴亦称七窍。按《素问·金匮真言论》所言,全身之九窍(七窍)配五脏,则肾“开窍于二阴”,而居于头部之耳窍则配属于心,盖因前后阴居躯干最下部,排泄二便,由肾气之开阖所主宰,即《景岳全书·泄泻》所言的“肾为胃关,开窍于二阴,所以二便开闭,皆肾所主。”且前阴的性及生殖功能,亦由肾气的盛衰所决定。但后阴(魄门)的功能亦与五脏密切相关,故《素问·五藏别论》有“魄门亦为五脏使”之说。另外,前后阴亦为传化之腑的末端,为脾胃所受纳、运化的饮食水谷的代谢产物之出口,故与脾胃的生理病理亦有重要关联,即《灵枢·口问》所谓“中气不足,溲便为之变”者。

在与经络的关系方面,足厥阴经“循股阴,入毛际,过阴器(前阴)”(《灵枢·经脉》),而且“前阴者,宗筋之所聚,太阴阳明之所合也”(《素问·厥论》),宗筋亦为肝所主而关乎阴茎的勃起,在这一意义上,前阴又与足厥阴肝有密切关系;而足阳明经与冲脉会于前阴旁边的气冲穴,亦具有“主润宗筋”的作用(《素问·痿论》)。又据《素问·骨空论》所言,“任脉者,起于中极之下,以上毛际,循腹里,”“督脉者,起于少腹以下骨中央,女子入系廷孔……其络循阴器合篡间。”该二脉亦循绕前阴,故与冲脉“一源而三支”(《类经·经络类》),皆环绕前阴而关乎其生理功能和病理变化,即《骨空论》所言之“任脉为病,男子内结七疝,女子带下瘕聚”、“女子不孕,癃痔遗溺嗌干”。至于后阴,除了因冲任督脉出于会阴而相关联之外,尚有足太阳经之别脉“下尻五寸,别入于肛”(灵枢·经别))故针刺治疗后阴病变,常于上述诸经取穴。

三、体内部位

中医对体内部位的命名,与脏腑同样,往往着眼其功能,因而有些颇难确定其形态和具体部位。兹将功能比较突出、医籍中经常提及者简介于下:

(一) 气海、丹田、膻中、泥丸

《灵枢·海论》谓“膻中者为气之海”,并将之与髓海(脑)、血海(冲脉)、水谷之海(胃)

同称人身之四海。膻中指胸中部位，为心肺大气所居之处，故称气海。但膻中除了作为气海而指胸中部位外，尚有两种不同意义：其一为心胞络之别名，即《素问·灵兰秘典论》所言“膻中者，臣使之官，喜乐出焉”者。其二为任脉上之腧穴，位于任脉上（前正中线）平两乳头连线处，虽然亦是位于胸之正中部位，但作为针灸腧穴，与作为气海或代指心胞络者，是不同概念。

气功理论中又有上气海与下气海之分，上气海同样指膻中部位，下气海则指丹田。张景岳《类经·经络类》谓：“脖胦，即下气海，一名下肓，在脐下一寸半，任脉穴。”而在《类经附翼·三焦胞络命门辨》又指出命门所在之部位（脐下气海、关元穴处）即是丹田：“道家以先天真一之气藏乎此，为九还七返之机，故名之曰丹田。”道家气功又认为人体丹田有三，即上、中、下丹田。上丹田即道家所言之泥丸，盖因道家认为人体各部皆有“神”主宰，《黄庭内景经》有“脑神精根字泥丸”之说，谓脑之神为泥丸，故两眉间部位称泥丸宫，为精气神明所居之处，即《素问遗篇·本病论》所谓“神失守位，即神游上丹田，在帝太乙泥丸宫下”者；中丹田则指膻中气海部位，即《修真秘诀》所谓“心为绛宫中丹田”者；下丹田则为下气海。三者均是气功锻炼时意守之处。

（二）血室、血海、血府、精室

血室之名首见《伤寒论》，《伤寒论·太阳病篇》载有“热入血室”之证。关于血室之所指，历来见解不一：柯琴《伤寒来苏集·阳明脉证上》：“血室者，肝也。肝为藏血之脏，故称血室。”从《伤寒论》治妇女热入血室用小柴胡汤及针刺期门穴的方法看，可推知仲景意中之血室，亦当指肝而言。清·萧壎《女科经纶·月经门》则认为血室乃指冲脉：“王太仆曰：冲为血海，诸经朝会，男子则运而行之，女子则停而止之，谓之血室。”冲为血海，乃血所贮留之处，谓为血室，亦不无道理。张景岳《类经附翼·三焦胞络命门辨》又认为血室即是子宫：“医家以冲任之脉盛于此，则月事以时下，故名之曰血室。”子宫受盛冲任之血，以为月经，以孕育胎儿，称之为血室，其义亦通。上述各家之说虽有不同，但均认为血室是针对女子特有的生理而言。其实，肝藏血，女子以血为本，故有谓“女子以肝为先天”者，而冲脉亦为藏血之海，其脉起于胞中，胞宫（子宫）禀受肝经及冲任之血，三者皆关乎女子“月事以时下”及孕育胎儿之生理，均可共同构成血室而不抵牾。

与女子之血室对举并称者，男子则有精室之谓。一般认为精室即指命门，《难经·三十六难》：“命门者，诸神精之所舍，原气之所系也，男子以藏精，女子以系胞。”《类经附翼·三焦胞络命门辨》亦认为：“肾名胞门子户……子户者，即子宫也……男精女血，皆存乎此，而子由是而生，故子宫者，实又男女之通称也”，而命门即子宫之门，故命门为藏精之处而可称为精室。

至于血海，通常指冲脉，《灵枢·海论》谓“冲脉者，为十二经之海”，即血海。但王冰注《素问·五藏生成》“故人卧则血归于肝”句谓：“肝藏血，心行之，人动则血运于诸经，人静则血归于肝脏，何者？肝主血海故也。”则以肝藏血而称为血海。

古医籍中又有“血府”之称。《素问·脉要精微论》：“夫脉者，血之府也。”脉为血液运行、存留之处，故称血府。府者，贮物之处也。但王清任《医林改错》则谓：“膈膜以上，满腔皆血，故名曰血府。”“血府即人胸下膈膜一片，其薄如纸，最为坚实，前长与心口凹处齐，从两胁至腰上，顺长如坡，前高后低，低处如池，池中存血，即精汁所化，名曰血府。”王氏误将所见尸体的胸腔积血为正常生理状况，而谓之为血府，固为错误，但其所创之血府逐瘀汤，在临床上却广泛用于治疗血瘀证而收效良好，盖因该方活血行气，能够疏通血脉（血府），特别是上焦血脉中之瘀滞之故。

（三）募原、膏肓

募原，又作“膜原”。“膜原”之义，历代见解不一，王冰注《素问·疟论》“横连募原”句谓：“募原，谓鬲募（膈膜）之原系。”较为近是。盖人体腹腔之中，腹壁之最内一层（脏层）与包围脏腑的脂膜如大网膜、肠系膜、肾脂肪囊等互相系属连结，皆称之为“膜（募）”，而这些膜又总系于横膈下面，以提携、固定其所包绕的脏器。其连结于横膈之总系，即为膜原，意谓诸脂膜之原系也。膜原既在皮肉经脉之内，又在肠胃之外，受邪气所侵则每出现半表半里症状，即吴又可《温疫论·原病》所言：“邪从口鼻而入，则其所客，内不在脏腑，外不在经络，舍于挟脊之内，去表不远，附近于胃，乃表里之分界，是为半表半里，即《针经》所谓横连膜原是也。”吴氏所立达原饮，其命名正是透达膜原邪气之意。

膏肓则是另一常用的中医术语。膏，浓稠的油脂，古代亦指心下部位，因其处脂肪及结缔组织较多之故。肓，又称肓膜，即横膈肌。膏与肓本为两物，《灵枢·九针十二原》有“膏之原出于鸠尾”、“肓之原出于脖胦”之说，因两者相连在一起，故常“膏肓”并称，而由于《左传》载有医缓论晋侯之疾有“疾不可为也，在肓之上，膏之下，攻之不可，达之不及，药不至焉”之说，故后世常以“病入膏肓”比喻病之难治。另外，由于膏肓的位置与膜原相近，且与横膈膜（肓、肓膜）有关，故一些医家每将两者混同，如张志聪《灵枢集注》谓：“盖膏者脏腑之膏膜，肓者肠胃之膜原也。”但严格来说，膏肓在膈上心下，膜原在膈下胃肠之上，两者所指及位置尚有不同。

（四）肺系

“肺系”一词，首见于《灵枢·经脉》。后世一般用以指包括气管、喉咙、鼻道在内的附属、连通于肺的器官组织。肺系除了提携两肺并作为呼出、吸入气体的通道外，其喉咽部尚有分流空气与食物，并发出音声的功能。《灵枢·忧恚无言》对喉咽部的复杂构造及发音机理有着详细的论述：“咽喉者，水谷之道也；喉咙者，气之所以上下也。会厌者，音声之户也。口唇者，音声之扇也；舌者，音声之机，悬雍垂者，音声之关也；颃颡者，分气之所泄也；横骨者，神气所使，主发舌也。”其中“咽喉”指咽管，即食道；喉咙指喉管，即气管。其交会处即后世所称之咽喉，包括喉咽和鼻咽部，属肺系。经文所言会厌，既指掩盖于食道、喉咙之间，“与喉上下以司开阖，食下则吸而掩，气上则呼而出”（《儒门事亲·喉舌缓急砭药不同解》）的叶片状组织，但亦包括作为“音声之门户”，即后世称为声带者，故张景岳《类经·针刺类》谓：“会厌者，喉间之薄膜也，周围会合，上连悬雍。咽喉食息之道得以不乱者，赖其遮掩，故谓之会厌。能开能阖，声由以出，故谓之户。”颃颡则指鼻咽部，《类经·针刺类》：“颃颡，即颈中之喉颡。当咽喉之上，悬雍之后，张口可见者也。颡前有窍，息通于鼻。”由上可见，属于肺系的一部分的会厌、颃颡、横骨、鼻腔等部位与口舌共同构成了人体的发音器官，“肺主声”的功能即由上述器官组织协作完成的。

（五）心系

“心系”一词，首见《灵枢·经脉》：“心手少阴之脉，起于心中，出属心系。”为联系于心的附属组织，主要指通连心脏的血脉而言。《类经·经络类》注：“心当五椎之下，其系有五：上系连肺,肺下系心,心下三系连脾肝肾,故心通五脏之气而为之主也。"所言似指肺动静脉、主动脉及上下腔静脉集结于心脏附近的部位,并从"心为君主之官"的角度,认为其为心气与五脏之气贯通联系的通路。而马莳《灵枢注证发微》则谓:"心系有二,一则上与肺相通而入肺大叶间,一则由肺叶而下,曲折向后,并脊里而与细络相连贯……盖五脏系皆通于心,而心通五脏系也。"则似仅指肺动脉及主动脉而言,但亦认为其是心气与五脏气联通之处。

(六) 七冲门

"七冲门"之说见《难经·四十四难》,指消化道上的七个冲要门户:飞门、户门、吸门、贲门、幽门、阑门和魄门。该七个部位分布于消化道上下,扼守其冲要,是饮食水谷摄入、传化及其代谢产物排出体外的关口。

飞门　指唇。飞为"扉"的通假字,飞门即"扉门"。唇位于口腔之外,分上下两片,能开能合,为消化道之最外端,故称扉(飞)门。其功能是在咀嚼食物时起拦阻作用,使食物不致从口腔中逸出。唇亦是发音的重要器官,《灵枢·忧恚无言》谓:"口唇者,音声之扇也。"此外,唇作为扉门,亦有保护口腔,特别是牙齿,使之免受外来物体撞击损伤的作用。在与脏腑经络关系方面,唇为脾之外华,手足阳明经和任督脉亦都行经口唇部。

户门　指牙齿。牙齿生于牙龈之上,分上下两排,列于口腔外部,但在口唇之内,若居屋之户门,故称。牙齿的功能是咀嚼粉碎进入口腔的固态食物,使之容易吞咽消化,同时亦有保护口腔,防止较大的外力伤害口腔的作用。牙齿作为骨之余,其生发及脱落受肾气盛衰的影响,而牙龈由于为手足阳明经所过,与阳明胃关系密切,故历来有牙龈肿痛属胃、牙齿疼痛属肾之分。

吸门　指会厌。会厌在口腔后部舌骨之后下,能够分隔食道和气管,使吞咽食物不致误呛喉咙,呼吸时食物亦不会由食道而出,因其为开通呼吸道的门户,故名吸门。

贲门　位于食道下端,胃之上口。贲,通"奔",食物经食道而下,由此直奔于胃,故称贲门。贲门作为由食道入胃的门户,其作用是进食食物时,该处张开以使食物能够通畅入胃,而当进食完毕,胃对食物进行加工消化时,贲门则闭合,以防止胃中之食糜反流于食道。若贲门在进食时不能开启或为肿物所梗阻,则食物不能正常下咽而为噎膈;若进食后贲门不能约束关闭,则成食入即吐的反胃。

幽门　指胃下口与小肠(十二指肠)交界之处,其功能是拦膈胃肠中的食糜,当水谷在胃中消化时幽门闭合,以使食物能得到胃的充分消化;当胃消化后所形成的食糜进入小肠后,幽门则闭合,以防止其回流于胃,保持消化过程中"水谷入口,则胃实而肠虚;食下,则肠实而胃虚"的正常生理状态。如果幽门痉挛不能正常开启,或者为肿物所堵塞,则出现"朝食暮吐,暮食朝吐"的幽门梗阻症状。

阑门　为大小肠交会之处。阑,即"栏"(欄),因其如闸栏隔开大小肠,故名。其功能是分隔小肠中未经全部吸收的食糜和大肠中已经成为化物的大便,使其不致混杂逆流。如果阑门梗塞不通,则可出现大便闭结而呕吐的关格证。

魄门　即肛门,又称后阴,为传化之府的最末端,饮食物经消化吸收后剩下的糟粕由此排出体外,故称魄(粕)门。其功能及与脏腑经络的关系见"肾开窍于二阴"。

以上关于人体形身部位,除了个别如气海、血室、泥丸等,所述形态、部位比较空泛者外,大多都有明确、具体的解剖形态,虽然其命名与西医解剖不一定相同,但可对号入座,互相等同,由此说明历代中医对人体解剖确实亦有深入、细致的研究和颇为准确的描述。

第三章　中医五脏相关学说

五脏相关是研究中医五脏系统生理功能、病理变化特点及其相互关系并予指导临证实践的理论学说。中医理论的特色之一是重视整体观与联系性，认为人体的脏腑、肢体、五官、孔窍等，均通过一定的渠道相互关联。这种相关性，并非完全依靠实体组织上的直接联系而存在，而是功能、特性等的多方面影响。这种整体相关联系的理念，一直有效指导临床辨证思维。传统用以阐述人体相关的理论，包括阴阳、五行、经络等，其中尤其以五行学说为主导。中医五行学说将人体所有组织归类为以五脏为中心的五大系统，各系统之间存在生、克、乘、侮的关系，互相资生、互相制约，从而维持整体平衡。但是，五行学说运用固定、机械的模式论述事物之所以配属五行和事物之间的生克关系，本身也具有明显的局限性。传统医学在实践中不断地发展五行学说的优点，突破它的局限。邓铁涛教授通过长期的理论探索和临床体验，提出了将体现中医整体关联的思想命名为五脏相关学说的精辟见解，并对其内涵做了深刻阐释，以之区别于传统的五行学说。

所谓“五脏相关学说”，就是指在人体大系统中，心、肝、脾、肺、肾及其相应的六腑、四肢、皮毛、筋骨、血脉、肌肉、五官、七窍等组织器官分别组成五个脏腑系统，在生理情况下，本脏腑系统内部、脏腑系统与脏腑系统之间、脏腑系统与人体大系统之间、脏腑系统与自然界、社会之间，存在着横向、纵向和交叉的多维联系，相互促进与制约，以发挥不同的功能，协调机体的正常活动；在病理情况下，五脏系统又相互影响，互相传变。简而言之称为“五脏相关”。兹根据邓铁涛教授的思路及研究成果，简单介绍“五脏相关”理论于下。

第一节　五脏相关学说的理论演变与研究

什么是中医五脏相关？如何从五行发展过来？与目前藏象理论、脏腑病机有何异同？围绕当代中医学术界讨论的焦点问题，我们开展理论探讨、临床调研、实验研究三个领域工作。

一、邓铁涛教授“五脏相关”学术理论提出

要回答第一个问题，首先研读邓铁涛教授五篇原创学术论著，了解“五脏相关”理论产生前后30年的历程。

五脏相关，首见于邓铁涛教授1961年《广东中医》第4期“研究整理祖国医学遗产”一文：“研究本来是一个扬弃的过程，它包括取与舍两方面。以研究五行学说为例，我们可以定两种题目：①五脏相关学说，②五行学说的局限性。”邓铁涛教授认为选择前者比较好，可

以把祖国医学精华部分提炼出来,合理解释神经与五行在机体内谁起主导作用问题。

1962 年 11 月 16 日,邓铁涛教授在《光明日报》"哲学"版第 367 期发表"中医五行学说的辩证法因素",认为中医的五行学说,主要落实于脏象学说。脏腑配五行这一抽象概念,是经过无数医疗实践而提炼出来的。论文发表背景,该版曾刊登批评中医五行学说的文章,同时也是对自己提出"五脏相关学说"深入理论研究。

1963 年邓铁涛教授在《广东中医》第 3 期发表"什么是祖国医学理论的核心"谈话,针对当时有人认为"阴阳五行是玄学"说:"中医学有其独特的中心思想,这就是阴阳五行学说,古代哲学的五行学说生克关系,有循环论和机械论倾向,但中医的五脏相生相克内容就不然。未来的明天祖国医学与现代自然科学结合之后,将会起到质的变化,可能不再用五行这一名称。"这是邓铁涛教授提出要用现代语言表述古代中医理论嚆矢。

1975 年"文革"期间对五行学说抨击达到高潮,邓铁涛教授"再论中医五行学说的辩证法因素"(原载《学说探讨与临证》),指出中医五行生克,实质是脏腑组织器官之间、人与环境之间、体内各个调节系统促进和抑制之间的关系。并从理论指导临床、临床凝练理论的角度,探讨具体病种五脏之间关系,如论述肝病与他脏的关系、心病与他脏的关系、脾病与他脏的关系、肺病与他脏的关系、肾病与他脏的关系。这是邓铁涛教授从临证角度解读中医五行学说。

1988 年邓铁涛教授在《广州中医学院学报》第 2 期发表"略论五脏相关取代五行学说"。取代有"扬弃"的含义,弘扬中医五行科学内核,舍弃五行循环机械模式,解决中医五行名实不符,内容与形式不统一的矛盾,并回答了什么是五脏相关:指在人体大系统中,心、肝、脾、肺、肾及其相应的等组织器官,分别组成五个脏腑系统,在本脏腑系统内部、脏腑系统与脏腑系统之间、脏腑系统与自然界社会之间,存在着多维联系。……简而言之曰——五脏相关。论著发表后即引起中西医学界关注,境外著名西医区结成氏撰文:"邓铁涛主张五行学说应正名为五脏相关学说,是有深意的,即脱除五行语言的框框,反而更容易说清楚中医学的脏腑理论。"

可见邓铁涛教授五脏相关,是经过长期研究五行学说之后得出的结论。五脏相关如何从五行发展过来?需要对五脏相关理论古代源流进行系统的学术梳理,于是开展了第二步研究工作。

二、五脏相关理论古代学术源流的探讨与梳理

中医五脏系统相互关联学术源远流长。如"五脏相通"(《内经》)、"五脏病论"(汉张仲景)、"五行互含"(敦煌遗书《辅行诀》)、"五脏旁通"(唐孙思邈)、"五运主病"(金刘完素)、"五脏穿凿"(明李梴)、"五行互藏"(明张介宾)、"五行颠倒"(清陈士铎)、"五脏互相关涉"(清何梦瑶)等,举隅以说明。

(一)《内经》五脏相通

经考证,与邓铁涛教授"五脏相关"词义最接近、最早期的文献,是《素问·玉机真脏论》:"五脏相通,移皆有次。五脏有病,则各传其所胜。"明代吴昆注:"五脏之气相通,其脏气输移,皆有次序。"五脏之气何以相通并有次序输移?古人在长期的实践中借助五行学说

做了以下解释。

(1)通过相互资生、相互制约体现脏气相通输移。相生者何?《素问·阴阳应象大论》:“东方生风,风生木,木生酸,酸生肝,肝生筋,筋生心,……心生血,血生脾,……脾生肉,肉生肺,……肺生皮毛,皮毛生肾,……肾生骨髓,髓生肝。”即以五行之间相互资生体现脏气相通输移,其次序为肝生筋,筋生心,心生血,血生脾,脾生肉,肉生肺,肺生皮毛,皮毛生肾,肾生骨髓,髓生肝。相克者何?《素问·五脏生成论》“心之合脉也…… 其主肾也。肺之合皮也……其主心也。肝之合筋也……其主肺也。脾之合肉也……其主肝也。肾之合骨也……其主脾也”。主者,畏也,明代马莳注:“犹君主乃下人所畏,故即以主名之。”张景岳《类经》解释“主”字为制约,其次序为:心主肾,心火受水之制;肺主心,金受火之制;肝主肺,木受金之制;脾主肝,土受木之制;肾主脾,水受土之制,即以五行之间相克制约体现脏气相通输移。

(2)通过五行相乘相侮体现五脏之气相通。五脏未病,有相生相克之理;五脏已病,亦有相乘相侮之理。《素问·玉机真脏论》:“肝受气于心,传之于脾,气舍于肾,至肺而死。脾受气于肺,传之于肾,气舍于心,至肝而死。肺受气于肾,传之于肝,气舍于脾,至心而死。肾受气于肝,传之于心,气舍于肺,至脾而死。”明代马莳注:“受气者,受病气也。”此言五脏之病气,有所受,有所传,有所舍(舍,居舍、留舍),有所死,始之于我所生,而终之于克我者也。古人推理五脏疾病传变有一个模式。以肝为例:肝受气于心,心有病承其母,则心、肝二脏受伤矣;肝病传之于脾,则脾为三脏受伤矣;肝病气舍于肾,则肾为四脏受伤矣;肝病至肺而死,则肺为五脏受伤矣。每脏之病有五,一脏有五脏之传,五五二十五变。传之所胜之者,为相乘关系的传变;传之所不胜者,为相侮关系的传变。即以疾病传变来说明五脏之气相通。

(3)通过脏腑相合的理论体现五脏之气相通。脏有相合,是为一表一里。《灵枢·本脏》:“肺合大肠,大肠者,皮其应。心合小肠,小肠者,脉其应:肝合胆,胆者,筋其应。脾合胃,胃者,肉其应:肾合三焦膀胱,三焦膀胱者,腠理毫毛其应”。明代张景岳《类经》注曰:脏腑有相合。除脏腑五合关系外,还有五脏之应:肺应皮,心应脉,脾应肉,肝应爪,肾应骨。《类经》注曰:五脏之应,各有收受。收受者,言同气相求,各有所归也。

(4)通过气机升降出入体现五脏之气相通。《素问·刺禁论》:“肝生于左,肺藏于右,心部于表,肾治于里,脾为之使,胃为之市”。左右者,阴阳之道路也,上者右行,下者左行,肝气主升,肺气主降,两者一升一降,协调人体气机平衡。心部于表者,阳气主外而象火也;肾治于里者,阴气主内而象水也。心肾相交水火既济,保持人体上下动态平衡 脾者为土,以资四脏,故为之使也;胃纳水谷,无物不受,故为市也。心肺之阳降,肝肾之阴升,脾胃为枢纽,气机升降出入构成五脏之气相通。

(二)仲景五脏病说

“五脏病”语出张仲景《金匮要略》脏腑经络先后病脉证第一:“五脏病各有得者愈,五脏病各有所恶,各随其所不喜者为病。”近代岭南名医陈伯坛《读过金匮卷十九》对上文解释:“五脏各有所失者病,各有所得者愈:不独病人不自知其何者为失,何者为得也。即中工亦第晓得心肝脾肺肾为各脏之部署,未尝会心在金木水火土,才是脏真之用情”。陈伯坛认为五脏病传变需会心五行之理,五行一太极,元之又元,是为脏真。若五脏元真通畅,人即安和;客气邪风中人多死。

风气为五脏主,故仲景举"肝"为例。风为病之始,肝得风气先,上工治未病举肝为例:"夫治未病者,见肝之病,知肝传脾,当先实脾,四季脾旺不受邪,即勿补之。中工不晓相传,见肝之病,不解实脾,惟治肝也。夫肝之病,补用酸,助用焦苦,益用甘味之药调之。酸人肝,焦苦人心,甘人脾;脾能伤肾,肾气微弱,则水不行;水不行,则心火气盛,则伤肺;肺被伤,则金气不行;金气不行则肝气盛。故实脾,则肝自愈"。

仲景上文曰病从肝开始,肝病传脾,脾能伤肾,肾气微弱水不行则心火气盛伤肺,肺伤金气不行则肝气盛。陈伯坛注:脾能伤肾,数句泄尽五行之秘矣。脾土运化可以制止肾水泛滥,反之则伤肾气微弱水不行;肾水滋润可以防止心火亢烈,反之心火气盛伤肺;心火阳热可以制约肺金清肃太过,反之金气不清肃下行则肝气盛。故仲景曰:实脾,则肝自愈。

仲景治肝用药原则是:夫肝之病,补用酸。乃风生木,木生酸,酸生肝,非徒补木,且酸以收风。仲景又日助用焦苦,乃火生苦,苦生心,焦火尤苦,正留火气之有余。仲景再曰益用甘味之药调之。乃土生甘,甘生脾,以实土调其木火,故实脾当先于治肝,此治肝脾之要妙也。五脏之病相通相关矣。

仲景"治未病"是对内经"五脏相通" 的延伸。仲景"治未病"是在《素问·玉机真脏论》:"五脏相通,移皆有次。五脏有病,则各传其所胜"原著理论上提出来的,人体脏腑经络互相关联,某一脏腑病可传至另一脏腑。(何任,何若苹整理．汉张仲景《金匮要略·导读》2005年出版)。我们认同这一论点。"五脏有病,则各传其所胜"原文后接曰"是故风者,百病之长也。今风邪客于人……弗治,病人舍于肺,名日肺痹,发咳上气。弗治,肺即传而行之肝,病名日肝痹。…… 弗治,肝传之脾,病名日脾风。……弗治,脾传之肾,病名日疝瘕。……弗治,肾传之心,病筋脉相引而急,病名日瘛。……肾因传之心,心即复反感而行之肺。"说明古人认识疾病的相关性客观存在,并有一定的传变规律。

(三) 敦煌古医籍五行互含

《辅行诀五脏用药法要》(简称《辅行诀》)曰:"《汤液》药本五味,味同者功有殊,亦本《采录》形色。味、形者,禀天地之气化成,皆以五行为类,又各含五行也。""今者约列二十五种,以明五行互含之迹,以明五味变化之用。"(马继兴主编,《敦煌古医籍考释》)

《辅行诀》是敦煌古医籍考释发现之一,另还有《张仲景五脏论》有甲本、乙本、丙本、丁本四种。五脏论是古代以脏腑学说为中心撰写的医书总称,仲景以脏腑论杂病,故把"脏腑经络先后病脉证第一"列卷首。《张仲景五脏论·甲本》:"天有五星,地有五岳,运有五行,人有五脏。所以肝为将军,脾为大夫,心为帝王,肺为丞相,肾为列女。肝与胆合,脾与胃通,小肠连心,大肠连肺,膀胱合肾。是以肝盛则木赤,心热则口干,肾虚则耳聋,肺风则鼻塞,脾病则唇焦。目是肝候,舌是心观,耳作肾司,口是脾主,鼻为肺应。心主血脉,脾主肌肉,肺主皮肤,肝主于筋,肾主于骨。骨假筋立,肉假皮存,面肿关脾,皮因骨长。故知血患由心,骨患由肾,筋患则由肝,肉患则由脾,皮患则由肺。"上述文献经考证虽为六朝末叶之产物,但反映自汉代至晋唐时期医家,对五脏所主病证与天地四时及人体各组织器官相关联系的认识。

(四) 五脏旁通说与五脏穿凿论

五脏之道,皆出于经隧,五脏旁通是脏与腑的另一种对应关系。周易有旁通卦,考五脏旁通说,始见《孙氏思邈五脏旁通明鉴图》,日·丹波元胤《中国医籍考》曰:"《孙氏思邈五脏旁通明鉴图》,宋志一卷,佚。"又曰:"《五脏旁通导养图》,艺文略一卷,佚。"又曰:"《裴氏王庭五色旁通五脏图》,新唐志一卷,佚。"日・丹波元胤《中国医籍考》记载唐宋时期已有"五脏旁通"的著述,惜均亡佚。

迄至明代,李梴提出"五脏穿凿"论解释五脏旁通说。李梴《医学入门・卷一脏腑》:"五脏穿凿论曰:心与胆相通(心病怔忡,宜温胆汤为主;胆病战栗癫狂,宜补心为主),肝与大肠相通(肝病宜疏通大肠,大肠病宜平肝经为主),脾与小肠相通(脾病宜泻小肠火,小肠病宜润脾土为主),肺与膀胱相通(肺病宜清利膀胱水,后用分利清浊;膀胱病宜清肺气为主,兼用吐法),肾与三焦相通(肾病宜调和三焦,三焦病宜补肾为主),肾与命门相通(津液胃虚,宜大补右肾),此合一之妙也。"五脏旁通,是明清医家根据临床经验对五脏关系理论补充,尤其是心与胆相通,治心宜先温胆,胆通则心自安,至今仍有效指导临床。

明清医家根据临床经验对五脏关系的理论主张,还有张景岳《类经图翼》提出五行不是简单的生克,还有"生中有克"、"克中有用"的情况;清代陈士铎提出"五行颠倒",指出:"五行生克本不可颠倒。不可颠倒而颠倒者,言生克之变也。"认为五脏的关联和影响,并非完全按照五行生克的次序固定不变。他们均列举各脏生理和病理上的事例进行说明。清代岭南名医何梦瑶《医碥》更为明确地指出:"五脏生克,须实从气机病情讲明,若徒作五行套语,茫然不知的,实多致错误。"也就是说,五脏之间的相互制约或促进作用,是气机之间的相互影响,不能仅仅套用五行模式。由此可见,五行对应于五脏时,需要从临床出发,五行关系中生、克的内涵及其次序,都可以有多样的理解。

上述研究表明,古代医家为了体现"五脏系统相互关联"的思想,曾借用了哲学中的阴阳学说、五行学说以及其他相关观念来进行说理,起到了整理和提高医学经验的作用。但随着医学学术的发展,抽象的哲学观念已不能完全反映具体的实践经验。尤其是应用最广的五行学说,不能很好地反映实践中发现的五脏系统之间的关联性。后世医家不断发挥出五行互藏、五行反生反克等理论,试图增强了对医学实践的解释能力,但因受限于五行哲学的基本结构,仍不能完全地容纳实践中总结的脏腑关系。五行问题还成为近现代以来有关中医科学性之争的焦点。我们在梳理中医五行学说以及其他理论的基础上,提出应超越古代"假哲理以言医道"的思维方式,建立从医学角度体现五脏关联性的应用理论模型,开展第三步的研究工作。

三、中医五脏相关理论科学内涵

中医五脏相关是基于中医理论基础而形成的理论学说,内涵也包括了脏腑学说、经络学说、气血精津学说等内容。五脏相关理论继承传统中医注重关联的特点,以"五脏相关"来统率来各种学说,更加鲜明地体现中医学的整体观念。其科学内涵,邓铁涛教授用"三个层次"表述:①五脏系统内部的关联,即五脏的功能系统观;②五脏系统之间的关联,即五脏之间的联系观;③系统与外部环境的关联,即天人相应的整体观。因为不是泛谈普遍联系,我们将具有医学内涵的相互关系称为"相关"或"关联",以示区别和强调其重要性。

(一) 五脏系统内部的关联

五脏相关第一个层次是人体五脏系统内部的关联,五脏各子系统中的组成要素存在层次性,脏是中心,然后是腑,形体,官窍,情志,津液等,这些层次不断进行着信息、能量、物质的交流,存在系统内部的相关性。

系统内部的相关性主要可归纳为两类模式,一种是五脏与六腑之间表里关联,一种是脏腑与形体官窍、气血津液和精神情志等构成整体关联。其中表里关联指五脏与六腑的表里对应关系,又称"相合关联"。十二经脉之阴经属脏络腑,阳经属腑络脏,从而使脏腑之间一阴一阳表里相合。内外关联即藏于内的五脏六腑与现于外的四肢百骸、五官九窍、气血津液、精神情志等相互关联,主要通过"经络沟通"和"阴阳气化"作用实现的。经络加强了五脏与体表联系,并使不同形体官窍和不同内脏构成特殊关系;而"阳化气,阴成形",气化促使阴阳互化,沟通有形与无形。

五脏系统内部的关联,即五脏的功能系统观。人体可分为肝、心、脾、肺、肾五脏功能子系统,五脏系统呈多层级功能结构,构成一个多维联系的立体网络。这样一个多层级功能结构体现了中医学对人体系统复杂性的认识,也隐含着对五脏功能子系统的非线性特征的启示。因此,对肝、心、脾、肺、肾五脏功能子系统中任何一子系统的研究,都可以认为是属于五脏相关的范畴,如脾主肌肉、肾主骨的研究,试举案例以说明。

1. 脾主肌肉动物实验研究案例

脾主肌肉就是脾与形体官窍层次关系,也称相合关联。我们开展"对发性肌炎动物模型肌酶谱检测及其肌细胞组织与它脏器组织病理改变的研究",目的实验动物某个脏器损害,是否会累及它脏?本研究探讨这一问题。以多发性肌炎动物病理模型为例,研究结果发现:多发性肌炎动物模型除肌酶谱异常升高外,部分实验动物还合并间质性肺炎或其他脏器的损害。动物模型实验研究也体现病理改变的相关性联系,即体现五脏系统内关联。

病理检查。肌肉病理:造模 8 周后将两组豚鼠处死作病理检查,显微镜检查:所有被检的骨骼肌纤维均见不同程度的混浊肿胀,肌横纹模糊、消失,肌纤维变性坏死,单核细胞浸润。脾虚组豚鼠骨骼肌同样表现为肌纤维变性坏死,炎症细胞浸润,间质小血管壁增厚,周围有炎细胞浸润。

肺组织病理。在模型组 15 只豚鼠中,有 4 只发生程度不等的间质性肺炎,肺组织病理显示为弥漫性肺泡损伤、寻常性间质性肺炎等。脾虚组有 5 只发生间质性肺炎,其肺组织可见炎症细胞浸润,充血明显,呈现为广泛的肺泡损伤。另一湿热型豚鼠多发性肌炎病理模型,肝组织病理结果为:在实验组 18 只豚鼠中,肝细胞发生轻~重度变性,呈空泡样变性或水样变,肝窦松散或充血,门管区小胆管区增生充血,伴淋巴细胞和中性粒细胞、嗜酸性白细胞等浸润,部分可见脂肪变性,纤维组织增生。多发性肌炎动物模型肌酶谱检测与肌细胞组织及其他脏器组织病理改变的结果,提示五脏相关学说兼容中医理论与现代科学理论的可能性。结果:多发性肌炎病位在脾,除肌酶谱异常升高外,还合并间质性肺炎或其他脏器的损害。

2. 肾主骨理论与骨质疏松症虚证五脏相关性的临床调研

五脏相关强调人体各脏系统层次性,脏是中心,然后是腑,形体,官窍,情志,津液等,肾主骨就是肾与形体官窍层次关系。我们对社区 162 名绝经妇女进行横断面调查,其中 63 名骨质疏松症(经椎体骨密度扫描确诊)虚证患者,辨证组合情况如下:仅有 9.5%(6/63)为单肾虚的单脏证,90.5%(59/63)为肾虚合并它脏虚证的多脏证,其中与心虚证并见最多,占74.6%(47/63),其次是肝虚占58.7%(37/63);证侯组合中,以肾肝心三脏合虚最多,占28.6%(18/63),其次是肾心两脏合虚,占19.0%(12/63);提示骨质疏松症与肾、肝、心三脏关系密切。

多脏证者中41.91%(57/136)和单脏证者中26.09%(6/23)符合骨质疏松诊断;多脏证者中46.32%(63/336)和单脏证者中60.87%(14/23)符合骨量减少诊断;多脏证者中11.77%(16/136)和单脏证者中13.04%(3/23)的腰椎骨密度尚在正常范围。尽管多脏证者和单脏证者均属PMOP发病的高危人群,腰椎骨密度的检测结果亦提示两组受调查者普遍存在腰椎骨量丢失的病理改变,但多脏证者和单脏证者比较,二者骨量减少程度不同。多脏证者中符合骨质疏松诊断的患者人数明显高于骨密度尚在正常范围的人数($P<0.05$);而单脏证者中符合骨质疏松诊断的患者人数与骨密度尚在正常范围的人数无统计学差异($P>0.05$)。进一步对证侯组合多寡与腰椎骨密度变化进行分析,结果表现证侯组合越复杂,涉及病变的脏腑越多,腰椎骨密度值越低。该研究意义在于,现行临床辨证标准实际上是基于单脏证的主要症候表现,并不反映疾病往往以多脏证为主时,相关症候的组合排列规律及其辨证诊断价。补肾中药治疗骨质疏松症有良好疗效,印证中医"肾主骨"理论。论文"用meta分析对比植物药治疗与激素治疗绝经后骨流失的效果及安全性"发表国际骨质疏松学会《国际骨质疏松杂志》2007年第4期,被SCI收录,影响因子3.893。另一相关论著"低密度脉冲激光辐射对大鼠颅骨细胞核因子κB受体活化子配体及骨保护素mRNA表达的影响",发表于美国《光医学与激光外科学》杂志,2009年第2期,也被SCI收录。

(二)五脏系统之间关联

1. 两两相关、三脏相关、多脏相关

五脏相关第二个层次是五脏系统之间的关联,指肝、心、脾、肺、肾为中心的五个功能子系统之间存在的相关性。在五脏配五行的理论中,五脏生克的依据就是五行的生克,是一种代入公式求解性的应用。但五脏相关学说认为,脏与脏的关联是通过相应的渠道实现的,了解其渠道才能有效地应用于临床。这些渠道,主要指中医的阴阳、气血、精、津液和经络等,五脏在各自影响和参与(促进、抑制或协同)这些功能时,发生紧密的联系。因此,五脏的相互关联性,就可以通过阴、阳、气、血、津、精等精微物质或人体某些生理病理机制来得到阐明。

按数学的排列与组合公式,五脏之间发生脏与脏之间关系的"两两相关"有10种,发生三脏关系的"三脏相关"也有10种,发生四脏关系有5种,从理论上覆盖了五脏之间的关系。见下图式:

$$C_5^2=\frac{5!}{2!\ (5-2)!}=\frac{5\times4\times3\times2\times1}{2\times1\times3\times2\times1}=10$$

两两相关模式有:脾肾相关、心肾相关、肝肾相关、心脾相关、心肺相关、肝脾相关、肺肾相关、脾肺相关、心肝相关、肺肝相关。

$$C_5^3=\frac{5!}{3!\ (5-3)!}=\frac{5\times4\times3\times2\times1}{3\times2\times1\times2\times1}=10$$

三脏相关模式有：肺脾肾相关、肝心脾相关、肝心肺相关、肝心肾相关、肝脾肺相关、肝脾肾相关、肝肺肾相关、心脾肺相关、心脾肾相关、心肺肾相关。

$$C_5^4 = \frac{5!}{4!\ (5-4)!} = \frac{5\times4\times3\times2\times1}{4\times3\times2\times1\times1} = 5$$

多脏相关模式有：肝心脾肺相关、肝心脾肾相关、心脾肺肾相关、肝心肺肾相关、肝肺脾肾相关。

人体生命活动也是五脏相关整体运动的结果，但具体的生理或病理现象，常由两个、三个或者三个以上密切不可分的脏腑起着关键甚至决定性作用。依据涉及脏系的数量，系统间关联可分为"两两相关"、"三脏相关"、"多脏相关"三个大类。总结并验证具体病证、特别是疑难重大疾病病机的五脏关联模式，亦即研究临床病证诊断治疗的法则，可以指导遣方用药。如邓铁涛教授说"事实上，近二三十年来，我一直在用'五脏相关学说'指导临床实践，对于杂病的辨证论治尤其如此。例如冠心病的辨证论治、重症肌无力的辨证论治。"

传统的五行模式仍然含有数理推衍成分，我们提出"实践优位"的原则，即脏与脏系统之间的联系必须以临证实践为指归。五脏相关与五行学说最大的区别就是实践优位与术数推演，临床重大疾病和复杂疑难疾病的相关性是可以通过临床调研与实验研究加以证实。我们重点以心力衰竭、运动神经元疾病、肝硬化、慢性肺源性心脏病等病种进行临床调研，探讨两两相关模式如"心脾相关"、"脾肾相关"、"肝脾相关"、"心肺相关"、"肺脾相关"理论基础。

2. 心脾相关与心力衰竭中医证候调研

心脾相关概念是广东省中医院心血管专科对于五脏相关理论开始研究时进行分解的一种方法。证候调研参照2002年原卫生部发布《中药新药临床研究指导原则》心力衰竭（下简称心衰）诊断标准，国家技术监督局1997年发布的《中华人民共和国国家标准》中《中医临床诊疗术语证候部分》要求，对413例诊断为心衰患者，采取临床病例直接观察法方式进行信息采集。频数统计结果：所有心衰患者病位均在心，占100%，涉及两脏以上占97.8%，其中涉及心脾两脏378例（91.5%），涉及心肾两脏184例（44.5%），涉及心肺两脏131例（31.7%），涉及心肝两脏27例（6.5%）；涉及三脏以上163例，占39.5%，其中涉及心脾肾三脏86例（20.8%），涉及心肺肾三脏51例（12.3%），涉及心肺脾三脏42例（10.2%），涉及四脏以上24例，占5.8%，涉及五脏8例（2.2%）。结果提示：心衰病位不单单在心，而是涉及心、脾、肾、肺、肝五脏。其中与心脾关系最为密切，其次为肾，再次为肺。

研究中有学者提问"两两相关"的相关度（系数）值的问题。我们采用结构方程模型等多元统计方法，对心衰患者五脏相互之间的定量关系分析结果：从直接效应（通径系数）来看，心对脾、脾对肺、肺对肾、肾对肝、肝对脾、脾对肾的直接效应（通径系数）分别为0.0606、0.0703、-0.0703、0.0704、0.1274、-0.0999，除了肝对脾的直接效应达到0.1，其他效应均较弱，但统计学上有意义。一脏通过其他脏对另一脏的间接效应较弱。提示：说明疾病相关性客观存在的，在慢性心衰疾病中，虽然病位证候要素以心脾相关为主，但同时还与肝脾、肺脾、脾肾、肺肾、肝肾相关。心脾相关与心血管疾病只是说明在某个阶段、某个证型如慢性心衰代偿期相关性，慢性心衰代偿期病位证候要素以心脾两脏为主，而不稳定型失代偿期心衰病位证候要素则涉及多个脏器，这是五脏相关的主次之分。正如邓铁涛教授所说："从临证实践探讨五脏病证之间关系，五脏相关就不是两脏联系这么简单认识。中国文化根源是《易》，易者变也，疾病是动态变化的。在疾病发生传变的过程中，不仅是两两相关，而是三脏甚至多脏系统之间的相关，有一证与多脏相关，一病与多脏相关，五行不能离开五脏，五脏又不能单独存在，而五脏相关能较好地从理论上解决这一难题。”

3. 脾肾相关理论与运动神经元疾病中医证候调研

治疗慢性虚损性疾病邓铁涛教授强调补脾益肾，这是五脏相关理论脾肾相关的分支。本研究调研运动神经元疾病病例 161 例，男 100 例，女 61 例，平均年龄(49.84±13.89)岁，共有 64 个有效症状(含肝脏系统 6 个、心脏系统 13 个、脾脏系统 21 个、肺脏系统 8 个、肾脏系统 16 个)。调研中发现频数较高的五脏系统症状分别为：脾系证候四肢无力(占 90.7%)、肌肉萎缩(占 90.7%)、体倦乏力(占 86.3%)、口唇色淡(占 73.3%)、形体消瘦(占 67.7%)、食少纳呆(占 55.3%)。肾系证候脊椎改变(占 76.5%)、细脉(占 62.7%)、腰膝酸软(占 47.8%)、沉脉(占 34.8%)、畏寒肢冷(占 27.3%)。肝系证候肌肉震颤(占 72.0%)、肢体强急(占 29.2%)、弦脉(占 23.6%)、头晕目眩(占 21.1%)。肺系证候面色苍白(占 75.2%)、言语不清(占 49.7%)、饮水咳呛(占 49.1%)。心系证候神疲懒言(占 73.9%)、舌体震颤(占 56.6%)、心悸(占 23.0%)、紫舌(占 23.0%)、失眠(占 21.1%)。脾肾虚损、肝阴不足是本病主要证型，病位涉及肝脾肾三脏，病久可见虚实夹杂之症。

而基于结构方程模型分析结果：从两脏之间的直接效应看，心与肾、脾与肺的直接通径系数较大，分别是 0.8539 和 0.7403，肺与肾、心与肺、脾与肾的直接通径系数次之，分别是-0.4930、0.3444 和 0.2919。从间接效应来看，涉及三脏的间接通径系数较大的有肺-肾-心、脾-肺-肾、肾-心-肺、脾-肾-心、心-肺-肾、肝-脾-肺、肾-心-脾、肝-脾-肾、心-脾-肺，间接通径系数分别为-0.4210、-0.3650、0.2941、0.2493、-0.1698、0.0403、0.0175、0.0159、0.0152。五脏之间的关系是一个统一整体，间接效应通径系数不能理解为简单的因果关系，肝-脾-肾间接通径系数 0.0159，可以理解为运动神经元疾病五脏各系统之间相互关联的程度。

4. 肝脾相关理论与肝硬化中医证候调研

见肝之病，知肝传脾，当先实脾。强调“实脾”是邓铁涛教授治疗肝病学术经验。我们对 222 例肝硬化住院患者进行临床信息采集，构建包括姓名、性别、年龄、肝硬化分期、证型、主症、涉及五脏系统症状、用药等数据库，分别对体征出现频数分析，五脏系统症状频数分析，不同分期涉及五脏症状分析，用药种类、性味、归经等的频数分析，探讨肝硬化中医证候五脏关系。肝系症状出现频数较高的是脉弦(占 73.61%)、目黄(占 68.06%)、蜘蛛痣(占 22.22%)、腹壁脉络曲张(占 20.83%)。心系症状出现频数较高的有舌红(占 72.22%)、神疲(占 51.39%)、脉细(占 48.61%)、舌暗(占 45.83%)、寐差(占 40.28%)、脉数(占 22.22%)。脾系症状出现频数较高的是腹胀(占 87.50%)、腹部膨隆(占 84.72%)、腹水(占 84.72%)、纳差(占 69.44%)、苔腻(占 54.17%)、形瘦(占 50.00%)，苔白(占 50.00%)、乏力(占 40.28%)、身黄(占 40.28%)、腹痛(占 33.33%)、舌淡(占 31.94%)、口干(占 26.39%)、便软(占 25.00%)、脉滑(占 23.61%)、大便次数增多(占 20.83%)。肺系症状出现频数较高的有气促(占 12.50%)、发热(占 11.11%)、咳嗽(占 8.33%)。肾系症状出现频数最高的是双下肢水肿(占63.89%)、小便黄(占45.83%)、尿少(占40.28%)、面色晦暗(占11.11%)。

频数统计结果:以两脏系为主要临床表现的共有91例,占40.99%,其中肝脾系表现的有68例,占30.63%,心脾系表现的有10例,占4.5%,脾肾系表现的有6人例,占2.7%,脾肺系表现的有5例,占2.25%,心肝系表现的有2例,占0.9%。以三脏系为主要临床表现的共有33例,占14.86%,肝脾肾系表现的有2例,占0.9%,心脾肾系表现的有1例,占0.45%,肺脾肾系表现的有1例,占0.45%,心肝脾系表现的有20例,占9.01%,肺肝脾系表现的有6例,占2.7%,心肺脾系表现的有3例,占1.35% 。以四脏系为主要临床表现的总人次有9例,占4.05%,肝心脾肾系表现的有1例,占0.45%,肝肺脾肾系表现的有8例,占3.6%。以单脏系为主要临床表现的总人次77例,占34.68% ,其中肝系表现的有10例,占4.5%,脾系表现的有66例,占29.73%,心系表现的有1例,占0.45%。其他尚有小部分没有明显涉及脏腑症状者有12例,占5.41%。结果显示肝硬化代偿期以肝脾两脏相关为主,失代偿期危重患者则多脏相关。

运用基于结构方程模型分析方法,对212例肝硬化住院患者的115个有效症状(含心脏19个、肝脏16个、脾脏48个、肺脏12个、肾脏20个)按照五脏的归属共提取5个主成分,分别代表了心脏、肝脏、脾脏、肺脏、肾脏各自症状信息的94.4%、94.8%、86.7%、99.1%、96.7%,这保证了数据分析的全面性。结构方程模型是一种多变量统计分析技术,它运用统计中的假设检验对有关现象的内在结构理论进行分析,可以用来分析五脏间的相互关系。五脏非线性主成分之间的相关分析显示:肺与肾、肝与脾、肝与肾之间的相关性较强,肝与肺、脾与肾、心与脾的相关性次之,相关系数分别是-0.1808、-0.1595、-0.1453、0.1316、0.1300、0.1027。经检验,肺与肾、肝与脾、肝与肾的相关系数均有统计学意义,肝与肺、脾与肾、心与脾的相关系数无统计学意义。其余两脏之间的相关系数均小于0.1。结果提示:肝与肺、脾与肾、心与脾之间呈正相关,肺与肾、肝与脾、肝与肾之间呈负相关,其中肺与肾、肝与肾、肝与肺、脾与肾的相关系数符号与五行相生相克符号相反。

从两脏之间的直接效应看,肺与肾、肝与脾、肝与肺的直接通径系数较大,分别是-0.1797、-0.1457和0.1129,肝与肾、脾与肾、心与脾的直接通径系数次之,分别是-0.1090、0.1085和0.0954,肺与肾、肝与脾、肝与肺、肝与肾、脾与肾、心与脾的直接通径系数经检验均有统计学意义;其他两脏之间的直接通径系数较小,经检验无统计学意义。从间接效应来看,涉及三脏的间接通径系数较大的有肝-肺-肾、肺-肾-肝、脾-肾-肺、肺-肝-脾、肾-肝-脾、肝-脾-肾、心-脾-肝、脾-肾-肝、心-脾-肾,间接通径系数分别为-0.0203、0.0196、-0.0195、-0.0164、0.0159、-0.0158、-0.0139、-0.0118、0.0104。其余三脏间的间接通径系数及涉及四脏、五脏的间接通径系数均小于0.01。五脏之间的关系是一个统一整体,间接效应不能理解为简单的因果关系,如肺-肾-肝,不能认为是肺的病变影响到肾而最终引起肝的病理改变,因此这里的间接通径系数可以理解为是五脏各系统之间相互关联的程度。

五脏之间的关系是一个统一整体,间接效应不能理解为简单的因果关系,如肺-肝-脾,不能认为是肺的病变影响到肝而最终引起脾的病理改变,因此这里的间接通径系数可以理解为是五脏各系统之间相互关联的程度。本研究采用结构方程模型的方法拟合数据后,得到肺与肾、肝与肾、肝与肺、脾与肾的生克关系与五行相生相克关系不一致的结论,但从上述举例的脏腑相互之间生理病理联系方面即可解释。与五行生克推衍相比,不同于五行生克的单向性,五脏相关学说的运用更加灵活。五行生克关系,最终是要通过五脏来具体体现,要从各脏的气、血、阴、阳来说明。因此说构成脏腑相关学说根本要素的是五行所体现的联系性和整体观,而不是五行生克形式本身。

5. 心肺相关理论与慢性肺源性心脏病中医证候调研

慢性肺源性心脏病是西医病名,现代医学认为心肺同病。根据《西医内科学》中关于慢性肺心病的诊断标准进行诊断,参照国家中医药管理局 1994 年发布《中华人民共和国中医药行业标准 · 中医病证诊断疗效标准》、2002 年版《中药新药临床研究指导原则》,我们对 346 例慢性肺源性心脏病住院患者,进行疾病过程中涉及中医脏腑证候的分类研究。结果:慢性肺源性心脏病除涉及中医肺或肺、心两个脏腑系统外,还可涉及到肾、脾、肝等脏腑系统。其病位虽在肺与心,但按照中医脏腑相关证候分析:肺大肠系症状中,最主要是咳嗽(332 例,占 96%)、咯痰(318 例,占 91.9%)、喘证(314 例,占 90.8%);心系症状主要是胸闷(336 例,占 97.1%)、心悸(328 例,占 94.8%)、失眠(76 例,占 22%);肾膀胱系症状主要是喘促(218 例,占 63%)和水肿(111 例,占 32.1%);脾胃系症状主要是疲倦(162 例,占 46.8%)、肢体乏力(118 例,34.1%)、水肿(91 例,占 26.3%);肝胆系症状主要是不寝(45 例,占 13%)、口苦(48 例,占 13.9%)。肺系与心系合计 346 例,占 100%;累及脾系 262 例,占 75.7%;肾系 226 例,占 63.6%;肝系 94 例,占 27.2%。慢性肺源性心脏病之脏腑传变,由肺及心,肺火(如肺部感染喘咳)往往加重病情心火(影响心主血脉)功能。这与五行的火克金不同,而是肺金克心火。病情发展由肺心及脾肾与肝,不一定按照五行生克关系传变,古人有“五脏旁通”脏腑关系的说法,即心与胆相通,肺与膀胱相通,脾与小肠相通,肝与大肠相通,肾与三焦相通。五脏旁通理论为临证中医诊治慢性肺源性心脏病,通过调治肾与膀胱、调治肝胆,调治脾胃达到治疗肺心提供实践依据。

(三) 五脏系统的外关联

即天人合一的整体观。五脏相关不仅是指“小五行”脏腑系统,同时也包括“大五行”之天人相应。五脏系统与环境的相互关系包括五脏与自然环境关联、五脏与社会环境关联等方面。其模式可概括为:肝系统外关联、心系统外关联、脾系统外关联、肺系统外关联、肾系统外关联。“五脏乃阴阳二气之所舍藏,故皆通乎天气。”生命起源于自然界阴阳二气,生命活动的维持亦有赖于沟通天地阴阳二气,“生气通天”实现五脏系统与环境的关联。而且“同气相求”,“脏气法时”,阴阳之气的四时消长变化规律使生命活动也表现一定的时空节律性。人体生命活动必然与外部自然有着密切的联系,尤其是研究五脏系统与自然环境的相关性,认识顺应四时气候的生长变化作用和规律才能健康无病,逆自然规律而行必将发生疾病,其意义在于指导临证用药以及防病养生。

我们对 100 例重症肌无力患者与 100 例健康人在构建 PRO 量表理论模型进行比较研究,经由专家重要性评分、离散度分析、因子分析、逐步回归分析、判别分析和内部一致性分析等方法,筛选出条目 52 条,组成正式 MG-QOL 量表,包括除药物干预以外的其他因素如外界环境、社会环境、精神心理等相关因素的影响, 统计分析 T 值 = 10.695、$P<0.001$,结果有明显差异性。

以上三个层次,分别体现为五脏系统内部的关联的功能系统观;系统之间的关联的即五脏联系观;系统与外部环境的关联的天人合一整体观。按这三个层次的原则来整理中医五脏关联的历史文献,去除其哲理化的表述,则既能保留中医学说的基本内涵,又能形成新的逻辑层次,成为对历代有关五脏关联性的各种理论的知识整合。

我们还通过临床调研,建立冠心病、心衰、重症肌无力、慢性阻塞性肺疾病,以及肌萎缩侧索硬化症、肝硬化、肺心病、小儿紫癜等八个病种3162例证候流行病学调查研究信息资料数据库,结果显示疾病的相关性是客观存在的。临床病证有一证与多脏相关,有一病与多脏相关。正如邓铁涛教授所说:在疾病发生传变的过程中,不仅是两两相关,而是三脏甚至多脏系统之间的相关,有一证与多脏相关,一病与多脏相关,五行不能离开五脏,五脏又不能单独存在,而五脏相关能较好地从理论上解决这一难题。

五脏相关学说继承和发展了中医理论的系统观、联系观和整体观的指导思想,以中医脏腑、经络、气血等基本概念及理论为基础,综合中医脏象、气血、经络、方药等理论,并通过临床实践与实验研究,统系着辨证、辨病、诊断与治疗的过程的应用理论。它着重探索五脏系统在生理病理状态中的动态关联规则,具体指导临床应用。

五脏相关学说在指导诊治重大疑难疾病等复杂证候时有重要意义。现代临床中的重大疑难疾病多采用现代医学诊断,其病理多数难以与古代病机直接对应。在五脏相关学说指导下,不拘泥于现代医学的病位,而从功能影响的角度分析这些疾病与中医五脏的关系,既辨明其主要病位,又注重疾病发展过程中不同时期的五脏相互影响情况,从而形成更全面的综合治疗方法。有关临床研究应用部分,五脏相关理论对重大疾病与疑难疾病诊治指导,见本章第四节,五脏相关与辨证。

第二节　五脏之间的相关关系

本书其他章节已经介绍过五脏的生理功能,它们都是人体不可或缺的一部分。每一脏由于其特点不同,可以在生理和病理上对其他脏腑组织产生特定的影响。

一、五脏的相互影响

五脏是生命活动的中心,由于各脏均有自身的功能和特点,故在生理活动和病变过程中对他脏的影响各有不同。

(一) 心对他脏的影响

心为五脏六腑之大主,为阳脏而主阳气,故在五脏关系中,心对他脏的影响主要为:

1. 心主血脉,调节血流以灌溉全身,又主神明,是生命活动的主宰,所以为人身之主,在脏腑中居于中心地位。其对他脏的影响,主要是心神对五脏功能的调节、控制和心血对脏腑的灌溉、濡养。

2. 心居上焦,属阳脏而主阳气。心阳既温煦人体,又能推动血液运行,营养全身,维持生命,凡脾胃之腐熟运化,肾阳之温煦蒸腾,以及全身水液代谢等,均依赖于心阳的温化作用。故古人把心脏比喻为天体的太阳。

（二）肺对他脏的影响

肺为华盖，与外界直接相通，主持呼吸及气在人身中的输布，其对他脏的影响，主要为：

1. 肺位最高，为五脏之华盖，对其他脏器有雾露般的濡润、灌溉的作用。而肺主气，肺气的宣发肃降直接影响了他脏气机的升降出入，故明·绮石《理虚元鉴》有“肺为五脏之天”之说。

2. 肺为娇脏，其体清虚，不耐寒热，不能容邪亦不耐邪侵。肺气通于天，其生理功能往往直接受到外界环境变化所影响，邪气容易从口鼻、皮毛内侵于肺。自然界之风、寒、燥、热等邪气，多直接从口鼻而入，影响到肺，进而影响五脏。另一方面，相关脏腑的病变亦容易流注、蔓延及肺，如肝火犯肺、脾湿阻肺等等即是。

（三）脾对他脏影响

脾为后天之本，主运化输布水谷精微，其对他脏的影响，主要在于其输布、供应水谷精微的不足和运化水湿能力的降低。

1. 脾与胃相表里，共同负担水谷的受纳、运化任务，脾胃所吸收、输送的后天营养是所有脏腑组织功能活动的基础，故脾胃一伤则可使全身脏腑组织失去正常营养而致功能障碍。

2. 脾主运化，除了运化、输布水谷精微之外，尚运化水湿秽浊，故脾的运化功能失常，亦常引致水湿痰浊积留而影响他脏功能活动，如影响肾主液的代谢，或肺受痰浊所扰而致咳喘等。

3. 脾为太阴，其性主静，故在五脏相关关系中多受他脏影响，而少有克伐他脏。由于脾的这一特点，因此，主要在不足的情况下影响他脏居多，如前述的影响他脏的营养，或引致他脏水湿痰浊积留，均常因脾气虚弱，运化功能低下所致。

（四）肝对他脏影响

肝为刚脏，体阴而用阳。古人把肝比喻为“将军”，以刚强躁急，喜动难静来形容肝的生理特性。在五脏相关中，主要因其阴阳失调和气机升降失常而对他脏造成干扰和影响。

1. 肝“体阴而用阳”，“用”是外现的功用，“体”是内在的本体。“体阴”一是指肝为藏血之脏，血属阴；二是说肝肾同源，位居下焦。“用阳”是指生理上肝内寄相火，其气主升主动，动者为阳；病理上肝阴、肝血易虚，阴不制阳则肝阳易亢。在临床上，肝气的亢逆、肝风的内动常导致他脏的气机升降失常，肝火的亢盛又常煎逼、耗损他脏的阴血津液。

2. 肝为刚脏，喜动难静，故容易干扰、影响其他各脏。清代李冠仙《知医必辨·肝气证治》说：“人之五脏，唯肝易动而难静。”又说：“唯肝一病，即延及他脏。”沈金鳌《杂病源流犀烛·肝病源流》也说肝“若衰与亢，则能为诸脏之残贼”。都是说明在脏与脏的关系中，肝有主动干扰、影响他脏的特殊性。

（五）肾对他脏影响

肾为先天之本，藏精而为元阴元阳之府，为一身阴阳的根基，故对其他各脏有广泛而重要影响。

1. 肾为先天之本，先天禀赋对人的健康有重要的影响，因此，肾气是否充盛是五脏功能正常与否的基础。

2. 肾藏精，为元阴元阳之府，肾阴滋养五脏之阴，肾阳温煦、长养五脏阳气，故肾阴、肾阳的亏损常导致五脏的阴阳亏虚。但反过来，五脏的阴阳亏虚，日久亦常累及于肾，故前人有“五脏久病，均可及肾”之说。

3. 肾为水火之脏，肾中之火又称“命门之火”，《景岳全书·传忠录下》认为：“命门为元气之根，为水火之宅。五脏之阴气，非此不能滋，五脏之阳气，非此不能发。”绮石《理虚元鉴·治虚三本》也指出：“肾中真水，次第而上生肝木，肝木又上生心火。肾中真火，次第而上生脾土，脾土又上生肺金……盖肾之为脏，合水火二气，以为五脏六腑之根。”故研究肾与五脏相关关系，不能仅从肾为水脏着眼。

由此可以看出，每一脏对他脏的影响与其特有的功能相关，并不能完全用五行生、克、乘、侮的关系式来对应。

二、五脏相关的中介

在五行学说的框架下，五行被认为是五脏相关关系的中介，其生克关系是用以说明脏腑之间相互影响的主要模式，但这种模式既不能反映脏腑间生理病理关系的本质，亦不全面。五脏的相关实际上是生理病理的相互影响，因此，主要以人体的基本生命物质气、血、津、精为中介。

（一）气与五脏

中医学里所说的气，概括起来有两个含义：一是构成人体和维持人体生命活动的精微物质如水谷之气，呼吸之气等；二是指脏腑组织的生理功能，如脏腑之气、经脉之气等。气的几种类型都与脏腑关系密切。如元气是五脏之气的来源；宗气推动肺的呼吸和心血的运行，有赖各脏功能的维持，呼出心与肺，吸入肝与肾；营气由脾胃中的水谷精微所化生，与心、肺、脾、肝等脏均密切关联；卫气主要亦由水谷之气化生，温煦各个脏腑等。

气的运动称为气机，气机的升降出入，与多个脏腑的功能相关。例如，肺的呼吸功能，呼气是出，吸气为入；宣发是升，肃降是降。脾胃主消化，脾主升清，以升为健，胃主降浊，以降为和。从整个机体的生理活动来看，升和降、出和入之间必须协调平衡，才能维持正常的生理活动。

气机失常也常因五脏功能失常而致。五脏功能失常，如脏气偏亢，则气机易于升降太过；脏气偏衰，则易升降不及。气机升降出入失常则可出现气滞、气逆、气陷、气闭或气脱等病理状况。

（二）血与五脏

血由脾胃水谷精微所生化，循行于脉中，对人体各脏腑组织器官具有濡养作用，是人体不可缺少的营养物质。血由心所主，藏于肝，统于脾，其生理功能与病理变化与五脏均有密切关系。张景岳说：“血即精之属也，但精藏于肾，所蕴不多，而血富于冲，所至皆是。盖其源源而来，生化于脾，总统于心，藏受于肝，宣布于肺，施泄于肾，灌溉一身，无所不及。故凡为七窍之灵，为四肢之用，为筋骨之和柔，为肌肉之丰盛，以至滋脏腑，安神魂，润颜色，充营卫，津液得以通行，二阴得以调畅，凡形质所在，无非血之用也。是以人有此形，唯赖此血。”《景岳全书·杂证谟·血证》深刻地描述了血与五脏及全身之关系。

（三）津液与五脏

津液来源于饮食水谷，要靠五脏的协调才能充盈畅运。津液先要靠胃对饮食物“游溢精气”，小肠“泌别清浊”，上输于脾而生成。然后要靠脾的“散精”，将其运输周身以灌四旁，同时上输于肺。肺则通过宣发肃降和通调水道的作用，将津液敷布于体表肌腠，并下输肾与膀胱。肾中精气有蒸腾气化作用，在膀胱将多余的津液及代谢产物化为尿液，排出体外。可见津液的生成、输布与排泄，是多个脏腑参与的复杂生理过程，其中脾的转输、肺的宣降和肾的气化作用尤其重要。

津液的失常则成为病理产物痰饮。痰与各脏关系密切，又与脾肾关系最为密切。《景岳全书·杂证谟·痰饮》说：“五脏之病，虽俱能生痰，然无不由乎脾肾。”

（四）精与五脏

精是构成人体最基本的物质，人的形体由精所化生。精在人体可分四类：先天之精是由父母的生殖之精所构成；后天之精是脾胃化生的水谷精微；脏腑之精是以先天之精为基础，又依赖后天之精的不断滋养而充盛；生殖之精是繁衍后代的物质基础。《素问·上古天真论》说：“肾者主水，受五脏六腑之精而藏之。”可见肾中精气为各脏腑精气的基础。

因此，论述五脏相关，要具体分析气、血、津、精哪一方面出现异常，才能进行辨证论治。例如，对于肺受火热所伤，若仅以“火克金”空泛论之，则很难说明是在哪些脏腑、哪一个层次上出现问题。

三、脏与脏的关系

五行学说中相生与相克是对事物关系的高度抽象的哲学概括，具有认识论方面的深刻意义。但在人体生命活动和疾病变化中，五脏之间还有更复杂的情况，它们共同在某一过程中发挥作用，但不一定是彼此间的利（生）或害（克）关系。例如，在观察生理活动或临床分析疾病机理时，常可见到多脏在共同完成人体某一功能时，发挥互补的作用；或某一病理状态是由于多脏功能失常的结果。因此，从实际的角度出发，参考五行学说而不囿于五行学说，客观地认识脏与脏之间的生理病理关系，对临床上辨证论治疾病具有切实而重要的指导意义。

（一）五脏相关的关联模式

五脏之间在生理上主要可以有相主、相成和协同三种作用模式。

（1）相主作用：指各脏均有功能所主，在人体功能系统的某一方面发挥主导作用。例如肾、脾作为先、后天之本，对他脏产生精微气血的滋养作用；肺主气、肝主疏泄，对他脏的功能起到调节作用；心主神明，对他脏起到主宰、统率作用。相主作用主要由五脏的功能来决定，又受自身的特性所影响，因此，在某脏所主的功能发生病变时，以调理该脏为主，旁及他脏。

(2)相成作用:指各脏在生理和病理下,对他脏的功能起到协助或平衡作用。例如,肺朝百脉,协助心主血功能的完成;肝主疏泄,协助脾胃消化功能正常。在某脏功能失常时,可以通过调理具有相成作用的脏来协助他回复正常。如脾运失畅,可疏肝理脾以助运化。

(3)协同作用:指人体某一生理功能,或某一病理状态的形成,是两脏或多脏共同作用的结果。人体的生命活动是一个复杂的过程,有些生理活动往往需要几个脏腑的配合才能进行。例如,气化、呼吸、消化、水液代谢、血液流通等,其中任一个脏腑的病变都有可能影响整体功能失常。

五脏之间的相成和协同作用普遍存在,是构成五脏相关关系的生理病理基础。

(二) 脏—脏相关的基本模式

以最基本的两两相关为单元,五脏中可以发生的相关关系应有 10 种。当然其中根据太过、不及,结合阴阳、气血,就有了更复杂的可能性。五脏之间相互影响最基本的状况可简述如下:

1. 心与脾

心与脾的关系,可以从三个角度来体现。其一,是反映在血液的生成和运行两方面。一方面,心主血,脾生血。脾为气血化生之源,所以脾气健运,化源充足,心所主之血则能充盈。若脾失健运,血的化源不足则心失所养,不能营其主司血液运行的功能。另一方面,心主血,脾统血。血液之所以运行于经脉之中,固赖心气的推动,还须脾气为之统摄,方能维持正常的运行。其二,脾气与心气关系密切。心主血脉,血行脉中要靠心气推动,其动力来自宗气。宗气的推动虽与肺的功能有关,但也有赖于脾胃的生发才能充沛。《灵枢·邪客》篇曰:"五谷入于胃也,其糟粕、津液、宗气分为三隧,故宗气积于胸中,出于喉咙,以贯心脉而行呼吸焉。"其三,病理上的痰瘀相关。脾为生痰之源,饮食自倍或饥饱失常,都能损伤脾胃,运化失职,水湿不化,湿浊凝聚为痰,痰浊上犯,阻滞胸阳,则可闭涩心脉,因痰致瘀。痰瘀相关是心脾在病理上相互影响的体现。

2. 肺与脾

肺脾的关系表现在气与水液的代谢上。在生理上,肺为主气之枢,脾为生气之源。肺主气,脾益气,两者相互促进,形成后天之气。脾主运化,为气血化生之源,但脾运化的水谷之气,必赖肺气的宣降方能输布全身;而肺所需的津气,要靠脾运化水谷精微来供应,故脾亦能助肺益气。

另外,脾主运化水湿,肺主通调水道,人体的津液由脾上输于肺,再通过肺的宣发和肃降而布散至周身并下输膀胱。脾之运化水湿,赖肺气宣降的协助,而肺的宣降又靠脾之运化以协同,两者相互合作,参与体内水液代谢。如果脾失健运,则水液停聚,就会酿湿生痰,甚至聚水而为饮为肿,犯肺上逆而为喘等症,所以有"肺为贮痰之器,脾为生痰之源"的说法。

3. 肺与肝

肺与肝的关系,从阴阳来说,肺居上焦,为阳中之阴脏,其位最高,为五脏六腑之华盖,其气肃降,以清肃下降为顺;肝居下焦,为阴中之阳脏,其气升发。升发与肃降,相互制约,相互协调,维持气血的上下贯通。从经脉来说,肝经脉由下而上,贯膈注于肺。另外,手太阴肺经为十二经脉气血灌注流行之始,足厥阴肝经则为诸经环行之终末,首尾相合,升降互用。

从病理来说,若肝气郁结,气郁化火,循径上行,灼肺伤津,影响肺之宣肃,形成"肝火犯肺"之证,出现咳嗽咽干,咳引胁痛,甚或咯血等。而肺燥与肝阴亦相互影响,如肺失清肃,燥热下行,灼伤肝肾之阴,使肝失调达,疏泄不利,亦在咳嗽同时,出现胸胁引痛、胀满、头晕、头痛及面红目赤等症。

4. 肺与肾

肺与肾的关系主要表现在水和气两方面。肺主一身之气,主肃降,水液只有经过肺气的宣发和肃降,才能达到全身各个组织器官并下输膀胱,故称"肺为水之上源"。肾主水液,肾阳的气化作用又有升降水液的功能,肺肾相互合作,共同完成正常的水液代谢。故《素问·水热穴论》说:"肾者至阴也,至阴者盛水也;肺者太阴也。少阴者冬脉也,故其本在肾,其末在肺,皆积水也。"水液代谢的正常与否,和肺肾二脏关系最为密切。如肺失宣肃,不能通调水道,肾不主水,水邪泛滥,肺肾相互影响,导致水液代谢障碍,水不化气而潴留泛溢,所以"水病下为胕肿、大腹,上为喘呼不得卧者,标本俱病。故肺为喘呼,肾为水肿。"(《素问·水热穴论》)。治疗水液代谢病变的关键是以肾为本,以肺为标,另外还以脾为枢转。

肺为气之主,肾为气之根。肺司呼吸,肾主纳气,呼吸虽为肺所主,但需要肾的纳气作用来协助。只有肾的精气充沛,吸入之气,经过肺的肃降,才能使之下归于肾,肺肾互相配合,共同完成呼吸的生理活动。若肾气不足,摄纳无权,气浮于上;肺气久虚,伤及肾气,而致肾失摄纳,均会出现气短喘促,呼多吸少,动则尤甚等症。这种现象称为"肾不纳气"或"气不归根",其治疗也必须用补肾纳气的方法。

此外,肺肾阴液也是互相滋养的(称为金水相生),而肾阴又为人体诸阴之本,因此,肺阴虚可损及肾阴;肾阴虚不能上滋肺阴,则肺阴亦虚,最后导致肺肾阴虚,而见腰膝酸软、潮热、盗汗、咽干、颧红、干咳、音哑、男子遗精及女子经闭等症。如肺痨病人、咳喘患者,病久不愈,均可出现肺肾两虚之候。

5. 心与肺

《素问·灵兰秘典论》说:"肺者,相傅之官,治节出焉。"指出肺有辅助君主,与心一起共同调节、治理脏腑的生理功能。另外,心与肺在部位上相近,功能也相互影响。《外台秘要》卷三十八说:"五脏之尊,心虽为王,而肺最居其上也。肺为华盖,覆其四脏,合天之德,通达风气。而肺母(畏)火也,性惯受温而恶寒。心火更炎上蒸其肺,金被火伤则叶萎,倚着于肝,肺发痒即嗽。"

由于心主血,肺主气,故肺的治节作用,在于助心行血。《本草述钩玄·隰草部》:"盖肺司气,合于心包络之血同,乃为阳中之少阳,而气以和,营卫以行。……毛脉合精,行气于府,而胸中即膻中,膻中即心包络所居,为心之护卫者。胸中皆肺所治。"由此可见,心与肺的关系主要表现在气血相互为用上。血液的运行,要有气的推动;而气必须依附于血才能通达全身,所以说:"血为气之母,气为血之帅"、"气行则血行,气滞则血瘀"。在病理上,若肺气虚弱,宗气不足,则运血无力,循环瘀阻,从而出现胸闷、气短、心悸、唇舌青紫等症;反之,心气不足,血脉运行不畅,阻滞肺络,肺的宣降失司,可出现气喘、咳嗽之症。

6. 心与肝

心与肝的关系主要表现在调节血液的运行和调节情志活动等两个方面。

心主血，肝藏血在正常情况下，心的气血旺盛，血行通畅，则肝有所养，肝才能充分发挥调节血量的作用；反之，肝调节血液的功能正常，则血液才能根据心主血的需要进入脉中循行。假如心的气血不足，血液运行受阻，肝无所藏，则肝血因之而虚，肝血不足，心血亦随之而损。所以临床上心悸、失眠等心血不足的病症与头晕目眩、手足震颤等肝血亏损的病症常常同时兼见。

心主神明，肝主疏泄，都与精神情志活动有关心血旺盛则神守其舍，在神的统帅下，肝才能更好地发挥其主疏泄的作用；而肝的疏泄正常，肝气条达，气血和畅，心情才能舒展愉快。若神明不安，情志抑郁，可导致肝气郁结，出现胸闷腹胀、胁肋疼痛之症；肝主疏泄的功能失常，气机不调，则出现多疑善虑、郁郁不乐等情志异常。在某些精神因素所致的病变中，心肝两者常相互影响，如心血虚引起的心烦失眠与肝阴虚引起的急躁易怒等精神症状常同时并见。

7. 心与肾

心与肾的关系主要表现在心肾的阴阳、精血以及心藏神与肾藏精关系等方面。

心与肾，一为阳中之阳，一为阴中之阴，某种角度上是人体阴阳的象征，古代曾用“水火既济”来形容彼此的关系。但在具体应用中心与肾又须各别阴阳。命门学说认为肾阳为人身阳气之本，故肾阳充足，心阳也就不断地得到补充；而心阳充足，血流畅通，肾阳的物质基础又得以充实，这是一层关系。另一方面，肾阴与心阴也存在互济互用的关系。在病理上，若肾阳不足，心阳亦虚，以致水寒不化，上凌于心，就会出现心悸、水肿及喘咳等“水气凌心”的证候。肾阴不足，不能上济于心，也会出现心阴虚的证候。此外还有一个特别的“心肾不交”证候，即肾阴不足，心阳独亢，可见心悸、心烦、失眠、多梦、口糜、舌红等，为“水火未济”的表现。

心藏神与肾藏精方面　精为神之宅，神为精之象；积精可以全神，而神全则精专；有精则有神，望神以测精。精是神的物质基础，神是精的外在表现。所以，肾精充足则心神健旺；若肾精亏损，可出现失眠、健忘等神志异常的症状。故《理虚元鉴·遗精梦泄论》说：“精虽藏于肾，而实主于心。”同书《心肾论》又认为：“夫心主血而藏神者也，肾主志而藏精者也。以先天生成之体论，则精生气，气生神；以后天运用之主宰论，则神役气，气役精。……盖安神必益其气，益气必补其精。”

精血互相资生方面　心主血，肾藏精，精血互相滋生，因而心血不足与肾精亏损亦常互为因果。《景岳全书·杂证谟·血证》说：“人之初生，必从精始。精之与血，若乎非类，而丹家曰：涕、唾、精、津、汗、血、液，七般灵物总属阴。由此观之，则凡属水类，无非一六所化，而血即精之属也。但精藏于肾，所蕴不多；而血富于冲，所至皆是。”

8. 肝与脾

肝主疏泄而藏血，脾主运化而统血。脾胃的升降和纳运功能，有赖于肝气的疏泄和条达。肝的功能正常，疏泄调畅，则脾胃升降适度，健运不息。若肝失疏泄，影响脾胃的运化和升降,可出现胸胁痞闷、嗳气吞酸、食欲不振等“肝脾不和”或“肝胃不和”的证候。周学海《读医随笔·承制生化论》说:“脾主中央湿土……其性镇静,是土之正气也。静则易郁,必借木气以疏之。”

反之,肝的功能也有赖于脾胃滋养。《医宗金鉴·删补名医方论》指出:“肝为木气,全赖土以滋培,水以灌溉,若中气虚,则木不升而郁。”程文囿《杏轩医案》亦谓:“无土之处,则无木生……一培其土,则根本坚固,津汁上升,布达周流,木欣欣向荣矣”。而脾有病亦可连累及肝,如脾气虚弱,血的化源不足,或脾不统血,失血过多,均能导致肝血不足。又如脾失健运,水湿内停,日久蕴而成热,湿热郁蒸,使肝胆疏泄不利,则出现黄疸等症。

9. 脾与肾

肾为先天之本,脾为后天之本:“先天生后天,后天济先天”。脾的运化功能,必须借助肾中阳气的温煦,而肾中所藏的先天之精,又需脾胃水谷精微的不断滋养,因此,脾与肾的生理功能是相辅相成,互相促进的。病理上若肾阳不足,不能温煦脾阳,脾阳久虚,又损及肾阳,终致脾肾阳虚,临床则可见腹部冷痛,下利清谷、五更泄泻、水肿等症。周慎斋在《慎斋遗书·阴阳脏腑》中说:“肾为胃关,人生之来,其原在肾,人病之来,亦多在肾……盖肾伤则先天伤,而后天之胃无根,亦必受害。……故断病之状,在此二天,一伤则病,两伤则死。”“总之,百部皆由胃气不到而不能纳肾,以致先后天生成之气不能相和所致。”

10. 肝与肾

肝藏血,肾藏精。肝血有赖肾精的滋养,肾精也不断得到肝血所化之精的填充。由于精血相互化生,所以有“精血同源”或“肝肾同源”的说法。正因为肝肾同源,故肝肾阴阳之间,也是相互联系的,即肝血可以资助肾阴的再生,肾阴又能涵养肝阴,使肝阳不致上亢。在病理上,肾精与肝血的病变常相互影响。肾精亏损,可导致肝血不足;肝血不足,亦可引起肾精亏损。另外,肾阴不足,水不济火,肝阴也就不足而肝阳上亢;反之,肝火太旺,下劫肾阴,也会引起肾阴不足。

以上是一脏与一脏角度的关系。临床也有常见一脏引起多脏病变的情况,这并不是像五行推导那样,例如,水虚就可推出木虚(肝虚)、火侮(心实)、金弱(肺虚)、土侮(脾实)等固定程式。具体会影响到什么脏腑以及通过什么渠道影响,应视实际状况及其他影响因素而定。例如,肾虚可导致五脏俱虚,是因为肾藏元阴元阳,为先天之本等。临床中的一与多、多与多等关系,要根据“症状-病机”的关联性具体分析,具体由以上 10 种关系中的多种组合叠加而成。

第三节　五脏系统的相关

五脏相关学说继承中医以五脏为人体生命活动中心的理论精华,认为人体以互相关联的五脏为核心,连属各个器官,成为一个有机联系、恒动不息的整体。但是这种联系不是绝对的一一对应,而是多维交叉的。这种认识是通过对人体生命及其所产生的疾病状态的深入观察和研究而得出,是实践经验的总结而并非单由五行学说推导的结果。

一、五脏与六腑的相关关系

六腑作为人体生理系统的一部分,其中的胆、胃、大肠、小肠、膀胱与五脏相合,从而配属于五脏系统。但是,一脏与一腑虽然具有表里相合关系,但并非唯一相关。以生理功能与病理变化为基础,一脏可能与多个腑相关,而一腑亦可能联系、影响多个脏。

(一) 心与六腑的相关关系

心与小肠相合:小肠的生理功能一是受盛和化物,将胃初步消化的饮食物进一步消化吸收。二是泌别清浊,使清浊各走其道,精微物质输布全身,糟粕下归大肠,无用水液泌渗入膀胱。因此,小肠作为消化系统的一部分,与脾胃关系最为密切,《内经》即有“大肠、小肠皆属于胃”之说,但在脏腑配属关系中,小肠又与心具有表里配合关系。病理上,心经实火通过经脉可以下传于小肠,引起小肠实热,这种病理变化称之为“心移热于小肠”,表现为小便灼热、赤涩甚则尿血。反之,小肠有热,亦可循经上熏于心,使心火亢盛,表现为口舌生疮等。在治疗时,可采用清心火、利小便的方法。但小肠热与膀胱热在治疗上区分不大,也未尝不可认为心与膀胱通。

古代医家还有“心与胆通”的说法,主要在于说明精神情志病变的病机。而在病理情况下,心与大肠、膀胱、胃亦密切相关。

(二) 肺与六腑的相关关系

肺合大肠:大肠亦居腹中,上接小肠,末端为肛门,主要生理功能是传导糟粕,故与小肠同样“皆属于胃”而在生理病理上与脾胃关系密切。但在脏腑相合关系中,大肠又与肺相为表里,大肠传导糟粕的功能有赖于肺气的肃降;而大肠腑气通畅,则有利于肺气的肃降。因此,肺失肃降,可影响大肠的传导而致大便秘结不畅;大肠腑气不通,可影响及肺,而致肺气壅满喘促。

《素问·咳论》说:“五脏六腑皆令人咳,非独肺也。”肺为咳病的病变部位,但六腑有病均可影响于肺而令人咳,说明肺在生理病理上亦与六腑均有关联。又如古人有“肺与膀胱通”之说,认为肺能“通调水道,下输膀胱”,肺气不利则膀胱气化不行而小便不通,故治疗癃闭有开通肺气的“提壶揭盖”法。

(三) 脾与六腑的相关关系

脾合胃:胃的主要生理功能是主受纳腐熟水谷,故称胃为“水谷之海”。胃的特点是主通降,以降为和。脾与胃互相配合,胃主受纳,脾主运化;胃主降浊,脾主升清;胃性燥,脾性湿;胃喜润恶燥,脾喜燥恶湿。脾胃两者相反相成,共同完成饮食物的消化吸收及其精微的输布,故称脾胃为“后天之本”。

古人又认为脾还与大、小肠相通,能转输津液于膀胱、亦接受胆中精汁以运化水谷,故在生理病理上与这些腑亦都有相互影响的关系。

(四) 肝与六腑的相关关系

肝合胆:胆的主要生理功能是贮存和排泄胆汁。《灵枢》认为胆为“中精之府”,内藏清净之液。古人对胆的认识,主要是认为与思维的决断有关。《素问·灵兰秘典论》:“胆者,中正之官,决断出焉。”肝主谋虑,胆主决断,两者相为表里,互相配合。张景岳在《类经·藏象类》中说:“胆附于肝,相为表里,肝气虽强,非胆不断,肝胆相济,勇敢乃成。”所以情志异常,易惊善恐,失眠多梦等可从胆论治。此外,胆虽为六腑之一,但主藏精汁,为清净之府,又不直接接受水谷糟粕,与其他腑有异,故《内经》又称之为奇恒之腑。

另外,肝主疏泄,肝失疏泄而气机郁结,则容易横逆犯胃,大小肠、膀胱等腑亦常因肝失疏泄的影响而致“以通为用”的功能失常。

(五) 肾与六腑的相关关系

肾合膀胱:膀胱的主要生理功能是贮存和排泄尿液。其功能又赖肾气的蒸腾和开阖,故所谓膀胱“气化则能出(小便)”,实际上就是肾的蒸腾气化作用。膀胱的病变,主要表现为尿频、尿急、尿痛;或是小便不利,尿有余沥,甚至尿闭;或是遗尿,甚则小便失禁等。一般说,实证者多责之于膀胱,以治膀胱为主;虚证者多责之于肾,治疗常从补肾入手。

《灵枢·本输》有“少阳属肾”之说,认为肾亦与三焦相通而共同主持水液代谢,而《难经》更认为三焦“为元气之别使”。另,《素问·水热穴论》亦有“肾者,胃之关也”的说法,反映肾与胃的关系。此外,肾亦因其藏元阴元阳,为脏腑阴阳的根本而与小肠、大肠、胆的功能相互影响。

二、五脏与奇恒之府的相关关系

奇恒之府与五脏并非一一对应,它们的功能实际上受多个脏的支配,但亦与某些脏在生理病理上有特定的关系。如胆同时又为六腑之一而与肝相表里,髓与骨均为肾所主,脉为心所主等,而女子胞主月事及胞胎,其生理功能失调,主要表现在经、带、胎、产的异常,受五脏的生理病理所影响,而与肝肾的关系尤为密切,治疗上也常从五脏论治但着重调理肝肾。

奇恒之府中的脑与五脏的关系最具特色。现代医学认为脑是人体所有精神意识活动的解剖学基础,但从中医角度来说,五脏藏五神,化五志,脑所主持的各种精神意识活动都统属于五脏功能之中,其中关系最密切的是心、肾和肝。

(1)脑与心:中医传统观点是心主血脉,心主神明。而脑与神明亦有关,这在历代著作中亦有论及,明代李时珍所说的“脑为元神之府”,实自道教而来。中医学的神明就广义而言,是泛指统帅一切功能活动的能力和生命活动的外在象征。五脏具有藏神作用。故有“五神脏”之称,而脑亦不能例外。《灵枢·营卫生会》云:“血者,神气也。”心主血脉,故藏神,心血是神的基础。在生理上,可以认为心为神明之体,而脑为其用,心神通过脑神而健旺于外。因而在神志的病变中,以治心为主,心血通畅,不瘀不滞,则能上奉于脑,使神志的功用正常;但若脑府受伤,同样也影响神志,则也应配合治脑。

(2)脑与肾:“脑为髓海”,而肾藏精,生髓以充养骨髓,所以脑与肾的关系更密切,治脑当从治肾入手。只有肾气旺盛,肾精充足,才能生髓而上通于脑。而肾为作强之官,伎巧出焉,“作强”与“伎巧”都与精神活动有关,故精足则令人能力坚强,智慧灵活。

(3)脑与肝:(胆)肝开窍于目,足厥阴肝经脉上行于头,交会巅顶。肝阳化风上亢多犯脑,故临床上脑血管病变的一系列症状多与肝风有关。目赖肝血所荣,也与脑的功能有关,《灵枢·海论》云:“髓海不足……目无所见。”胆与脑也有着病理关系,如《素问·气厥论》还说:“胆移热于脑,则辛頞鼻渊。鼻渊者,浊涕不止也,传为衄蔑瞑目。”

上述说明,中医五神脏、心主神明、肾藏精以及“诸风掉眩,皆属于肝”等理论,涵盖了脑的功能。而脑作为元神之府,为灵机记性所出之处,则配合五脏统辖、主持精神情志思维活动。

三、五脏与“五华”的相关关系

体表某些组织部位与五脏有特定的通应关系,接受其精气的滋荣,故称为“五华”(五脏的外华)。观察这些体表部位可以了解五脏精气充沛、功能健旺与否,这是中医“司外揣内”诊病方法的生理基础。

心其华在面:心的生理功能是否正常以及气血的盛衰,可以显露于面部色泽的变化上。人的面部血脉丰富、皮肤薄嫩,又易于观察,所以望面色可以推知心脏气血的盛衰通滞。若心的气血旺盛,则面色红润有光泽。若心脏发生病变,气血受伤,则常在面部有所表现。例如,心的气血不足,可见面色少华、晦滞;心血瘀阻,则面部青紫;如心火旺盛,血分有热,则面色红赤;心血暴脱,则面色苍白或枯槁无华。

肺其华在毛:肺具有宣发卫气,输津于皮毛等生理功能,从而滋润、温养皮毛。外界邪气伤人,常先从皮毛而入,首先影响到肺的生理功能,出现恶寒、发热、鼻塞、咳嗽等症状;若肺气虚弱,宣发功能失职,卫气、精津布散障碍,则肌肤苍白,皮毛干焦枯槁;肺卫虚弱,则皮肤毛孔开疏,自汗出,易于感受外邪;若肺气闭塞,毛窍闭敛,则可出现无汗而喘等症状。

脾其华在唇:口唇的色泽不但是全身气血盛衰的反映,又与脾运化功能是否正常有密切的关系。脾的运化功能健旺,气血充盛,则口唇红润,有光泽;若脾虚不运,气血不足,则唇淡白不泽,或者萎黄;湿热熏蒸脾胃,则口唇糜烂生疮;脾胃阴亏,则口唇干枯开裂。

肝其华在爪:爪甲是筋延续到体外的部分,故又称“爪为筋之余”,肝的气血盛衰,亦反映于爪甲。肝血充沛,爪甲得其滋养则柔韧而荣润有泽,肝血亏虚,则爪甲失荣而干枯脆薄,凹陷开裂。

肾其华在发:发为肾之外候,《素问·五藏生成》说:“肾之合骨也,其荣发也。”头发的荣枯、黑白等变化常随着肾中精气的盛衰变化而变化。从幼年时期开始,肾的精气开始充盛,头发开始生长;青壮年时期,肾的精气旺盛,因而头发乌黑发亮,到了老年,肾中精气渐衰,故头发变白,枯槁少华,容易断落。这些都属于正常的生理变化。在临床所见,凡未老先衰,头发枯萎,或早脱早白者,多与肾中精气亏损有关。

五脏与五华的通应关系来自于大量临床观察依据,有其普遍性和规律性,但亦不是唯一、固定的对应关系。例如,不止心之华在面,五脏均可于面上的特定部位显现其外华,根据所在部位的外候表现还可以进一步诊断五脏病变。

四、五脏与五体的相关关系

五体指脉、皮、肉、筋、骨五种躯体组织结构,《素问·宣明五气》:“五脏所主:心主脉,肺主皮,肝主筋,脾主肉,肾主骨。”指出五体分别为五脏所主属。

心在体合脉:脉指血脉,心合脉即是指全身的血脉都为心所主属。

肺在体合皮:皮肤为人体抵御外邪的第一道屏障,亦为卫气循行之所。肺宣发输布营卫以荣养皮毛,故为皮之主属。

脾在体合肉:脾主肌肉是指脾能维持肌肉的正常功能,这和脾主运化的功能分不开的。脾气健运,营养物质充足,则四肢肌肉丰满,活动轻劲而有力。若脾虚失运,四肢肌肉失养,则肌肉消瘦痿软,四肢无力,甚则产生痿证。

肝主筋:“食气入胃,散精于肝,淫气于筋”(《素问·经脉别论》)。筋“束骨而利机关”(《素问·痿论》),筋得肝的精血所滋养而柔韧坚实,肢体关节屈伸自如,矫捷有力,故《素问·六节藏象论》谓“肝为罢(疲)极之本”。若肝血不足,筋膜失养,可引起肢体麻木,运动不利,关节活动不灵或肢体屈伸不利,筋脉拘急,手足震颤等症;若邪热劫伤肝阴、肝血,筋膜失其滋养,则可引起四肢抽搐,角弓反张,颈项强直等,故《素问·至真要大论》有“诸风掉眩,皆属于肝”、“诸暴强直,皆属于风”之说。

肾主骨:生髓肾藏精,精生髓,髓藏于骨腔之中以滋养骨。因此,“肾-精-髓-骨”组成一个系统。肾精充足则髓化生有源,骨得所养则坚固致密。如肾精亏虚,骨髓化生无源,骨骼失其滋养则枯槁脆弱,或者发育不良。牙齿属骨的一部分,故称“齿为骨之余”。肾精充足则牙齿坚固齐全,若肾气虚衰,精髓不足,则牙齿枯槁松动,甚或脱落。对于牙齿松动等病证,临床上常采用补肾的方法治疗,多能获效。

五脏与五体的通应关系同样源自对人体生理和病理的观察和总结,筋、骨、脉、皮、肉虽然各有所主,但与他脏亦有关联,而并不是只固定主属于一脏。《管子·水地》篇曾有脾生鬲、肺生骨、肾生脑、肝生革(皮)、心生肉的说法,其说也有某些合理之处。

五、五脏与七窍的相关关系

《灵枢·脉度》有“五脏常内阅于上七窍”之说。七窍作为躯体向外界开放、连通的孔窍,亦与五脏对应相关,故称之为五脏之苗窍。临床上,“审苗窍”是辨五脏病的方法之一,而七窍有病,亦多从五脏辨治。

心开窍于舌:心开窍于舌指舌为心之外候,又称舌为心之苗。舌主司味觉、表达语言,心的功能正常,则舌质柔软、语言清晰,味觉灵敏。若心有病变,可以从舌的形态或其言语、辨味功能的失常上反映出来,如心经火热可出现口舌糜烂生疮、热扰心神可见谵言妄语等,而这些出现于舌的病变亦大多都从心论治。当然,脉与舌都是中医诊断的主要部分,由于心为五脏六腑之大主,五脏的强弱盛衰,可从脉象和舌上反映出来,故不能以脉和舌的病变均属于心,例如舌诊即分别舌的不同部位以诊断五脏疾病。古代对心的主窍有也不同说法,如《淮南子·坠形训》有南方“窍通于耳……主心”之说,清人惠栋解释说:“肾窍耳,心窍舌。舌非窍也,故以耳属心。”

肺开窍于鼻：鼻是肺之门户，为气体出入之通道，关乎肺所主的呼吸功能，故为其开窍，鼻的病变，既是肺的诊候，亦每从肺论治。但“阳明胃脉亦挟鼻上行”，故又与胃有一定相关关系；另外，明·王肯堂《证治准绳·杂病证治准绳》认为鼻“以窍言之，肺也；而以用言之，心也”，王孟英亦有“鼻塞治心，耳聋治肺”之语；李时珍《本草纲目》在“辛夷花”条中还有“鼻为命门之窍”的说法。

脾开窍于口：口纳食水谷，“脾气通于口，脾和则口能知谷味”(《灵枢·脉度》)。脾有病，则容易出现食欲的改变和口味的异常，如脾虚则食欲不振、口不知味；脾为湿困则可出现口淡或甜、口黏的感觉；湿热熏蒸于脾，则口糜口疮等。但其他脏腑之气亦上通于口，故脏腑有热，常见口干渴、口苦等病候，故《中藏经》论脏腑病候，有“胆病则口苦”、“小肠实则伤热，热则口疮”、肺“中风则口燥而喘”、肾“热则舌干口焦”等说。

肝开窍于目肝：经上联目系，《素问·五藏生成》云：“肝受血而能视。”肝血不足则视物昏花，或夜盲；肝阴亏耗，则双目干涩，视力减退；肝火上炎，可见目赤肿痛；肝阳上亢，可见目眩；肝风内动，可见目睛斜视和目睛上吊；肝胆湿热，可出现巩膜黄染等。在临床实践中，很多目疾常从肝治疗。当然，《灵枢·大惑论》也说：“五脏六腑之精气，皆上注于目而为之精。”所以，目与五脏六腑皆有关系，后世眼科据此还形成了五轮学说。

肾开窍于耳及二阴：肾在上开窍于耳，在下开窍于二阴。《灵枢》说：“肾气通于耳，肾和则耳能闻五音矣。”若肾精不足，则可引起耳的听力减退，甚或耳聋。至于老年人的耳聋失聪等，则是由肾中精气生理性衰减所致。二阴，包括前阴和后阴。前阴，指外生殖器，有排尿和生殖方面的功能。后阴，即肛门，主要排泄大便。粪便的排泄，虽然主要和大肠、脾等有关，但也与肾的气化蒸腾、固摄封藏功能有关，故《素问·金匮真言论》有“肾开窍于二阴”之说。因此，肾有病除了常出现小便失常病变外，亦可影响到粪便的排泄，如肾阴虚可见大便秘结，肾阳虚则大便溏泻，肾气不固则久泄滑脱等。

总之，脏腑相互关联，脏腑与全身组织相互关联，这是中医的基本认识，对临床有甚为重要的指导意义。历史上这些关联受到五行学说的影响，常从单一、固定的角度去认识和研究其中的配属、关联关系，影响了对脏腑生理病理关系的全面认识，不利于临床上对脏腑病变的辨证论治。应该尊重实际，从五脏相关的角度，摒弃单一、机械的思维，全面地把握脏与脏、脏与腑、脏腑与全身组织器官的多元联系，从而更好地指导临床实践。

第四节　五脏相关与辨证

五脏相关理论既基于五行学说又突破了五行的框架，与中医的辨证思维更为切合、协调，可以起到积极的指导作用。

辨证形成的中医证候，往往就包括多个脏腑相关的病机，其中既有两脏相关的证候，也有多脏相关的证候，五脏相关学说在临床证候中体现得最为明显。

一、两脏相关的证候

邓铁涛教授在《学说探讨与临证》一书中，绘图探讨过各脏的五脏关系临床常见形式，并列出五脏影响的常见证候。为了显示它与五行学说的异同,图中合乎五行关系的仍用五行术语,同时亦列入了超出五行生克的关系(当然还是简略的示意),从中可看出五脏相关学说比五行学说更符合临床实际。另外还说明,每脏影响他脏的方式和常见情况,是由各脏自身特性决定的,五脏不遵循同一的模式。

(一) 心脏影响他脏

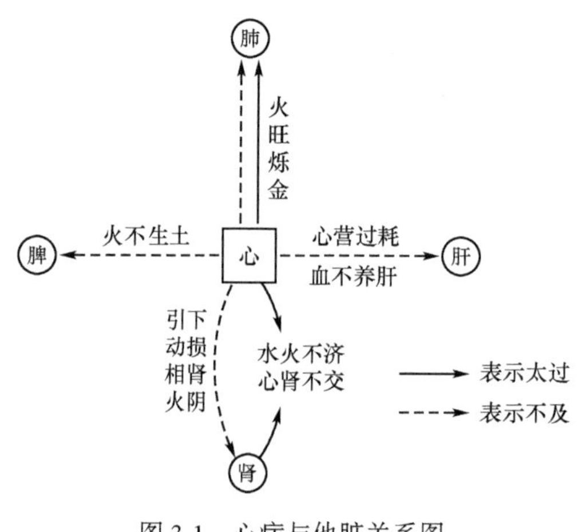

图 3-1 心病与他脏关系图

从心病与他脏的关系图(图 3-1)可见,若按五行理论,心主火,肾主水,肾水本克心火,但两者的关系却可因心火引动肝火而损及肾阴。水与火宜交不宜分,即所谓"阴平阳秘,精神乃治",反映着水与火二脏矛盾的统一方面,而不是克制方面。若心火虚衰,又往往与命门火衰并见,显示水火二脏阴阳互根的重要性。心病影响他脏的常见证候有:

(1)火旺烁金:证见心烦、口舌生疮、咳嗽气促、痰血等。

(2)血不养肝:证见心悸、失眠、目视欠明、头晕、头痛、肢麻、筋掣痛等。

(3)火不生土:证见畏寒肢冷、心悸、心慌、气怯声低、纳减、怠倦、便溏、浮肿、溺短少等。

(4)心肾不交:证见失眠、盗汗、遗精、夜多小便等。

(5)引动相火下损肾阴:证见虚烦不寐、潮热盗汗、腰酸痛、梦遗等。

(二) 肺脏影响他脏

从肺病与他脏的关系图(图 3-2)可见,火本克金,但肺虚引致脾虚,使痰水凌心,心反受累;肺本为肾之母,但肺虚及脾,脾不制水,而使肾水泛滥,或成水肿;金本克木,但金虚不能平木,肝火易动,则证见肺虚肝盛。肺病影响他脏的常见证候有:

(1)逆传心包:是卫分病仍在,未传气分,已见神昏谵语的证候。

(2)肺虚及脾引致痰水凌心:证见气喘、气短,甚至不得卧、心悸、心慌、痰多、咳嗽。这样的病人易受外邪,甚则发热、气喘、心悸。

(3)肺虚气不化精而化水:可致肾水泛滥,而成水肿之证。它的病机与"脾虚不能制水相同"。另,肺受邪气遏

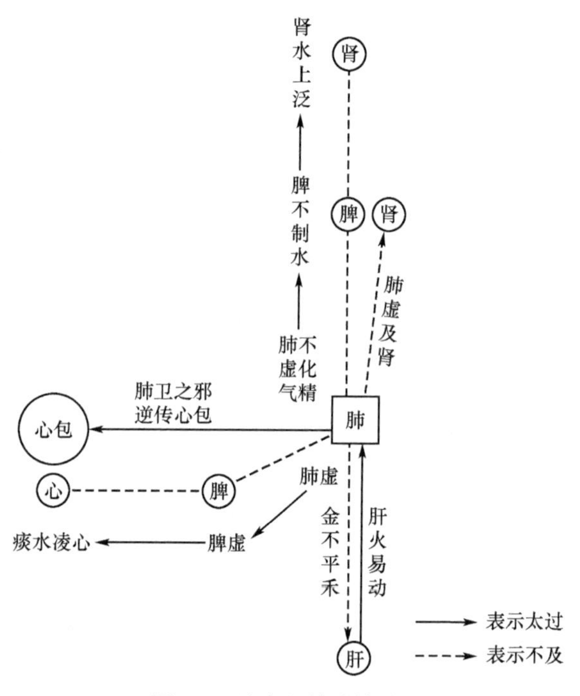

图 3-2 肺病与他脏关系图

阻,亦致气化不利,通调水道功能失常而肾水泛溢,则为水肿实证。

(4)肺阴亏虚,耗及肾阴:可致肺肾阴亏,出现干咳少痰、气促喘逆、五心烦热、潮热盗汗等证。

(5)肺气虚弱致心血郁滞:肺气虚弱,呼吸不利,吸入大气不足,可致宗气虚衰,无力推动血行而心血瘀阻,出现动辄呼吸喘促、胸闷心悸等证。

(三) 脾脏影响他脏

从脾病与他脏的关系图(图3-3)可见,土壅木郁、脾虚肝横,均可引致肝气横逆之证;土本克水,但脾虚反可致肾水上泛。脾病引致心肺病者,以虚证为多。龚廷贤《万病回春·补益》说:"愚谓人之一身,以脾胃为主。脾胃气实,则肺得其所养。肺气既盛,水自生焉,水升则火降,水火既济而令天地交泰之会矣。脾胃既虚,四脏俱无生气。"脾病影响他脏的常见证候有:

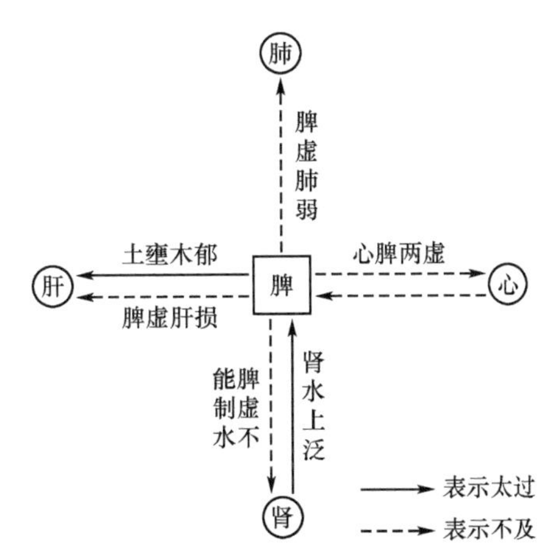

图3-3　脾病与他脏的关系图

(1)脾虚肺弱:证见气怯声低、动则气短、善太息、困倦、纳减等。脾虚亦致肺易受邪,可使肺病日久不愈,咳喘无力,痰多稀白。

(2)土壅木郁:脾土壅阻,引起肝木疏泄失职,可致土壅木郁而证见胸脘胀滞不适、嗳气吞酸、纳呆、头晕、易怒、肿满等。

(3)脾虚肝逆:脾气虚弱,土不生金,金不制木而致肝气横逆,反侮脾土,证见脘腹胀痛连及胸胁、食少、吞酸吐酸、易怒多梦,或月经不调等。

(4)心脾两虚:脾虚而致营卫气血生化不足,影响心主血功能,因而心脾两虚,心不主血,脾不统血。证见神疲怠倦、头晕心悸、失眠健忘、四肢乏力、纳减便溏等,甚至出现崩漏、紫癜等出血性疾病。

(5)脾虚不能制水,肾水泛溢:脾气虚弱,水湿失于运化,影响肾的气化功能,脾肾阳气俱虚,不能制水而致水液泛溢。证见水肿、畏寒肢冷、腰腹冷痛、便溏尿少等。

(四) 肝脏影响他脏

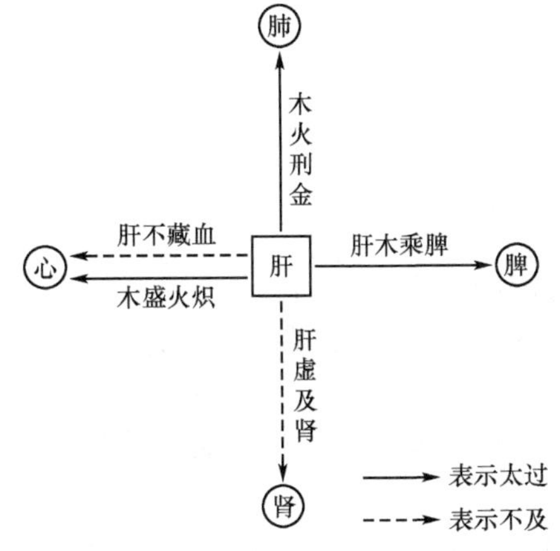

图3-4　肝病与他脏的关系图

从肝病与他脏的关系图(图3-4)可见:金本克木,但临床上则多见木火刑金之证,较少见金乘木者。肝木乘脾土所见为实证,土壅木郁,亦见实证,而肝虚之证多及于肾。肝与他脏相关的常见证候有:

(1)肝木乘脾:肝失疏泄,郁结横逆,克伐脾胃,影响其受纳、运化功能。证见胁痛、脘腹痛、呕吐吞酸、泄泻等。

(2)木火刑金:肝火亢旺,上灼肺金,肺受热灼而宣发、肃降功能失常。证见呛咳气逆、咯血、胸胁疼痛、易怒、潮热等。

(3)肝不藏血致心血虚:肝不藏血,血失所藏,因而心血亏虚不足。证见心悸心慌、易惊、头晕肢麻、失眠多梦等。

(4)木盛火炽(肝木过亢致心火炽盛):肝气亢盛,引动心火,心肝合邪,化火上炎,煎迫血液,扰乱神明。证见吐血衄血、头痛剧烈、心烦易怒,甚或发狂等。

(5)肝虚及肾(肝肾阴虚):肝肾同源,肝阴素亏,或肝阳亢旺耗损肝阴,均可累及肾阴而为肝肾阴虚。证见头目眩晕、腰膝酸软、口燥咽干、盗汗、男子梦遗、女子月经不调等。

(五)肾脏影响他脏

从肾病与他脏的关系图(图3-5)可见:肾为先天之本,病重、病久必及于肾,伤害元阴元阳。元阴元阳受伤则他脏的阴阳失其根本,枯绝败坏,严重者可致阴阳离决而危及生命。而先天之本不能恢复,则病将不愈。其中肾阴与肺、肝病变关系比较密切,肾阳命门则多关乎心、脾病变。肾水之实证较少,有之则多属于膀胱。肾与他脏相关的常见证候有:

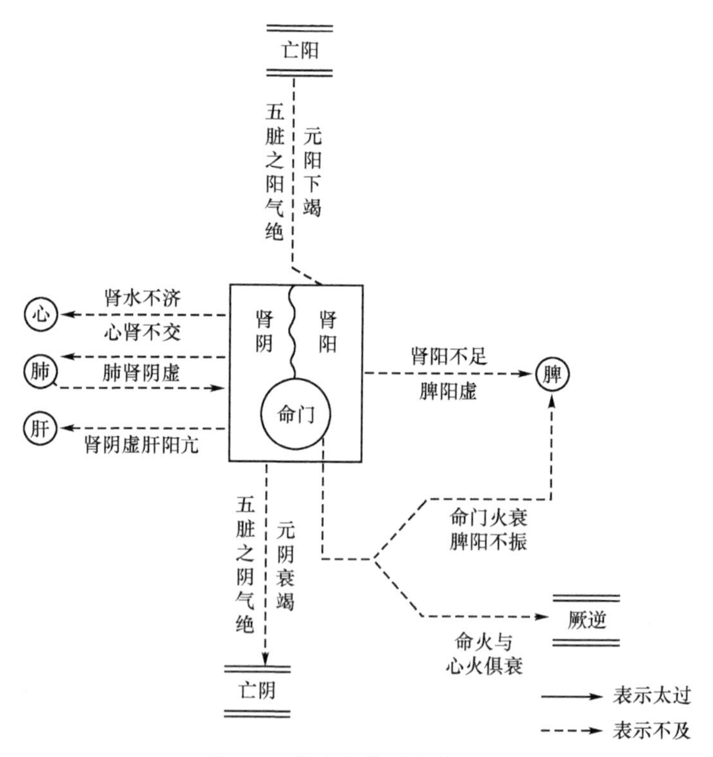

图3-5 肾病与他脏的关系图

(1)肺肾阴虚:肾阴不足,引致肺阴亏虚,肺失濡润则宣发肃降失常。证见颧赤唇红、口咽干燥、干咳少痰、痰带血丝、虚烦不眠、潮热盗汗、五心烦热、腰酸梦遗、小便短赤、大便干结等。

(2)肾阴虚,肝阳亢:肾阴虚引致肝阴不足,阴不制阳而肝阳上亢。证见头晕头痛、目眩耳鸣、失眠、烦躁易怒、腰膝酸软、头重脚轻等。

(3)脾肾阳虚:肾阳虚馁,命门火衰,脾阳失于温煦,亦虚衰不振。证见精神委靡、面色苍白少华，面目或四肢浮肿、怠惰嗜卧、纳减便溏或五更泄泻、小便清长、腰膝酸痛、阳痿滑精等。

(4)命门火衰引致心火虚衰：命火虚衰不能温煦心火，则心火衰微，神失温养，血脉失于温通。证见精神淡漠昏昧，脉微欲绝，四肢厥逆。

(5)肾水不能上济心火：肾水不足，不能上济心火，心肾不交，心火独亢。证见心悸心烦、失眠多梦、遗精、口舌生疮、小便短黄等。

(6)亡阴亡阳：阴阳互根，肾阴肾阳为人身之元阴元阳，与心脏同为生命所系。若肾阳下竭，则阴无所守，五脏之阳气亦绝，证见大汗淋漓等亡阳危候；若肾阴衰竭，则阳无所附，五脏之阴气亦绝，证见汗出如油等亡阴危候。

前述病理上的五脏相互关系，只是简单地举一些例子以说明其最简单的关系，并不全面，但从中已可见五脏的生克制化各有特点。临床上较常见的两脏相关证候如心肝血虚、心肺气虚、心脾两虚、心肾不交、心肾阳虚、心胆不宁、肝脾不和、肝肾阴虚、肝火犯肺、肝胃不和、脾肺气虚、脾肾阳虚、肺肾阴虚、心肺气虚、肺肾阳虚、肺胃燥热等，都是对长期临床所得经验的总结，与五行生克推衍相比，既有重合也有不同，而且不同于五行生克的单向性，这说明五脏相关学说的运用更加灵活，更符合临床实际。可以说，在辨证论治过程中，五行生克关系最终是要通过五脏来具体体现，要从各脏的气、血、阴、阳来说明。所以谈中医五行学说不能离开脏腑，而谈脏腑关系则不局限于五行，这就说明构成脏腑学说根本要素的，是五行所体现的联系性和整体观，而不是五行生克的形式本身。

二、多脏相关的证候

由于人体是一个有机联系的整体，因此，一脏受病常影响他脏。临床上多数疾病和证候，都出现多个脏腑功能失调的病机，五脏相关学说的临床意义，就是从互相关联、互相影响的角度去研究和认识疾病和证候的复杂机理。

（一）一证与多脏相关

不少疾病所出现的证候与多个脏器相关，以临床上较为常见的血瘀证为例：中医传统理论认为血液“生化于脾，总统于心，藏于肝脾，宣布于肺，施泄于肾”，体现了血液正常生理过程中与五脏的联系。由于血液的运行由心所主，故血瘀病证与心关系最密切，心气（或心阳）不足，或心气郁滞，津血运行迟缓，可使血脉瘀阻。其次，血化生于脾，又统摄于脾。若脾气虚馁，不仅使脾乏统摄血运之权，且不能将饮食精微化生为血，血失脾统则不循经脉运行，溢于脉外成瘀，即《读医随笔·承制生化论》所谓“气虚不足以推血，则血必有瘀”者。有人曾从脾气虚馁，失统欠化成瘀；脾阴匮乏，脉道謇涩成瘀；脾阳不振，寒凝血络成瘀；热瘀脾经，津血受煎成瘀；水不畏脾，与血相裹成瘀；思虑伤脾，气结痰凝成瘀六个方面论证了瘀血与脾的关系，提出从脾治瘀的思路[承忠委，马继松，陶夏平. 试论从脾治瘀. 辽宁中医杂志，1992，(12)：4]。另外，血归藏于肝，受其调布，王冰注《素问·五藏生成》谓：“肝藏血，心行之，人动则血运于诸经，人静则血归于肝藏。”说明肝有贮藏血液和调节血液运行的作用。肝气疏泄条达，则血液运行舒畅，灌溉脏腑经络，温养全身，故《血证论·脏腑病机论》谓：“肝属木，木气冲和条达，不致遏郁，则血脉得畅。”若肝失疏泄，木气遏郁，则血脉不畅，形成血瘀。

以上血瘀病与心主血、肝藏血、脾统血的关系最大，但实际上瘀血与肺肾也有关系。肺朝百脉，助心行血。心脏的搏动是血液运行的基本动力，而血非气不运，血的运行又依赖于肺气的推动。当各种原因导致肺的功能失常，如肺气虚，则肺主气、司呼吸的功能减弱；外邪犯肺，或脏腑功能失调，内干于肺则肺的宣发肃降功能失调，均可使肺气不能推动血液正常循行，而致血液瘀滞。肾藏精，主骨生髓，精化血，血之源头在于肾。肾对血液的生成有调节作用。若精充则血旺，精血互化；若肾精不足，生化之气虚弱，则激发推动脏腑经脉功能活动的原动力减弱，气血化生不足，气虚则血运无力而不畅，可渐成瘀血。肾阳还有温煦血液的作用，是其不致因寒而瘀的重要保证，若命门火衰，则温煦鼓动无力，血液运行不畅；且阳虚寒自内生，更能凝滞血脉，从而形成瘀血。

瘀血证还常常与痰证相结合，影响五脏功能。《血证论・瘀血》说："血积既久，亦能化为痰水。"同样，痰浊阻络，影响气血通畅，也是瘀血的成因，故《读医随笔・痰饮分治说》又有"痰为血类，停痰与瘀血同治也"之说。邓铁涛教授临床提倡"痰瘀相关学说"，治痰治瘀，必须根据具体病况，从五脏相关角度综合论治。

（二）一脏累及多脏

在证候的演变中，还有一脏的病变可以累及多脏的情况。这亦不是五行的母子或相克关系所能全部概括，而从五脏相关角度加以阐发则可有更全面、深刻的认识。兹以临床常见的脾气亏虚证候为例加以说明：

中医理论认为，脾为后天之本，与胃同为水谷之海，气血生化之源，《素问・经脉别论》云："食气入胃，散精于肝，淫气于筋；食气入胃，浊气归心，淫精于脉……脾气散精，上归于肺。"反映了脾胃与各脏的关系。《杂病源流犀烛・脾病源流》说："盖脾统四脏，脾有病必波及之，四脏有病，亦必待养于脾。故脾胃气充，四脏皆赖煦育；脾气绝，四脏不能自生。凡治四脏者，安可不养脾哉！"可见脾病则各脏受累而病，脾气虚则五脏俱失其养而虚，相反，通过对脾的调治可以使其余四脏得安，这是临床常见的情况。

脾气虚可导致心气不足　在五行中，心与脾为母子关系，但单从心火生脾土论其生理病理关系未免空泛。从五脏相关角度言，心主血脉，主神志；脾统血，主运化与升清，为营卫气血生化之源。脾胃化源充足，则脾气充实，营卫充沛，营行脉中，能滋养资助心血，心血充则心有所主，神有所安，母子安和而不病。气虚为阳虚之渐，脾气虚弱可致脾阳不足，脾阳虚则不能温化水谷，输布精微，气血不生，心血衰少，血不充心，血为气母，心气亦随之不足。心气不足，心阳不振，则出现心悸、失眠、多梦、食少、体倦等心脾两虚的表现。《脾胃论・饮食劳倦所伤始为热中论》指出："既脾胃气衰，元气不足，而心火独盛。心火者，阴火也……脾胃气虚，则下流于肾，阴火得以乘其土位。"认为心阳虚衰日久，阳损及阴，心阴不足而虚热内生，阴火下流于肾而上害于脾，因而心脾俱虚。根据治病求本的原则，脾气虚而致心脾两虚者，治当以健脾气以养心血为法；"阴火"之治，东垣着眼于脾胃，因心为其标，脾为其本，补脾胃以生精气，脾气充则心得所养，阴火即不能为害。从东垣治"阴火"的思想可以看出：阴火的产生仍是脾气虚致心阴不足，脾为其立意之本，治疗自应从本论治而着眼于脾。

脾气虚可致肺气虚　脾肺同属太阴，主行于人身胸腹，两经密切相连，经气相通，气血相贯。脾肺关系紧密，功能上相互为用，肺主气司呼吸，脾主运化水谷，两者在气的生成特别是宗气的生成过程中相互协调,缺一不可。气依靠肺从外界吸入的清气和脾胃化生的水谷精微相合而成。马莳注《灵枢·口问》谓:“人之谷气入胃,胃得谷气而化之,遂成精微之气,以上注于脾,而行之五脏六腑。”(《黄帝内经灵枢注证发微》)脾肺在气的生成过程中相因互助,故《古今医统·咳逆门》有“脾为生气之源,肺为主气之枢”之说。脾胃气虚,纳运无权,肺气无源随之而衰少;脾病日久损伤肺气,按五行是母病及子,反过来肺气不足,又可子盗母气而致脾气不足,久之致脾气虚而见纳食不化、腹胀便溏、咳嗽喘促及少气无力等症状。治疗上,可以按“虚则补其母”的治则,运用培土生金之法,健脾胃以益肺气,肺虚之候自去。

脾气虚致肝郁 脾与肝在五行中属相克关系,在气机的升降中起协调作用,肝贮藏精微,主疏泄,高士宗注《素问·经脉别论》曰:“食气入胃,助东方木气上达,而散精于肝,肝则淫气于筋。”(《黄帝素问直解》)脾胃之气充,则健运得行,升降有节,而肝得其养。脾胃因饮食不节、劳逸失度、七情所伤而失其健运,即表现为脾气虚衰。脾气既虚,气血津液生成受阻,不能滋养肝气肝血,肝气不足则肝之升发不及,疏泄失常,复又影响脾胃,形成恶性循环。肝为刚脏,体阴而用阳,尽管因脾气虚而致肝气不足,但在其病变上表现的却是肝郁之征,如胸胁胀满疼痛,时太息等,治疗上当遵仲景“见肝之病,知肝传脾,当先实脾”及“肝虚则用此法,实则不在用之”之训,首健脾气以滋气血生化之源,使肝有所藏,则刚柔相济,肝气升发条畅而达到治疗目的。

脾气虚可致肾气衰微 脾为后天之本,肾为先天之本,脾之健运与化生精微须借助于肾阳的温煦,肾中精气亦有赖于水谷精微的培育和充养,才能不断充盈和成熟。李中梓《医宗必读·肾为先天本脾为后天本论》:“先天之本在肾,水为天一之源,后天之本在脾,脾为中宫之土,土为万物之源。”先后天相互资生,“营气者,阴气也,本属下焦,而由中焦之气降以生之”(马莳注《灵枢·营卫生会》)。脾胃通过经络将化生之精微转化为脏腑之精,又不断补充后天之精而注于肾。在病理上,先后天亦相互影响,肾主水司开阖,化气行水,由于脾气弱则脾阳不足而无力化生气血精微,脾虚失运,不能输精于肾,肾精不充而致肾气不足,肾气虚则肾阳衰微,临证表现为面色白,腰膝酸软,全身浮肿而下肢尤甚等症状,治疗当依李中梓“补土生火”法,补后天以实先天,通过补脾生气血以充实先天肾气,肾气盛则其化气行水之功复,诸症因之自去,即《景岳全书·脾胃》所谓“先天之有不足者,但得后天培养之力,则补(先)天之功,亦可居其强半”者。

以上是从五脏相关角度对五脏之间的生理病理关系,以及基于这些关系的辨证论治法则的简要讨论,从中可以看出,在传统的五脏五行关系及其辨证论治模式的基础上推陈出新的五脏相关学说,能够更深刻、更客观地阐发人体以五脏为中心的五大生理系统的病理机变,更准确、更灵活地诊治五脏疾病。对临床各科,特别是内伤疾病的辨证论治,具有切实而重要的指导意义。

三、五脏相关理论对重大疑难疾病防治的指导

作为一个整体框架与一种运用思维,五脏相关学说在临床应用中可以有不同的风格。例如有着重于以肝为中心的五脏相关,也有以脾或肾为中心的五脏相关等。这些是古今名医形成独特学术风格的基础,它们都统一于五脏相关学说的基本体系之中。如邓铁涛教授倡导整体的五脏相关学说,而在个人临床上较多体现出以脾为中心的诊治风格。我们在研

究中，根据邓铁涛教授经验，选择了四种重大疑难疾病进行临床验证。其中冠心病（含心衰）、阻塞性肺疾病属于重大疾病，重症肌无力及危象抢救属于疑难危重疾病。在邓铁涛五脏相关学说指导下，侧重从调脾胃以安五脏的角度综合论治，对这些疾病探索出了新的治疗模式，取得较好疗效。

（一）五脏相关理论指导冠心病诊治的临床应用研究

临床研究分证候流调（包括回顾性调研与横断面的调查）、随机对照盲法试验两部分。流调目的，是探讨现代医学疾病中医五脏证候相关性问题，包括病位要素及气血精津等精微物质与经络通道等。

1. 证候流调部分

共纳入 319 例经冠脉造影提示冠脉血管狭窄大于 70%的冠心病患者，证候要素分布规律统计结果表明，气虚占比例最大 278 例占 87.1%，其次为血瘀和痰浊，辨证同时包含气虚，分别为 255 例（79.9%）和 251 例（78.7%）。而在实际辨证分型中，此三者多共存而成组合证：心脾气虚、痰瘀阻络证。

冠心病心绞痛不同病期中医证候分布特点的横断面调查。采用临床病例直接观察法，共收集符合条件的病例 270 例，其中急性期组（198 例），可聚为四类：第一类，气虚血瘀、痰浊（偏寒）内阻证，病位以心、脾两脏为主，占急性期患者总数的 38.9%。第二类，气虚血瘀、痰浊（偏热）内阻证，病位以心、脾两脏为主，占急性期患者总数的 31.9%。第三类，气阴两虚、痰瘀阻络证，病位在心、脾、肺、肾，占急性期患者总数的 17.7%。第四类，阳气亏虚、痰浊瘀阻证，病位在心、脾、肺、肾，占急性期患者总数的 11.6%。缓解期组（72 例），可聚为三类：第一类，气阴两虚、痰（偏寒）瘀阻络证，病位以心、脾两脏为主，占缓解期病人总数的 48.6%。第二类，阳气亏虚、痰（偏寒）瘀阻络证，病位在心、脾、肺、肾，占缓解期病人总数的 37.5%。第三类，正气亏虚、痰（偏热）瘀阻络证，病位在心、脾、肺、肝、肾五脏，占缓解期患者总数的 13.8%。

证候流调结果分析：①冠心病中医辨证，五脏分阴阳，以气血精津为物质中介沟通。证候流调结果表明其以气虚为核心，以痰浊和血瘀为重要病理产物，这是冠心病的病机所在。②冠心病心绞痛不同时期（急性期、缓解期）的病性特点均表现为本虚标实、虚实夹杂；缓解期以虚证表现为主，急性期以实证表现为主；虚证以心脾气虚为主，实证以痰浊、血瘀为主。③病位要素涉及心、脾、肺、肝、肾五脏，稳定期以心、脾两脏为发病的基础和中心环节，反复不稳定型冠心病心绞痛可涉及五脏。证候流调结果为临床辩证用药提供了初步的理论依据。

2. 随机对照盲法试验部分

调脾护心治法治疗冠心病的临床研究。采用随机对照试验，按 2∶1 的比例应用简单随机分配方法分为调脾护心治法治疗组及安慰剂对照组，疗效评价和统计分析由第三方按盲法进行。已纳入自 2007 年 1 月以来广东省中医院住院的 200 例病例，其中治疗组（暴露组）135 例，对照组（非暴露组）65 例。治疗组：给予邓老冠心方，每天 1 次。对照组：接受西医规范治疗，不给予中药治疗。两组同时接受西医规范治疗，但不可加用具有相似作用的中药、中成药、静脉制剂等，疗程24周。结果显示如下。

心绞痛疗效：两组心绞痛疗效上，试验组显效率35.6%，对照组显效率21.5%，两组经卡方检验，差异有显著性。

中医证候疗效：两组中医证候疗效上，试验组显效率36.3%，对照组显效率21.5%，两组经卡方检验，差异有显著性。

毒性和不良反应：试验组未发现明显的毒性和不良反应。2组病例治疗前、中、后，血、尿、便常规，肝肾功能，心肌酶学检查等均无异常。

3. 讨论

我们在调脾护心治法治疗胸痹的基础上，探讨了五脏相关理论在冠心病胸痹证的应用机制：①冠心病的早期，病位涉及肝脾，其相关性与现代医学代谢综合征有相似之处。肝郁脾虚，肝失疏泄，脾不健运，从而导致精微物质输布失调，聚集成痰，血脉从而瘀阻。见之现代医学的认识，即是高脂血症、糖尿病等代谢综合征，以及血管的粥样硬化。②冠心病的中期，病位在心脾两脏，心脾相关为基本病机。心脾相关，气虚生痰，因痰致瘀贯穿冠心病整个病程，因此也是冠心病的基本病机。③冠心病的后期，心肺相关，其与现代医学心肺功能衰竭相似，心的血脉瘀阻，心失所养，从而导致心主血脉功能异常，影响肺朝百脉、司呼吸之功能，出现动则气短、活动耐量下降等心衰表现，而脾脏继续受累。④冠心病的晚期，心病日久，肝脾心肺诸脏皆损，后天损及先天，心肾相关，肾主水功能失调，从而水湿内停，出现心悸、气促、水肿的心衰的表现。

我们以心脾相关理论为指导，制定了"冠心病气虚痰瘀证"诊疗规范，形成冠心病综合诊疗方案。针对冠心病从脾→心、从痰→瘀的发生发展的过程，邓铁涛教授制定胸痹的基本治法——"调脾护心法"。着重从脾胃入手，强调对脾、对痰进行诊治，突出了病机之本。以"心脾气虚、痰瘀阻络"证为基本证，在温胆汤的基础上定立基本处方邓老冠心方，再随证加减。方中以党参甘温益气健脾为君，五爪龙性平、微温，功能益气补虚、健脾化湿；法夏辛温性燥，为燥湿祛痰之要药，可杜生痰之源；橘红苦温芳香，醒脾行气助法夏化痰；田七甘温，活血通脉止痛，四者共为臣药，配合君药达益气除痰祛瘀之效。茯苓健脾渗湿，俾湿去脾旺，痰无由生；轻用竹茹，除烦宁心，降逆消痞；用枳壳代枳实，意在开胸行气，又可防枳实破气伤正。白术苦甘温，苍术辛苦温，合用而起健脾燥湿之功。此五者共为佐药辅助君药及臣药加强其益气化痰、理气活血通络之功。甘草甘平，补中扶正、调和诸药，为使药。全方升清降浊、攻补兼施，共奏益气除痰祛瘀通脉之功，脾气健则心气旺，痰瘀去则心阳振，使心脉通畅，不治心而心君自安，而达到防治冠心病的目的。调脾护心，即补脾土以生心火(血)，与五行心火生脾土的相生关系不同且相反，这是五脏相关理论出自临证实践依据。

运用邓老冠心方治疗胸痹的临床病例对照研究结果表明，调脾护心治法可有效改善胸痹患者心绞痛症状，明显改善了气虚痰瘀型患者的中医综合证候，提高了患者的生活质量，是临床安全、有效的中药疗法。随访结果显示：降低冠脉搭桥后围手术期并发症发生率20%；减少冠脉介入后心绞痛复发率23.7%。心脾相关理论指导下创立的调脾护心法与除痰化瘀法综合运用，是当代防治冠心病诊疗方法之一。

(二) 五脏相关理论指导心力衰竭诊治的临床研究

临床研究分证候流调、随机对照盲法试验两部分。

1. 证候流调

512 例心力衰竭心衰患者病性证候要素分布情况,提取 9 个病性证候要素,构成比大于 10%的本虚有气虚、阴虚、阳虚;标实有血瘀、痰浊、水饮。其中最多的两个病性证候要素是气虚和血瘀,两者均超过 85%以上。其次为痰浊,占 78.5%,再次为阴虚、阳虚、水饮,占 25.0%、14.3%、10.7%。其他如痰热、血虚、气滞。

病位证素组合分布情况,心衰病位只涉及一脏的有 45 例,占 8.8%,病位涉及两脏及以上的 467 例,占 91.2%,其中病位涉及心脾两脏 429 例,占 83.8%,涉及心肾两脏 290 例(56.6%),涉及心肺两脏 143 例(28.0%),涉及心肝两脏 36 例(7.0%);涉及三脏以上 294 例,占 57.4%,其中涉及心脾肾三脏 269 例(52.5%),涉及心肺肾三脏 135 例(26.4%),涉及心肺脾三脏 134 例(26.2%);涉及四脏以上 146 例,占 28.5%,涉及心脾肺肾四脏 132 例(25.8%);涉及五脏 9 例(1.8%)。

中医证型分布情况,证型分布中,最多的是气虚痰瘀证,为 278 例(占 54.3%) ,其次为气阴两虚,痰瘀内阻 85 例(占 16.6%),其次为阳虚痰瘀 24 例,占 4.7%,阳虚水泛 17 例,占 3.3%,其余各证型较为分散,<3%。在证候虚实组合中,单纯证 9 例,占 1.76%,单纯实证 4 例,占 0.78%,本虚标实证 499 例,占 97.46%。

证素组合情况,单证型 11 例,占 2.2%,两证相兼 59 例,占 11.6%,三证相兼,425 例,占 83.2%,四证相兼,17 例,占 3.3%。三证相兼型最多共 425 例 占 83.2%,而三证相兼型中又以气虚痰瘀最多。

证候与心功能分级情况。气虚痰瘀,心功能Ⅱ级 69 例,Ⅲ级 157 例,Ⅳ级 52 例,合计 278 例;气阴两虚痰瘀内阻,心功能Ⅱ级 23 例,Ⅲ级 39 例,Ⅳ级 23 例,合计 85 例;心阳不振痰瘀阻络,心功能Ⅱ级 2 例,Ⅲ级 13 例,Ⅳ级 9 例,合计 24 例;阳虚水泛,心功能Ⅱ级 0 例,Ⅲ级 7 例,Ⅴ级 10 例,合计 17 例;心阳不振水饮瘀结,心功能Ⅱ级 0 例,Ⅲ级 7 例,Ⅳ级 0 例,合计 7 例;气阴两虚瘀血阻滞,心功能Ⅱ级 9 例,Ⅲ级 4 例,Ⅳ级 0 例,合计 13 例;心气不足,心功能Ⅱ级 6 例,Ⅲ级 0 例,Ⅳ级 0 例,合计 6 例;其余,心功能Ⅱ级 40 例,Ⅲ级 33 例,Ⅳ级 28 例,合计 101 例。

2. 邓老暖心胶囊治疗慢性心力衰竭的随机双盲安慰剂对照临床研究

采用随机、双盲、安慰剂对照的研究方案。将观察数 150 例及分组数 2 输入 PEMS3.1 统计软件包,输出随机种子数及分组结果,制备随机卡。两组均给予一致的心衰标准治疗,包括利尿剂、ACEI 制剂、β-受体阻滞剂、洋地黄制剂等。同时治疗组给予邓老暖心胶囊,对照组给予安慰剂胶囊,每次 3 粒,每天 3 次。暖心胶囊,规格:0.45g/粒,36 粒/瓶,口服,批准文字:粤药制字 Z03020970 号。治疗 24 周。

临床研究结果。心功能疗效:两组患者治疗后心功能均有持续性改善。治疗组心功能改善 2 级者 13 例,改善 1 级者 43 例,总有效率 78.87%;对照组改善 2 级者 8 例,改善 1 级者 39 例,总有效率 64.38%,两组比较,差异有显著性($P<0.05$)。

中医证候疗效:治疗 24 周中医证候疗效比较,治疗组总有效率 84.5%,对照组治疗总有效率 63.0%,两组中医证候疗效比较,差异有统计学意义($P<0.05$)。

病死率:两组在治疗后随访 24 周,治疗组死亡人数 4 人,对照组死亡 15 人,两组病死率分别为 2.90%和 8.95%,两组相比差异无统计学意义($P>0.05$)。

安全性比较:两组患者均未见三大常规、肝肾功能异常,在不良反应方面,治疗组有 1 例出现咳嗽,停药后不予特殊处理均可缓解,对照组无不良反应。

讨论分析:中医五脏分阴阳,治疗心衰重点调补心脏的气血阴阳。阴阳分治之中,又以温补阳气为上。心衰就是因为心阳气虚,功能不全,血脉运行不畅,以致脏腑经脉失养,功能失调。瘀血水饮继发于阳气亏虚,一旦形成又可进一步损伤阳气,形成由虚致实,由实致更虚的恶性循环。截断这一循环的关键在于补虚固本,在补虚的基础上兼以活血化瘀,利水祛痰消肿。针对此病机制定具有益气暖心、通阳行瘀功效的暖心胶囊,临床试验证实,在心衰西医基础治疗上,暖心胶囊组比对照组更能改善心衰患者心功能、中医症候,提高生存质量,提高左室收缩功能。24 周总再次住院率较对照组明显降低。其中再次住院的原因中,因心衰急性发作、急性心肌梗死、中风住院治疗组低于对照组。提示暖心胶囊对减少心衰急性发作,降低再次住院率有较好效果。

结论:邓铁涛教授研制的暖心胶囊,具有调脾暖心、益气通阳、除痰祛瘀功效,调补心脏气血阴阳,初步证实了其有效性及安全性。心血管疑难病症病位在心,但其病机不仅在心,根据邓铁涛经验,需要注重从脾论治,不同阶段还应兼治其他脏脏。应用名老中医临床经验治疗这些病症的疗效,也进一步说明五脏相关学说对临床具有更好的指导作用,丰富了治疗方法。

(三) 五脏相关理论指导慢性阻塞性肺疾病(COPD)辨治的临床研究

1. 慢性阻塞性肺疾病 COPD 证候流调

我们共收集 COPD 患者 915 例,其中急性加重期 499 例,COPD 稳定期 416 例。男性 746 例(81.5%),女性 169 例(18.5%)。年龄 71.29±9.14 岁,年龄分布以 70~79 岁所占比例最大(49.4%)。咳嗽病程 13.29±10.92 年,气促病程 4.85±6.64 年。危险因素分布中以吸烟所占比例最高(81.8%),其次为环境污染(39.6%)、职业粉尘(15.0%)、生物燃料(6.6%)。

证候分布与五脏关系:根据所聚类别的证候条目分布情况由专家组结合专业知识与临床实际进行证候判别,采用样品聚类法分别聚为 2~8 类,其中聚为 4 类最为合理且与临床辨证分型一致性最好。再将各聚类类型中四诊指标百分比<20%且无辨证意义的指标删除,得出各聚类证候群,参照中医辨证标准,并经专家组判定后给予适当证型名称。结果提示在 COPD 证候的脏腑定位中均与肺相关,其次为脾、肾,再次为心、肝(图 3-4)。

急性加重期。痰热瘀肺、肺脾肾虚证型,310 例,33.9%,涉及中医肺脾肾三脏;痰热蕴肺、心血瘀阻、脾肾亏虚证型,107 例,11.7%,涉及中医肺脾肾心四脏;痰瘀阻肺、脾虚肝郁证型 45 例,4.9%,涉及中医肺脾肝三脏;痰湿内阻、肺脾肾虚证型,37 例,4.0%,涉及肺脾肾三脏。

稳定期。肺脾肾虚、肝郁化火、痰热瘀肺、心血瘀阻证型,154 例,16.8%,涉及中医肺脾肾心肝五脏;肺脾气虚、痰瘀阻肺证型,109 例,11.9%,涉及中医肺脾两脏;肺肾两虚、痰瘀阻肺、心血瘀阻证型,88 例,9.6%,涉及中医肺肾心三脏;肺脾肾虚、痰浊阻肺证型,65 例,7.1%,涉及中医肺脾肾三脏。

脏腑病机传变模式分布特点：肺虚及脾，512 例，占 56.0%，；肺虚及肾，364 例，占 39.8%；脾虚及肺，224 例，占 24.5%；肺虚及心，74 例，占 22.1%；肾虚及肺，60 例，占 16.6%；脾虚及肾，42 例，占 4.2%；肾虚及心，15 例，占 1.6%；脾虚肝郁，12 例，占 1.3%；肝火犯肺，10 例，占 1.1%。

2. 健脾益肺Ⅱ号方临床研究

健脾益肺Ⅱ号方是在广东省中医院内制剂“健脾益肺冲剂”的基础上，根据五脏相关理论“健脾益肺、培土生金”为治疗重心，适当兼顾心肾和痰瘀。

对符合诊断标准和纳入标准的 178 例 COPD 患者，按照随机分组方法，以中心（医院）为分层因素，将病例按 2∶1 比例分为治疗组和对照组。通过 SAS 软件按临床试验方案要求产生随机分配结果。

治疗组 178（男 158，女 20）例，年龄 68.95±8.67 岁；有吸烟史者 152 例（85.4%），其中已戒烟者 105 例；咳嗽中位病程为 10 年，气促中位病程为 5 年；合并其他疾病者 106 例（59.6%），其中合并慢性肺源性心脏病 22 例、慢性呼吸衰竭 4 例、高血压病 39 例、冠心病 10 例、2 型糖尿病 5 例；COPD 严重度分级 1、2、3、4 级分别为 7、35、90、46 例。对照组 85（男 70，女 15）例，年龄 68.38±8.77 岁，有吸烟史者 68 例（80.0%）、其中已戒烟者 47 例；咳嗽中位病程为 10 年，气促中位病程为 5 年；合并其他疾病者 52 例（61.2%），其中合并慢性肺源性心脏病 12 例、慢性呼吸衰竭 2 例、高血压病 21 例、冠心病 4 例、2 型糖尿病 6 例；COPD 严重度分级 1、2、3、4 级分别为 5、19、45、16 例。治疗组、对照组患者性别、年龄、病程、吸烟与戒烟情况、合并疾病、COPD 严重度分级等基线资料经统计学检验，差异均无统计学意义（$P>0.05$）。表明两组病人基线特征基本一致，具有可比性。

治疗方案：治疗组，服用健脾益肺Ⅱ号方，免煎颗粒，冲服，每日一剂。对照组，服用安慰剂，免煎颗粒，冲服，每日一剂。两组在观察期内均采用基础治疗，即按需加用支气管舒张剂。疗程 2 个月，随访 4 个月。

结果。治疗前后急性加重次数比较：两组治疗前年平均急性加重次数比较，经秩和检验差异无统计学意义（$P>0.05$）；两组病人治疗及随访期间年平均急性加重次数比较，经秩和检验差异有统计学意义（$P<0.01$），治疗组少于对照组。

治疗前后 6 分钟步行距离比较：两组治疗前 6 分钟步行距离比较，经 t 检验差异无统计学意义（$P>0.05$）；两组患者治疗后与随访结束 6 分钟步行距离比较，经 $t(t')$ 检验，差异均有统计学意义（$P<0.01$），治疗组高于对照组。

治疗前后中医证候疗效比较：两组患者治疗前中医证候计分比较，经 t 检验，差异无统计学意义（$P>0.05$）；治疗后、随访结束中医证候计分比较，经 $t(t')$ 检验，差异均有统计学意义（$P<0.05$）。通过计算治疗后的中医证候疗效指数进行证候的疗效判定比较。两组患者治疗后、随访结束中医证候疗效分级比较，经秩和检验，差异均有统计学意义（$P<0.01$）。

治疗前后 SGRQ 总分比较：两组治疗前与随访结束 SGRQ 总分比较，经 t 检验差异无统计学意义（$P>0.05$）；两组患者治疗后 SGRQ 总分比较，经 t 检验，差异有统计学意义（$P<0.05$），治疗组低于对照组。

治疗前后 BODE 指数比较：两组患者治疗前、治疗后与随访结束 BODE 指数比较，经秩和检验，差异均无统计学意义（$P>0.05$）。

治疗前后肺功能比较：两组患者治疗前、治疗后与随访结束 FEV_1、FEV_1/FVC、$FEV_1\%$ pred 比较，经 t 检验，差异均无统计学意义（$P>0.05$）。

治疗前后营养学指标比较：两组患者治疗前、治疗后与随访结束体重、%IBW、BMI、血清白蛋白、血清前白蛋白比较，经 t 检验，差异均无统计学意义（$P>0.05$）。

安全性评价：两组患者不良事件/反应发生率均较低，经卡方检验，差异无统计学意义（$P>0.05$）；安全性评价分级为 1~2 级，以 1 级为主，安全性良好。

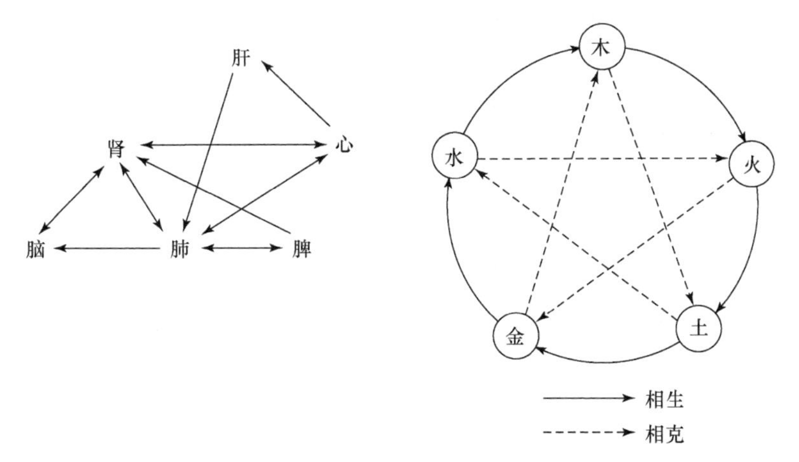

图 3-6　肺病与他脏的关系图

慢性阻塞性肺疾病（COPD）脏腑病机传变的模式与五行生克模式比较

3. 讨论

五脏相关学说有层次（主次）之分，重视在脏与脏相互作用时，何者处于主动地位，既与各脏的功能特点有关，也与作用的渠道有关，不是固定的。也就是与气、血、津、精等精微物质的特点及其与五脏的联系有关，不同于五行学说脏与脏之间平衡对等关系。我们在前期的文献调研中也证实了 COPD 脏腑病机传变的模式包括肺脾、肺肾、肺心、肺脑、肝肺、脾肾、心肝、肾心之间的双向或单向传变，这种传变模式部分可用传统五行学说来解释，但还有一部分必须结合疾病发展过程中的脏腑功能状态和作用渠道来解释。因此，有必要将五脏相关学说引入 COPD 的临床证治，从而突破五行传变的机械性，使之更贴合临床实际。

结合邓铁涛教授的五脏相关学说，我们提出 COPD 的病机特点为本虚标实，本虚包括肺、脾、肾虚，标实为痰、瘀，其中脾虚是病机的核心。我们已完成的 COPD 证候流行病学调研结果亦提示肺脾、肺脾肾、肺心肝相关，其中以肺脾之间关系最为密切。从病机传变特点来看，由于脾虚生痰，痰浊阻肺，肺失清肃，可发生由脾及肺的传变；脾肾为先后天互生的关系，脾伤则后天失养，后天无以养先天，则肾伤而咳喘并作。此外，COPD 的瘀证也是病机特点之一，瘀的产生，乃由痰郁日久，气机不畅而致瘀。故健脾一可培土生金、补益肺气，二可以后天养先天、补益肾气，三可杜绝生痰之源、痰祛气行则瘀血自化，因此健脾应作为治疗 COPD 的核心。COPD 患病人群以中老年为主，此类人群元气渐衰，加上 COPD 病机复杂，试图直接通过补肾来提升元气，非常困难；元气之盛衰，主要依赖于先天之精，亦与脾胃运化水谷精气的功能相关。故通过补脾，以后天养先天，一方面可加强补肾效果，另一方面又可补益宗气,从而加强了平喘之功。

健脾益肺Ⅱ号方是广东省中医院内制剂“健脾益肺冲剂”的基础上优化而成,根据邓铁涛教授学术经验,在原方基础上调整兼顾心肾和痰瘀药物。临床研究选择了急性加重次数、肺功能、生存质量评分(SGRQ)、运动耐力指标(6分钟步行距离)、综合性指标(BODE指数)、营养学、中医证候疗效计分等不同层次对健脾益肺Ⅱ号方的疗效进行综合评价。结果显示健脾益肺Ⅱ号方可减少COPD患者急性加重次数,降低治疗后SGRQ总分,增加6分钟步行距离,通过改善症状而提高中医证候疗效,提示健脾益肺Ⅱ号方治疗COPD稳定期患者有一定优势。

历代医家对类似COPD的疾病,有的从单脏讨论,如脾、肾两脏等,但实际上多数采用的是综合论治,即至少采用了以上两种治法,如肺脾肾同治,肺与大肠同治等。根据邓铁涛教授经验,本病主要从肺脾论治,以“补脾益肺”为主要治则。从五脏关系来说,“补脾益肺”既是对传统五行学说“培土生金”的具体解释,又比后者更全面,更符合临床实际。而在此同时,在疾病不同过程还是兼治相关脏腑,才能取得更好效果。

(四) 五脏相关理论指导重症肌无力及危象抢救的临床研究

分为证候回顾性分析、症状流行病学调研、强肌健力颗粒临床疗效观察及重症肌无力危象抢救资料整理四个部分。

1. 证候回顾性调研

216例重症肌无力住院患者证候回顾性调研,症状部分分重症肌无力主症调查及涉及的五脏辨证相关临床症状调查两部分,设计四诊信息采集调查表,采用聚类分析和因子分析等多元统计学方法对进行回顾性分析。结果发现:重症肌无力的中医证型可分为6个类别,脾肾阳虚型76例(36.54%),肝肾阴虚型26例(12.50%),脾肾气阴两虚、湿浊内阻型30例(13.39%);脾虚肝旺型17例(8.17%);脾肾两虚、湿热内蕴型33例(15.87%);阴阳两虚型25例(12.02%)。在6个证型中,有5型涉及脾脏和肾脏,而其中4型是共同涉及脾、肾脏,4型涉及肺脏,2型涉及肝脏,1型涉及心脏。痰湿这一病理因素夹杂于各型之中,致病情反复,缠绵难愈。初步显示重症肌无力虽关涉五脏,但主要责之于脾、肾,脾肾亏虚是其主要病机。研究结果证实重症肌无力主要责之于脾、肾,脾肾亏虚。论治上补气健脾益肾,强调脾肾互济同治,注重了健脾利湿。

2. 症状流行病学调研及数据挖掘

收集2006年07月~2010年07月就诊于广州中医药大学第一附属医院、广东省中医院门诊及住院患者共751例,采用临床直接观察方法,建立完整档案和追踪记录。利用Microsoft Excel 2003,建立数据库,输入收集的临床资料。用统计软件SPSS13.0进行统计分析,采用SQL Server数据挖掘软件,运用NaiveBayes算法,对447例病例进行数据挖掘,寻求各临床分型关键影响因素。

数据统计结果:男性307例(40.9%),女性444例(59.1%),年龄分布从1-86岁,平均年龄36.5岁,病例类型包括Ⅰ型149例(19.8%);Ⅱ-A型160例(21.3%),Ⅱ-B型376例(50.1%),Ⅲ型40例(5.3%),Ⅳ型24例(3.2%),Ⅴ型2例(0.3%)。并发症—胸腺异常、

甲状腺异常为多见,包括另有类风湿关节炎、系统性红斑狼疮、多发性肌炎、白色素斑沉着、糖尿病、乙肝等疾病,以及心血管系统、呼吸系统及消化系统疾病、肾结石等66种其他并发症或合并症。重症肌无力36个常见证候从脏腑归属来看,以脾系症状出现频率最高,另外肾系症状、肺系症状、肝系症状、心系症状均有出现,且比率均在10%以上,提示重症肌无力病机以脾胃为主,与肾、肺、肝、心四脏相关。脏腑受累情况为五脏受累161例,占21.4%;四脏受累183例,占24.4%;三脏受累175例,占23.3例;两脏受累155例,占20.6%;单脏77例,占10.3%。

数据挖掘结果提示:各分型MG中Ⅰ型以脾受累为主,可累及肝;Ⅱ-A型以脾受累为主,可累及肾;Ⅱ-B型以脾肾受累为主,可累及肺;Ⅲ型以脾肺肾受累为主,可累及心;Ⅳ型以脾肺肾受累为主,可累及心。综合上述结果表明病情越轻,涉及脏腑越少,而病情越重,证候表现越复杂,涉及病变的脏腑越多。

3. 强肌健力颗粒治疗ⅡB型重症肌无力临床疗效观察

初步纳入98例患者,按照随机的方法进行两种治疗和安慰剂对照。通过卡方检验,得到两组资料在基本情况方面均没有统计学意义。治疗周期三个月,治疗措施,采用患者纳组前基本治疗加脾胃气虚1组(补中益气汤为主)、脾胃气虚2组(补中益气汤加补肾药物)和安慰剂治疗。均以强肌健力颗粒命名,实行盲法对照。治疗疗程为三个月。临床评价指标:重症肌无力的肌无力评分,中华生存质量和重症肌无力PRO量表的评价。

脾胃气虚1组和安慰剂比较:使用非参数方法比较治疗后两组的疗效差异有统计学意义,中华生存质量评价 t 检验结果表明,治疗后三个月,神、形、情三大领域之间的差别具有统计学意义;重症肌无力PRO评价量表,除了治疗领域,其他领域如生理领域、心理领域和社会领域QOL得分差别在两组患者之间都有统计学意义,从得分情况看,可知治疗组效果优于对照组。

脾胃气虚2组和安慰剂比较:使用非参数方法比较治疗后两组的疗效差异有统计学意义,中华生存质量评价 t 检验结果表明,治疗后三个月,神、形、情三大领域之间的差别具有统计学意义;重症肌无力PRO评价量表,治疗领域、生理领域、心理领域和社会领域QOL得分差别在两组患者之间都有统计学意义,从得分情况看,可知治疗组效果优于对照组。

脾胃气虚1组和脾胃气虚2组比较:使用非参数方法比较治疗后两组的疗效差异无统计学意义,中华生存质量评价 t 检验结果表明,治疗后三个月,神、形、情三大领域之间的差别物统计学意义;重症肌无力PRO评价量表,除了社会领域,其他领域如生理领域、心里领域、治疗领域QOL得分差别在两组患者之间都有统计学意义,从得分情况看,可知脾胃气虚2组比脾胃气虚1组效果在某些方面有一定的优势。

4. 重症肌无力危象抢救

重症肌无力治疗与危象抢救至今依然是世界性难题。本研究收录自2005年7月~2010年7月入住广州中医药大学第一附属医院病房的重症肌无力危象患者132例,以姓名、性别、年龄、入院时间、住院号、分型、病程、诱发原因及并发症、抢救措施、转归、抢救次数、涉及脏腑十二个项目保存资料,形成资料简表。

所收集的病例中,第一次抢救病例为98例,占74.2%;第二次抢救病例为17例,占

12.9%;第三次抢救病例为10例,占8%;第四次抢救病例为3例,第五次抢救为2例,第六次抢救为2例。危象发生时呼吸困难,吞咽不下,往往需要使用呼吸机辅助呼吸、装置胃管鼻饲食物药物。中药制剂,必须药专力宏,避免汤剂煎煮容量过大、减少水分在胃肠潴留或堵塞胃管。

抢救措施及结果:中西医结合抢救。中药制剂,使用强肌健力系列(强肌健力饮、强肌健力胶囊、强肌健力颗粒、强肌健力口服液),强肌健力系列中药制剂中如强肌健力口服液、强肌健力颗粒,解决给药途径、容量、通道等临床难题,从而提高疗效,中西医合作成功抢救重症肌无力危象患者132例。危象抢救死亡率与现有文献报道18.75%大大降低,相比居于国内先进。

重症肌无力依据现代医学进行诊断,中医分析其病位在于脾胃,但临床上并非单纯治脾胃可以解决,而是体现为五脏相关。在临床进程的不同阶段,必须结合五脏的变化进行调治。尤其是危象阶段,必须抓住脾胃,五脏兼顾,处理好兼夹证并发证,方可挽回。

通过以上四个病种临床研究,总结邓铁涛教授五脏相关理论指导疾病诊治采用的基本方法是:五脏相关诊断式+五脏相关用药式。以重症肌无力为例。五脏相关诊断式=病名诊断(一般采用西医病名,如重症肌无力)+病位所在主要脏腑(脾)+气血阴阳形体官窍等变化(气虚)+相关脏腑(兼夹证与合并症延及心、肺、肝、肾四脏)。

这里涉及五脏相关理论的第一、二、三层次。第一层次:即脏腑内部气血阴阳的变化,脏腑系统本身的特点(脾主肌肉,眼睑部位属脾,故重症肌无力患者眼睑下垂)。第二层次:脏腑之间的相互关系,五脏相关能够较准确表达病证在不同阶段、不同证型有主次之分与病位之分(重症肌无力Ⅱ-B型中度全身型以脾肾相关为主),这样不同于五行学说生克推衍与五行木、火、土、金、水关系的对等。第三层次:其他因素如外界环境、社会环境、精神心理等相关因素的影响,即包括除药物干预以外的相关因素。

五脏相关用药式=药物归经理论(主方强肌健力饮,方中黄芪、党参归脾肺二经,当归入心肝脾经,白术归脾胃经)+药性理论(升降浮沉,方中升麻行气于右,柴胡行气于左,左右升降治眼睑下垂;四气五味,方药多为甘温之品健脾补肺)+临床实践经验用药(邓铁涛教授经验,五爪龙乃岭南草药,又名土北芪,色白入肺脾二经,补而不燥)。通过药物的归经与前面诊断式中的相关脏腑相联系,再结合具体的药性选用药物(兼夹证、合并症加减用药)。在这个过程中,也是结合了五行和中药学理论而更强调实践优位。

课题组总结邓铁涛教授学术经验,认为五脏相关理论对重大疾病与疑难疾病防治的指导是需要“程序+策略”模式。即五脏相关临床应用程序,寻找合理临床路径策略。项目专家组曾要求五脏相关理论研究提供临床验证与示范,同时又指出:“证候调研结果与治法方药不一致时应考虑以邓铁涛教授学术见解为主的协调方法。”

本临床研究正是根据项目专家组的意见进行。五脏相关,强调的是五脏系统的“相关性”联系。不是单独讲述一个脏象,而是探讨临床病种在不同发展阶段的病位、病机变化、证候脏腑归属、诊治应用程序及策略与临床路径等问题。从临证角度,五脏相关与五行学说区别在于:五脏相关强调实践优位而五行学说有推演成分,五脏相关是中医术语而五行学说是哲学语言,五脏相关有主次(层次)之分而五行学说相生相克关系机械循环对等。

四、实验研究探讨微观物质基础，佐证中医五脏相关之理

名医验方乃其毕生临床经验结晶，根据邓铁涛教授提出“方药的实验研究可否证实中医五脏相关之理”的设想，课题组按照项目专家组建议，运用现代科学技术手段和方法，通过对名老中医验方强肌健力饮实验研究，佐证中医五脏相关既是功能上的相关，也不排除以客观物质相互影响为基础的可能性，进行以下系列实验研究。

(一) 中医脾肾相关理论及物质基础探讨

脾肾相关该项实验研究可分为三个组成部分：

第一，复制脾虚证小鼠动物模型的脾脏、肾脏、肝脏、心肌组织均出现质量、RNA(核糖核酸)含量及组织形态学改变；脾虚证动物随着造模时间的延长，性激素(T、E2)出现了与肾虚证相同的变化，表明动物证型转化与病机改变也有中医“五脏所伤，穷必及肾”逐渐加重的病理过程。

第二，本实验创建了脾肾两虚复合证动物模型，即前期采用大黄复制脾虚模型，后期在脾虚基础上采用氢化可的松复制肾虚摸型，更有助于探求脾肾相关的微观物质基础。研究发现 T3、T4，cAMP、cGMP、T、E2 这类物质在脾虚、肾虚证中均有改变，其比值发生改变可能是脾虚向肾虚转化最先涉及的病理因素，这类物质可能是脾肾相关的物质基础之一。

第三，强肌健力方及其君药黄芪对脾虚、肾虚大鼠的调控效应研究。观察强肌健力方对脾虚大鼠胸腺、脾脏细胞 PCNA 及胸腺 FAS 表达的影响，君药黄芪在强肌健力方中的作用。强肌健力方防治脾肾两虚的机制可能是由于在重用黄芪与其他药物配伍应用时，有效成分发生了变化，从而能够改善垂体，胸腺等脏器的功能，使机体得到恢复。

1. 脾虚证、肾虚证病理形态学基础

(1)“脾虚证”模型及健脾方药效应研究

脾虚证：本实验采用国内比较公认的利血平来复制脾虚小鼠模型，本实验药物组包括强肌健力口服液高、中剂量组(给药剂量为 26 g/kg 及 13 g/kg)，连续用药 16 天。主要观察各组小鼠脾脏、肾脏、胸腺、肝脏、心肌、小肠等组织 RNA 水平的变化，以及各组小鼠造模前后体质量和脾、肾、胸腺、肝脏、心肌组织脏器指数及组织形态学的变化。实验结果提示脾虚模型组动物脾脏、肾脏、胸腺、肝脏、心肌、小肠组织中 RNA 含量均比正常对照组显著下降，这说明以上各脏器组织细胞脾虚时正常的增殖受到了阻抑，使动物体内 RNA 分泌紊乱而合成减少的。而强肌健力口服液对的脾脏、肾脏、胸腺、肝脏、心肌和小肠组织则能促进其 RNA 含量合成分泌增加，使各脏器质量恢复。提示强肌健力口服液能促进 RNA 合成，补充人体营养，调节机体免疫功能，增强体质，有利于脏腑功能的恢复，使正气建立，从而减轻脏器的病理损伤。表明该方在治脾的同时，又兼顾他脏，多元调治。从另一个角度来说，脾虚时脾、肝、肾、心、小肠等脏腑在病理改变上具有一定的相关性，病理形态结构表明，脾虚模型组小鼠脾、肾、胸腺、肝组织的形态结构均出现不同程度的破坏，尤以脾、肾组织为甚。这些器官的病理改变是临床上脾虚证患者出现纳差、腹胀、便溏、及免疫功能降低的病理基础。实验结论提示脾虚证动物的脾脏、肾脏、肝脏、心肌组织均出现质量、RNA 含量及组织形态学改

变,说明脾虚可以使脾、肾、心、肝等脏器受到损害,从而形成多脏同病的局面,提示脾虚证与五脏之间有着密切相关性。而强肌健力口服液具有多种脏器组织保护功能,从而改善机体整体的代谢功能,表明该方治疗脾胃虚损型重症肌无力的作用机制与其促进 RNA 合成有密切关系。

(2)"肾虚证"模型及补肾方药效应研究

采用氢化可的松肌内注射复制肾阳虚证大鼠模型,在造模的同时进行药物治疗,连续14 天。用药组包括强肌健力方和右归丸组。实验结果显示肾阳虚模型组大鼠下丘脑 CRH 含量、血浆 ACTH 和 Cor 含量与正常对照组比较均有不同程度的降低($P<0.01$)。而 E2 含量升高、T 含量降低,E2/T 比值升高,(P 均<0.01)。血清 T3、T4 分泌减少,有显著性差异($P<0.01$);rT3 分泌增加、TSH 呈反馈性升高($P<0.01$)。cAMP 含量降低、cGMP 含量升高,cAMP/cGMP 比值降低,(P 均<0.01)。强肌健力方能使肾阳虚证 HPAA 轴上各环路的激素水平明显升高($P<0.05$ 或 $P<0.01$);而右归丸对 ACTH 有显著的恢复($P<0.01$),对 CRH、Cor 的作用尚无差异($P>0.05$)。灌服强肌健力方各剂量和右归丸后,能使 T 含量显著升高,降低 E2/T 比值,有显著差异($P<0.01$);E2 的含量未见明显改变($P>0.05$);能使 T3、T4 的含量明显升高,rT3 分泌降低($P<0.05$ 或 $P<0.01$),对 TSH 无明显改变。同时对 cAMP、cGMP 水平及 cAMP/cGMP 比值也有明显的回调($P<0.01$)。病理形态学显示:肾阳虚模型组大鼠胸腺、脾脏、肾上腺和睾丸的组织结构明显遭受损伤,胸腺指数、肾上腺指数降低,出现明显的萎缩,睾丸则代偿性增大。用药防治组中,强肌健力方使已遭损伤的肾上腺、脾脏、睾丸组织结构得以修复,对胸腺组织的修复作用尚不显著但能够使胸腺指数升高($P<0.05$)。结论提示通过横向对比分析强肌健力饮对脾虚证、肾阳虚证防治作用的实验研究,可以发现:两证型都存在甲状腺激素、环核苷酸、性激素不同程度的抑制或紊乱,同时脾脏和胸腺都出现萎缩及明显的病理损伤。表明该方的主要作用机理在于调节神经内分泌免疫系统来改善机体的虚弱症候,从而揭示:T3、T4,cAMP、cGMP、T、E2 这类物质在脾虚、肾虚证中均有改变,推测这类物质可能是脾肾相关的物质基础之一。而胸腺、脾脏在脾虚、肾虚证中均有不同程度的萎缩及组织结构损伤,提示胸腺和脾脏可能是脾肾相关的病理学依据之一。

2. "脾肾两虚"、"肺脾两虚"病理形态及生化基础研究

(1)脾虚及肾实验研究

实验通过延长大黄的造模时间,由 10 天延长至 20 天。动态观察性激素的变化情况。发现脾虚模型组大鼠造模 10 天时血清 E2、T 含量均比正常对照组显著升高($P<0.05$~0.01),而 E2/T 比值变化不明显($P>0.05$);至造模 20 天后,脾虚模型组动物血清 E2 含量比正常对照组显著升高($P<0.01$),T 含量则下降($P<0.05$),其 E2/T 值显著升高($P<0.01$)。灌服强肌健力方和四君子汤 10 天时能显著降低 E2、T 含量下降($P<0.01$),而对 E2/T 无任何改变;给药至 20 天时则能显著降低 E2 含量和 E2/T 值($P<0.05$~0.01),T 含量有所升高($P>0.05$)。从以上结果可知:脾虚实验中,前、后期性激素 E2、T 的含量比值变化迥异,前期未见变化与临床脾虚证患者情况一致,后期与肾阳虚证患者的性激素改变相同,故提示:大黄塑造的脾虚证随着造模时间的延长,出现了肾阳虚证客观指标的改变。这一现象符合中医证候在临床随病程迁延发生改变或转化的实际情况,出现脾虚日久导致肾虚证,即中医学"脾虚及肾"证候。性激素 E2/T 值可能就是脾虚向肾虚转化最先涉及的病理改变

因素和机制,换言之 E2、T 可能是脾肾相关的物质基础之一。实验结论表明脾虚证动物随着造模时间的延长,出现了性激素(T、E2)等指标阶段性不同变化,表明脾虚及肾是逐渐加重的病理过程,先为脾虚,最后使体内性激素水平发生紊乱,而出现脾虚日久及肾的虚损,这一现象与中医证候在临床随着病程迁延而发生的症状相符,提示从单一动物模型来阐明脾肾相互关系更符合中医"脾虚及肾"这一理论。而强肌健力方能改善下丘脑-垂体-性腺轴激素的功能。

(2)脾肾两虚实验研究

实验在复制大鼠脾肾两虚模型时,前期采用大黄灌胃(14 天),苦寒泻下损及脾阳,致使脾脏运化失职,后天失养,日久传变,累及肾阳,后期采用氢化可的松肌肉注射(10 天),更加剧了肾虚的程度,同时由于肾脏虚损,前期受损脾阳亦不能恢复,最终出现脾肾两虚,元气虚损的症状。结果表明模型组动物体温在脾虚阶段开始下降($P<0.05$),而到后期脾肾两虚时,体温降低更加明显($P<0.01$)。模型组 T4、T3 和 rT3 含量在脾虚和脾肾两虚阶段均明显下降($P<0.01$),而 TSH 分泌无反馈性升高。T 在脾虚时暂时性升高,到后期脾肾两虚时 T 则明显降低($P<0.01$)。E2 含量则在整个造模过程中一直升高($P<0.01$)。E2/T 比值在脾虚时没有变化,而到脾肾两虚时明显升高($P<0.01$)。ACTH 前期变化不明显,后期升高($P<0.01$)。在前期应用大黄复制脾虚模型后,模型组 cAMP 含量升高($P<0.05$),cGMP 没有变化,cAMP/cGMP 比值略有升高($P<0.05$);而在后期脾肾两虚模型结束后,模型组 cAMP 含量进一步升高($P<0.01$),同时 cGMP 含量出现降低($P<0.05$),而 cAMP/cGMP 比值升高更加明显($P<0.01$)。实验结论提示本实验创建了脾肾两虚证动物摸型,即前期采用大黄复制脾虚模型,后期在脾虚基础上采用氢化可的松复制脾肾两虚证大鼠摸型,这为脾肾相关的研究提供了一种中医复合证造模的可行方法以及实验依据。

(3)肺脾相关理论与慢性阻塞性肺疾病(COPD)动物模型的实验研究

肺脾两脏关系是中医脏象学说内容之一,中医所言的肺脾有部分属于呼吸和消化两个系统功能,临床上这两个系统的疾病可以相互影响,有代表性的病种是慢性阻塞性肺疾病(COPD)。本研究首先掌握肺脾两虚型 COPD 病证结合模型的较适宜的造模方法:①硫磺等烟熏法复合木瓜蛋白酶雾化吸入法复制 SD 大鼠 COPD"肺气虚证"模型,番泻叶冷服泻下法复制"脾气虚证"模型,从而复制肺脾两虚型动物模型;②香烟烟熏法并脂多糖气管内滴入法复制 SD 大鼠 COPD"肺气虚证"模型并番泻叶冷服泻下法复制"脾气虚证"模型,从而复制肺脾两虚型动物模型。对比发现,后一种造模方法更具有代表性和可行性,更接近临床实际。

采用"烟熏加气管内滴入脂多糖联合番泻叶灌胃泻下法"复制"肺脾两虚型" COPD 动物模型,其中药物组在造模的同时给予强肌健力方高、低剂量治疗,造模 60 天。实验结束时,比较各组大鼠肺组织病理改变及血清 TNF-α、IL-10 含量。结果:模型组大鼠 TNF-α 含量明显升高、IL-10 含量明显下降,与正常组比较有显著性差异($P<0.05$ 或 0.01);强高组与强低组 TNF-α 含量均较模型组均有明显下降($P<0.05$ 或 0.01);强高组 IL-10 含量与模型组比较有显著升高($P<0.05$),强低组 IL-10 含量无明显变化。

开展强肌健力方对肺脾两虚型 COPD 大鼠气道重塑和转移生长因子 β1 的影响的研究。采用随机平行对照的实验方法,将 40 只 SD 大鼠随机分为强高组、强低组、模型组和正常组四组,每组各 10 只。造模结束后,取各组大鼠肺组织切片行 HE 染色,光镜下观察病理改变,并用测微尺测量气管壁厚度,采用荧光定量 PCR 法检测肺组织 TGF-β1 cDNA 的含量。结果:模型组基本符合人类 COPD 病理生理变化。模型组气道壁厚度较正常组明显增厚($P<0.05$),强高组气道壁厚度明显变薄,与模型组比较有显著性差异($P<0.05$),但强低组与模型组比较无明显变化($P>0.05$)。模型组肺组织 TGF-β1cDNA 含量较正常组明显升高($P<0.01$),强高组、强低组肺组织 TGF-β1cDNA 含量明显降低,与模型组比较有显著性差异(P 均<0.01)。提示邓铁涛教授验方强肌健力饮,对肺脾两虚型 COPD 大鼠气道重塑和转移生长因子 β1 产生作用,这也可能是肺脾相关理论的物质基础之一。

3. 强肌健力方及其君药黄芪对脾虚、肾虚大鼠的调控效应研究

(1)强肌健力方含药血清对脾虚大鼠胸腺细胞 PCNA 及 FAS 基因表达的影响

观察强肌健力方含药血清对脾虚大鼠胸腺细胞增殖细胞核抗原(PCNA)和凋亡刺激基因蛋白(FAS)表达的影响,探讨强肌健力方防治脾虚证的作用机制。采用免疫组织化学染色法,观察不同比例的强肌健力方含药血清对脾虚大鼠胸腺细胞 PCNA 和 FAS 基因的表达。结果显示,不同比例的强肌健力方含药血清组均能使胸腺细胞 PCNA 表达增加,而 FAS 表达则明显降低。结论提示强肌健力方含药血清能使胸腺细胞 PCNA 高表达,而 FANS 则呈低表达,表明该方药能促进胸腺细胞增殖,同时对胸腺细胞凋亡有抑制作用,这是该方治疗脾虚证的主要作用机理之一。

(2)强肌健力方对脾虚大鼠脾脏、胸腺组织 PCNA 表达的影响

本实验通过观察强肌健力方对脾虚证大鼠脾脏、胸腺组织增殖细胞核抗原(PCNA)表达的影响,探讨该方药防治脾虚证的作用机理。实验结果显示脾虚模型组脾脏、胸腺组织 PCNA 蛋白表达均比正常对照组减少,阳性平均面积率显著降低($P<0.01$,)而强肌健力方、强肌多糖能使脾脏、胸腺组织 PCNA 蛋白表达升高($P<0.05 \sim 0.01$)。实验结论提示强肌健力方能使脾脏、胸腺组织 PCNA 表达升高,可以有效促进脾虚证大鼠脾脏、胸腺组织细胞增殖,并对受损的脾脏、胸腺组织具有保护作用,其健脾益气的作用机理与升高 PCNA 表达有关。

(3)君药黄芪在强肌健力方中的作用

本实验通过君药黄芪在强肌健力方中的不同剂量来观察强肌健力方疗效的变化,目的是观察模型组和强肌健力方疗效的重复性及黄芪在方中的地位。模型采用脾肾两虚模型,用药组分别为:黄芪减量方,单用黄芪方,强肌健力方。本次实验较好的重复了上次脾肾两虚的实验结果,同时在性激素和环磷酸腺苷上可以看到,本次实验前期脾虚阶段较上次实验重,兼有上次脾虚与肾虚的特征,可能是处于脾虚及肾的转变阶段。上一次实验 T 前期升高($P<0.05$),后期降低, E2/T 前期略有升高没有统计学差异,后期显著升高;本次实验 T 略有升高,可能处于由升高向降低转变过程中,T 没有上次实验的统计学意义,E2/T 前期就高于正常,更接近肾虚症状。环磷酸腺苷同样出现了类似情况,本次实验中 cGMP 降低提前出现在前期,上一实验在肾虚时才出现。强肌健力方也观察到了上一实验的防治效果。这次在与其他用药组相比较:黄芪减量及黄芪单方在脾虚阶段与强肌健力方治疗效果差别不大;而到后期强肌健力方优势明显,黄芪减量及黄芪单方效果不如强肌健力方,强肌健力方尤其可以有效增加垂体远部酸性细胞的含量及胸腺 PCNA 蛋白的表达。因此强肌健力方防治脾肾两虚的机制可能是由于在重用黄芪与其他药物配伍应用时,有效成分发生了变化,从而能

够改善垂体,胸腺等脏器的功能,使机体得到恢复。结论提示强肌健力方可以有效防治大鼠脾肾两虚证,其中重用黄芪起到了很重要作用,如减少黄芪剂量或单用黄芪,效果会明显下降,提示黄芪要与该方药同时配伍使用才能全面发挥疗效。

综上所述,本研究分别从脾虚证、肾虚证、脾肾两虚证三种模型角度来探讨脾肾相关理论。从神经内分泌免疫网络及细胞分子水平等微观角度探讨脾肾相关的物质基础。并根据强肌健力方在临床上治疗脾胃虚损及久虚及肾型重症肌无力的功效,从整体联系的观点出发,从多层次、多角度、多指标研究强肌健力方对中医脾虚证、肾虚证及脾肾两虚证的防治效果及作用机制。以上实验结果结论将有助于在更深的层次上研究和认识中医脾肾相关的微观物质基础,为脾肾相关的研究及指导临床实际应用提供了科学理论依据。

(二) 强肌健力口服液调控骨髓间充质干细胞增殖和分化的影响

课题组以邓铁涛教授经验研制的具有补脾益损功效的强肌健力口服液为研究对象,建立了强肌健力口服液复杂体系的组分制备与分离分析方法,分别从整体、细胞和分子等层次评价强肌健力口服液组分药效作用。研究的突出进展是:阐明强肌健力口服液促骨髓间充质干细胞(MSCs)增殖效应组分,视黄酸受体(RAR)为强肌健力口服液促 MSCS 增殖的药理靶点,阐明强肌健力口服液保护 MSCS 效应组分,提出"强肌健力口服液活性物质群以结构特异性系列物形式存在,促骨髓间充质干细胞增殖效应是其相应系列物作用于视黄酸受体(RAR)靶点所产生的整合作用"假说。

1. 新发现强肌健力口服液中的脂肪酸对 MSC 促增殖作用

骨髓间充质干细胞(MSCs)是目前研究最多、应用潜力最大的干细胞之一,但是,骨髓中 MSCs 含量极少,长期增殖活性较弱,扩增速度较慢,容易向脂肪分化衰老,无法满足临床需求。因此,筛选促 MSC 增殖有效成分成为迫切需要解决的重大问题。将强肌健力口服液用递增极性溶剂分步提取,所得石油醚部位,乙醇部位和水溶性部位提取物进行 MSC 的 MTT 试验,确定石油醚部位为有效部位。由于 bFGF 为促细胞增殖作用强的细胞生长因子,因此选 bFGF 为阳性对照,与强肌健力口服液石油醚部位作用比较,结果表明强肌健力口服液石油醚部位对 MSC 促增殖作用。GC-MS and HPLC 确定石油醚部位促 MSC 增殖成分含有脂肪酸。通过视黄酸受体(RAR)来调控骨髓间充质干细胞(MSCs)的增殖。该部分内容已发表在美国《药物强化性食品杂志》2010 年第 4 期(Journal of Medicinal Food,2010;13(4):1~10),被 SCI 收录。这一原创性发现对解释中医方药的活性物质基础具有重要的理论和临床实践意义。

2. 新发现强肌健力口服液保护 MSCs 的有效部位为乙酸乙酯部位

强肌健力饮抗氧化活性的研究表明乙酸乙酯部位中的抗氧化活性最强。采用极性递增溶剂提取法,将"强肌健力饮"的原药材提取得到六个部位:石油醚(60-90℃)、乙酸乙酯、无水乙醇清液、无水乙醇沉淀、95 乙醇、水提物。该六部位经由 HPLC 表征后,即测其中多酚含量。结果表明:六部位中,乙酸乙酯部位中的多酚含量最高。这六部位后经三个抗氧化活性指标检测(清除 DPPH 自由基能力、总还原能力及清除过氧自由基·O2 能力),这三个检测指标都表明:乙酸乙酯部位中的抗氧化活性最强。强肌健力饮保护 MSCs 活性的研究表明乙酸乙酯部位保护 MSCs 活性最强。MTT 结果显示,在强肌健力饮提取物中,乙酸乙酯部位的保护活性较强,水提部位、无水乙醇部位、95%乙醇部位和无水乙醇沉淀部位的活性较弱。并且,乙酸乙酯部位与 MSCs 的保护呈量效依赖关系。流式细胞技术结果显示,强肌健力饮提取物的乙酸乙酯部位保护 MSCs,呈明显量效关系。该部分内容已申请专利"一种具有抗氧化活性的中药提取物及其制备方法和应用",申请号 200810199198.5。

另一实验研究"强肌健力口服液含药血清对大鼠骨髓间充质干细胞体外增殖的影响",观察发现含药(强肌健力饮,补中益气汤剂量调整)血清与骨髓间充质干细胞(MSCs)关系。骨髓间充质干细胞(MSCs)存在于骨髓中,来源于先天肾之精气,脾肾相关理论体现"后天养先天"、"后天济先天",实验证实补脾法能够促进骨髓间充质干细胞的生长,含药(补脾方药强肌健力饮)血清可向神经元细胞转化,也可向成肌细胞、肌腱细胞转化,提出骨髓间充质干细胞(MSCs)可能是脾肾相关细胞层次表达的存在形式的假说。

3. 新发现肺脾肾虚型重症肌无力患者血清蛋白质组学的变化

本实验对由于呼吸肌极度疲劳无法维持正常呼吸功能、需要使用呼吸机辅助治疗、并经中医辨证属于肺脾肾虚型为主的重症肌无力患者进行强肌健力口服液治疗前后血清中蛋白质图谱和多肽图谱进行比较,寻找有明显差异性表达的蛋白,并对差异表达的蛋白进行鉴定和研究。

双向电泳结果显示,与正常健康人血清相比,重症肌无力患者血清中有 18 个表达不同的蛋白点。这些有差异的蛋白点经酶消化后用基质辅助激光解析电离飞行时间质谱(MALDI-TOF-MS)进行鉴定和 NCBI 数据库的比对,结果发现,这 18 个蛋白点分别属于 6 种不同的蛋白。其中,4 个蛋白(α2 巨球蛋白,凝溶胶前体蛋白,血红素结合前体蛋白,免疫球蛋白重链恒定区 γ1)在重症肌无力患者的血清中表达降低,而结合珠蛋白和结合珠蛋白前体蛋白这 2 个蛋白在重症肌无力患者的血清中表达则升高。对比治疗前后患者的双向电泳结果发现,在患者血清中表达发生改变的蛋白在治疗后却没有明显的改变。这说明,这些蛋白在重症肌无力的发病过程中发挥着很重要的作用,可以用来作为区分患者和正常人的检测指标,但是不能用来评价药物的疗效。

除了运用双向电泳技术对患者血清中大分子蛋白质的变化进行检测以外,还用 RPC18 的磁珠将正常人,重症肌无力患者治疗前后血清中的多肽提取出来,然后通过 MALDI-TOF-MS 和傅里叶变换质谱(FTMS)技术对正常人以及治疗前后病人血清中 m/z 在 700~4000 的多肽进行了比较鉴定。

在正常人,重症肌无力患者治疗前后的 3 组血清中,一共检测到近 250 条 m/z 在 700~4000 的肽。将这些肽的 MALDI TOF 图谱输入到 MarkerView™ 1.2 软件中,对这些肽段的表达量进行分析比对并进行统计学检验(t 检验),结果发现了 19 条变化异常的肽($P<0.05$)。蛋白数据库的搜寻比对结果显示,这 19 条肽分别属于 6 种不同的蛋白。与正常人比较,在重症肌无力患者血清中有 17 条肽降低,包括 a-纤维蛋白原前体蛋白的 8 条片段(m/z 905.452、1020.516、1077.550、1206.605、1263.575、1350.655、1465.701 和 2931.280),补体 C3f 的 4 条片段(m/z 1777.922、1865.019、1934.125 和 2021.128),补体 C4b 的 2 条片段(m/z 1625.975 和 1739.931),以及赖氨酸缓激肽 Ⅱ、纤维蛋白连接酶和凝血酶原中的各 1 条肽(分别为 m/z 904.682、2602.337、1389.686)。

比较治疗前后患者的血清,发现有7条肽的表达量在治疗后发生了变化。其中,a-纤维蛋白原前体蛋白的片段m/z 1020.516和补体C3f的片段m/z 1865.019和2021.128在治疗后表达升高。说明a-纤维蛋白原前体蛋白和补体C3f不仅参与疾病的发生,并对治疗药物有反应,提示这3条片段(m/z 1020.516,1865.019和2021.128)可能在疾病诊断和治疗评价方面都有指示性作用。实验研究中新发现的这18个表达不同的蛋白点、新发现的19条变化异常的肽以及这19条肽分别属于6种不同的蛋白,可能是呼吸肌极度疲劳、以肺脾肾虚型为主的重症肌无力患者的物质基础之一。

五、中医五脏相关理论研究前景

(一) 与传统五行学说比较

继承五行学说合理内核,创新五脏相关理论,这是它们的辨证关系。五脏相关是对传统五行学说的继承与发展。五行源出于古代,而五脏相关提出于现代;五行属于哲学范畴各行业均可引用,而五脏相关仅属于医学理论适合于中医;五行生克有术数推演成分,而五脏相关强调临证实践优位;五行之间的关系机械循环对等,而五脏相关依据病症有主次(层次)之分。因此,五行五脏两者关系在学术发展进程中逐渐发生主客互易,带有哲学性质的五行观念,与中医五脏的对应始终是有限度的。古代哲学五行不能全面合理说明脏腑功能,而中医以五脏为中心的人体观、诊治观随实践不断丰富,最终在五行与五脏这一对关系中,逐渐发生变异以五脏配五行,这就是实践对理论的反作用。因此,五脏相关学说是运用现代语言阐述诠释古代中医五行学说的一种方式,可以认为五脏相关学说是不断发展的传统五行学说的现代版,五脏相关能够更加准确的表达五行五脏的关系,从五行到五脏相关正是适应了现代科学学观念和中医临床实践发展的变革。

(二) 与中基教材藏象学说脏腑病机比较

中基教材藏象学说与脏腑病机,其理论来源有临床观察、哲理推导、取类比附和易理丹道等不同成分,而五脏相关是建立在临床、实验研究基础上,解决中医理论阐释多源的问题,实际上是对现代中基教材内容的细化与补充。邓铁涛教授说:五脏的关系,不是依靠书斋里五行相生相克推导出来的关系,而是中医在长期临床实践中总结出来的关系。

中医学理论体系的构成,包括中医基础理论、中医应用理论两大理论范畴。(潘桂娟.中医学理论体系框架结构之研讨[J],中国中医基础医学杂志,2005,11(7):483)中基教材属于中医基础理论范畴,而五脏相关属于中医应用理论的一部分,它介于基础与临床之间横跨了两个层次即理论层次与实践层次,研究的对象有其具体性与特殊性,因此它能够发挥其他理论学说难以发挥的独特作用和学术魅力。

(三) 五脏相关理论研究的前瞻性

从五行到五脏相关,中医学术的发展经过漫长的历史沉淀,才形成今天丰富多彩的理论学说以及各种实用有效诊疗技能。邓铁涛教授多次强调:要把我们研究放在世界医学的平台上,五脏相关是一种理论指导而不是框架模式,是中医方法论,是中医宏观主流医学的体现。中医五脏相关学说研究,具有理、法、方、药齐备的特点。理,理论学说即五脏相关;法,诊治法则(原则),如诊治冠心病可调脾护心,诊治慢阻肺可以补脾胃以益肺,诊治重症肌无力可以强肌健力补脾益损;方药,通过实践发现一个方,继而又发现方中之重点药物。21 世纪医学发展面临诸多新的考验,人类疾病谱的改变,生态环境的破坏,老年社会的到来,社会各阶层对医疗保健的不同需求。医学发展需要整体系统关联的理念,而中医五脏相关理论的提出以及解释与研究,正是顺应了时代的发展,它将引领中医理论基础的研究走到学术前沿。

(四) 说明

中医五脏相关理论有部分实验研究内容,来源于 2005 年国家重点基础研究发展计划(973 计划)中医专项“中医五脏相关理论继承与创新研究”课题。主要完成人有邓铁涛、徐志伟、刘小斌、邱仕君、邓中光、陈群、郑洪、陈芝喜、刘凤斌、吴焕林、邹旭、林琳、孙志佳、刘友章、杨志敏、莫传伟等。中医五脏相关理论研究是严格按照现代科学研究项目要求进行设计并完成的,其中包括实验研究。实验研究内容除本文外,还出版专著《中医五脏相关学说研究——实验研究》和《中医五脏相关学说研究——从五行到五脏相关》。这两部专著,体现邓铁涛教授除了对中医理论深入探讨及临证实践之外,同时还吸纳了现代科学实验研究的方法与内容,难怪现代西医界有人开玩笑说邓铁涛教授是“开明中医”。“中医五脏相关理论继承与创新研究”已于 2011 年 3 月 4 日正式通过国家科技部验收(国科发基[2011]71 号)。课题验收专家组意见是:对照原课题任务书研究内容及课题调整方案后的各项考核指标,已经按照任务书的要求完成计划任务。“中医五脏相关理论继承与创新研究”,根据名老中医的学术经验提出了新的理解和进行临床验证,较好地体现了中医基础理论研究中继承与创新的关系,并且紧密结合临床实践,有较好的示范意义。在理论层面上注重保持中医理论特色,又吸收了现代思维,达到一个新的水平;临床上充分结合名老中医临床经验,在一系列重大疑难疾病的诊治中形成了有特色的治疗思想,并取得较好疗效。研究达到了国内同类研究先进水平。其创新性,一是将传统五行学说发展为“五脏相关学说”,切合临床实际;二是临床验证有突破,对部分重大疑难疾病的治疗取得进展;三是对名老中医学术经验的整理模式进行了较好的示范。

第四章　经 络 理 论

经络是中医用以说明人体生理活动和病理变化的独特生理概念。中医在对人体生命活动和疾病现象的深入观察和体验之中,感知到经络的存在及其活动机制。通过长期的经验积累和理论升华,形成了颇为完整、系统的学术理论——经络学说。经络理论作为中医理论体系中的重要组成部分,不仅与藏象理论共同构成了独特的生命观和生理学说,而且成为临床上认识疾病机理、诊断治疗疾病的重要指导理论。

第一节　经络和经络学说

中医视经络为人体基本结构之一,但主要从对生理、病理现象直观观察的角度加以研究、推导而感知其存在。人体是一个有机整体,脏腑与全身有着密切的联系,共同维系人体正常的生理机能,当人体有疾病时,共同抗御疾病,尽可能地恢复健康状态。那么,各个脏之间、腑之间、脏与腑之间、各脏腑与肢体各部的皮、肉、筋、骨、脉之间,是靠什么来沟通联系的？是怎样联系的？这种联系在正常生理活动和疾病状态中又各有什么特点？经络和经络学说就是中医用以认识和回答这些医学基本问题的学术概念和理论。

一、经络的概念

沟通联系全身脏腑、躯干、肢体,运行气血津液的管道,总称之为脉。脉就是联系两个以上脏器(脏腑、器官、躯干、肢体)之间的通路,它使人体从内到外、从表到里的所有组织形成一个有机整体。随着对脉的深入观察和研究,又进一步将之分为经脉和络脉两大类,其中,纵行的、较大的、深而在里的主干称为经,由经分出或纵行或横行的、浅而在表的网络称为络。

从字面意义上来说,经,本义是指织物的纵线,引申义则为"路径"、"途径",又有"经营"、"营运"的意思;络,作动词用有联络、连结之义,用为名词则指"网络"、"通路"而言。因此,作为中医特定概念的经络,既是人体中沟通、联系信息的通路,又是营运、调节气血的管道和途径。具体而言,经络就是运行气血,传递信息,联系和沟通脏腑形身、肢节孔窍的网络和通道。

由经络相互联结、相互作用而组成的系统,称为经络系统。研究和揭示经络系统的循行分布、生理功能、病理变化、治疗作用及其与脏腑形身、气血津精相互联系和影响等规律的理论,称为经络学说。

二、经络学说的形成和发展

古代医家不仅对生命活动的征象有深入、细致的观察,对人体形态构造亦颇着力研究。《灵枢·经水》说:“若夫八尺之士,皮肉在此,外可度量切循而得之,其死可解剖而视之。其脏之坚脆,腑之大小,谷之多少,脉之长短,血之清浊,气之多少,十二经之多血少气,与其少血多气,与其皆多血气,与其皆少血气,皆有定数。”通过对活体体表的度量、触摸、循按以及通过尸体解剖对脏腑组织的形态,特别是对血管脉络的大小长短和循行分布、血液的清浊、多少等情况,可有大致的了解。可以说,对血管的直接解剖观察,是经络学说产生的最主要的依据之一。另一方面,古代道家医者在长期的气功养生修炼的过程中,照观察觉到气在人体内部脏器与脏器之间、脏器与形体之间具有一定的联系通路,其路径和气血运行的情况都有一定的规律,如环无端,这是经络学说产生的主要依据之二。再者,古代医家对用点按、推拿、针刺、熨烫等方法对体表部位进行刺激以及用不同性味的药物内服、外用治疗疾病所出现的临床效验,进行长期、反复观察和总结,并按照以表知里、“有诸内必形诸外”的逻辑推理,从而认知经络沟通内外、联系上下的相互关系,这是经络学说形成的主要依据之三。在上述基础上,古代医家认为人是自然界的一分子,人体的生命活动时时刻刻都受到自然环境的影响,根据这一天人相应的整体观念,吸收当时先进的天文地理、气象物候以及儒、道各家的哲学思想,特别是精气学说和阴阳五行的理论,运用取象比类、演绎归纳的方法,对解剖、修炼、临床效验等长期观察积累的资料进行概括、抽象并上升到理论的高度,最终形成了经络学说。

从现有的文献资料来看,先秦时期已经出现了经络学说的早期雏形,马王堆出土帛书《足臂十一脉灸经》、《阴阳十一脉灸经》是记载脉的循行与主治病候的最早文献,但所记载的脉并没有互相衔接和循环流注的联系,循行路线及分支短少,主治病候少而且没有分类。因此,可以推断,这是经络学说产生的早期阶段。而到了《黄帝内经》时代,经络学说已经形成了颇为完整的理论体系,该书记载了以十二经脉为主干,包括经脉、络脉、经别、经筋在内的经络系统,亦记载了分布于各经脉上,可用以实施刺灸治疗的腧穴,同时对经络之间、经络与脏腑、形体之间的联系和生理、病理,以及与气血津精的关系等都有详细的阐述。《内经》奠定了经络学说的基本内容和框架,确立了经络学说在中医理论体系中的重要地位及其对临床治疗疾病的指导意义。

《难经》继承发挥了《内经》的有关理论,更深入地论述了十二经脉的长短、循行走向、流注次序和十五络脉的作用,特别是提出了“奇经八脉”的概念并详细论述其循行路线、生理病理和临床运用,使经络学说得以进一步发展和完善。东汉张仲景的《伤寒论》首创辨证论治的先河,总结了外感热病的发病规律,提出了六经辨证,是经络学说在内科临床应用的范例。晋·皇甫谧《针灸甲乙经》将《内经》(《素问》、《针经》)的经络理论与另一部已佚古医书《明堂孔穴针灸治要》中的腧穴刺灸理论结合起来,构建了中医专门学科——针灸学,经络学说遂成为这一学科的主要理论基础。宋元以降,不仅《针灸资生经》、《针灸聚英》、《针灸大成》等针灸学专门著作对经络学说多所引申和发挥,元代滑伯仁的《十四经发挥》,率先提出了“十四经”的概念,对十二经脉和奇经八脉做了深入的考究和发挥,并补充了各条经脉所属的腧穴。明代李时珍的《奇经八脉考》,详细记载了奇经八脉循行路线、作用、所主病候及治疗方法,并描述了奇经与十二经脉相通的路径,突出了奇经八脉理论对临床实践的指导作用。经络学说在历代医家的实践过程中不断积累、不断完善而发展至今。

在近现代,经络学说更成为中医科学研究的热门,国内外不少研究者运用物理学、生物物理学、生物化学、解剖学、分子生物学以至信息学等多种现代科学技术方法和科学理论对经络现象、经络实质进行了广泛而颇为深入的研究,取得了不少研究成果,亦对经络实质提出了多种假说。但由于经络学说是中医通过独特的认识方法和研究方法建立起来的,经络的内涵深奥而复杂,故其所蕴含的生命奥秘在目前的科技水平上尚无法加以准确、全面阐明,有待进一步深入研究。要之,作为中医药学的重要组成部分经络学说,是中国传统医学中最具古老特色的理论之一,既与现代解剖学、生理学、病理学密切相关联,而又由于认识和表述方法不同而理论迥异。然而,只要深入研究,沟通比照,这一学说将会在中医和多学科的科学工作者的共同努力之下,继续发展而得到进一步发扬光大。

三、经络系统的基本结构

经络系统系由经脉和络脉组成。《灵枢·脉度》:"经脉为里,支而横者为络,络之别者为孙(络)。"经脉包括十二经脉、奇经八脉以及附属于十二经脉的十二经别、十二经筋、十二皮部;络脉包括十五络脉及由其所分出的浮络、孙络(图4-1)。

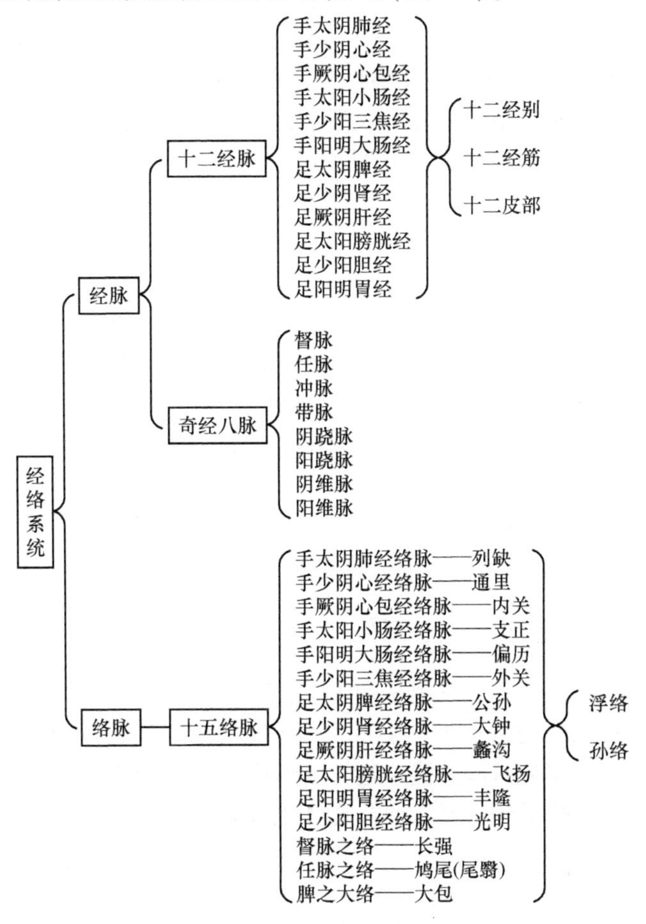

图4-1 经络系统

（一）十二经脉

《灵枢·经脉》："经脉十二者，伏行分肉之间，深而不见。"十二经脉作为经络系统的主干，又称为"十二正经"，相对于络脉而言，深伏于皮肉之中，纵行于人身上下，是气血运行的大通道，如地面上的大江河，故《内经》又称之为"十二经水"。十二经脉还通过其所附属的十二经别、十二经筋、十二皮部等与其经脉所过部位的组织器官密切联络。

1. 十二经脉的名称和属络关系

十二经脉是经络系统的主体干线，它包括手太阴肺经、手少阴心经、手厥阴心包经、手太阳小肠经、手阳明大肠经、手少阳三焦经、足太阴脾经、足少阴肾经、足厥阴肝经、足太阳膀胱经、足少阳胆经、足阳明胃经。这手三阴三阳经和足三阴三阳经各有所归属、联络的脏腑和穴位，分布于头、胸、腹、背、四肢。古人根据十二经脉所络属的脏腑、分布位置以及阴阳属性，做了如上的命名。

脏属阴，腑属阳，脏腑都有各自的表里相合关系。因此，十二经脉也有相应的阴阳表里属络关系。具体为：手太阴肺经属肺络大肠，手阳明大肠经属大肠络肺，故手太阴与手阳明互为表里经；足太阴脾经属脾络胃，足阳明胃经属胃络脾，故足太阴与足阳明互为表里；手少阴心经属心络小肠，手太阳小肠经属小肠络心，故手少阴与手太阳互为表里；足少阴肾经属肾络膀胱，足太阳膀胱经属膀胱络肾，故足少阴与足太阳互为表里；手厥阴心包经属心包络三焦，手少阳三焦经属三焦络心包，故手厥阴与手少阳互为表里；足厥阴肝经属肝络胆，足少阳胆经属胆络肝，故足厥阴与足少阳互为表里。由于手足三阴经属脏络腑，手足三阳经属腑络脏，故而表里两经由于相互属络而在生理、病理上相互关联、相互影响，在诊断治疗上亦可以互相为用。

2. 十二经脉的循行部位

传统的形身定位方法是按照人体正立、大指在前、小指在后的站立姿势，将上下肢的内外侧均分成前、中、后三个区域。十二经脉在四肢的排列是：手足三阳经排列四肢的外侧：阳明在前、少阳在中、太阳在后；手足三阴经排列在四肢的内侧：太阴在前、厥阴在中、少阴在后，其中足三阴经在足内踝上 8 寸以下为厥阴在前、太阴在中、少阴在后，至内踝上 8 寸以上，太阴交出于厥阴之前。

手足三阴经分布于四肢内侧和胸腹，上肢内侧为手三阴经，下肢内侧为足三阴经；手足三阳经分布于四肢外侧和头面、躯干，上肢外侧为手三阳经，下肢外侧为足三阳经。

3. 十二经脉的循行走向与交接部位

十二经脉的循行走向是：手之三阴从胸走手，手之三阳从手走头，足之三阳从头走足，足之三阴从足走腹（胸）。其交接的部位为：手足阴经在胸中交接；相互属络的阴经与阳经在手足末端交接；手足阳经在头面部交接。这样就形成了由手到头、由头到足、由足到腹胸、由胸到手，再由手到头的经脉循环，如环无端（图 4-2，彩图 1）。

4. 十二经脉的循行次序

十二经脉的循行次序，又称为十二经脉气血流注次序，是从肺经起，然后到大肠经、胃

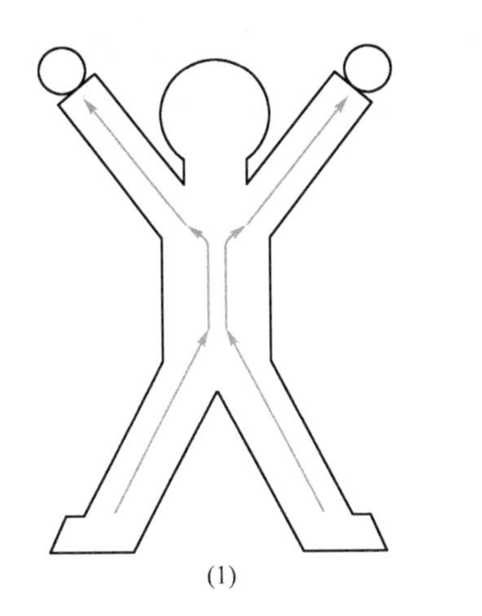

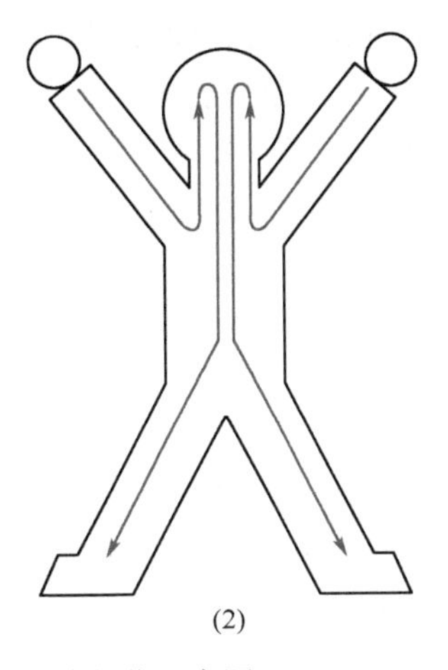

图 4-2　十二经脉的循行走向与交接部位示意图

(1)足之三阴从足走腹、胸,手之三阴从胸走手;(2)手之三阳从手走头,足之三阳从头走足

经、脾经、心经、小肠经、膀胱经、肾经、心包经、三焦经、胆经、肝经,再由肝经回注到肺经,如此循环往复。

经络学说认为,人体经络的血气受日月运行、气候变化的影响,从朔日月始生到月望的时候,血气开始生发,逐渐充盈;从月由望转亏到月晦的时候,血气逐渐衰弱。在一天之内,经络的血气是按十二时辰流注的,其次序为:寅时从肺经开始,卯时到大肠经,辰时到胃经,巳时到脾经,午时到心经,未时到小肠经,申时到膀胱经,酉时到肾经,戌时到心包经,亥时到三焦经,子时到胆经,丑时到肝经,寅时又由肺经开始逐经相传,周而复始、如环无端,不断地将气血周流输布到全身,营养机体,维持和协调机体各组织器官的功能活动。针灸的子午流注即根据这一理论而立法。

(二) 十二经脉的分支和附属结构

1. 十二经别

十二经别是十二经脉的大分支。十二经别是从十二正经分出、别行,深入体腔,浅出体表的支脉,其循行具有离、入、出、合的特点。

十二经别多从四肢肘膝关节以上肱股部的正经分别出来(离),经躯干部深入体腔与相关的脏腑联系(入),再浅出于体表上行头项部(出),在头项部,阳经的经别合于各自的阳经经脉,阴经的经别合于其表里的阳经经脉(合)。大体而言,足太阳、足少阴经别从腘部分出,入走肾与膀胱,上出于项,合于足太阳膀胱经;足少阳、足厥阴经别从下肢分出,行至毛际,入走肝胆,上系于目,合于足少阳胆经;足阳明、足太阴经别从髀部分出,入走脾胃,上出鼻頞,合于足阳明胃经;手太阳、手少阴经别从腋部分出,入走心与小肠,上出目内眦,合于手太阳小肠经;手少阳、手厥阴经别分别从所属正经分出,进入胸中,入走三焦,上出耳后,合于手少阳三焦经;手阳明、手太阴经别从所属正经分出,入走肺与大肠,上出缺盆,合于手阳明大肠经。这样,十二经别汇合成六组,《灵枢·经别》称为"六合"。

十二经别从肘膝关节以上的肱股部分出,沿本经并行分布于内脏和头颈部的有关器官,阳经的经别到头部后又回归本经,这样就起到加强本经气血流注的作用,也加强了经脉所属络的脏腑在体腔深部及与头面部的联系。有一部分经别分支后，与其表里经发生联系，成为表里两经的通路，从而加强表里经气流注。还有小部分经别，分布在本经范围以外的脏器和部位，扩大了本经经气的输注范围。阴经的经别与阳经的经别不同，不回归本经，而是与其表里的阳经相连接，起到调整表里经气的作用。由于十二经别通过表里相合的“六合”的整合作用，使十二经脉中的阴经与头部发生了联系，这样就扩大了手足三阴经穴位的诊断和主治范围，因此，临床上也常取手足三阴经穴位治疗头面和五官的疾病。

2. 十二经筋

十二经筋是附属于十二经脉的筋膜和肌腱。十二经筋所连属的筋、肉、骨、关节等组织依靠十二经脉的经气来濡养，十二经筋及其活动状态可以反映十二经脉的经气活动情况。十二经筋的主要作用是约束骨骼，控制关节的屈伸、旋转等活动。

十二经筋有刚筋、柔筋之分：手足阳经的经筋循行分布在项背及四肢的外侧，称为刚筋；手足阴经的经筋循行分布于胸腹和四肢内侧，称为柔筋。刚筋和柔筋既相互拮抗，又相互协调，共同完成人体的俯仰、转侧、屈伸等各种功能活动。十二经筋的循行大都较浅表，皆起始于四肢末端，结聚于关节骨骼部，走向于头面和躯干，行于体表，有的进入体腔，但不与脏腑属络。《灵枢·经筋》篇专门讨论十二经筋的起止循行部位及其病候、治疗，按其所述，手三阳经筋起于手指，循臂外侧上行结于角（头）；手三阴经筋起于手指，循臂内侧上行结于贲（胸）；足三阳经筋起于足趾，循下肢外侧上行结于頄（面）；足三阴经筋起于足趾，循下肢内侧上行结于阴器（腹）。

3. 十二皮部

十二皮部是附属于十二经脉的皮肤腠理等结构。十二皮部分布于人体的表层，其划分区域与各自相应的十二经脉相同，即《素问·皮部论》所谓“皮部以经脉为纪者，诸经皆然”。十二经脉和十五络脉的经气都输注、散布和濡养于十二皮部，因而十二皮部可以反映十二经脉、十五络脉的气血功能活动。

十二皮部具有保护人体、反映病候、抗御外邪、调节机体平衡的作用。

（三）奇经八脉

奇经八脉是指督脉、任脉、冲脉、带脉、阴跷脉、阳跷脉、阴维脉、阳维脉共8条。在《内经》中，已经有了各条奇经八脉的名称及其循行部位、生理病理的载述，但尚未冠以“奇经八脉”的名称，《难经》则首先以此称呼该八条经脉。

“奇”与“正”相对，有“奇特、奇异”之义，也有奇零不偶、没有配对的意思。奇经与十二正经不同，不直接隶属于十二脏腑，也没有阴阳表里配偶关系。督脉、任脉两脉各有络属的脏器和所属的穴位，并有络脉，处于人体前后正中线的位置，因而后世将这两条脉与十二经脉合称十四经脉。奇经八脉都具有一定的循行路线、生理功能和病理特点，亦是经络系统中的主要经脉，其中督脉、任脉、冲脉同起于胞中，出于会阴，称为“一源三歧”。

奇经八脉与十二经脉的关系及作用：第一，蓄溢、调节十二经脉的气血。按《难经》所论，奇经八脉纵横循行于十二经脉之间，当十二经脉气血充盛有余时，就满溢于奇经八脉，蓄积备用；当十二经脉气血不足时，可由奇经八脉“溢出”，回到十二经脉，周流渗灌于周身组织,从而调节十二经脉的气血。第二,加强十二经脉的联系。督脉“总督诸阳”,为“阳脉之海”;任脉为“阴脉之海”;冲脉上通至头,下行至足,为总领渗灌诸经气血的要冲,所以有“冲为血海”或“十二经之海”之称;带脉绕腰一圈,“约束诸经”;阴跷脉与阳跷脉都起于足踝,对下肢的阴经与阳经有协调作用;“阳维维于阳”,维络所有的阳经;“阴维维于阴”,维络所有的阴经。第三,加强某些脏腑的联系。某些奇经密切联系于肝、肾等脏及女子胞、脑、髓等奇恒之府。奇经中之冲、任、督脉又同起于胞中,直接与女子胞、脑髓相联系,带脉则环腰循行而与肝经相通,因而冲、任、督、带脉与妇女的经、带、胎、产等密切相关,在生理和病理方面互相影响。

(四) 十五络脉

十五络脉是十二经脉分出的、仅次于十二经别的较大分支。《素问·经脉》篇指出十二经脉、督脉、任脉各自分别出一条络脉,加上脾之大络,共有十五条别络,称为十五络脉。这十五条络脉的名称分别按照其分出的穴位命名,这个穴位称为该经的络穴。例如,从列缺穴分出手太阴肺经的络脉,与手阳明大肠经相连络,列缺便是手太阴肺经的络脉,也是手太阴肺经的络穴(十五络脉具体的名称见图4-1)。

另外,按《素问·平人气象论》所述,足阳明胃经也发出一条大络,叫做虚里,向上贯通横膈连络肺脏,出于体表左乳下的心脏搏动处,如果再加上这条胃之大络,则合共为十六络脉;但是,可能由于左乳下心脏搏动处的部位极其重要,针刺施术比较容易发生危险,一般列为禁刺之处,所以通常还是统称十五络脉。

十二经脉的络脉(或称为别络)皆在肢体肘膝关节以下从各经的络穴分别出来,走向、连络于与其相表里的经脉,阴经的络脉络于阳经,阳经的络脉络于阴经。督脉的络脉从长强穴分出以后散布于头,左右分走于足太阳经;任脉的络脉从鸠尾穴分出以后散布于腹部;脾之大络从大包穴分出以后散布于胸胁。

从十五络脉中又分出浮络和孙络,浮行于浅表部位的称为浮络,浮络较络脉小,孙络较浮络更细小。浮络和孙络遍布全身,难以计数。

十二经脉的络脉,起到沟通表里两经的经气、加强表里两经联系的作用。督脉络、任脉络、脾之大络,分别沟通背、腹和全身的经气,输布气血以濡养全身的组织器官。

(五) 经络的标本、根结、气街、四海

经络的标本和根结都是指经脉的起止之处,气街则是经气汇合、通行的部位。至于四海,指气、血、髓和水谷精微聚集之处,由于其所聚集的物质要靠经脉传输运送,故亦属于经络系统的一部分。

1. 标本与根结

十二经脉都有“标”部与“本”部。“标”的原意是指树的上部、树梢,“本”是指树的下部、树根。对于人体来说,标与人体的头面、胸、背相对应,本与人体四肢末端相对应。标本是指经气的标显之处与本源之处。

“根”是指树根,“根”有根本、起源的意思;“结”是指结实,有归结、结聚的意思。根对应于人体的四肢末端,结对应于人体的头面、胸、腹部。因此,“根结”是指经脉之气的发起之

处与归结之处。

十二经脉的“根”与“本”的部位相同或相近，都在四肢末端，意义也相似，都是经气发起、发源之处；“结”与“标”的部位相同或相近，都在头面躯干部，都有经气归结、汇聚之处的意思。“标本”的意义和范围较“根本”大，“标”包括“结”，“本”包括“根”。本与标主要表述了人体上下部位之间经脉的对应联系，以及经气的发起和标识彰显的关系，强调的是经脉的联系；根与结主要表述了人体各经脉的经气发源和归结之处，强调的是经气的作用部位。

经络系统描述了人体各经络及其附属结构的联系，标本、根结的理论则不但表述了人体头面躯干与四肢的密切联系，而且还指出了十二经脉经气的发起、本源和标显、归结之处，这就为临床的诊断和治疗提供理论依据。例如，脏腑或头面五官的疾病，可以通过经气活动反映在四肢肘膝以下穴位，因而通过这些穴位可以诊断脏腑或头面五官的疾病，也可以选取肘膝以下的穴位治疗脏腑疾病和头面、五官的疾病。临床上“上病下取”、“下病上取”的治疗原则的提出与经络系统的标本、根结等理论密切相关。

按《素问·阴阳离合论》、《灵枢·卫气》等篇所述，十二经脉的标、本部位如表4-1：

表4-1 十二经标本表

十二经	本	标
足太阳	在跟上5寸	在两络命门，命门者目也(头部)
足少阳	在窍阴之间	在窗笼之前，窗笼者耳也(头部)
足阳明	在厉兑	在人迎上颊挟颃颡(头部)
足太阴	在中封前上4寸	在背腧躯干部与舌本(头部)
足少阴	在内踝下上3寸	在背腧躯干部与舌下两脉(头部)
足厥阴	在行间上5寸所	在背腧(躯干部)
手太阳	在外踝之后	在命门之上1寸(头部)
手少阳	在小指次指之间上2寸	在耳后上角下外眦(头部)
手阳明	在肘骨中，上至别阳	在颜下合钳上(头部)
手太阴	在寸口之中	在腋下内动脉(躯干部)
手少阴	在兑骨之端	在背腧(躯干部)
手心主	在掌后两筋之间2寸中	在腋下3寸躯干部

《灵枢·根结》则载述了三阴三阳经的根、结部位(表4-2)：

表4-2 三阴三阳经的根、结部位表

三阴三阳经	根	结	三阴三阳经	根	结
太阳	至阴	命门，命门者目也(头部)	太阴	隐白	太仓(腹部)
阳明	厉兑	颡大，颡大者钳耳也(头部)	少阴	涌泉	廉泉(头部)
少阳	窍阴	窗笼，窗笼者耳中也(头部)	厥阴	大敦	结于玉英，络于膻中(胸部)

由表中内容，可以见到所论者为足三阴三阳经的根结部位，但《灵枢·根结》篇尚有“手太阳根于少泽”、“手少阳根于关冲”、“手阳明根于商阳”之说，由此可以类推，手三阴三阳经亦以经脉起始处为“根”，而以经气所归结的头面胸腹的一定部位为“结”。

2. 气街与四海

"气街"的意思是指经脉之气汇聚、通行的通路，这些通路如同街道一样，故名。头部、胸部、腹部、胫部是人体经脉之气汇聚通行的主要部位，故《灵枢・卫气》谓"胸气有街，腹气有街，头气有街，胫气有街"，并指出其部位是："气在头者，止之于脑；气在胸者，止之膺与背腧；气在腹者，止之背腧与冲脉于脐左右之动脉者；气在胫者，止之于气街（穴位名）与承山、踝上以下。"

"海"是大海之意，是江河溪流等百川汇聚归入之处。经络系统认为，人体经络中运行的气血，就像自然界的江河溪流等百川一样，不断流动，最终归入大海。"四海"指的是在经络中运行的气血精微汇聚的四个主要场所。据《灵枢・海论》所言，"四海"指髓海、血海、气海和水谷之海。脑为髓海，位于头部；膻中为气海，位于胸部；胃为水谷之海，位于上腹部，冲脉为血海，又称为十二经之海，位于下腹部。

"四海"表述了人体精神、气血、水谷精微汇聚和输布的主要场所及其生理功能。如脑（髓海）为元神之府，是神气活动的本源，主宰人体脏腑经络的活动；胸部（气海）为宗气汇聚之处，主宰心脏和脉搏的跳动，控制呼吸，提供人体活动的动力；胃（水谷之海）受纳和腐熟水谷，为气血津精等化生之处，提供人体活动的各种营养物质；冲脉（血海）起于胞宫，在胫部伴足少阴经上行，既能调节十二经的气血，又起于人体生命产生的本源（原气）之处，故又称十二经之海。

气街表述了经气通行的主要道路，四海表述了气血、精髓、水谷精微的汇聚、化生、输布的主要场所。气街和四海主要位于头、胸、腹部，与标本根结中"标"、"结"的部位相类似。根据标本根结、气街四海的理论，临床上可以通过观察四肢的经络穴位的气血活动情况来诊断和治疗局部或相应脏腑、躯干及头面五官的疾病，部分头身的穴位也可以治疗四肢的疾病。

四、经络的生理功能及临床意义

从中医角度来说，经络作为生命系统的有机组成部分，既是生命活动不可或缺的参与者，亦在临床诊治疾病过程中发挥重要作用。

（一）经络的生理功能

1. 支持、维系人体成为一个统一的有机整体

经络纵横交错，联络脏腑、躯干、肢体、孔窍等组织器官，传递信息，沟通内外上下，维系生命活动的动态性和整体联系性，使人体形成一个上下、左右、表里、内外互相协调统一的有机整体。五脏之间、脏与腑之间以及体表组织与内部脏腑之间的互相关联及相互作用都是依赖经络系统来支持和维系的。

2. 运行气血津液，营养全身

《灵枢・本藏》说："经脉者，所以行血气而营阴阳，濡筋骨而利关节者也。"经络运行气血津液等营养物质，周流不息，营养全身脏腑、肢体、孔窍等组织器官，并转输这些脏腑组织的代谢产物，使之归聚于某些特定部位而排出体外。因此，经络是新陈代谢活动中物质和能

量传送和输布的基本方式和途径。

3. 调节生命节律

经络通过“行血气而营阴阳”，随时间变化而调节全身气血的表里分布和盈虚状态，达于相对平衡。经络系统接受饮食、呼吸等经脏腑消化吸收而来的精微物质及其所化生气血津液，又将这些营养物质输送到全身各处。经络系统在运行气血的过程中受到日月运行、昼夜时间变化的影响，因而具有充盈虚衰和出表入里的变化节律。《素问·八正神明论》所言的血气（特别是卫气）随月廓的圆缺而盛虚变化、《灵枢·营卫生会》所言的卫气出表入里而形成的寤寐节律，都是经络系统随日月运行规律而对人体生命节律的影响和调节的结果。

4. 传递脏腑组织的信息，反映人体生理、病理状态

经络系统传递、交换着脏腑组织、肢体孔窍的信息，体表孔窍接收外界的刺激信息，可以通过经络传递到相关联的脏腑；脏腑内在的气血变化也可以通过经络传递到体表。因此，经络系统既可反映自身正常或异常的气血盛衰变化，也可以反映相关联的脏腑组织器官正常或异常的功能情况，也就是说，经络系统可以反映人体生理及病理状况。

5. 抗御邪气

经络系统协同、调节内脏与体表等各组织的气血平衡，抗御邪气。当有外邪来犯或脏腑组织器官发生病变时，经络系统即刻调动、运行气血津液等人体正气，防御、抗击外来邪气。一般来说，邪气侵入人体以后，如果邪气强盛，正气虚弱不能抗御邪气，则邪气沿经络逐渐由表入里，疾病加重；如果正气转盛，邪气变弱，则邪气沿经络逐渐由里出表，疾病减轻或消退。因此，经络系统既是运行气血及营养物质的通道，也是人体正气与邪气斗争的场所，同时又是邪气由表入里或由里出表的途径。

（二）经络学说的临床意义

《灵枢·经脉》指出：“经脉者，所以能决死生，处百病，调虚实，不可不通。”强调经络学说的重要临床意义。在临床上，不论诊病、辨证，还是治疗，经络学说都有广泛而重要的指导意义和实际运用，特别是对中医独特的、享誉全球的针灸治病方法来说，更以这一学说作为理论基础和根本指导。

1. 经络学说的诊病意义

某一经络的气血发生异常变动时，沿该经络所经过的部位会产生或疼痛、或寒热、或麻痹、或肿胀、或萎缩、或活动不利等症状，以及有压痛、结节、条索状等反应物，或者皮肤色泽、形态、温度等异常变化体征，甚至产生相应脏腑器官的症状。反过来，如果某部位发生这类症状和体征，就可以判断是该部位所属的经络或相关脏腑气血失调所致。这是经络在诊断疾病中最直接的运用，但临床上其诊病意义更为广泛而重要，以望诊为例：望色为其基本内容之一，而面部望诊又是其中的重点，其理论根据即在于“十二经脉，三百六十五络，其血气皆上于面而走孔窍”（《灵枢·邪气藏府病形》），因此，诊察面部色泽变化可以作为了解经络所络属的内部脏腑病变的方法，其他望面部五官孔窍的诊病方法亦基于同样的道理。再以切(按)诊为例,除了上述切按经脉所过部位或压按经脉上的特定腧穴(如切按俞、募穴)以诊断疾病之外,中医独特的诊病方法——脉诊,亦是建立在经络学说的基础上。且不说古老的“三部九候”诊脉法是直接对经脉搏动情况的诊察,现在仍然行世的“独取寸口”诊脉法,亦是以“寸口者,脉之大要会,手太阴之动脉”,肺朝百脉而为“五脏六腑(气血)之所终始”(《难经·一难》)为其理论根据。同样,《内经》所提倡的“尺肤诊法”,以及后世发明的小儿虎口三关指纹诊法,其实质亦就是对手太阴络脉的诊察。经络学说在临床诊病中的指导意义和具体运用,由上可见一斑。

2. 经络学说在证候辨析中的作用

经络作为人身上的通衢道路,既是传输气血津液和流通信息的渠道,又是病邪停留和出入传移的途径,因此,了解经络的致病机理和病变情况的经络辨证,是中医审察病机,辨析证候的主要辨证方法之一。

经络是正气与邪气斗争的场所,也是病邪由里出表或由表入里的途径。按《灵枢·百病始生》所论,外邪侵犯人体,多从皮毛开始,然后传入络脉、经脉,再传入脏腑,这就为辨析疾病的浅深、轻重部位提供了依据。张仲景《伤寒论》所创立的伤寒六经辨证模式,正是基于病邪在经脉中的入里出表病机的深刻认识而提出。又如内伤杂病的辨证,重视五脏之间的相关、传变,盖因脏腑之间都是通过经络来沟通、联系的,这就为判断疾病的传变及预后提供了依据。临床上如“心移热于小肠”、“肺移热于大肠”、“肝气犯胃”以至《难经》所提出的“见肝之病,知肝传脾”等病机理论,也都是通过经络对脏腑病理信息的传输机理的辨析而得出。总之,经络转输病邪、传移病理信息的机制为分析病情、预后判断提供重要依据,对疾病的病机辨析具有切实意义。

经络学说于临床辨证的另一重要作用,就是指导疾病的审经辨证。经脉在人身上均有一定的分布和循行部位,其所运行的气血的盛衰、通滞、顺逆,可以造成该部位的病理改变。因此,根据病变部位的证候表现,运用经络学说,可以辨析病变所涉的经络及其相关的脏腑,并进一步审辨病位的浅深、病情的虚实。以头痛为例,根据经脉在头部的分布,可以辨析不同部位的头痛病机:痛在前额者多为阳明经病变,痛在两颞侧多为少阳经病变,痛在头后部多为太阳经病变,痛在头顶部多为督脉或足厥阴经病变。又如手阳明经入下齿,足阳明经入上齿,故常有上牙龈肿痛为胃火,下牙龈肿痛为大肠实热的辨证。它如两胁为足厥阴肝经所布,故胁痛常与足厥阴肝的病变相关;足少阳胆经循行耳前后并入耳中,故耳痛、耳聋实证常与相火(胆火)上炎于少阳经脉有关等,亦都是通过经络学说指导辨证而得出。

总之,运用经络学说指导辨证,对审辨疾病病情病势、确定病变部位和证候类型都具有重要作用,常是临床辨析病机的基本内容之一,清代医家喻嘉言在《医门法律》中强调:“凡治病不明脏腑经络,开口动手便错。”就是认为经络学说在审机辨证过程中与藏象学说具有同等重要的作用和意义。

3. 经络学说对临床治疗的指导意义

经络学说在疾病治疗中的运用,最直接、最突出的莫过于针灸治法,作为闻名于世的中医独特治病方法,不论是针刺还是灸焫,都是以经络学说为理论基础,并且在经络及其腧穴上直接施针用灸。可以说,离开了经络学说,就不可能有如此完善、如此独具疗效的治病方法。不仅针刺和灸焫,其他诸如点穴、推拿、按摩、浸渍、外敷及导引按跷(运动筋肉关节)等“外治”方法,亦都是通过刺激经脉、腧穴、皮部、筋经等体表部位,将治疗信息通过经气这个信息的载体,沿着经络传递到相应的脏腑组织器官,从而调节、促进脏腑气血的功能活动,使之趋于相对平衡的状态,达到治愈或减轻疾病的作用。因此,包括针灸在内的这些治疗方法,其治疗作用的发挥,关键在于经络及其腧穴对治疗信息的接受和传输。在针灸临床上,常将这种作用称为疏通经络、调节阴阳气血、“气至而有效”等。

药物内服治疗,在当代是更为普遍采用的中医治病方法,内治法虽然是与针灸等外治法截然不同的治疗方法,但其运用也是在经络理论的指导之下。内服药物的运用,除了考虑其四性五味、主治功效以及毒副作用之外,尚必须重视其性味归经,只有在药物归经理论的指导下组方遣药,所处方药才能到达病变的脏腑经络,发挥其治疗作用。同样,“引经报使”理论亦是基于经络学说而提出的用药法则。

总之,经络学说作为中医基本理论体系的有机组成部分,其意义不仅在于体现了中医生理和病理学说的独特观念,从中医角度阐发生命和疾病的奥秘,更在于其广泛、普遍地运用于临床辨证论治之中,对诊断疾病、审辨病机以至实施治疗各个环节都有切实而重要的作用。《灵枢·经别》指出:“十二经脉者,人之所以生,病之所以成;人之所以治,病之所以起;学之所始,工之所止也,粗之所易,上之所难也。”必须将之视为从事中医临床工作不可或缺的学术理论,认真学习掌握,探讨研究。

第二节　十二经脉的循行、主要病候和治疗

十二经脉纵行全身上下,分布于体表前后左右,内属脏腑而外络肢节,作为经络系统的主干,是人体运行气血的通衢大道。《内经》对十二经脉的起止部位、循行走向、主要病候及主治病证做了详细论述,兹根据《灵枢·经脉》等篇,并结合后世的有关发挥,简要介绍于下:

一、手太阴肺经

(一) 经脉循行(图4-3,彩图2)

起于中焦,向下联络大肠,回绕过来沿着胃的上口,通过横膈,属于肺脏。再从“肺系”(肺与喉咙相联系的部位)横行出(中府)至腋下,向下沿上臂内侧前缘,行于手少阴经和手厥阴经的前面,下行到肘窝中,沿着前臂内侧前缘,进入寸口,经过鱼际,沿着鱼际的桡侧边缘,出至拇指内侧端(少商)。

手腕后方的支脉:从列缺穴处分出,一直走向食指桡侧端(商阳),与手阳明大肠经相接。

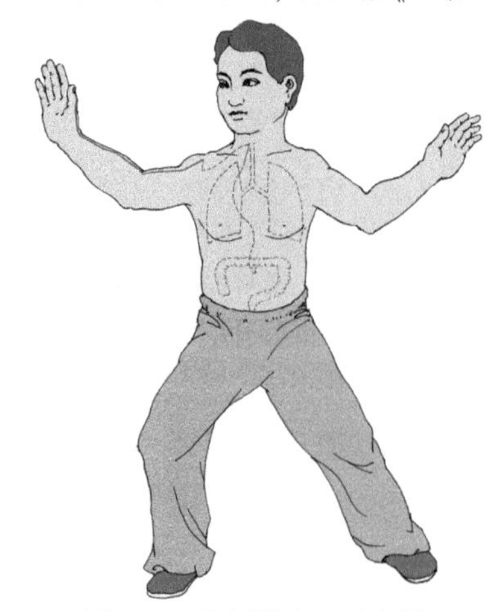

图4-3　手太阴肺经示意图

(二) 主要病候

本经经气异常变动会出现胸部胀满、喘咳、缺盆部疼痛,甚则因痛甚而出现两手交叉于

胸前、视物模糊不清的“臂厥”证。实证则见肩背部疼痛、感冒风寒汗出、小便频数不利等症、虚证则见肩背冷痛、少气不足以息、小便颜色改变等病症。

（三）主治病证及治法

本经及其所属腧穴主治肺系统所产生的疾病，如咳嗽、气喘、心烦、胸闷、手臂内侧前缘痛、厥冷、掌中发热等症状。治疗时实证用泻法，虚证用补法，热证用疾刺法，寒证用留针法，阳气虚脉下陷时用灸法，不盛不虚时取本经腧穴以疏通其经气。

二、手阳明大肠经

（一）经脉循行（图4-4，彩图3）

起于食指桡侧末端（商阳），沿着食指桡侧向上，通过第1、第2掌骨之间（合谷），向上进入两筋（拇长伸肌腱与拇短伸肌腱）之间的凹陷处，沿前臂前方，至肘部外侧前缘，再沿上臂外侧前缘，上走肩端（肩髃），沿肩峰前缘，向上出于颈椎“手足三阳经聚会处”（大椎，属督脉），再向下进入缺盆（锁骨上窝部），联络肺脏，通过横膈，属于大肠。

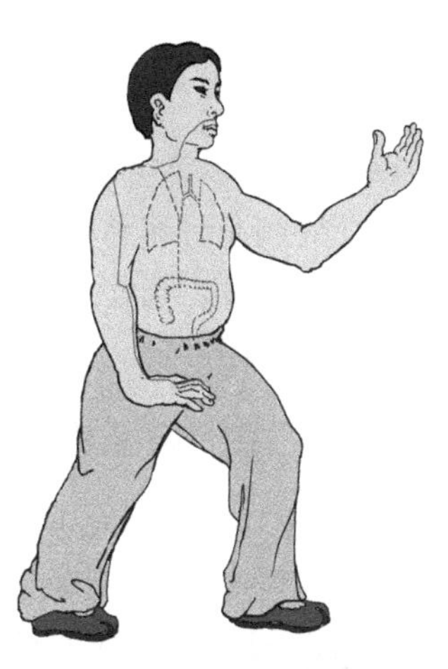

图4-4　手阳明大肠经示意图

缺盆部支脉：从缺盆上走颈部，通过面颊，进入下齿龈，回绕至上唇，交叉于人中，左脉向右，右脉向左，分布在鼻孔两侧（迎香），与足阳明胃经相接。

（二）主要病候

本经经气异常变动会出现齿痛、面颊浮肿等。实证则见经脉循行部位发热、肿胀等症；虚证则见寒冷、战栗等症。

（三）主治病证及治法

本经及其所属腧穴主治津所产生的疾病，以及目黄，口干渴，鼻流清涕、鼻出血，咽喉肿痛、麻痹，经脉经过的肩臂外前沿疼痛，大指食指活动不利等病证。治疗时实证用泻法，虚证用补法，热证用疾刺法，寒证用留针法，阳气虚脉下陷时用灸法，不盛不虚时取本经腧穴以疏通经气。

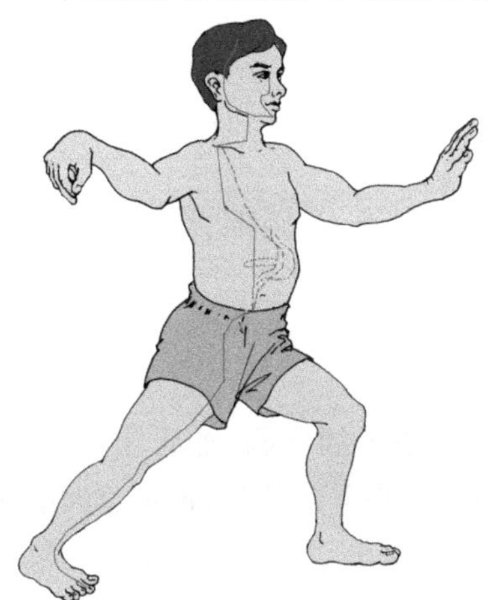

图4-5　足阳明胃经示意图

三、足阳明胃经

（一）经脉循行（图4-5，彩图4）

起于鼻翼两侧（迎香），上行到鼻根部，与鼻根旁侧足太阳经交会，向下沿着鼻的外侧（承泣），进入上齿龈内，回出环绕口唇，向下交会于颏唇沟承浆（任脉）处，再向后沿着口腮后下方，出于下颌大迎穴处，沿着下颌角颊车，上行耳前,经过上关(足少阳经),沿着发际,到达前额(神庭)。

面部支脉:从大迎前下走人迎,沿着喉咙,进入缺盆部,向下通过横膈,属于胃,联络脾脏。

缺盆部直行的支脉:经乳头,向下挟脐旁,进入少腹两侧的气冲穴。

胃下口部支脉:由胃下部沿着腹里向下到气冲会合,再由此下行至髀关穴,直抵伏兔部,下至膝盖,沿着胫骨外侧前缘,下经足跗,进入第2足趾外侧端(厉兑)。

足跗部支脉:从跗上(冲阳)分出,进入足大趾内侧端(隐白),与足太阴脾经相接。

(二) 主要病候

本经经气异常变动会出现阵发寒战、频频呵欠、颜面晦暗,病重时可出现怕见人、怕火热,受外界刺激时容易心惕惊悸,欲闭户独处。更严重时可见登高而歌,弃衣狂走。肠鸣腹胀、膝胫部厥冷。气盛实证则见身前面发热,胃热盛而消谷善饥、尿色黄等;虚证可见身前面寒冷、胃部胀满等症。

(三) 主治病证及治法

本经及其所属腧穴主治血所生的疾病以及发狂、抽搐、热病、汗出、流涕、流鼻血、口㖞、颈肿、咽喉痛痹、腹部水肿、膝髌疼痛,经脉循行经过的胸、腹及下肢等部位的疼痛,中趾不能正常运动等症。治疗时实证用泻法,虚证用补法,热证用疾刺法,寒证用留针法,阳气虚脉下陷时用灸法,不盛不虚时则取本经穴位以疏通经气。

四、足太阴脾经

(一) 经脉循行(图4-6,彩图5)

起于足大趾末端(隐白),沿着大趾内侧赤白肉际,经过大趾本节后的第1跖趾关节后面,上行至内踝前面,再上小腿,沿着胫骨后面,交出足厥阴经的前面,经膝股部内侧前缘,进入腹部,属于脾脏,联络胃,通过横膈上行,挟咽部两旁,连系舌根,分散于舌下。

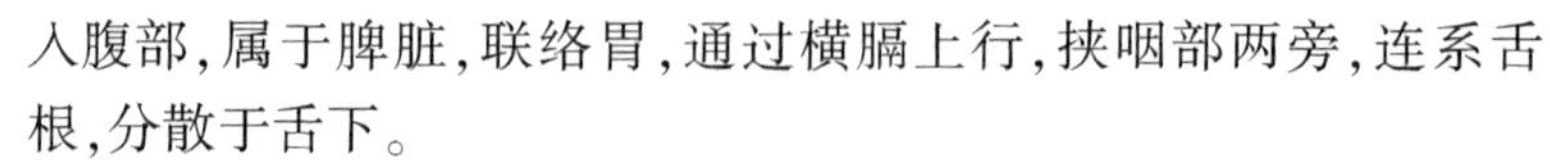

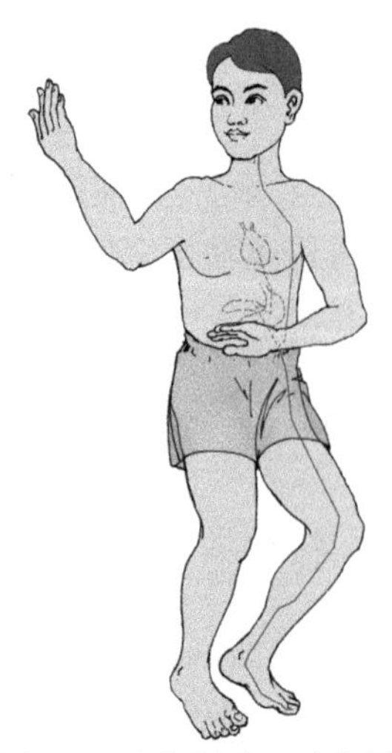

图4-6 足太阴脾经示意图

胃部支脉:向上通过横膈,流注于心中,与手少阴心经相接。

(二) 主要病候

本经经气异常变动会出现舌根僵硬、食则呕、胃脘痛、腹胀、嗳气及身体重坠等病候。

(三) 主治病证及治法

本经及其所属腧穴主治脾系统所生的疾病,如舌根疼痛、身重无力、行动困难,纳呆食不下,心烦,心下部细急,便溏,腹泻,尿少,黄疸,下肢内侧肿胀、厥冷而不耐站立,大趾不能正常运动等症。治疗时实证用泻法,虚证用补法,热证用疾刺法,寒证用留针法，阳气虚脉下陷时用灸法，不盛不虚时取本经穴位治疗。

五、手少阴心经

（一）经脉循行（图 4-7，彩图 6）

起于心中，出属“心系”（心与其他脏器相联系的部位），通过横膈，联络小肠。

“心系”向上的脉：挟着咽喉上行，连系于“目系”（眼球连系于脑的部位）。

“心系”直行的脉：上行于肺部，再向下出于腋窝部（极泉），沿着上臂内侧后缘，行于手太阴经和手厥阴经的后面，到达肘窝，沿前臂内侧后缘，至掌后豌豆骨部进入掌内，沿小指内侧至末端（少冲），与手太阳小肠经相接。

（二）主要病候

本经经气异常变动会出现咽干、心痛、口渴欲饮、上肢厥冷等病症。

（三）主治病证及治法

本经及其所属腧穴主治心系统所生的疾病以及目黄，胁胀疼痛，上臂内侧后沿疼痛、厥冷，掌心发热等症。治疗时实证用泻法，虚证用补法，热证用疾刺法，寒证用留针法，阳气虚脉下陷时用灸法，不盛不虚时则取本经穴位以疏通经气。

六、手太阳小肠经

（一）经脉循行（图 4-8，彩图 7）

起于手小指外侧端（少泽），沿着手背外侧至腕部，出于尺骨茎突，直上沿着前臂外侧后缘，经尺骨鹰嘴与肱骨上髁之间，沿上臂外侧后缘，出于肩关节，绕行肩胛部，交会于大椎（督脉），向下进入缺盆部，联络心脏，沿着食管，通过横膈，到达胃部，属于小肠。

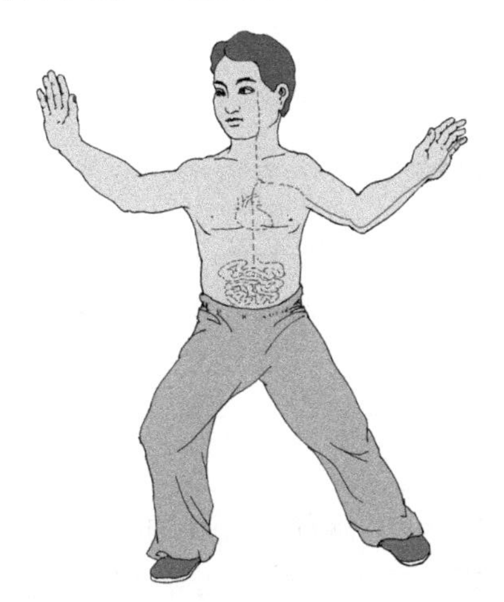

图 4-7　手少阴心经示意图

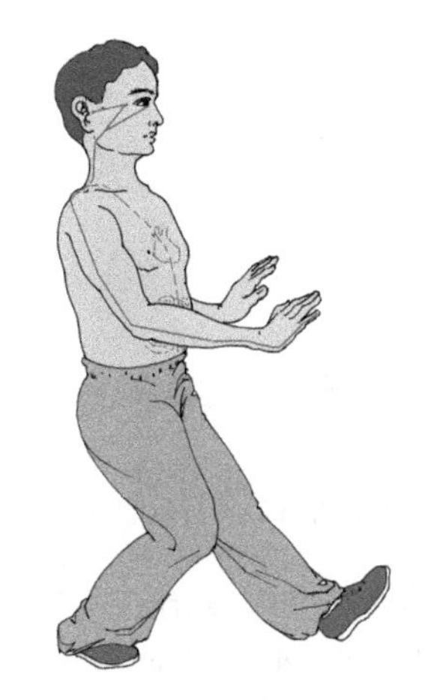

图 4-8　手太阳小肠经示意图

缺盆部支脉：沿着颈部，上达面颊，至目外眦，转入耳中（听宫）。

颊部支脉：上行目眶下，抵于鼻旁，至目内眦（睛明），与足太阳膀胱经相接，再斜行络于颧骨部。

（二）主要病候

本经经气异常变动会出现咽痛，颔颈肿、俯仰转侧困难，牵扯肩臂部拘急疼痛。

（三）主治病证及治法

本经及其所属腧穴主治液所生的疾病以及耳聋，目黄，颊肿，少腹痛，腰脊痛引睾丸，颔颈、肩臂、肘外侧后缘痛等症。治疗时实证用泻法，虚证用补法，热证用疾刺法，寒证用留针法，阳气虚脉下陷时用灸法，不盛不虚时则取本经穴位以疏通经气。

七、足太阳膀胱经

（一）经脉循行（图 4-9，彩图 8）

起于目内眦（睛明），上额，交于巅顶（百会）。

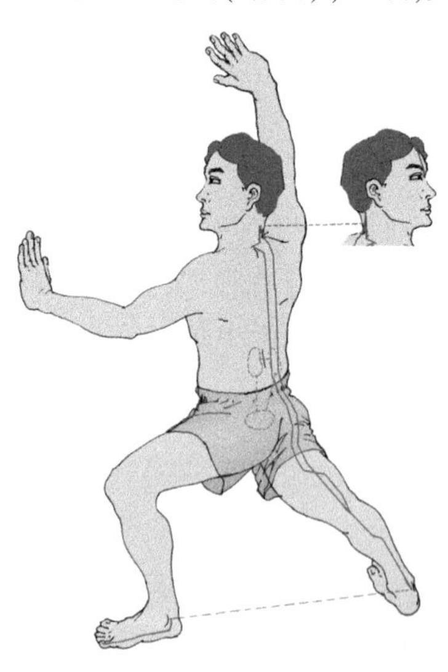

图 4-9　足太阳膀胱经示意图

巅顶部支脉：从头顶至颞颥（耳上角）部。

巅顶部直行的脉：从头顶入里络于脑，回出分开下行项后，沿着肩胛部内侧，挟脊柱，到达腰部，从脊旁肌肉进入体内，联络肾脏，属于膀胱。

腰部的支脉：向下通过臀部，进入腘窝中。

后项的支脉：通过肩胛骨内缘直下，经过臀部（环跳）下行，沿着大腿后外侧，与腰部下来的支脉会合于腘窝中，由此向下，通过腓肠肌，出于外踝的后面，沿着第 5 跖骨粗隆，至小趾外侧端（至阴），与足少阴肾经相接。

（二）主要病候

本经经气异常变动会出现头痛，目胀痛，颈项拘急，脊腰疼痛、大腿关节活动困难，腘窝、小腿后部疼痛，踝部厥冷等病候。

（三）主治病证及治法

本经及其所属腧穴主治筋所生的疾病，以及痔疮，疟疾，癫狂，头顶、颈项部疼痛，目黄，流泪，流涕，流鼻血，小便不通，遗尿，经脉循过的项、背、股、臀、下肢后侧等部位的疼痛，小趾不能正常运动等症。治疗时实证用泻法，虚证用补法，热证用疾刺法，寒证用留针法，阳气虚脉下陷时用灸法，不盛不虚时则取本经穴位以疏通经气。

八、足少阴肾经

(一) 经脉循行(图 4-10,彩图 9)

起于足小趾之下,斜向足心(涌泉),出于舟骨粗隆下,沿内踝后,进入足跟,再向上行于腿肚内侧,出腘窝内侧,向上行股内后缘,通向脊柱(长强),属于肾(腧穴通路:还出于前,向上行腹部前正中线旁开半寸,胸部前正中线旁开 2 寸,终止于锁骨下缘俞府穴),联络膀胱。

直行的支脉:从肾上贯肝过膈,入肺中,循着喉咙,上挟舌本。并再从肺中分出支脉络心,注入胸中,与手厥阴心包经相交接。

(二) 主要病候

本经经气异常变动会出现饥不欲食、颜面暗、咳血、气喘、视物不清、心悸不安、善恐等骨气厥逆的病变。

(三) 主治病证及治法

本经及其所属腧穴主治肾系统所生的疾病以及口腔热、舌干、咽肿痛、心烦心痛、黄疸、泄泻、嗜卧、水肿、便秘、腰痛、下肢内后侧痛、痿弱厥冷、足心热等症。治疗时实证用泻法,虚证用补法,热证用疾刺法,寒证用留针法,阳气虚脉下陷时用灸法,不盛不虚时则取本经穴位以疏通经气。

九、手厥阴心包经

(一) 经脉循行(图 4-11,彩图 10)

起于胸中,出属心包络,向下通过横膈,从胸至腹依次联络上、中、下三焦。

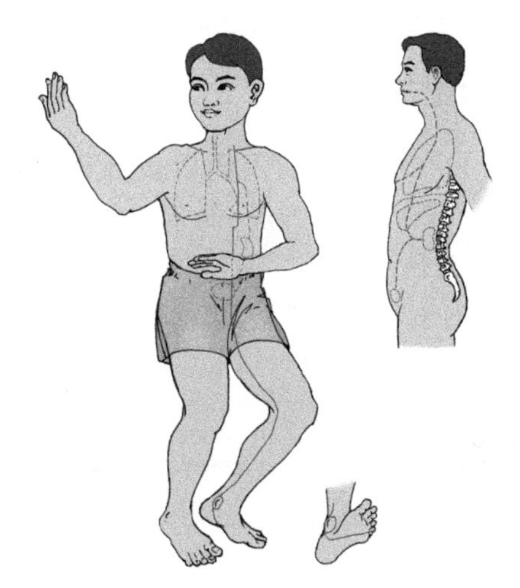

图 4-10 足少阴肾经示意图

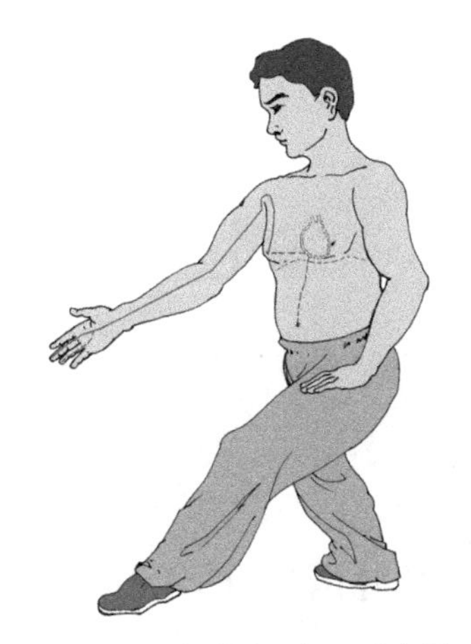

图 4-11 手厥阴心包经示意图

胸部支脉：沿着胸中，出于胁部，至腋下3寸处（天池），上行抵腋窝中，沿上臂内侧，行于手太阴和手少阴之间，进入肘窝中，向下行于前臂两筋的中间，进入掌中，沿着中指到指端（中冲）。

掌中支脉：从劳宫分出，沿无名指到指端（关冲），与手少阳三焦经相接。

（二）主要病候

本经经气异常变动会出现掌心发热、肘臂挛急、腋肿、胸胁胀满、心悸动、面赤目黄、喜笑不止。

（三）主治病证及治法

本经经气所属腧穴主治脉所生的疾病以及心烦、心痛、胸闷、癫狂、掌中热等病症。治疗时实证用泻法，虚证用补法，热证用疾刺法，寒证用留针法，阳气虚脉下陷时用灸法，不盛不虚时则取本经穴位以疏通经气。

十、手少阳三焦经

（一）经脉循行（图4-12，彩图11）

起于无名指末端（关冲），向上行于小指与无名指之间，沿着手背，出于前臂外侧桡骨和尺骨之间，向上通过肘尖，沿上臂外侧，上达肩部，交出足少阳经的后面，向上进入缺盆部，分布于胸中，散络于心包，向下通过横膈，从胸至腹，属上、中、下三焦。

胸中支脉：从胸向上，出于缺盆部，上走颈旁，连系耳后，沿耳后直上，出于耳部，上行额角，再屈而下行至面颊部，到达眼下部。

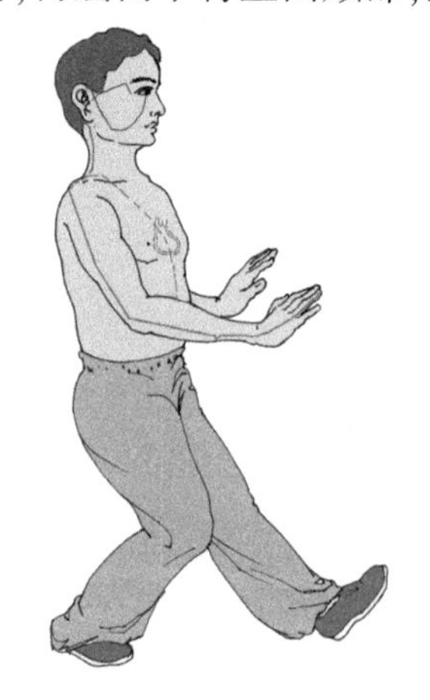

图4-12　手少阳三焦经示意图

耳部支脉：从耳后进入耳中，出走耳前，与前脉交叉于面颊部，到达目外眦（丝竹空之下），与足少阳胆经相接。

（二）主要病候

本经经气异常变动会出现耳聋、耳鸣、咽喉肿痛等病症。

（三）主治病证及治法

本经经气所属腧穴主治气所生的疾病以及汗出，目外眦痛，腹胀，水肿，遗尿，小便不利，目赤肿痛，面颊、耳后、肩臂、肘部外侧疼痛、第4指不用等病症。治疗时实证用泻法，虚证用补法，热证用疾刺法，寒证用留针法，阳气虚脉下陷时用灸法，不盛不虚时则取本经穴位以疏通经气。

十一、足少阳胆经

（一）经脉循行（图4-13，彩图12）

起于目外眦（瞳子髎），上行到额角，下耳后，沿颈旁，行手少阳三焦经之前，至肩上之后退后交出手少阳三焦经之后，向下进入缺盆。

耳部支脉：从耳后进入耳中，出走耳前，达目外眦后方。

外眦部支脉：从目外眦处分出，下走大迎，会合手少阳经到达目眶下，下行经颊车，于颈部向下会合前脉于缺盆，然后向下进入胸中，通过横膈，络于肝，属于胆，沿着胁肋内，出于少腹两侧腹股沟动脉部，绕阴部毛际，横行进入髋关节部。

缺盆部直行脉：从缺盆下行腋下，沿胸侧，经过季胁，下行会合前脉于髋关节部，再向下沿着大腿外侧，出膝外侧，下行经腓骨前面，直下到达腓骨下段，下出外髁前面，沿足背部，进入第4趾外侧端（足窍阴）。

足背部支脉：从足背分出，沿第1、第2跖骨之间，出于大趾端，穿过趾甲，回过来到趾甲后的毫毛部（大敦），与足厥阴肝经相接。

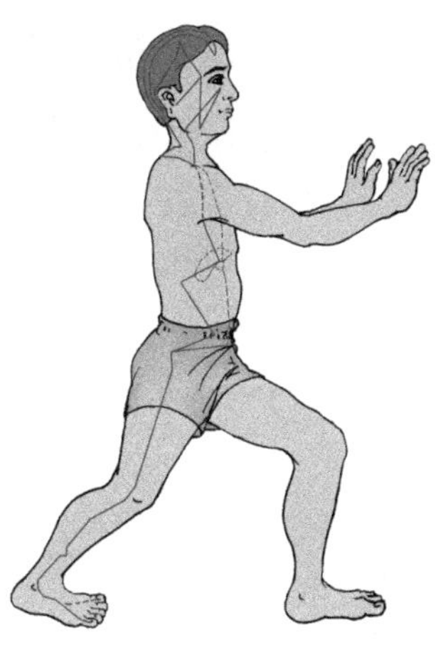

图4-13　足少阳胆经示意图

（二）主要病候

本经经气异常变动会出现口苦，太息，胸胁区疼痛、转侧困难，面色憔悴，全身皮肤无光泽，足外侧发热，身体外侧面厥热。

（三）主治病证及治法

本经及其所属腧穴主治骨所生的疾病以及头面、颈颔部疼痛，目外眦痛，缺盆部肿痛，腋下肿，项颈结核瘰疬，汗出寒栗，疟疾，经脉循行经过的胸、胁、股、下肢外侧至踝部、足外侧疼痛，第4足趾不能正常运动等症。治疗时实证用泻法，虚证用补法，热证用疾刺法，寒证用留针法，阳气虚脉下陷时用灸法，不盛不虚时则取本经穴位以疏通经气。

十二、足厥阴肝经

（一）经脉循行（图4-14，彩图13）

起于足大趾背毫毛部（大敦），沿着足背上缘上行，经过内踝前1寸处，向上行小腿内侧，至内踝上8寸处交出足太阴经的后面，上行腘内侧，沿着大腿内侧，进入阴毛中，环绕阴部，上达小腹，挟胃旁，属于肝，络于胆，向上通过横膈，分布于胁肋，沿着喉咙的后面，向上进入鼻咽部，连接于“目系”（眼球连系于脑的部位），向上出于前额，与督脉会合于巅顶。

“目系”支脉：从“目系”下行颊里，环绕唇内。

肝部支脉：从肝分出，通过横膈，向上流注于肺，与手太阴肺经相接。

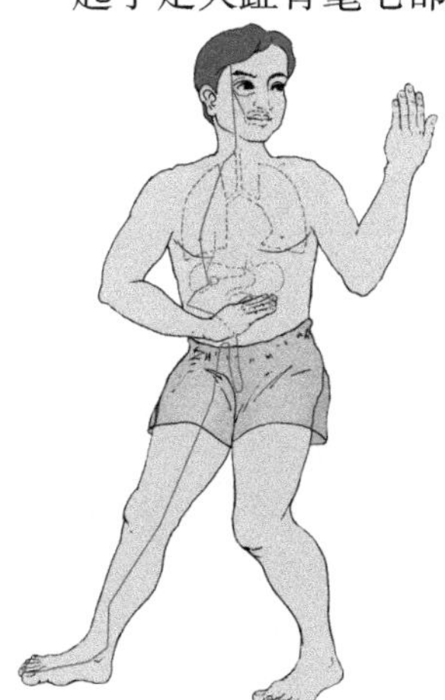

图4-14　足厥阴肝经示意图

（二）主要病候

本经经气异常变动会出现腰痛、俯仰困难，男子疝气，女子少腹肿，严重时可见咽干、面如尘土色等病症。

（三）主治病证及治法

本经及其所属腧穴主治肝系统所生的疾病以及胸满、呃逆、遗尿、腹泻、小便癃闭、疝气等症。治疗时实证用泻法，虚证用补法，热证用疾刺法，寒证用留针法，阳气虚脉下陷时用灸法，不盛不虚时则取本经穴位以疏通经气。

第三节　奇经八脉的循行部位、生理功能和主要病候

奇经八脉亦是人体中的大经脉，李时珍《奇经八脉考》认为："奇经凡八脉，不拘制于十二正经，无表里配合，故谓之奇。"虽然"谓之奇"，但纵横行于人体躯干头身，对人体生理、病理同样有重要影响。本节按《内经》、《难经》、《奇经八脉考》等历代有关著述，简单介绍奇经八脉的循行部位、生理功能和病机病候于下。

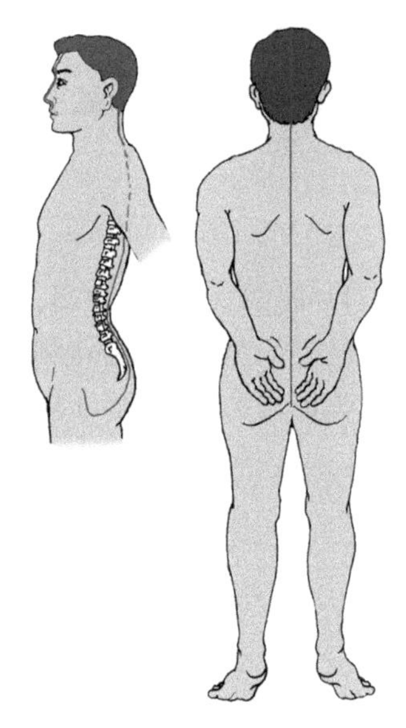

图 4-15　督脉示意图

一、督　　脉

（一）经脉循行（图 4-15，彩图 14）

起于小腹内胞中，下出于会阴部，向后行于脊柱的内部，上达项后风府，进入脑内，上行巅顶，沿前额下行鼻柱，到上唇系带处的龈交穴。

（二）生理功能

行于腰背正中，总督诸阳经，为"阳脉之海"，统率全身阳气。

（三）主要病候

脊柱强直、角弓反张、腰背疼痛、痉厥、不孕、小便不利、遗尿、痔疮、咽干等病症。

二、任　　脉

（一）经脉循行（图 4-16，彩图 15）

起于小腹内胞中，下出会阴，向上行于阴毛部，沿着腹正中线，向上经过关元等穴，到达咽喉部，再上行环绕口唇，与督脉交会于龈交穴，经过面部，进入目眶下（承泣）。

支脉：从小腹内分出，向后与冲脉偕行于脊柱之前。

（二）生理功能

为"阴脉之海"，主持全身之阴血，任养胞宫胎儿。

(三) 主要病候

疝气、腹中结块(瘕聚)、女子带下、月经不调、不孕、遗尿等病症。

三、冲　　脉

(一) 经脉循行(图4-17,彩图16)

起于小腹内胞中,下出于会阴部,向上循行于脊柱之内,其外行者经气冲穴与足少阴经交会,沿着腹部两侧,上达咽喉,环绕口唇。

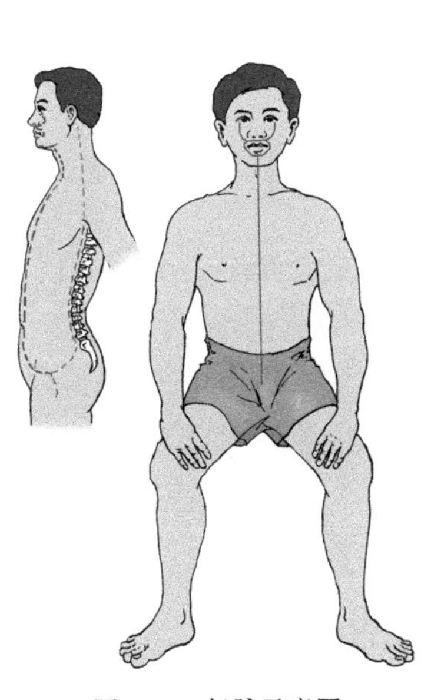

图4-16　任脉示意图

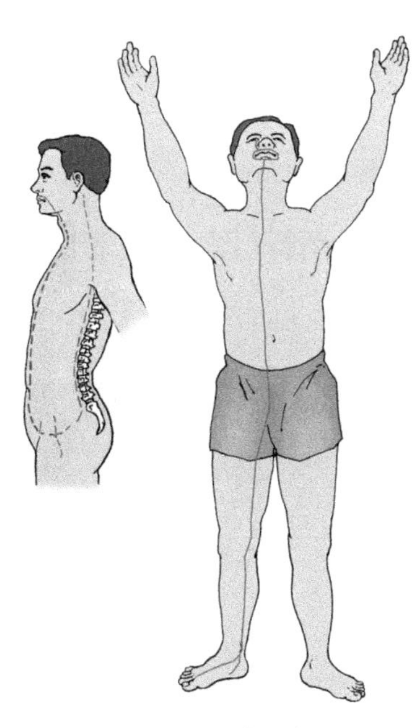

图4-17　冲脉示意图

支脉:从小腹内分出,向后上行于脊柱之前,向后与督脉相通。下肢支脉:从气街部分出,沿大腿内侧进入腘窝,再沿胫骨内缘并入足少阴经,下行到内踝,下足底;又有支脉从内踝分出,向前入足背,进入足大趾,会于足厥阴经。

(二) 生理功能

冲脉为血海,又称十二经之海,贮藏、调节行于经脉中的精血。又与任脉同起于胞中,共同主持女性有关生殖方面的功能,即《素问·上古天真论》所谓女子"任脉通,太冲脉盛,月事以时下,故有子"者。

(三) 主要病候

气逆上冲,腹部拘急;月经不调、崩漏、不孕;痿证等。

四、带　　脉

(一) 经脉循行(图 4-18,彩图 17)

起于季肋部之下,斜向下行到带脉、五枢、维道等穴,横行绕身一周。

(二) 生理功能

约束诸脉,使各脉脉气能够上下流通不弛。

(三) 主要病候

腹痛腹满,腰冷溶溶如坐于水中,带下、月经不调等。

五、阴　维　脉

(一) 经脉循行(图 4-19,彩图 18)

起于小腿内侧筑宾穴处,沿大腿内侧上行到腹部,与足太阴经相合,过胸部,与任脉会于颈部。

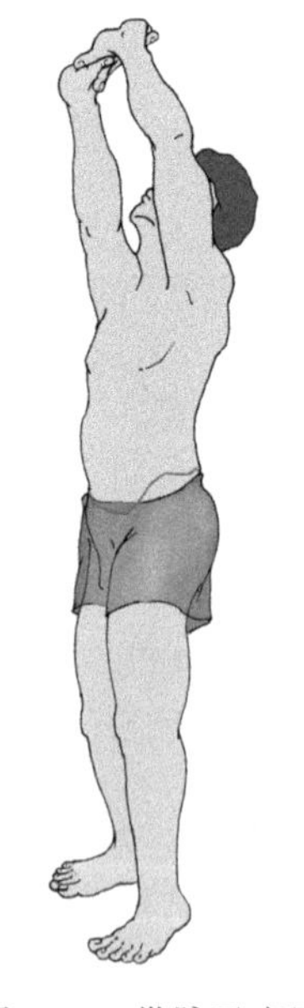

图 4-18　带脉示意图

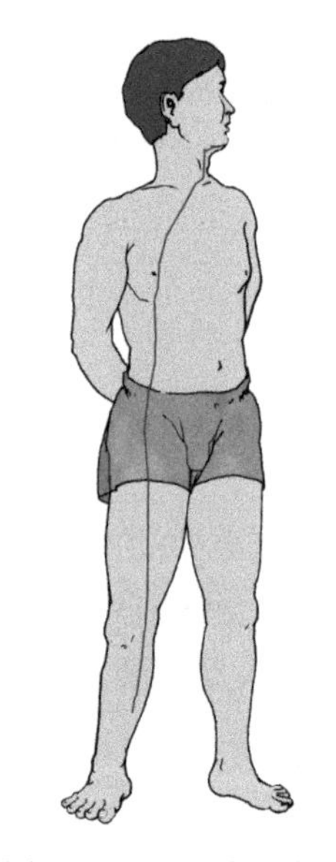

图 4-19　阴维脉示意图

(二) 生理功能

与阳维脉共同维系人体阴阳,使之相互协调,其中阴维脉主要维系人体阴分。

(三) 主要病候

心痛、情志抑郁不舒,身体倦怠乏力。

六、阳　维　脉

(一) 经脉循行(图 4-20,彩图 19)

起于足跟外侧金门穴处,向上经过外踝,沿足少阳经上行髋关节部,经胁肋后侧,从腋后上肩,至前额,再下折到项后,合于督脉。

(二) 生理功能

与阴维脉共同维系人体阴阳,主要维系人体阳分。

(三) 主要病候

恶寒发热、腰痛溶溶不能自收持。

七、阴　跷　脉

(一) 经脉循行(图 4-21,彩图 20)

起于足舟骨的后方,上行内踝的上面,直上沿大腿内侧,经过阴部,向上沿胸部内侧,进入锁骨上窝,上经人迎穴的前面,过颧部,到目内眦,与足太阳经和阳跷脉相会合。

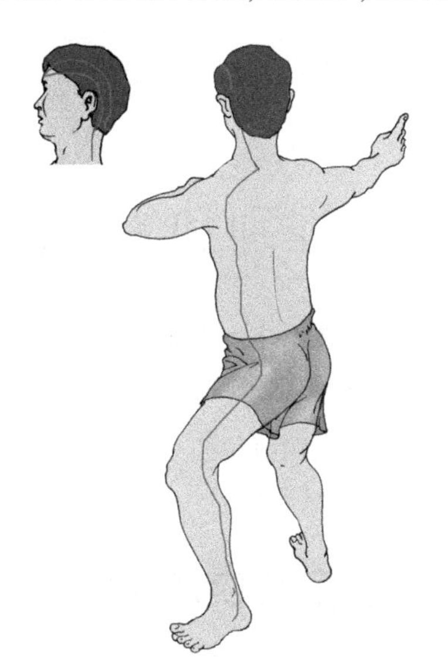

图 4-20　阳维脉示意图

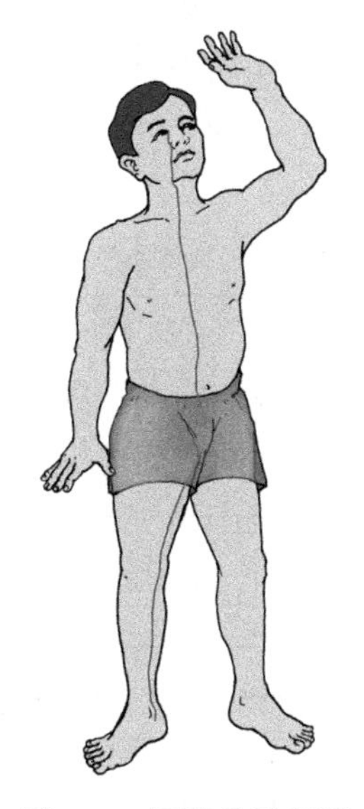

图 4-21　阴跷脉示意图

(二) 生理功能

主持人体阴分(肢体内侧、腹侧),使其运动矫捷轻健。同时,跷脉为少阴之别脉,上达睛明穴而濡养于目,故亦与目睛的开合、人之寤寐有关。

(三) 主要病候

“阴跷为病，阳缓而阴急”(《难经·二十九难》)，即肢体内侧拘急不舒(如足内翻、腹痛急结等)，活动不利。其经气失常亦可致多眠或不寐等病证。

八、阳　跷　脉

(一) 经脉循行(图 4-22，彩图 21)

起于足跟外侧，经外踝上行腓骨后缘，沿股外侧和胁后上行，上肩髆外廉，再从肩尖上行过颈部上挟口角，进入目内眦，在睛明穴与阴跷脉会合，再沿足太阳经上额，与足少阳经合于风池。

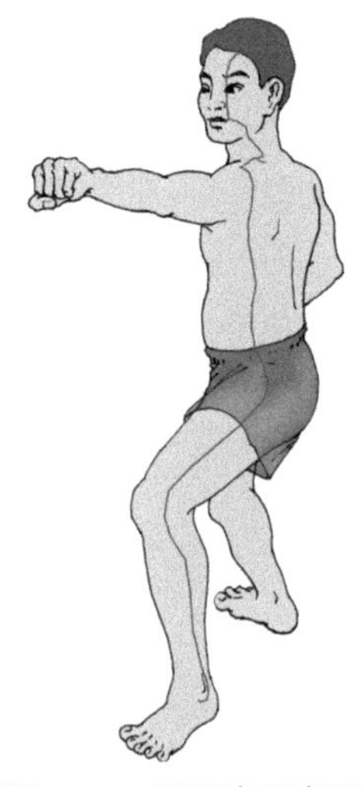

图 4-22　阳跷脉示意图

(二) 生理功能

主持人体阳分(肢体外侧、腰背侧)，使其运动矫捷轻健。同时，阳跷脉上达睛明穴而通于足太阳经，故为人体阳气昼夜出表入里之处，其经气失常则卫气不能正常入里而致不寐。

(三) 主要病候

“阳跷为病，阴缓而阳急”(《难经·二十九难》)，即肢体外侧拘急不舒(如足外翻、腰背拘痛等)。其经气失常亦不寐、目痛等病证。

第四节　十五络脉、十二经别和十二皮部

十五络脉、十二经别、十二皮部与十二经筋同样，都是十二经脉(十四经)的附属部分而又各具自己的生理功能和病理特点，特别是十五络脉，既附属于十二经，又是络脉系统中最大、最主要的部分。至于十二经筋，因其是经脉与肌肉、骨骼、关节的连结组织，关乎肢体关节的屈伸运动，最为骨伤科临床所重视，故专立一节加以讨论。

一、十五络脉的循行、主要病候及治疗

“经脉十二者，伏行分肉之间，深而不见。……诸脉之浮而常见者，皆络脉也。”(《灵枢·经脉》)其中由经脉直接分出者为大络，大络再分化出更为表浅、细小的浮络、孙络。由于大络从经脉直接分支别出，故又称“别络”。

《灵枢·经脉》载述了十二经和任、督脉各自所别出的络脉，并认为脾脏除了所属的足太阴经有一别络(公孙)之外，其本脏尚另有一条大络(大包)，合称“十五络”。但《难经·二十六难》则称十二经的别络、阴跷和阳跷之络、脾之大络为“十五络”。后世认为《内经》所论比较恰当，如张景岳《类经·经络类》：“本篇(指《灵枢·经脉》)以督脉之长强、任脉之尾

翳合为十五络者,盖督脉统络诸阳,任脉统络诸阴,以为十二经络阴阳之纲领故也。”故多从《内经》之说。

十五络脉都从其所属的经脉的一定部位别出,其循行走向大抵亦与其经脉相同,因此,各以其所出的部位命名。

1. 手太阴络脉——列缺

(1) 循行部位:手太阴经的络脉,起于腕后桡侧的筋骨缝中(列缺),与手太阴本经并行,直入手掌中,散布于大鱼际部。

(2) 主要病候及治法:该络脉的病变,实证为手部腕侧锐骨和掌中发热;虚证为呵欠频作,小便失禁或频数。可取列缺治疗,穴位在距腕横纹上 1.5 寸处,亦是手太阴别行于手阳明经之处。实证用泻法,虚证用补法(以下各大络病变的治疗用针补泻同此)。

2. 手少阴络脉——通里

(1) 循行部位:手少阴经的络脉,由距腕横纹 1 寸的通里穴处,别而上行,沿着手少阴本经入于心中,系于舌根,属于目系。

(2) 主要病候及治法:本络脉的病变,实证为胸中支满阻隔;虚证为不能言语,可取通里治疗。通里穴亦是手少阴经别行于手太阳经之处。

3. 手厥阴络脉——内关

(1) 循行部位:手厥阴经的络脉,在距腕横纹 2 寸正中两筋间的内关穴处,别行手少阳经,并沿着手厥阴本经上行系于心包,联络于心系。

(2) 主要病候及治法:本络脉的病变,实证为心痛;虚证为烦心,可取内关治疗。

4. 手太阳络脉——支正

(1) 循行部位:手太阳经的络脉,在腕上 5 寸支正穴处别出,走臂内侧,向内注于手少阴经。其另一分支,上行肘部,络于肩髃穴。

(2) 主要病候及治法:本络脉的病变,实证为骨节弛缓,肘部不能活动;虚证为皮肤上生赘疣,可取支正穴针刺治疗。

5. 手阳明络脉——偏历

(1) 循行部位:手阳明经的络脉,在腕上 3 寸偏历穴处,别行于手太阴经。其别出分支,向上沿臂部,经肩髃穴上行至下颌角,遍布于齿中;再别出分支,上行入耳中,合于该部所聚的诸脉。

(2) 主要病候及治法:本络脉的病变,实证为龋齿、耳聋;虚证为牙齿寒冷酸楚、内闭阻隔,可取偏历针刺治疗。

6. 手少阳络脉——外关

(1) 循行部位:手少阳经的络脉,出于腕上 2 寸两筋间的外关穴处,向外绕行臂部,上行注于胸中,别行合于手厥阴经。

（2）主要病候及治法：本络脉的病变，实证为肘部拘挛；虚证为肘部弛缓不收，可取外关穴针刺治疗。

7. 足太阳络脉——飞扬

（1）循行部位：足太阳经的络脉，从外踝上7寸飞扬穴别出，行于足少阴经。

（2）主要病候及治法：本络脉的病变，实证为鼻塞流涕、头背部疼痛；虚证为鼻中流涕出血，可取飞扬穴针刺治疗。

8. 足少阳络脉——光明

（1）循行部位：足少阳经的络脉，从外踝上5寸光明穴处，别行于足厥阴经，并向下络于足背。

（2）主要病候及治法：本络脉的病变，实证为足胫厥冷；虚证为足痿软无力不能行走，坐而不能起立，可取光明穴针刺治疗。

9. 足阳明络脉——丰隆

（1）循行部位：足阳明经的络脉，从外踝上8寸丰隆穴处，别行于足太阴经。它的别出分支，沿胫骨外缘上行络于头项部，会合各经之气，向下络于咽喉。

（2）主要病候及治法：本络脉的病变为：气上逆为喉痹，突然失音不能言语。实证为狂癫之疾；虚证为足缓不收，胫部肌肉萎缩。可取丰隆穴针刺治疗。

10. 足太阴络脉——公孙

（1）循行部位：足太阴经的络脉，从足大趾本节后1寸公孙穴处，别行于足阳明经，其别出的分支，则入腹络于肠胃。

（2）主要病候及治法：本络脉的病变为：气上逆则为霍乱。实证为腹中切痛；虚证为臌胀之疾。可取公孙穴针刺治疗。

11. 足少阴络脉——大钟

（1）循行部位：足少阴经的络脉，从内踝后面大钟穴处，绕过足跟而别行于足太阳经。它的别出分支，与足少阴本经并行向上而至于心包，并向下外贯穿腰脊。

（2）主要病候及治法：本络脉的病变为：气上逆则为烦闷。实证为小便癃闭不利；虚证为腰痛，可取大钟穴针刺治疗。

12. 足厥阴络脉——蠡沟

（1）循行部位：足厥阴经的络脉，从内踝上5寸蠡沟穴处，别行于足少阳经。它的别出分支，经过胫部上至睾丸，终结于阴茎。

（2）主要病候及治法：本络脉的病变为：气上逆则睾丸肿大，突患疝气。实证为阴茎挺长，虚证为阴部暴痒，可取蠡沟穴针刺治疗。

13. 任脉之络——尾翳

（1）循行部位：任脉经的别行络脉，从剑突下面尾翳穴（即鸠尾）处别出，下行散布于腹中。

(2) 主要病候及治法：本络脉的病变，实证为腹部皮肤疼痛；虚证为腹部皮肤瘙痒，可取鸠尾穴针刺治疗。

14. 督脉之络——长强

(1) 循行部位：督脉的别行络脉，从尾骶骨端的长强穴处别出，依着脊骨上行至项部，散布于头上，再向下到两肩胛之间分左右别行于足太阳经，入而贯穿于膂(脊柱两旁肌肉)中。

(2) 主要病候及治法：本络脉的病变，实证为脊柱强直难于俯仰；虚证为头重难支，可取长强穴针刺治疗。

15. 脾之大络——大包

(1) 循行部位：脾的大络，出于渊液穴下3寸大包穴处，散布于胸胁部。

(2) 主要病候及治法：本络脉的病变，实证为全身皆痛，虚证为周身骨节都松弛无力。该络脉罗络全身之血脉，如出现血瘀，可取大包治疗。

除了上述十五络脉之外，《素问·平人气象论》尚认为足阳明胃经除了本经的别络丰隆之外，又有胃本脏的大络："胃之大络，名曰虚里，出于左乳下，其动应衣(手)，脉宗气也。"之所以脾与胃均于本经之大络外，都另有本脏的大络，张景岳解释说："然则诸经之络唯一，而脾胃之络各二，盖以脾胃为脏腑之本，而十二经脉皆以受气也。"(《类经·经络类》)由此可见络脉除了有沟通、联络表里两经外，更有转输经脉中的气血和水谷精微以营养脏腑形身的作用。但是由于胃之大络主要行于体内以参与宗气的化生，其所出的部位虚里为心尖搏动处，不宜针刺或灸焫，故一般不与其他十五络合称"十六络"。

二、十二经别的循行

十二经别作为十二经的别出分支，以其"出入离合"加强了与表里经及所络属脏腑的联系，亦扩大了本经经气的输布流注范围。其中互为表里的两经通过经别互相会合贯通，称为"六合"。《灵枢·经别》篇专门讨论了十二经别的"出入离合"循行情况。

1. 足太阳经别

足太阳的别脉从本经的腘窝部分出(出)，其中一条支脉在骶骨下五寸处别行进入肛门(入)，上行归属膀胱，散布联络肾脏，沿脊柱两旁的肌肉到心脏后散布于心脏内；直行的一条支脉，从脊柱两旁的肌肉处继续上行，浅出项部(离)，脉气仍注入足太阳本经(合)。

2. 足少阴经别

足少阴的别脉从本经的腘窝部分出(出)，与足太阳的经别相合并行(入)，上至肾，在十四椎(第2腰椎)处分出，归属带脉；直行的一条继续上行，系舌根，再浅出项部(离)，脉气注入足太阳经的经别(合)。

3. 足少阳经别

足少阳的别脉从本经在大腿外侧循行部位分出(出)，绕过大腿前侧，进入毛际(入)，同足厥阴的经别会合，上行进入季胁之间，沿胸腔里，归属于胆，布散而上达肝脏，通过心脏，挟食道上行，浅出下颌、口旁，散布在面部，系目系（离），当目外眦部，脉气仍注入足少阳经（合）。

4. 足厥阴经别

足厥阴的别脉从本经在足背上循行之处分出（出），上行至毛际（入），与足少阳的经别会合并行（合）。

5. 足阳明经别

足阳明的别脉从本经在大腿前面处分出（出），进入腹腔里面（入），归属于胃，散布到脾脏，向上通过心脏，沿食道浅出口腔，上达鼻根及目眶下，回过来联系目系（离），脉气仍注入足阳明本经（合）。

6. 足太阴经别

足太阴的别脉从本经在股内侧处分出（出），到大腿前面（入），同足阳明的经别相合并行，向上结于咽，贯通舌中（合）。

7. 手太阳经别

手太阳的别脉从本经在肩关节的部位分出（出），向下入于腋窝（入），行向心脏，联系小肠。

8. 手少阴经别

手少阴的别脉从本经的腋窝两筋之间分出（出），然后进入胸腔（入），归属于心脏，向上走到喉咙，浅出面部（离），在目内眦与手太阳经相合（合）。

9. 手少阳经别

手少阳的别脉从本经在头顶部位分出（出），向下进入锁骨上窝（入），经过上、中、下三焦，散布于胸腹中（离）。

10. 手厥阴经别

手厥阴的别脉从本经在腋下 3 寸处分出（出），进入胸腔（入），分别归属于上、中、下三焦，向上沿着喉咙，浅出于耳后（离），于乳突下同手少阳经会合（合）。

11. 手阳明经别

手阳明的别脉从本经的肩髃穴处分出（出），进入项后柱骨（入），向下者走向大肠，归属于肺；向上者，沿喉咙，浅出于锁骨上窝（离），脉气仍归属于手阳明本经（合）。

12. 手太阴经别

手太阴的别脉从本经别出后（出），在渊腋穴处行于手少阴经别之前，进入胸腔（入），走向肺脏，散布于大肠，向上浅出锁骨上窝（离），沿喉咙，合于手阳明的经别（合）。

三、十二皮部

皮部是皮肤按十二经脉的分布来划分的区域部位，由于络脉（浮络）呈网状结构遍布体表皮肤（皮部）之中，因此，又是经络系统的最外层部分。皮部包括全身肤表，按十二经脉在体表的循行部位分为十二部分，称“十二皮部”。《素问·皮部论》专论十二皮部，认为“皮部以经脉为纪”，经气通过皮部布达体表，并接受、传递体表信息于体内，是经络系统与体表组织和外界环境沟通联系的最外层面。

外邪侵袭人体，首先中伤皮部，皮部受伤则腠理开，邪气入客于络脉，并逐渐入里，伤及经脉、内及腑、脏，即《素问·皮部论》所言的“皮者，脉之部也。邪客于皮则腠理开，开则邪入客于络脉，络脉满则注于经脉，经脉满则入舍于脏腑也。”因此，皮部既是人体抗御外邪的第一道屏障，又是邪气入侵人体的起始部位。

在诊病方面，皮部浮络接受经脉输注的气血，故其色泽变化既反映了气血的盛虚通滞，亦反映其所隶属的经脉脏腑的生理病理情况。望诊中的望色诊病，实际就是对皮部络脉的诊察，根据皮部的色泽变化，可以了解经脉、脏腑的气血功能变化情况。

在治疗疾病方面，皮部亦是接受治疗信息，发挥治疗效果的重要处所。古代针刺方法的“毛刺”、“半刺”（《灵枢·官针》：“……毛刺者，刺浮痹于皮肤也。……半刺者，浅内而疾发针，无针伤肉，如拔毛状，以取皮气……”）等，都是运用浅刺皮部的方法，疏通经络气血以发挥治疗效果，现代的皮肤针、梅花针等，就是对这些针刺方法的发展与完善。它如灸法的熨焫以至药物的外敷涂搽等，亦都是通过皮部以发挥其治疗作用。

据《素问·皮部论》所言，皮部虽然按经脉分为十二，但由于同名经脉的皮部“上下同法”——其生理功能和病理表现相同，故命名亦相同：手足阳明经的皮部名曰“害蜚”（“害”同“阖”，“蜚”同“飞”，“害蜚”即门扉之义）；手足少阳经的皮部名曰“枢持”（“枢”：门枢；“持”把持。“枢持”即把持门户的枢机）；手足太阳经的皮部名曰“关枢”（“关”：关键，门栓）；手足少阴经的皮部名曰“枢儒”（“儒”同“檽”，托承栋梁的斗栱）；手足厥阴经的皮部名曰“害肩”（“害”同“阖”、合；“肩”同“枅”，柱上的方木）；手足太阴经的皮部名曰“关蛰”（“蛰”当为“槷”的误字。槷，门橛）。从命名意义上看，都与门户的开关、枢转有关，与手足三阴三阳经的“关阖（合）枢”意义类同，均在说明其对于经气的出入枢转功能，但因其命名古奥，难以理解，故后世少用。

第五节 十二经筋

筋，即筋膜、筋腱，分布于骨肉之间，聚结于关节，与皮肉骨脉同为人身躯体的基本组织结构之一，其功能主要是连结肌肉、骨骼，维系关节，既保持躯体形貌的稳定，又主持肢节运动屈伸。按五体配属五脏的理论，筋本为肝所主，但亦接受十二经脉输注的气血的营养，为经气所调节和控制，而且筋在躯体的分布部位亦与十二经脉的循行走向密切相关，故经络学说将其与皮部等同样视为十二经脉的附属部分而称为十二经筋。

《灵枢·经筋》篇对十二经筋的分布部位及为病情况做了颇为详细的论述，奠定了后世有关十二经筋理论的基础。由于其理论对肌肉、筋骨、关节等运动系统疾病，特别是对体现中医治疗特色的骨伤科疾病的辨证论治甚具指导意义，故专门列为一节加以介绍。

一、足太阳经筋

（一）经筋循行部位（图4-23，彩图22）

起于足小趾，向上结于外踝，斜上结于膝部，在下者沿外踝结于足跟，向上沿跟腱结于腘部，其分支结于小腿肚（腨外），上向腘内侧，与腘部另支合并上行结于臀部，向上挟脊到达项部；分支入结于舌根；直行者结于枕骨，上行至头顶，从额部向下，结于鼻；分支形成"目上网"（一作"目上纲"，即上睑），下结于鼻两旁。背部的分支从腋后外侧结于肩髃；一支进入腋下，向上出缺盆，上方结于耳后乳突（完骨）。又有分支从缺盆出，斜上结于鼻旁。

（二）主要病候及治法

本经筋病变，可出现足小趾、足跟部疼痛，腘窝部挛急，脊柱反折，颈、肩部拘急，腋、缺盆部疼痛，不可左右摇动等症。

其病变治疗，可以用火针在疼痛处或压痛点针快速进出针（燔针劫刺），针治次数以疼痛缓解为度。

二、足少阳经筋

（一）经筋循行部位（图4-24，彩图23）

起于第四趾，向上结于外踝，上行沿胫外侧缘，结于膝外侧；其分支另起于腓骨部，上走大腿外侧，前边结于大腿前方的"伏兔"部，后边结于骶部。直行者，经季胁，上走腋前缘，系于胸侧和乳部，结于缺盆。直行者，上出腋部，通过缺盆，行于太阳经筋的前方，沿耳后，上额

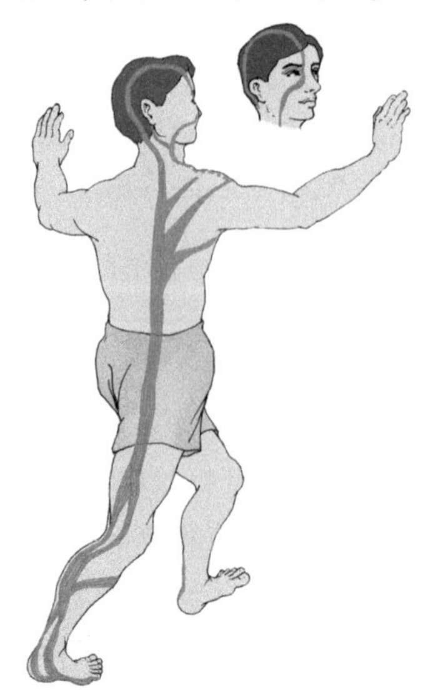

图4-23　足太阳经筋示意图

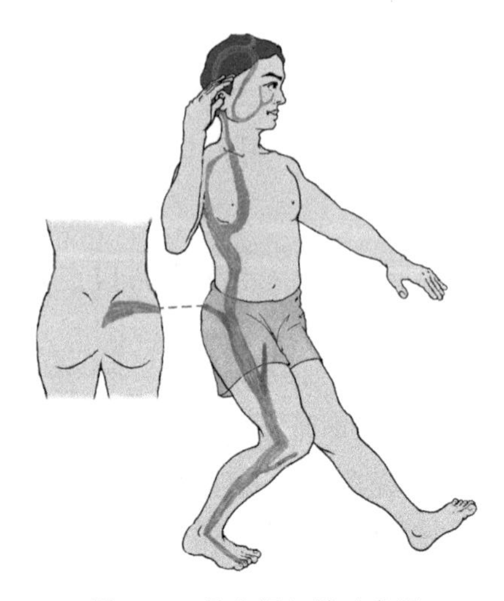

图4-24　足少阳经筋示意图

角，交会于头顶，向下走向下颔，上结于鼻旁；分支结于目外眦，成为目的“外维”。

（二）主要病候及治法

本经筋病变，可出现足第4趾转筋，牵扯至膝部外侧；腘窝转筋，牵扯至髋部和腰骶部；胸胁侧面疼痛，牵扯至缺盆及膺乳部，颈部拘急，同时由于经筋左右相交，故影响到对侧眼睛睁开困难，下肢活动不利。

其病变的治疗，可以用火针在疼痛处或压痛点快速进出针，针治次数以疼痛缓解为度。

三、足阳明经筋

（一）经筋循行部位（图4-25，彩图24）

起于第二、三、四趾，结于足背；斜向外循腓骨上行，上结于膝外侧，直上结于髀枢（股骨大转子），向上沿胁肋，连属脊椎。直行者，上沿胫骨，结于膝部。分支结于腓骨部，并合足少阳的经筋。直行者，沿伏兔向上，结于股骨前，聚集于阴部，向上分布于腹部，结于缺盆，上颈部，挟口旁，会合于鼻旁，下方结于鼻部，上方合于足太阳经筋——太阳为“目上网”（上睑），阳明为“目下网”（下睑）。其分支从面颊结于耳前。

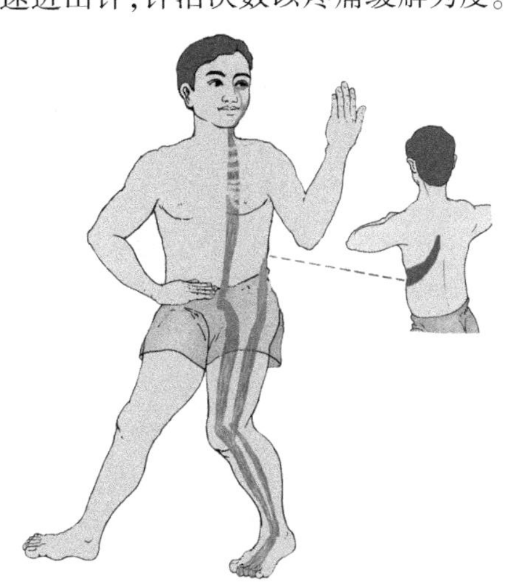

图4-25 足阳明经筋示意图

（二）主要病候及治法

本经筋病变，可出现足中趾转筋牵扯至胫部、脚拘急跳动，大腿前部转筋、髀前肿、疝气、腹部拘急、牵引缺盆及面颊部、口僻㖞斜、眼睑闭合不全或难睁开等症。

其病变的治疗，可用火针在转筋处或压痛点快速进出针，治疗的次数以转筋、疼痛等症状缓解为度。对于口眼㖞斜的面瘫亦可用药物膏摩或热敷法。

四、足太阴经筋

（一）经筋循行部位（图4-26，彩图25）

起于大足趾内侧端，向上结于内髁；直行者，终于膝内辅骨（胫骨内髁部），向上沿大腿内侧，结于股骨前，聚集于阴部，上向腹部，结于脐，沿腹内，结于肋骨，散布于胸中；其在里的，附着于脊椎。

（二）主要病候及治法

本经筋的病变，可出现足大趾至内踝部疼痛、转筋，膝关节部及大腿内侧疼痛，阴部疼痛牵扯至脐上，胸胁、脊内疼痛等病症。

其病变的治疗，可用火针在疼痛处或压痛点针快速进出针，治疗次数以疼痛缓解为度。

五、足少阴经筋

（一）经筋循行部位（图 4-27，彩图 26）

起于足小趾的下边，同足太阴经筋一同斜行内踝下方，结于足跟，与足太阳经筋会合，向上结于胫骨内髁下，同足太阴经筋一起向上，沿大腿内侧，结于前阴部，沿脊里，挟膂（腰脊），向上至项，结于枕骨，与足太阳经筋会合。

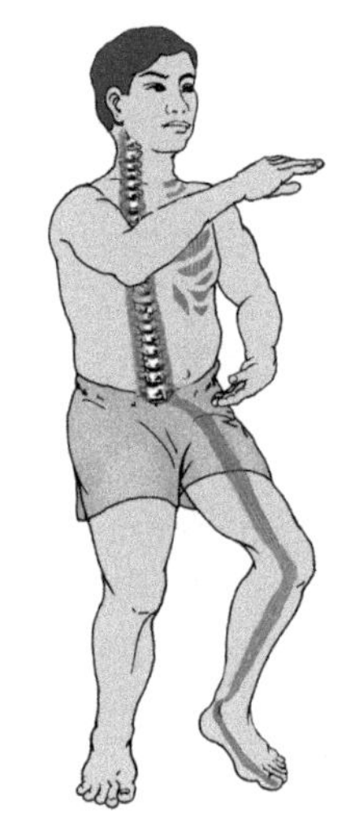

图 4-26　足太阴经筋示意图

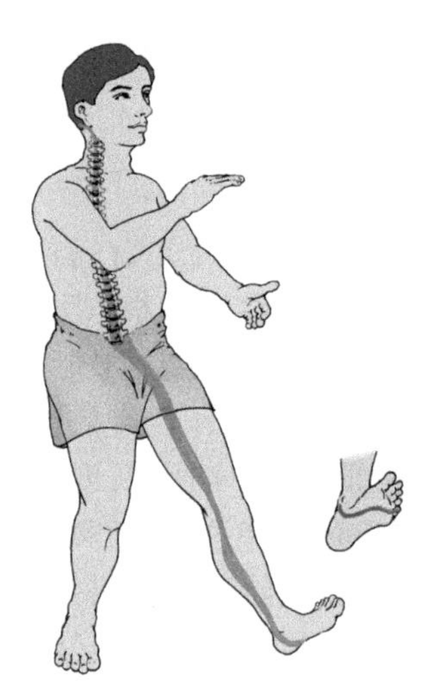

图 4-27　足少阴经筋示意图

（二）主要病候及治法

本经筋的病变，可出现足底及经筋循行结聚部位转筋或疼痛，痫症、痉厥瘛疭或腰部俯仰困难等病症。

其病变的治疗，可用火针在疼痛处或压痛点将针快进快出，治疗次数以疼痛缓解为度。

六、足厥阴经筋

（一）经筋循行部位（图 4-28，彩图 27）

起于足大趾上边，向上结于内踝之前，沿胫骨向上结于胫骨内髁之下，向上沿大腿内侧，结于前阴部，联络该部各经筋。

（二）主要病候及治法

本经筋的病变，可出现足大趾至内踝前、膝部至大腿内侧疼痛、转筋，阳痿、前阴缩入或挺纵不收等病症。

对于本经筋拘急、转筋等病变的治疗，可用火针在转筋处或压痛点将针快进快出，治疗的次数以转筋、疼痛缓解为度。

七、手太阳经筋

(一) 经筋循行部位(图 4-29,彩图 28)

起于手小指上边,结于腕背,向上沿前臂内侧缘,结于肘内锐骨(肱骨内上髁)的后面,进入并结于腋下,其分支向后走腋后侧缘,向上绕肩胛,沿颈旁出走足太阳经筋的前方,结于耳后乳突;分支进入耳中;直行者,出耳上,向下结于下颌,上方连属目外眦。还有一条支筋从颌部分出,上下颌角部,沿耳前,连属目外眦,上额,结于额角。

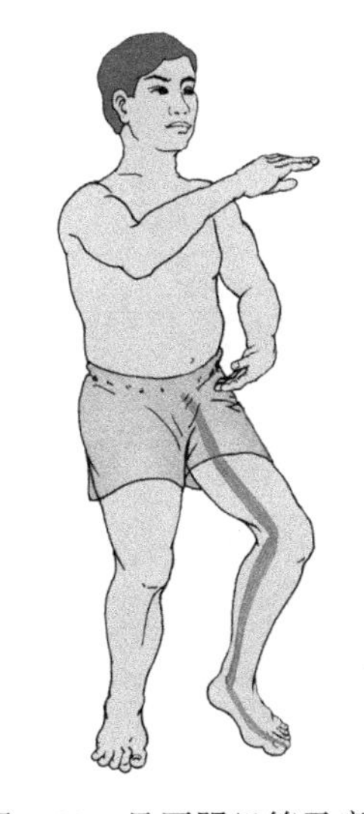

图 4-28 足厥阴经筋示意图

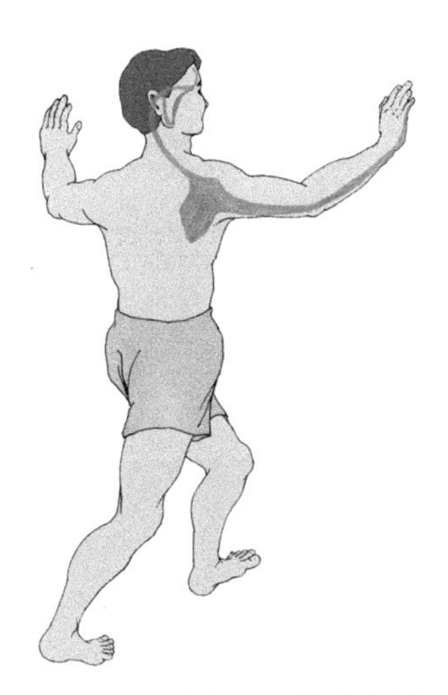

图 4-29 手太阳经筋示意图

(二) 主要病候及治法

本经筋的病变,可出现小指及上肢外侧后缘、腋下、腋后缘、肩胛部至颈部疼痛,耳鸣,颌颈拘急,颈肿瘰疬等病症。

其病变的治疗,可用火针在疼痛处或压痛点将针快进快出,治疗的次数以疼痛缓解为度。肿胀之处可再用锋锐的针具针刺。

八、手少阳经筋

(一) 经筋循行部位(图 4-30,彩图 29)

起于手无名指末端,结于腕背,向上沿前臂结于肘部,绕上臂外侧缘上肩,走向颈部,合于手太阳经筋。其分支当下颌角处进入,联系舌根;另一支从下颌角上行,沿耳前,连属目外眦,上经额部,结于额角。

(二) 主要病候及治法

本经筋的病变,可出现经脉循行经过的部位拘急转筋,舌卷缩等。

其病变的治疗,可用火针在疼痛处或压痛点快速进出针,治疗的次数以疼痛缓解为度。

九、手阳明经筋

(一) 经筋循行部位(图4-31,彩图30)

起于食指末端,结于腕背,向上沿前臂结于肘外侧,经上臂外侧,结于肩髃;其分支,绕肩胛,挟脊旁;直行者,从肩髃部上颈;分支上面颊,结于鼻旁;直行的上出手太阳经筋的前方,上额角,络头部,下向对侧下颌。

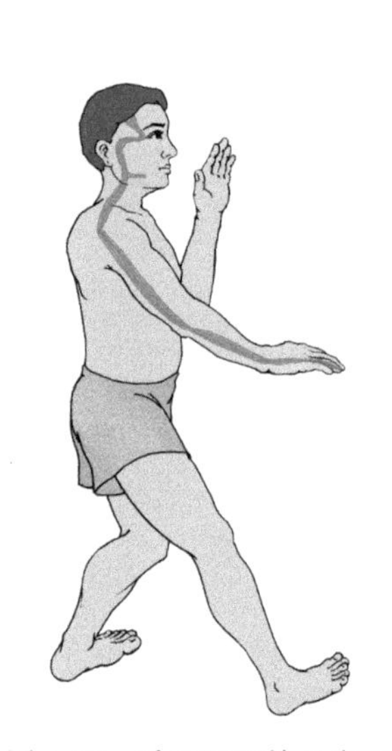

图4-30 手少阳经筋示意图

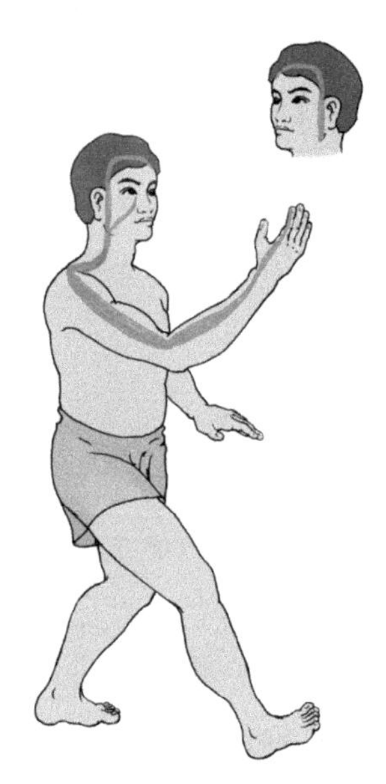

图4-31 手阳明经筋示意图

(二) 主要病候及治法

本经筋的病变,可出现经脉循行经过的部位转筋、拘急疼痛,肩部、颈部活动困难。

其病变的治疗,可用火针在疼痛处或压痛点快速进出针,治疗的次数以疼痛缓解为度。

十、手太阴经筋

(一) 经筋循行部位(图4-32,彩图31)

起于手大拇指上,沿指上行,结于鱼际后,行于寸口动脉外侧,上沿前臂,结于肘中;再向上沿上臂内侧,进入腋下,出缺盆,结于肩髃前方,上面结于缺盆,下面结于胸里,分散通过膈部,会合于膈下,到达季胁。

(二) 主要病候及治法

本经筋的病变,可出现经筋经过的部位拘急疼痛、转筋,严重时可见胸满咳喘的息贲病,以及胁部拘急、吐血等病症。

其病变的治疗,可用火针在疼痛处或压痛点快速进出针,治疗的次数以疼痛缓解为度。

十一、手厥阴经筋

(一) 经筋循行部位(图4-33,彩图32)

起于手中指,与手太阴经筋并行,结于肘内侧,上经上臂内侧,结于腋下,向下散布于胁肋的前后;其分支进入腋内,散布于胸中,结于膈。

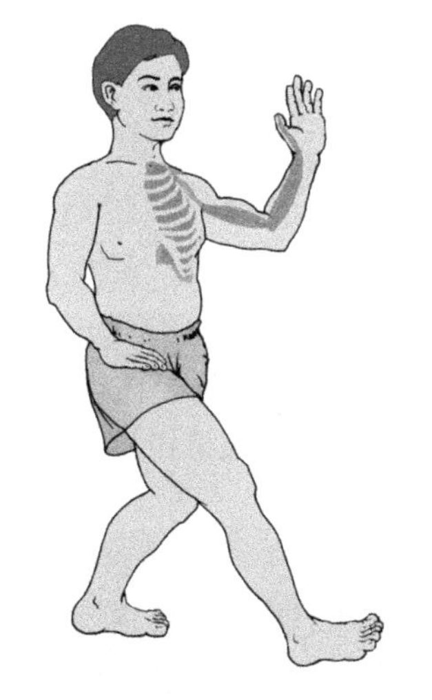

图4-32 手太阴经筋示意图

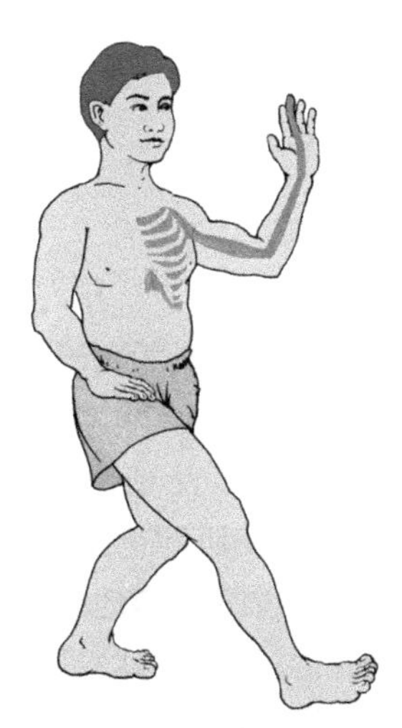

图4-33 手厥阴经筋示意图

(二) 主要病候及治法

本经筋的病变,可出现经脉循行经过的部位经筋疼痛、转筋,胸痛、胸闷咳喘等病症。其病变的治疗,可用火针在疼痛处或压痛点快速进出针,治疗的次数以疼痛缓解为度。

十二、手少阴经筋

(一) 经筋循行部位(图4-34,彩图33)

起于手小指内侧,结于腕后锐骨(豆骨),向上结于肘内侧,再向上进入腋内,交手太阴经筋,挟行于乳里,结于胸中,沿膈向下,系于脐部。

(二) 主要病候及治法

本经筋的病变,可出现经脉循行经过的部位拘急疼痛、转筋,肘部牵急屈伸不利,在内则可出现心胸内部拘急、积块疼痛的伏梁病。

可以使用火针治疗,在疼痛处或压痛点将针快进快出,治疗的次数以缓解疼痛为度。

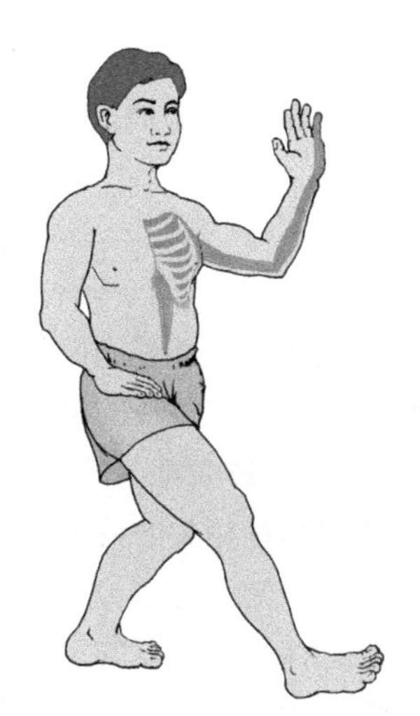

图4-34 手少阴经筋示意图

第六节　腧穴简介

腧穴亦是经络系统的有机组成部分。可以说,经脉就是由腧穴连结而成的信息通路,而腧穴又是经脉上的关键节点,两者互相依存,共同构成经络系统。而且,腧穴作为刺灸按摩的具体施术部位,在针灸临床中的重要性更是不言而喻。本节限于篇幅,仅对腧穴学说做一简单介绍。

一、腧穴的概念

腧,古籍中又写作"输"、"俞","腧"为中医学的专有字词,为"输"的后起字,义与"输"相通,故有输送、输注之义。穴,孔穴、空隙,亦是气血流注、聚集之处。腧与穴在古代既可单用,亦可合用,均是指经络中气血流注、转输的节点。经络作为气血运行的通道,沟通内在的脏腑和外在的形身,通过其所输注的气血,运载信息和能量于表里内外,既可以将内在脏腑的生理病理信息反映到体表,使体表出现相应的生理病理征象;又可以接受体表的刺激信息并传递到相应的脏腑,使脏腑的生理病理状况发生改变。

古代医家认识到经络如同地面上的江河水系一样,在人身中呈管线状分布,在输布气血、收集递送信息的过程中有其发出、转输、聚集、交会的特定节点。气血在经络中的运行情况也与江河流水一样,从经络发出、传送到体表某一节点,再以这一点为中心去渗透和濡养所属范围的组织部位,亦收集所属范围组织部位的物质信息,传输回到相关的脏腑。这些节点就是"脉气所发"之处,称之为"气穴"、"气府"、"骨空"、"孔穴"、"穴道"等,现代一般称为"穴位",而"腧穴"则是所有穴位的统称。因此,腧穴是脏腑经络气血输送灌注于体表,以及向体内传递外来刺激信息的特定部位和节点。

由于腧穴是经络中的关键部位和节点,为针灸临床的施术部位,因此,历代医家对其进行了深入的研究,形成了颇为系统而精辟的理论。研究和揭示腧穴的位置和性质特点、与脏腑经络的关联关系,以及运用腧穴来防治疾病的规律和方法的学说,称为腧穴学。腧穴学是针灸临床所必备的基本理论知识。

二、腧穴理论的形成和发展

砭刺和灸焫是中医最早采用的治病方法之一,腧穴的发现,与刺灸治疗方法的发明和运用密不可分。在漫长的医疗实践中,古人对人体外表进行长期地观察、度量、触摸、循按,发现内脏有病时,体表某些部位会产生不适、疼痛,或出现形态色泽方面的变化,就是说,体表存在着与体内病变相关的特定反应点。而在用点按、砭石、针刺、火烤、熨烫等外治法对某些体表部位进行刺激治疗之后,这些反应点出现了不同于其他部位的酸、麻、胀、重感觉,病情亦得到缓解。经过这样长期反复的实践和不断总结,逐渐发现了体表特定部位与内在病变的相关关系,并以之作为刺灸治疗的施术部位,称为"输(腧)"或"穴",这是关于腧穴的初始认识。腧穴的发现和用于治病,开始不一定与经络有关,但是随着经络理论的产生,人们发现不少腧穴正好位于经脉循行路线之上,而且位于不同经脉上的腧穴具有与该经脉相关的生理病理特点,对该经脉及其所联系的脏腑形身组织病变的治疗,亦有独到疗效,腧穴归经理论因此而形成。腧穴归经理论不仅建立了腧穴与经络密不可分的共存关系,而且使腧穴研究得以拓展和深化,诸如腧穴对经气(气血)的聚散转输作用、腧穴的定位和分类、腧穴与脏腑经络及精气形神的生理病理关系、腧穴的治病机理及其施术方法等有关理论因之而确立,腧穴学说的基本规模亦得以奠定。当然,在腧穴理论形成过程中亦吸收和引进了当时行世的阴阳五行、藏象、病因病机等其他学术理论,特别是古代道家医者通过气功修炼,亦体察到经脉在输注气血的过程中具有某些关键节点,这亦为腧穴的发现提供了感性认知和有益启发。

由上述可见,古代医家在临床医疗实践和养生修炼过程中发现了腧穴的存在,通过与经络理论的互相参照和融合,并且运用当时的阴阳五行、藏象、病因病机理论,以及天人相应观念等加以整理研究,逐渐形成了腧穴学说的雏形。

在《黄帝内经》中,腧穴理论已经颇成规模,该书对腧穴的名称、定位方法、所属经络、治疗作用以至刺灸宜忌等内容做了相当精辟的论述,并根据天人相应的观念提出了“气穴三百六十五以应一岁”、“溪谷三百六十五穴会,亦应一岁”(《素问·气穴论》)之说,为腧穴学的形成和发展奠定了基础。晋·皇甫谧的《针灸甲乙经》和唐·孙思邈的《千金翼方》都记载了人身上349个穴位,并论述其定位和主治功效。宋元时期,王惟一的《铜人腧穴针灸图经》和滑伯仁的《十四经发挥》,载述的腧穴则有354个。明·杨继洲的《针灸大成》汇集了明代以前针灸医籍的精华,所记腧穴为359个,而清·李学川的《针灸逢源》则达361个。历代针灸医家在医疗实践中,陆续发现了新的穴位,并对穴位的名称、别名、位置、所属经络、取穴法、主治、针刺的深浅和手法、行针、留针时间、艾灸方法和壮数、针灸的禁忌以及误用针刺灸法所引起的临床后果等各个方面,都进行了更为深入的研究和论述。这些论述有效地指导针灸临床实践,使腧穴理论不断丰富和发展,腧穴学遂发展成为针灸学中一个相对完善的专门学科分支。

20世纪50年代以来,广大中医和中西医结合工作者在临床实践中,运用解剖学等学科的理论和方法,研究腧穴的解剖位置,使其取穴定位及施术用针方法更为确定、规范,同时又发现不少包括头穴、耳穴等在内的新穴位,虽未纳入传统腧穴的范畴,但都取得一定的临床疗效,使腧穴学的针灸临床应用异彩纷呈。

三、腧穴的功能与作用

腧穴成点状地分布于经络之中,作为经络系统的有机组成部分而成为经络与经络、经络与脏腑、经络脏腑与体表组织的沟通联系节点。因此,腧穴是经络和脏腑气血功能状态的反应点和调控点,在临床,特别是针灸临床中,具有重要的诊病意义和治疗作用。

(一)腧穴传输气血,转注经气

气血以经气的形式在经脉中不息的运行,腧穴作为经脉上的关键节点,是经气发出、汇集、传输、转注之处。《灵枢·九针十二原》指出:“节(即腧穴)之交,三百六十五会……所言节者,神气(即经气)之所游行出入也。”并谓:“经脉十二,络脉十五,凡二十七气以上下。所出为井,所溜为荥,所注为俞,所行为经,所入为合。”以“井、荥(小水)、俞(输)、经、合”命名“五腧穴”,就是说明经气在这些穴位中的游行出入情况。又如十五络穴,则是经脉气血转输、注入络脉之处，故十五络脉亦均以各自所出的腧穴为名。

同样，五脏六腑亦通过经络将气血输注到腧穴，因而，腧穴可以反映五脏六腑的功能状态；腧穴又能将体表生理、病理变化的信息，通过经络传送到五脏六腑，从而影响五脏六腑的功能活动。《难经·六十七难》有"五脏募皆在阴（腹部），而俞皆在阳（背部足太阳经）"之说，就是认为背俞（输）穴是脏腑之气注于体表之处，而募穴则是经气入通脏腑之处。

（二）腧穴输转病邪，传递病理信息

腧穴实际上就是经脉的门户，既是神气（经气）游行出入的节点，亦是邪气聚集、转注的处所。《灵枢·小针解》在解释《灵枢·九针十二原》"神客在门"句时说："神客者，正邪共会也。神者，正气也；客者，邪气也；在门者，邪循正气之所入出也。"指出邪气可循正气所游行入出的门户——腧穴入客人身，传输至内部脏腑。这一腧穴聚散、转输病邪的理论，为认识疾病机理提供重要的启发和参考，如《素问·疟论》即从"邪气客于风府"，与卫气交争的角度说明疟症病机，《素问·风论》则认为"风中五脏六腑之俞，亦为脏腑之风；……风气循风府而上，则为脑风。"都是从腧穴接受、传送邪气的角度去说明有关疾病的病机。

腧穴不仅出入、输转病邪，亦能接受、传递病理信息。在对经气的转注、调节过程中，腧穴既反映经脉中气血的盛虚通滞状况，亦接受脏腑经络的病理信息，并出现一定的病变表现。《灵枢·九针十二原》指出："五脏有疾也，应出十二原，而原各有所出。明知其原，睹其应，而知五脏之害矣。"不仅十二原穴，不少腧穴亦都具有对内脏病变的应激反应，如胃和胆的病变常分别在足三里、胆囊穴（阳陵泉下二寸）有明显压痛；又如耳穴，若出现压痛、结节、颜色变化或导电性能改变等征象，往往提示该耳穴所对应的脏腑组织的病变。腧穴这种传递内在脏腑病理信息的性能，对于了解脏腑病变，诊断病情甚具价值，是中医独特诊病方法之一。

（三）腧穴的治疗作用

腧穴作为针灸、按摩等治疗方法的施术点，接受针刺的捻转提插、按摩的推拿弹拨、灸焫的温热刺激以至药物的透入或现代各种物理、化学刺激所产生的治疗信息，传递至相应的脏腑组织，对脏腑气血的生理病理产生良性的纠正和调节作用，发挥其治疗效果。针刺过程中的"得气"，就是腧穴对治疗刺激的反应，并通过经气发送治疗信息以调节内脏功能，纠正其病理状态的过程。各个腧穴由于所处经脉部位及所通应的脏腑组织不同，因此，主治功效亦有其特异性。腧穴的选取与定位准确与否，是决定治疗效果的关键。

四、腧穴的分类

腧穴位于人身体表，按其所处位置，分为经穴、奇穴和阿是穴三类。该三类腧穴中，由于性质特点和主治功效的特异性，其中有一部分又归属于不同类别而称为特定穴。

（一）经穴

经穴是指分布在经脉，主要是在手足十二经脉，以及奇经八脉中的任脉和督脉上，有明确的位置和名称的一类腧穴，又称为"十四经穴"。

十四经穴是腧穴的主体部分,按《素问·气府论》所述,十四经上的经穴“凡三百六十五穴”,但该篇所列出的各经具体腧穴的数目与此不符,后世医家的理解和统计数字亦互有出入。现代一般认为十四经总共有经穴 361 个,其中手太阴肺经 11 穴,手阳明大肠经 20 穴,足阳明胃经 45 穴,足太阴脾经 21 穴,手少阴心经 9 穴,手太阳小肠经 19 穴,足太阳膀胱经 67 穴,足少阴肾经 27 穴,手厥阴心包经 9 穴,手少阳三焦经 23 穴,足少阳胆经 44 穴,足厥阴肝经 14 穴,任脉 24 穴,督脉 28 穴。除单行的任脉和督脉之外,手足三阴三阳经都左右对称,故其同名经穴亦左右各有一个。

(二) 奇穴

奇穴是指亦有明确的位置和名称,但分布在十四经之外,而不在经脉之上的腧穴,故又称为“经外奇穴”。经外奇穴应该是历代医家在针灸临床中陆续发现,但又不在经脉之上的腧穴,它们往往对某些病证有确定而显著的治疗效果,例如,位于手背第 2~3 掌骨的落枕穴,就是由于对落枕病的治疗具有明显效果而发现并取名者。

(三) 阿是穴

阿是穴是指没有明确的位置和名称,只是以疼痛或出现某些病理反应之处作为穴位的一类腧穴,又叫做“天应穴”、“不定穴”。《千金要方·针灸上》:“有阿是之法,言人有病痛,即令捏其上,若里当其处,不问孔穴,即得便快或痛即云阿是,灸刺皆验,故曰阿是穴也。”《扁鹊神应针灸玉龙经》:“不定穴,又名天应穴,但疼痛便针。”均指此类腧穴。其实,《灵枢·经筋》所言的“以痛为腧”,就是指阿是穴而言。

(四) 特定穴

经穴中有些穴位具有特殊的治疗作用,称为“特定穴”。特定穴包括五输穴、原穴、络穴、背俞穴、募穴、八脉交会穴、郄穴、八会穴、下合穴、交会穴等,它们都是属于十四经脉的经穴,但有其不同于其他经穴的独特性能和显著的治疗效果,是针灸临床中最受重视和最常选用的一些穴位。

1. 五输穴

五输穴是十二经脉中井、荥、输、经、合五个腧(输)穴的总称,每一条经有 5 个穴位,十二经共有 60 个穴位。这些穴位分布在肘、膝关节以下,由四肢末端向近心端依循井、荥、输、经、合的顺序排列。“所出为井,所溜为荥(小流水),所注为俞(输),所行为经,所入为合。”(《灵枢·九针十二原》)可见五输穴的名称是根据自然界的水流由小到大、由浅入深、流入到江河、再汇聚到湖泊海洋的现象类比而来的,描述了十二经的气血从远心端运行到近心端的由小到大的变化状况。从这个侧面来看,也反映了人体的经脉气血运行,既有由近心处向远心处流注交会,也有从远心端向近心端流注交会,从而构成了双向流通循环。五输穴还配属于五行,以反映相应脏腑和经络的气血流注的功能状态,其中手足三阴经的井、荥、输、经、合,分别配属木、火、土、金、水;手足三阳经的该五穴则分别配属金、水、木、火、土。这一五输穴配属五行的理论常被运用于诸如子午流注等按时开穴治疗疾病时的取穴依据。五输穴的具体名称见表 4-3、表 4-4:

表 4-3 手足三阴经五输穴名称及五行属性表

三阴经＼五输穴	井(木)	荥(火)	输(土)	经(金)	合(水)
手太阴肺经	少商	鱼际	太渊	经渠	尺泽
手厥阴心包经	中冲	劳宫	大陵	间使	曲泽
手少阴心经	少冲	少府	神门	灵道	少海
足太阴脾经	隐白	大都	太白	商丘	阴陵泉
足厥阴肝经	大敦	行间	太冲	中封	曲泉
足少阴肾经	涌泉	然谷	太溪	复溜	阴谷

表 4-4 手足三阳经五输穴名称及五行属性表

三阳经＼五输穴	井(金)	荥(水)	输(木)	经(火)	合(土)
手阳明大肠经	商阳	二间	三间	阳溪	曲池
手少阳三焦经	关冲	液门	中渚	支沟	天井
手太阳小肠经	少泽	前谷	后溪	阳谷	小海
足阳明胃经	厉兑	内庭	陷谷	解溪	足三里
足少阳胆经	足窍阴	侠溪	足临泣	阳辅	阳陵泉
足太阳膀胱经	至阴	足通谷	束骨	昆仑	委中

2. 原穴

原穴是脏腑的原气传输、灌注、经过、留止的部位，每个脏腑有一个原穴，所以原穴共有12个，都分布在腕、踝关节部附近。按《灵枢·九针十二原》及《本输》等篇所述，五脏(加心包共六脏)都以其五输穴中的“输穴”为原穴，而六腑则以位于输穴之后、经穴之前的一个穴位为原穴(表4-5)。

表 4-5 十二经原穴表

经脉	肺经	心经	肝经	脾经	肾经	心包经	胃经	胆经	小肠经	大肠经	三焦经	膀胱经
原穴	太渊	神门	太冲	太白	太溪	大陵	冲阳	丘墟	腕骨	合谷	阳池	京骨

原穴是脏腑原气流注之处，《难经·六十六难》指出：“脐下肾间动气者，人之生命也，十二经之根本也，故名为原。三焦者，原气之别使也，主通行三气，经历五脏六腑。原者，三焦之尊号也，故所止辄为原。”认为原气来源于脐下肾间动气，经由三焦来通导、经历五脏六腑，并由五脏六腑输注、留止于原穴。所以，原穴反映着脏腑原气的状态，脏腑有病可以通过原穴映出来，反过来，刺激原穴也可以调节脏腑原气以治疗疾病，即《灵枢·九针十二原》所说的“五脏有六腑，六腑有十二原，十二原出于四关，四关主治五脏，五脏有疾当取之十二原。……五脏有疾也，应出十二原，而原各有所出，明知其原，睹其应，而知五脏之害矣。”因此，在诊断和治疗上，原穴都具有极其重要的作用。

3. 络穴

络穴是十四经中分别出络脉的部位，十二经的络穴位于肘、膝关节以下，督脉的络穴长强位于尾骶部而其络脉散于头上，任脉的络穴鸠尾位于剑突下而其络脉散于腹部，加上脾本脏之络穴大包位于腋下而其络脉散于胸胁部，共有十五络穴(具体名称见前图4-1)。络穴不仅能主治本经脉的疾病，也可以用为相联络经脉疾病的治疗。在临床上，可以单独使用络穴治疗疾病，也可以将络穴与原穴配伍，称为"原络配穴"。

4. 背俞穴

背俞穴是指脏腑之气输注于背部的腧穴，简称俞穴。背俞穴位于背腰部足太阳膀胱经循行的内侧线上，以所属脏腑的名字命名，如肝、心的背俞穴分别称为"肝俞"、"心俞"等，而心胞络的背俞穴则称为"厥阴俞"，共有十二背俞穴(表4-6)。

表4-6　脏腑背俞穴位表

脏腑	肺	心胞络	心	肝	胆	脾	胃	三焦	肾	大肠	小肠	膀胱
背俞穴	肺俞	厥阴俞	心俞	肝俞	胆俞	脾俞	胃俞	三焦俞	肾俞	大肠俞	小肠俞	膀胱俞

背俞穴可以治疗相应脏腑的疾病，亦可以治疗与脏腑相关联的五官、皮肉、筋骨等病症，而且常与位于腹部的募穴互相配合使用，称为"俞募配穴"。

5. 募穴

募穴是脏腑之气输注、结聚于胸腹部的腧穴，亦有12个，有的分布在所属脏腑的经脉上，有的分布在其他脏腑的经脉上，有的为单穴，有的为双穴。分布在任脉上的募穴为单穴，分别为心包募膻中、心募巨阙、胃募中脘、三焦募石门、小肠募关元、膀胱募中极。分布在胸腹部两侧的募穴为双穴，分别为肺募中府、肝募期门、胆募日月、脾募章门、肾募京门、大肠募天枢(表4-7)。

表4-7　脏腑募穴表

脏腑	募穴	所属经脉	部位
心包	膻中(单)	任脉	前正中线平第4肋间
心	巨阙(单)	任脉	脐上6寸
胃	中脘(单)	任脉	脐上4寸
三焦	石门(单)	任脉	脐下2寸
小肠	关元(单)	任脉	脐下3寸
膀胱	中极(单)	任脉	脐下4寸
肺	中府(双)	手太阴	前正中线旁开6寸，平第1肋间
肝	期门(双)	足厥阴	乳头直下，第6肋间隙
胆	日月(双)	足少阳	乳头直下，第7肋间隙
脾	章门(双)	足厥阴	第11肋端
肾	京门(双)	足少阳	第12肋端
大肠	天枢(双)	足阳明	脐中旁开2寸

《难经·六十七难》说:“五脏募在阴,而俞皆在阳”,募穴是脏腑之气行经、联系胸腹部之处,其主治作用与背俞穴大致相同,都常用于脏腑病变的治疗,亦常与背俞穴配合使用,称为“俞募配穴”。

6. 八脉交会穴

八脉交会穴是指奇经八脉与十二经脉之气交会相通的8个腧穴,都分布在腕、踝关节部附近。奇经八脉除了任督二脉之外,本经都没有腧穴,八脉交会穴作为与其交会的经脉上的腧穴,起到贯通联系奇经与十二经脉经气的作用,故《针经指南》又称为“流注八穴”(表4-8)。

表4-8 八脉交会穴所属经脉表

八脉交会穴	后溪	列缺	公孙	临泣	照海	申脉	内关	外关
交会奇经	督脉	任脉	冲脉	带脉	阴跷脉	阳跷脉	阴维脉	阳维脉
所属经脉	小肠经	肺经	脾经	胆经	肾经	膀胱经	心包经	三焦经

该8个穴位单独使用能主治相应奇经的病症,又能治疗相应的十二经脉的疾病,而按照一定的原则配合使用,还可以治疗两奇经互相会合的部位的病症。例如,冲脉与脾经交会于公孙,阴维脉与心包经交会于内关,冲脉与阴维脉相会合于胃、心、胸部,公孙与内关相配可以治疗胃、心、胸部的病症;督脉与小肠经交会于后溪,阳跷脉与膀胱经交会于申脉,督脉与阳跷脉相会合于目内眦、颈项、耳、肩部,故后溪与申脉相配亦可治疗目内眦、颈项、耳、肩部的病症;余类推。另外,八脉交会穴常常用于针灸时间治疗学,作为按时开穴的穴位,如灵龟八法、飞腾八法等均以该8个穴作为主要的针刺穴位,按八卦配属一定干支时日,实施按时取穴的治疗方法。

7. 郄穴

郄,间隙的意思。郄穴是指经脉中的气血在深处汇聚的腧穴。十二经脉、阴跷脉、阳跷脉、阴维脉及阳维脉各有一个郄穴,总共16个,都分布在肘、膝关节以下的部位(图4-35)。

郄穴主治所属脏腑及经脉循行部位的急性病症,阴经的郄穴多用于治疗血证,如中都治疗崩漏、孔最治疗咳血等,而阳经多用于治疗急性疼痛,如梁丘治疗胃脘痛、外丘治疗颈项疼痛等。

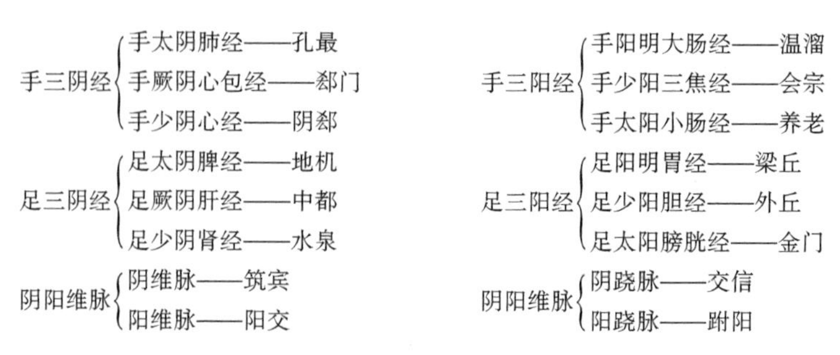

图4-35 十六经脉郄穴图

8. 下合穴

下合穴是六腑之气合入于下肢的6个腧穴，又称六腑下合穴，都分布在膝关节部或以下（表4-9）。

表4-9 六腑下合穴表

六腑	胃	胆	小肠	大肠	三焦	膀胱
下合穴	足三里	阳陵泉	下巨虚	上巨虚	委阳	委中

六腑主消化传送，其气以通降为顺，而下合穴则主治六腑病变。如足三里治疗胃脘痛，上巨虚治疗肠痈、痢疾，下巨虚治疗泄泻，阳陵泉治疗蛔虫症，委中、委阳治疗小便不利、遗尿等。

9. 八会穴

八会穴是指脏、腑、气、血、筋、脉、骨、髓等脏器组织的精专之气所会聚的8个腧穴（表4-10）。

表4-10 八会穴名称表

脏腑组织	脏	腑	气	血	筋	脉	骨	髓
八会穴	章门	中脘	膻中	膈俞	阳陵泉	太渊	大杼	绝骨

八会穴与所会属的8种脏器组织的生理功能密切相关，因此，这些脏器组织发生病变时，都可以运用相应的八会穴来治疗，如血证可取膈俞、气喘可取膻中等。

10. 交会穴

交会穴是指两条或两条以上经脉相互交会的腧穴。交会穴大多数分布在头面部、躯干部，少数分布在四肢部。交会穴可以治疗所属经脉及其脏腑的疾病，也可以治疗与之相交会的经脉及其脏腑的病症。经脉交会之处甚多，故交会穴约有100个，具体名称从略。

由上述可见，经络学说以不同于西医解剖学、生理性的视野和方法去研究和认识人体生理病理，形成了独特的学术理论。尽管至今尚无法运用西医解剖方法发现经络的实质，但其从功能角度阐明人体整体联系、运动不息的生命现象却是客观的、正确的，这就是该学说之所以能够成为中医理论体系的基本内容而有效指导中医理论研究和临床实践的根本原因。全面领会和掌握这一学说，对临床上辨证论治疾病，特别是对于针灸临床，具有确实而重要的意义。

第五章　病因病机

中医把疾病看为致病因素作用于人体以后引起的异常生命活动,形成了"以人为本"的独特疾病观。基于这种疾病观,研究致病因素对人体的侵害方式,以及人体受致病因素影响而发生的功能失调和形态变异,就成为疾病研究最基本、最核心的内容,病机学说就是研究这方面内容的学术理论。

"病机"一词,首见于《内经》,《素问·至真要大论》即有"审察病机,无失气宜"之说。其后,"病机"遂成为中医学中内涵深蕴的专门学术概念。其具体含义,王冰谓:"机者,动之微。"张景岳《类经·疾病类》则解释说:"机者,要也,病变所由出也。"可见"病机",既指疾病的发生、发展、变化的机理,亦包括了疾病发生的机兆和原因("动之微"、"病变所由出")。近代有人出于对西医病理学的仿照,以"病理"等同或取代"病机",诚然,机(机要、机理)与理(道理)意义相近,病机与病理,同样都是指疾病的本质属性和规律而言,但病理指疾病发生以后所具有的性质和规律,是疾病的枢要和关键,而病机则不仅指发病后的疾病机理,尚包括疾病的原因(机兆)和动因(发病)。可见,病机包涵了病理,但病理只是病机的一方面内容而不能概括和等同病机。

因此,病机学说作为中医专门研究疾病发生、发展变化的学术理论,其内容涵盖了疾病的整个过程,具体可分为病因、发病及包括疾病转归在内的发展变化机理(病理,即狭义病机)3 部分。

第一节　病　　因

病因,就是引起疾病发生的原因。中医对病因常称之为"邪气",如《素问·调经论》说:"夫邪之所生也,或生于阴,或生于阳。其生于阳者,得之风雨寒暑;其生于阴者,得之饮食居处,阴阳喜怒。"不仅自然界外来的风雨寒暑,即使属于生活方式失常的饮食居处和阴阳(性生活)喜怒(七情过激),一旦成为致病因素,亦可称为邪气。盖因中医将疾病看成为发生于人身上的致病因素与抗病能力(正气)的斗争过程,故举凡能够引起疾病发生的因素都称之为邪气。由于着眼于"生病的人"去研究和探求病因,所以中医对病因的认识和分类有其独特的见解和方法。

一、中医认识病因的基本观念和方法

(一) 中医病因观

什么是引起疾病的原因?中医通过长期的生理、病理观察和研究,提出了"四时阴阳,

生病起于过用”(《素问·经脉别论》)的精辟见解,形成了“以常衡变,过则为灾”的病因观。过用,就是超出了生命个体所能承受的限度,既指天地自然的过用,如四时阴阳的失常、风雨寒热的过甚,亦包括人体自身生命活动的过用,如饮食饥饱失宜、劳逸过度、房室不节、七情过激等。因此,致病因素与生命的必需条件,往往是以“过用”与否区分的同一因素(生活条件)的两个方面。例如,风、寒、暑、湿、燥、火作为正常气候,是生命赖以生存的自然条件,称“六气”,但六气失常,非时而至或至而太过、不及,则为“过用”而成为致病因素的“六淫”;又如饮食、劳动、房室亦是正常生命活动之所必需,但饮食失节、劳倦(劳力、劳心、房劳)过度又成了损害健康、导致疾病的原因;再如怒喜悲忧恐本来是人体对外界刺激的正常情绪反应,对脏腑气血亦有良性调节作用,但若过度强烈,则为情志过激而成为内伤疾病的重要病因。凡此等等,均说明了病因的两面性,而其是否成为病因,则以是否“过用”——超出生命个体的承受力为界限,这就是中医以人为本的病因观。

(二) 中医认识病因的方法

中医认识病因的方法有:一是直接察知法,即对致病因素的直接察见和感知,它主要是通过病人主诉或询问病史以了解病人的经历和感受,或直接观察病变状况而确定致病原因,如感寒冒雨、虫兽伤、烧烫伤、金创外伤、寄生虫、中毒等。二是审证求因法,即以临床观察到的病变表现为依据,运用“司外揣内”(通过表现于外的征象推测内部的变化情况)的方法,分析研究疾病的症状、体征以推求致病原因,这种方法又叫“辨证(症)求因”。如全身关节游走性疼痛,忽上忽下、忽左忽右,痛无定处,这些病变表现符合风邪善行而数变的致病特点,因此,判断其病因为感受风寒湿邪而风邪偏胜。又如以病人发热恶寒无汗、头身疼痛、脉浮紧推知其病因为伤寒,以病人发热汗出恶风、脉浮缓推知其病因为中风等。由于疾病的病因往往难以直接感知或察见,因此,通过审辨病人的证候表现以推求致病原因常是临床认识病因的重要方法,而这种审证求因实际亦就是分析病机的过程,故在辨证论治中亦称为“病因辨证”。

(三) 中医分类病因的方法

历代医家对病因提出了不同的分类方法,据《左传·昭公元年》所载,当时的秦国名医医和已经针对环境致病因素提出“六气”分类方法:“六气,曰阴、阳、风、雨、晦、明也。分为四时,序为五节,过则为灾。阴淫寒疾,阳淫热疾,风淫末疾,雨淫腹疾,晦淫惑疾,明淫心疾。”《黄帝内经》根据邪气入侵后伤人的部位,把复杂的病因分为“生于阴”、“生于阳”两大类:“夫邪之所生也,或生于阴,或生于阳,其生于阳者得之风雨寒暑,其生于阴者得之饮食居处,阴阳喜怒。”(《素问·调经论》)“三部之气各不同,或起于阴,或起于阳,请言其方:喜怒不节则伤脏,脏伤则病起于阴也;清湿袭虚则病起于下,风雨袭虚则病起于上,是谓三部。”(《灵枢·百病始生》)风雨寒暑、清(寒)湿等外邪伤人体表上下,体表为阳,故为“生于阳”;饮食居处、阴阳(房室)喜怒等病因则伤人内部脏腑气血,内脏属阴,故谓“生于阴”。《内经》这种从邪气(致病因素)伤人部位去分类病因的方法,肇源了后世病因学的“三因说”。

汉代张仲景根据《内经》理论,在《金匮要略·脏腑经络先后病脉证》中把病因按其致病部位分为三类,提出了“三因说”的雏形:“千般疢难,不越三条,一者,经络受邪入脏腑,为内所因也;两者,四肢九窍,血脉相传,壅塞不通,为外皮肤所中也;三者,房室、金刃、虫兽所伤。

以此详之,病由都尽。”宋代陈无择在此基础上,把病因与发病途径结合起来,明确提出了“三因说”:“六淫、天之常气,冒之则自经络流入,内合于脏腑,为外所因;七情,人之常性,动之则先自脏腑郁发,外形于肢体,为内所因;其如饮食饥饱,叫呼伤气,尽神度量,疲极筋力,阴阳违逆,乃至虎狼毒虫,金疮踒折,疰忤附着,畏压溺等,有背常理,为不内外因。”(《三因极一病证方论·三因论》)即以六淫侵袭,自外而入,先伤人体表(外),为“外所因”;七情所伤,自内而发,先伤五脏(内)为“内所因”;至于饮食劳倦、跌仆金刃以及虫兽所伤等,或伤人六腑,或伤筋骨皮肉,或伤精气血,既非邪自外来,又非内伤五脏,故称之为“不内外因”。经过陈氏的发挥,“三因说”遂为后世所认同而成为中医传统的病因分类方法。其后,明代医家吴有性又在《温疫论》中提出了“疠气”说,进一步丰富完善了中医传染病病因学说,对世界医学做出了重要贡献。

经过历代医家的补充和临床验证,形成了目前比较完整的病因分类,即外感病因、内伤病因和其他病因三类。这种“三因”分类方法,着眼于人体对致病因素的反应,从病变部位和病变途径去划分病因,同样体现了以人为本的学术理念,成为临床上诊断和治疗疾病的理论基础。近世有人囿于哲学的内因、外因概念,非议中医的三因说,认为引致事物运动变化的原因只有内因、外因之分,不应再有“不内外因”。其实这是没有理解三因说学术本质的偏颇见解。哲学的内因、外因是对原因本身的直接分类,而中医三因说则是以原因(病因)作用于对象(人体)以后出现的反应情况作为分类的根据,两者着眼点不同,不能混为一谈。

二、外感病因

外感病因,即外因,是从外而来,由皮毛、肌表或口鼻而入,进而内犯脏腑经络而引发疾病的一类病因。主要有六淫邪气和疫疠之气两大类。六淫邪气是指基于风、寒、暑、湿、燥、火六种异常的气候变化而使人发病的外在病因。疫疠之气则是一类具有强烈传染性,能够引起疫病流行的外界致病因素。

(一)六淫的致病机理和致病特点

风、寒、暑、湿、燥、火(热),是对自然界六种气象变化的分类和概括。一年四季各有其气象特点:春风温、夏暑热、长夏湿热、秋燥、冬寒,六者轮回更替,正常情况下,不仅不会使人致病,而且是人类赖以生存的必要条件,称为“六气”。但是,如果六气变化异常,超越了人体的正常调节适应能力;或个体正气不足,功能紊乱,不能适应六气的更迭变化引发疾病时,六气就变成了致病因素,而称为“六淫”。“六淫”一词,最早见于宋代陈无择的《三因极一病证方论·外所因论》:“夫六淫者,寒、暑、燥、湿、风、热是也”可见,六淫是六种引发疾病的不正常的自然气象变化的总称。

1. 六淫的致病机理

六气如何变成使人致病的六淫?一般取决于两方面的因素:首先是六气的失常,即“过则为灾”而变成六淫,当六气非时而至或其变化过于急骤、剧烈,如《素问·六微旨大论》所说的“至而不至,来气不及也;未至而至,来气有余也”的情况下,则成为“虚邪贼风”,超出了正常人体的适应和承受能力,不唯不能长养人体,反而伤害人体,造成生理活动的失调而致生疾病。另一方面,若人体正气虚弱,适应和调节能力下降,即使正常的六气变更,也不能适应而发生疾病,因此,即使正常的六气也成了能够引起某些个体致病的“六淫”,这亦就是在相同气候环境下,有人感邪得病而有人不病的原因所在。而从现代的观点看,六淫既指超出人体适应能力的异常气候,亦包括在某一气候条件下容易繁衍、致病的生物因素(如细菌、病毒等),以及一些与该气候条件密切相关的物理、化学因素。而对于六淫的判别、认定,则主要在于其作用于具体个体以后是否出现的病理反应,以及所出现的病理反应的性质和特点。

2. 六淫致病的共同特点

六淫作为引致外感病的一类病因,其致病有如下的共同特点:

(1) 六淫作为外来致病因素,其为病多从体表开始六淫伤人,或从肌表,或从口鼻而入,先伤人体表阳分,然后再由表入里,由浅入深,逐步传变深入。故谓“病起于阳”而称其为外邪、表邪,而称所致疾病为“外感病”。

(2) 六淫致病具有条件性:六淫是六气的失常状况,其致病每因时、地、人等具体条件所影响。不仅不同体质的个体,“一时遇风,同时得病,其病各异”(《灵枢·五变》),对六淫的反应具有特异性,而且六淫致病多与季节、地域相关而呈现季节性和地域性的特点,如北方多伤寒、南方多温病、西北多寒燥、江南多湿热等;又如春季多风温病、夏季多暑湿病、秋季多燥病而冬季则每多寒病等。由于六淫致病常有明显的季节性,故《内经》有“先夏至日为病温,后夏至日为病暑”(《素问·热论》)之说,而其所致疾病又称为“时令病”。

(3) 六淫为病,形式多样:六淫既是引起外感病的病因,但其为病不止于外感病,痹证、厥证、咳证、痛证、疟病以至风水肤胀等多种不属于外感病范畴的疾病都可因感受六淫邪气而致。另外,六淫既可单独为病,亦可合并伤人,如伤风、伤寒、中暑等均可是单一邪气侵犯人体而发病,而诸如“风寒湿三气杂至,合而为痹”(《素问·痹论》)以至风寒感冒、湿热泄泻等,则是两种或两种以上邪气相兼侵犯人体而发病。再者,一种邪气,亦可因受病个体或发病环境的不同而致生多种不同疾病,如《素问·风论》即有“风之伤人也,或为寒热,或为热中,或为寒中,或为疠风,或为偏枯,或为风也,其病各异,其名不同”之说。凡此等,都说明六淫为病的广泛性和多样性。

(4) 六淫致病之后容易发生传变和转化:六淫侵犯人体,每自体表开始,但其致病后往往容易发生由表入里的传变,这种传变在外感病中尤为明显,伤寒的六经传变、温病的卫气营血和三焦传变,就是对外感热病传变规律的总结。另一方面,六淫致病以后,常可由于病人体质或环境的影响而发生化风、化寒、化湿、化燥、化火、化热等疾病性质的转化,如伤寒可以郁阳化热、暑湿日久可以化燥伤阴等,这种转化亦称病理从化。必须注意的是,这些病理从化的临床表现虽然与风、寒、湿、燥、火(热)等六淫致病特点和证候相类似,但乃是感受邪气之后,体内脏腑气血功能失调而出现的证候类型,亦可见于其他不是六淫病因引起的疾病,实质内容与六淫不同,不可混淆。因其为内部脏腑气血功能失调而致,故又称之为内风、内寒、内湿、内燥、内火,有人亦称之为“内生五邪”,以示区别。

(二) 六淫的各自性质和致病特点

六淫作为致病因素,由于致病的气候环境不同,因此,亦有各自的性质和特点。而其性质和致病特点,主要是以其作用于人体所出现的临床表现,经过归纳类比而总结出来的。

1. 风邪的性质和致病特点

风为春令之主气,故其为病多发于春天,但作为自然界最主要的气象因素,一年四季皆有,四时八风皆能致病,其为病广泛多样,且每与其他邪气合并犯人,故有"风为六淫之首"、"风为百病之长"之说。

(1) 风为阳邪,轻扬开泄,易伤阳位:自然界的风,无形、轻浮、向上、善动,我们可以通过树木的摇曳,烟囱冒烟冉冉升起,以及对人体的鼓动等感觉到它的存在。风邪的性质轻浮,具有升发、向上、向外的特性,故称之为为阳邪。由于风邪开泄、升散,易使皮毛、肌肤腠理疏松而开张,故伤人之后易出现汗出、恶风、遇风加重、周身疼痛、脉浮等症状;另外,风邪由于其性浮动向上,故易伤体表、上部头面等属阳部位,出现头痛、鼻塞、咽痒、咳嗽、红疹,甚至颜面水肿(风水)、口眼㖞斜(中风入络)等症状,即《素问·太阴阳明论》所谓"故犯贼风虚邪者,阳受之"、"伤于风者,上先受之"者。

(2) 风性善行而数变:自然界的风虽然有时和缓轻柔,有时则猛烈、迅疾,甚至狂风骤起,变化多端,因此,《素问·风论》说:"风者,善行而数变。"所谓"善行",是指风邪致病病位游走不定、病无定处的特点。如风寒湿三气杂至合而为痹,若现游走性关节疼痛,忽上忽下,忽左忽右,痛无定处,便是风邪偏盛的表现,故称之为"风痹"或"行痹"。所谓"数变",是指其为病具有变幻无常,发病迅速而传变快的特点,即《素问·风论》所谓"风之伤人也,或为寒热,或为热中,或为寒中,或为疠风,或为偏枯,或为风也,其病各异,其名不同",又谓"至其变化,乃为他病,无常方,然致有风气也"者。而临床上因感受风邪而致的疾病,如风温、风痹、风水、风疹等,都具有起病急,发无定处,发展快而变化多端的特点。

(3) 风性主动:所谓"动",是指风邪致病具有动摇不定的特点。感受风邪致病,容易出现眩晕、抽搐、震颤、痉挛、颈项强直、角弓反张、皮肤有蚁行感、游走性关节疼痛等病状,如《金匮要略·痉湿暍脉证治》所论外感风邪引起痉病的"病者身热足寒,颈项强急……独头动摇、卒口噤、背反张"病候,又如破伤风的颈项强直和角弓反张,风中经络出现的口眼㖞斜等均是。但必须注意的是,并非所有的动都因外风而致,《素问·阴阳应象大论》所说的"风胜则动"、《素问·至真要大论》的"诸暴强直,皆属于风",既指外感风邪,更包括其他内外病因所化生的内风,而且在多数情况下,风邪尚必须影响于肝,引起肝的功能失常而致化风病变,才出现动的病候,即《素问·至真要大论》所谓"诸风掉眩,皆属于肝者。"

(4) 风为百病之长,易兼他邪为病:风虽为春季的主气,但终年常在,四时皆可致病,因此,常与寒、湿、暑、燥、热诸邪兼挟致病,形成风寒、风湿、风热、风燥等证,故《素问·风论》谓:"风者,百病之长也。"华岫云在《临证指南医案·风》更深刻地指出:"盖六气之中,唯风能全兼五气,如兼寒则曰风寒,兼暑则曰风暑,兼湿则曰风湿,兼燥则曰风燥、兼火则曰风火。盖因风能鼓荡此五气而伤人,故曰百病之长也。其余五气则不能互相全兼。"谓"风为百病之长",不仅指其能与他邪兼挟为患,而且由于其性善动疏泄,能够伤人卫分,破坏体表抗邪防御机制,因此,常为其他邪气入侵人体的前导,故《素问·骨空论》说:"风者,百病之始也。"认为其常是外感病致病的祸首。由于风邪一年四季常在,袭人致病最多,且其犯人,表里内外,无孔不入,进而侵犯脏腑经络,发生多种病证,故古人又有"风为六淫之首"之说,并将之作为外感致病因素的代表而称为"虚邪贼风"。

2. 寒邪的性质和致病特点

寒为冬季主令之邪，其性收引凝滞，易伤人阳气，凝敛气血，郁阻气机。

(1) 寒为阴邪，易伤阳气：寒邪侵犯人体后，体表阳气受其郁阻，而失其温煦功能，出现虽发热但恶寒无汗的表寒证。若寒邪直中于里，脾胃阳气受伤，可出现脘腹冷痛、呕吐泄泻、口泛清水、四肢清冷等症；若直中少阴心肾，阳气受伤而衰微，则恶寒蜷卧、但欲寐、四肢厥冷、下利清谷。这些都是因为寒邪属阴，容易伤人体阳气，阳气受其郁阻或残伤而失其温养功能。同时，与其他病因导致的阳虚里寒证一样，寒邪损伤阳气亦影响机体的气化功能，水液失于蒸腾运化，因而小便、痰涎、鼻涕等分泌、排泄物淡薄清稀，故《素问・至真要大论》所说的"诸病水液，澄彻清冷，皆属于寒"，既是里寒证，亦是寒邪伤人的重要致病特点。

(2) 寒性凝敛，易致气血凝滞不通：寒邪具有收敛、凝结的特性，因此，侵犯人体以后，能够收敛血脉，凝滞气血。"血气者，喜温而恶寒，寒则泣不能流，温则消而去之"(《素问・调经论》)，气血受寒邪的收敛凝结而瘀滞不通，这常是导致痛证发生的机理，即《素问・举痛论》所说的"寒气入经而稽迟，泣而不行，客于脉外则血少，客于脉中则气不通，故卒然而痛"。故寒邪在表，凝滞体表经脉气血，则出现头身疼痛；寒邪入里，凝滞脏腑气血，则可出现心胸、脘腹胀痛甚至绞痛。而治疗气滞血瘀以及由之引起的痛证，亦常须辛热散寒，温通气血。另外，由于寒邪能够凝结气血津液，故不仅能令气滞血瘀，亦易致津液积聚成为痰饮，而癥瘕积聚则每由气滞、血瘀、痰凝而成，故感受寒邪亦常是上述病证致病原因之一。

(3) 寒性收引，能致皮肉筋脉挛缩，肢体拘急疼痛。寒邪因其凝固敛聚，故亦有收缩内引的性能，因而其为病亦有凝敛气血以及皮肉筋脉，致其收引挛缩的特点，从而导致皮肤腠理收引、毛窍闭塞，筋脉肌肉蜷缩拘急，肢体挛急疼痛。因此，寒性收引亦是其导致疼痛的一方面原因，即《素问・举痛论》所谓"寒气客于脉外则脉寒，脉寒则缩蜷，缩蜷则脉绌急，绌急则外引小络，故卒然而痛"者。

3. 暑邪的性质和致病特点

六淫之中，暑邪的季节性最明显，《素问・热论》谓："先夏至日者为病温，后夏至日者为病暑。"暑虽然与温(热)邪同具火热之性，但与温热不同，温热一年都有，而暑只是在夏至之后，立秋之前这段时间发病。由于夏季的气候特点，因此暑既与火热同类，但亦有自身的性质和致病特点。

(1) 暑为热邪，为夏天主令之气：暑为夏季主气，致病多发生在夏至之后，立秋之前，具有明显的时间性。其时气候炎热，故暑邪虽然与温(热)邪同属阳热邪气，但热性更甚，《素问・五运行大论》有"其在天为热，在地为火……其性为暑"之说。暑邪所致暑病按其轻重，可分为伤暑和中暑两类，但两者均可出现高热、肌肤灼热、心烦、面赤、舌苔黄燥、脉洪大等一系列明显的阳热症状。由于暑邪致病常表现出大热、大汗、大烦渴、洪大脉等与阳明气分热证相同病候，所以叶天士《三时伏气外感篇》有"夏暑发自阳明"之说。

中医文献又有阴暑、阳暑之分。张洁古说："静而得之为中暑，动而得之为中热。中暑者阴证，中热者阳证。"张介宾《景岳全书・暑证》则认为："其为病，则有阴阳二证，曰阴暑、曰阳暑。……阴暑者，因暑而受寒也……此以暑月受寒，故曰阴暑，即伤寒也。……阳暑者，乃因暑而受热者也，……此以暑月受热，故曰阳暑。"关于阴暑、阳暑的提法，后来遭到王士雄的反对。近世亦有人认为阴暑的提法欠妥,这样容易造成概念上的混乱。虽然阴暑是由于夏月感寒或过食寒凉生冷而得,与暑为阳热邪气的病机性质相反,病候和治法亦当以温散化湿为主,而不同于阳暑证之清热解暑、益气生津,但其作为一种证候类型在临床上确实存在,如夏天在过冷的空调房中所致的感冒即是,而其治疗亦不同于一般风寒外感,常须香薷饮等辛温之中兼化暑湿邪气。

(2) 暑性升散,易伤津耗气:暑为火热之邪,“火曰炎上”,其性升散,能够迫津外泄。人体津液在暑邪的煎逼之下,化为汗液而耗泄于外。感暑之后,出汗是人体宣泄暑热、降低体温的一种反应机制,故《素问·热论》有“暑当与汗出,勿止”之说。但是,汗出太多,不仅津液受损,更因气血津液同源,而“阳加于阴谓之汗”,气亦随之亏耗,即《素问·举痛论》所谓“炅则腠理开,荣卫通,汗大泄,故气泄矣”,以及《素问·刺志论》所说的“气虚身热,得之伤暑”者。因此,治疗暑热病证,祛除暑邪的同时亦不要忘记益气生津,滋汗源以解暑邪,《金匮要略》治疗暑证用白虎加人参汤,即是范例。

(3) 暑多挟湿:夏天不仅气候炎热,而且每多雨湿,前人每以“炎暑溽蒸”形容夏天湿热俱盛气候特点,因此,暑邪常兼挟湿热为患,除发热、烦渴等暑热症状外,亦常出现四肢困倦、胸闷呕恶、气短乏力、大便溏泄、黏腻不爽、舌苔黄腻不洁、脉濡数等暑湿之病象。历来有“暑必挟湿”和“暑多挟湿”两说,如《三时伏气外感篇》即谓:“长夏湿令,暑必兼湿。”王孟英则认为:“暑令湿盛,必多兼感,故曰挟。犹之寒邪挟食,湿证兼风,俱是二病相兼,非谓暑中必有湿也。故论暑者,须知为天上烈日之炎威,不可误以湿热二气并作一气始为暑也。而治暑者,须知其挟湿为多焉。”应该说,“暑必挟湿”偏于绝对,“暑多挟湿”比较允当,盖因暑与湿自是两邪,可以但未必兼挟合病,如《金匮要略》用白虎加人参汤治疗的“太阳中暍”(中暑)即如此。然暑病多挟湿邪为患又是不争的事实,临床上必须重视其兼挟情况,视必要而暑湿同祛。

(4) 暑气通于心:《素问·五运行大论》:“南方生热,热生火……其在天为热,在地为火,在体为脉,在气为息(生长),在脏为心,其性为暑。”暑病发于夏季而心主夏令,为病易致面赤心烦、谵言妄语,甚则神昏痉厥等热扰心经,心神受伤病候,即《三因极一病证方论·叙中暑论》所谓“暑喜归心,中之,使人噎闷,昏不知人”者。

4. 湿邪的性质和致病特点

湿为长夏主令之气,故长夏多湿邪致病。《内经》又有“秋伤于湿”之说,盖因按一年分五季配五行五脏言,长夏为农历六、七月而湿土主令,但若以一年四季分,则秋季为农历七至九月,初秋(七至八月中)气候仍以湿热为常见,待至晚秋气候才显干燥、寒凉,故湿亦是初秋主令之气。但湿邪除了单独伤害脾土为病外,更多的是与除燥邪之外的其他邪气合并致病,如湿热、寒湿、暑湿、风湿等。此外,长期阴雨连绵,气候潮湿,或居住、工作环境阴暗潮湿,虽非长夏时节,也易为湿邪所侵。因此,湿邪为病,一年四季皆有,但以长夏季节比较常见而已。

(1) 湿为阴邪,其性重浊,易袭阴位:湿性重浊,所谓“重”,即沉重或重着;所谓“浊”,即秽浊。湿邪以其沉重胶着而不轻扬、秽浊而不清爽,故为阴邪。其致病特点是感邪后常见头重如裹、周身困顿、四肢沉重等症状,如《素问·生气通天论》即说:“因于湿,首如裹。”又如感受风寒湿邪而湿气偏胜的湿痹证,肢体肿胀重着,故称“着痹”。湿邪致病又可出现各种秽浊症状,如面垢不洁、痰涎稠浊、大便黏滞、小便混浊、白带过多等,这些亦都体现湿性重浊的致病特点。另外,由于湿性类水,具重浊趋下之性,故容易侵袭腰以下的属阴部位,即《素问·太阴阳明论》所谓"伤于湿者,下先受之"者。故湿邪又有易袭阴位的致病特点,腰以下的病变,如下肢浮肿、小便淋浊、带下清稀、大便溏泄以至下肢疮疹疡肿等,多与湿邪有关。然湿邪为病虽以下部阴位为多,但亦可流溢于全身,如"因于湿,首如裹"即是伤人上部头首,而湿温之邪又每可弥漫上、中、下三焦。

(2)湿邪阻遏气机,易伤阳气,困阻脾胃:湿邪以其黏滞重着之性,最易留滞于脏腑经络,遏阻气机而影响其升降出入,人体阳气亦易受其遏阻损伤,故吴鞠通《温病条辨·中焦篇》谓"盖水湿同类,……体本一源,易于结合,最损人之阳气",叶天士《外感温热篇》中亦有"通阳不在温,而在利小便"之说,盖因利小便能祛湿气故也。由于湿气通于脾,故气机郁阻,阳气损伤,尤以脾胃首当其冲,而脾胃阳气受其困阻则运化失常,出现脘腹痞满、大便泄泻或黏滞不爽、小便短少、身重肢倦,甚或水液积留肿胀等病症,所以《素问·六元正纪大论》说:"湿胜则濡泄,甚则水闭胕肿。"

(3)湿性黏腻停滞:湿邪又具有黏腻停滞的性质,其为病又都有黏着、胶滞、缠绵的特点。因此,感受湿邪以后,常出现黏滞不爽的病状,如大便黏滞不爽、舌苔厚腻秽浊、虽发热而身热不扬等;另外,其所致病证常病情淹滞,病程缠绵难愈,如湿温、湿痹、湿疹等皆是,即《温病条辨·上焦篇》所谓"湿为阴邪,自长夏而来,其来有渐,且其性氤氲黏滞,非若寒邪之一汗而解,温热之一凉则退,故难速已"者。

5. 燥邪的性质和致病特点

燥邪性质与湿邪相反,以干燥、收涩、易伤津液为其性质和致病特点。其致病有较强的季节性,以秋季为多发,盖因秋季为燥金主令之时。但由于秋天气候特点,感受燥邪以后又有"温燥"和"凉燥"之分,并由此产生对其阴阳属性的不同见解。

(1)燥有温燥、凉燥之分:燥在六淫中性质比较特殊,关于燥邪的阴阳寒热属性问题,历来争议颇多,以往有关中医基础理论图书多避而不谈,只说风、暑、火属阳邪,寒、湿为阴邪,而燥则不说其属阴邪还是阳邪,其原因就在于对燥邪的阴阳寒热属性有不同见解。按时令季节而言,燥为秋季主令,其性干燥收敛肃杀,因而有认为六气之风、温(热)、暑为阳,而燥与湿、寒属阴者;但以字面意义来说,燥从"火"旁,且《易传》有"水流湿,火就燥"之说,则当与火热同类而属阳,可见两说各具其理。喻嘉言《医门法律》专立《秋燥论》一篇论燥证,但着重强调"秋伤于燥"以矫正《内经》"秋伤于湿"之说,对燥邪的寒热阴阳属性则不做明确论断。吴鞠通《温病条辨》对燥邪的性质做了颇为深入的研究,认为"秋燥之气,轻则为燥,重则为寒,化气为湿,复气为火",从五运六气角度说明燥金乃为其母湿土之气所化生,故初秋"化气为湿";燥金之子为寒水,故"重则为寒";燥金克木,木之子火热来复母仇,故"复气为火"。吴氏之说固然解释了燥之寒热属性,但未免玄奥。要之,"燥胜则干"为其固有属性,但燥为秋令,四季之中,秋为"阳中之少阴",性虽属阴但去夏天火热之阳未远,离冬天寒冷之阴亦近,故初秋气候若不湿热,则干燥而热,是为"温燥",秋分节气之前常多如此;迨至秋分以后,暑热退尽,西风劲急,气候寒凉肃杀,则又为"凉燥",即沈目南《医征·燥病论》所谓"燥病属凉,谓之次寒"者。因此,"温燥"是指初秋有夏季火热之余气,气候较温热,所形成的燥证多温燥;深秋有近冬之寒气,气候较凉爽,所形成的燥证又多为凉燥。

(2)燥性干涩,易伤津液:"燥胜则干",其致病特点就是最易损伤人体的津液,导致机体津液亏虚，皮毛官窍失其润养，则皮肤干燥枯皱、毛发干枯不荣、口咽鼻腔干燥、眼睛干涩；腑道失润则大便干结、小便短涩不畅等，即刘河间《素问玄机原病式》所言的“诸涩枯涸，干劲皴揭，皆属于燥”。

（3）燥易伤肺：肺为娇脏，主呼吸而开窍于鼻，外合皮毛，性喜温润。燥气通于肺，伤人多从口鼻而入，最易伤肺，故《素问·宣明五气》有“肺恶燥”之说。肺为燥邪所伤，失其宣发肃降功能，出现干咳少痰、痰黏不爽、咽干喉痒甚至痰中带血、咳喘胸痛等症；又因肺合皮毛，燥邪伤肺亦可出现肺卫失宣的表证，如恶寒发热、无汗或少汗、皮肤干燥等症状。另外，肺与大肠相表里，大肠与胃同属阳明燥金，燥伤肺胃津液，又可出现大肠传导失常的大便燥结不通等。喻嘉言在提出《秋燥论》的同时，创立“清燥救肺汤”，完善了对燥易伤肺的理论和治疗。

6. 火（温、热）邪的性质和致病特点

作为六淫邪气之一，“火”准确应该称为“热”，更准确应该称为“温”。虽然火、热、温、暑同具“热”的性质，但其程度有差异，与季节的关联亦不同，而且火有象可征，热（温）则为与寒相对的物理属性，温与暑又指春季和夏季的气候特点，故《内经》有“其在天为热，在地为火……其性为暑”之说。而从程度来说，热（暑）为温之渐，火为热之极，四者同中有异。因此，在病机学中，热常用以说明病机属性，如气分热、血分热等，亦常与温、暑、火合称为温热、暑热、火热；温与暑常用以指称病邪，如温邪、暑邪，由其而致的外感病称温病、暑病，亦合称热病；而火则多指由内外致病因素作用下体内化生的病理变化及其证候类型，如“六气皆从火化”、“五志过极皆能化火”以及心火、肝火等，故陈无择《三因极一病证方论》不称“火邪”而谓：“六淫者，寒、暑、燥、湿、风、热是也。”

温为春天主令之气，其致病以春季为多，故《内经》谓“先夏至日为病温，后夏至日为病暑”。初春气候温暖多风，故多风温之病，而三月阳春之时，则多春温（温病）。此外尚有暑温、湿温、温燥、冬温等病，亦皆与感受温邪有关，可见温邪一年四季皆有，并非专主于一时。

（1）温（热）为阳邪，伤人上部：温（热）作为六淫邪气之一，其性属阳，具弥散、上炎的特点，故其伤人，多由口鼻而入，首先侵犯上焦心肺，即叶天士《外感温热篇》所谓“温邪上受，首先犯肺，逆传心包”者，吴鞠通《温病条辨·上焦篇》亦谓：“凡病温者，始于上焦，在手太阴。”

（2）温（热）性燔灼，易伤津液：温邪以其阳热性质容易逼津外泄，消灼阴液，使人体阴津耗伤。不仅出现一派热象，而且伴有出汗以及口渴喜饮、咽干口燥、小便短赤、大便燥结等伤津耗液病候。正因温热病容易燔灼、耗伤阴津，故《温病条辨·汗论》强调：“《伤寒》一书，始终以救阳气为主，……本论（《温病条辨》）始终以救阴精为主。此伤寒所以不可不发汗，温热病断不可发汗之大较也。”

（3）温（热）化火，易扰心神，化风动血：温热邪气侵袭人体之后，往往以其阳热之性而容易化火，火气通于心，热扰心神则可出现高热、神昏、痉厥等“逆传心包”病证；或内传营血分而心烦不寐、神昏谵语。热伤阴液，筋脉失其滋润濡养，可致肝风内动，出现高热抽搐、目睛上视、颈项强直、角弓反张等“热极生风”病候。火热又可熏蒸血液，灼伤血脉，迫血妄行而致各种出血，如吐血、衄血、便血、尿血、皮肤紫癜发斑等病症，故《外感温热篇》谓“若病仍不解，是渐欲入营也，营分受热，则血液受劫”、“入血就恐耗血动血，直须凉血散血。”

（4）热（温）邪易致肿毒：温邪易挟时毒杂气侵犯人体，而成温毒，如大头瘟、发颐、痄腮、烂喉痧、白喉等；另外，热毒入于血分，壅聚于肌肤血脉，腐坏血肉，致局部红肿焮热、化脓溃烂，发为痈疡肿毒、丹疹斑疮等症，即《内经》所谓"热胜则肿"（《素问·阴阳应象大论》）、"大热不止，热盛肉腐，肉腐则为脓，故名曰痈"（《灵枢·痈疽》）者。

（三）疠气及其致病特点

疠气，即疫疠之气，是一类具有强烈传染性，能够引起疫病流行的致病邪气。"疠气"一词，见于吴又可《温疫论》："疫者，感天地之疠气。"书中又称为"疫邪"、"戾气"、"疫毒"，"疠"、"戾"、"毒"均说明其致病的急重、暴厉。

中医对瘟疫类疾病有深刻的认识，《素问》论运气学说的七篇大论中已经有"厉（疠）"、"温厉"的记载，而《素问·刺法论》则明确指出疫病的传染性："五疫之至，皆相染易，无问大小，病状相似。"《伤寒论·伤寒例》亦有"时行之气"、"时行疫气"、"寒疫"之称。到了明末吴又可首创"疠气"说，将之视为引起瘟疫病的病因，其于《温疫论·原序》中说："夫温疫之为病，非风非寒、非暑非湿，乃天地间别有一种异气所感。"并将之命名为"疠（戾）气"。"疠气"说准确地阐明了传染病的病因和发病机制，对温病学说的发展做出了巨大贡献。吴氏在《温疫论》中尚提出"杂气"的概念，近代一些人每将杂气与疠气等同，认为杂气即指疠气，但据《温疫论·杂气论》所述："是气也，其来无时，其着无方，众人有触之者，各随其气而为病焉。……疫气者，亦杂气中之一，但有甚于他气，故为病颇重，因名之曰疠气。"按吴氏所论，"杂气为病最多"，举凡大麻风、鹤膝风、疔疮、痈疽、流火丹毒、痘疹等，"并皆杂气所成"。可知疠气（疫气）只是杂气中致病力最强、能够引起疫病传染流行的一种，从现代眼光看，杂气是指各种能够引起包括疫病（急性流行性传染病）在内的感染性疾病的致病微生物。"杂气说"对揭示感染性疾病的病因病机具有深刻的学术意义，可惜历来学界只是重视疠气说，将杂气简单等同于疠气而忽视对其研究发挥，这不能不说是中医病因研究的一大缺憾。

1. 疠气致病的特点

疠气致病的特点是：传染性强，易于流行；发病急骤，病情常较严重；一气一病，症状相似。

（1）传染性强，易于流行：疫邪具有传染性，《素问遗篇·刺法论》即有"五疫之至，皆相染易"之说，《温疫论·论气盛衰》更提出了"传染"的概念："其年疫气盛行，所患者重，最能传染。"认为疠气的传染力强弱每与其所致疫病危重程度相关。因此，疫邪一旦出现，常引起不同规模的流行，《诸病源候论·温病诸候》谓："人感乖戾之气而生病，则病气转相染易，乃至灭门，延及外人。"《三因极一病证方论·叙疫论》则指出其流行规模有大有小："其天行之病，大则流行天下，次则一方一乡，或偏着一家。"

（2）致病具有特异性：疠气虽然种类繁多，所致疫病亦不相同，但有一个鲜明的特点，就是一种疫邪引起一种疫病，而每种疫病的病候相似。如《素问遗篇·刺法论》即谓其为病"无问大小，病状相似"，《诸病源候论·疫疠病诸候》谓其"病无少长，率皆相似"。《温疫论》亦指出疠气与杂气同样，"一气自成一病"（《知一》），"大约病遍于一方，沿门阖户，众人相同者，皆时行之气"（《杂气论》）。因此一气各致一病，得病之后病候相似，是疫气致病的另一特点。

（3）毒力强盛，致病急骤危重：疫邪毒力强盛，不仅传染力强，"此气之来，无老少强弱，触之者即病”(《温疫论·原病》),而且感邪之后发病急暴,病情亦常比较危重,《温疫论·杂气论》谓其“为病颇重,……缓者朝发夕死,急者顷刻而亡。”正因疫邪毒力较之一般杂气更为强盛,为病急重,死亡率高,故称之为疫毒、疠气,其暴发流行往往对人民生命健康造成严重威胁,亦对社会安定和发展带来严重危害。

2. 疠气的发生和流行致病的原因

疠气作为不同于六淫的致病邪气,其发生和流行致病与气候失常、环境卫生、防护措施以及社会因素有关。

(1) 气候原因:气候的反常,非其时而有其气,常是疫气酝酿发生的原因,《伤寒论·伤寒例》认为:“凡时行者,春时应暖,而反大寒;夏时应热,而反大凉;秋时应凉,而反大热,冬时应寒,而反大温,此非其时而有其气,……此则时行之气也。”久旱、酷热、阴霾、瘴气等,更是产生疫邪,致生疫病的气候原因。而谓疫疠为“天行时疫”、“时行疫气”,亦正以此。

(2) 环境和饮食卫生:环境卫生不良,容易酝酿、孳生疫邪,为其传播流行提供条件。如《三因极一病证方论·料简诸疫证治》说:“疫之所兴,或沟渠不泄,滀其秽恶,熏蒸而成者,或地多死气,郁发而成者。”而且,疫邪作为一种致病暴戾的杂气,既可以在空气中通过飞沫传染,亦可以附着于水源和食物之中,当空气、水源或食物为疫邪污染,或疫病患者接触,亦可受到传染,即《温疫论·原病》说:“疫者,感天地之疠气”、“邪从口鼻而入”者是。因此,改善环境卫生,防止水源和食物污染,是预防疫病的重要措施。

(3) 预防隔离:由于疠气致病具有互相染易,易于流行的特点,所以隔离和预防措施得当与否,对防止疫病的传播与蔓延具有重要影响。我国古代对疫病的隔离预防颇为重视,如《晋书》卷76即记载晋穆帝永和十二年(公元347年)规定“朝臣有时疾,染易三人以上者,身虽无疾,百日不得入宫”,《魏书》卷八亦记载北魏时期已经有了“埋葬露尸”、设立医馆收留治疗病人等隔离病人,预防传染措施。另外,疫病流行期间,个人防护亦是阻断疫邪传染的重要措施,除了注重个人卫生之外,古人饮屠苏酒、雄黄酒、佩带香袋等“避其毒气”,亦都是预防疫邪入侵的民间办法,《素问遗篇·刺法论》更提出了服用小金丹等药物内服预防方法。

(4) 社会因素:往往亦是疫病是否猖獗流行的重要影响因素。如果社会稳定,人民安居乐业,又做好卫生防疫工作,即使疫疠邪气存在,亦可不致疫病发生,纵然有零星发生,亦不会广泛流行。但社会动荡,灾荒频发,甚至战乱不断,人民流离,路有饿殍,则为疫邪的传染蔓延提供了有利的条件,故古人有“大兵之后必有凶年”之说。清·丁晏《曹集诠评·说疫气》载:“建安二十二年,疠气流行,家家有僵尸之痛,室室有号泣之哀,或阖门而殪,或覆族而丧。”张仲景在《伤寒论》序言中亦谓当时其宗族自“建安纪年以来,犹未十稔,其死亡者三分有二”,就是当时在战乱环境之下,疫病流行造成的严重伤害。

三、内伤病因

内伤病因是与外感病因相对而言,指一类直接伤及人体内部脏腑经络、气血精神,导致疾病自内而生的致病因素。现代所言的内伤病因,既指传统三因说的“内所因”,即七情内伤,亦包括饮食失宜、劳逸过度等以往称为“不内外因”者。

（一）七情过激

七情，指人的喜、怒、忧、思、悲、恐、惊七种情志变化，陈无择《三因极一病证方论》说："七情者，喜怒忧思悲恐惊是。"七情是人体精神活动的一部分，是心理活动过程中对外界刺激的应激性反应，《礼记·礼运》有"喜、怒、哀、惧、爱、恶、欲，七者勿学而能"之说，认为这些都是人的生理本能。适度的七情情志是正常生命活动的一部分，对身心有良性调节作用，但过度剧烈或持久的情志刺激，超过生理承受能力，则成为伤害人体脏腑气血精神的致病因素，因此，作为病因范畴的七情，准确来说应该称为"七情过激"。

1. 七情致病的条件

七情是否成为致病因素而导致疾病发生，取决于两方面因素，一是外界刺激因素的强烈程度及其持续时间，另一是机体对外界刺激的承受能力和反应状态。

（1）外界过度的精神刺激：七情作为对外界刺激的情绪反应，既是生理的本能，在适度的情况下又能够舒通、调畅脏腑气机，是正常生命活动之所必需。但过于剧烈或持久的外界刺激，又能够引起过度的情绪反应，导致脏腑功能的紊乱而致生疾病，这亦体现了中医"生病起于过用"的病因观和发病观。一般来说，外界刺激因素越强烈，持续时间越长，其致病力就越强。

（2）不同个体对外界刺激的应激程度和承受能力：外界的情志刺激能否引起脏腑气机失常、功能紊乱，尚取决于不同个体对其反应的激烈程度和承受能力，心理素质良好、意志坚强者，其承受能力和调节能力强，即使受到较大的情志刺激，情绪反应可能比较稳定平和，能够避免和克服身心的创伤，因此，外界情志刺激虽然强烈亦不能成为致病因素；反之，心理脆弱、多愁善感者，即使外界刺激不甚强烈，亦容易出现过激情志而导致疾病，故《素问·经脉别论》有"勇者气行则已，怯者则着而为病"之说。

此外，"人有五脏化五气，以生喜怒思忧恐"（《素问·天元纪大论》），情志发自五脏，故五脏气机失常，亦常引起情志过激而致生疾病，如《灵枢·本神》所言之"肝气虚则恐，实则怒；……心气虚则悲，实则笑不休"，即指脏气虚实变化而致情志失常。因此，七情过激作为致病因素，既是外界不良刺激的结果，亦可因内部脏腑病变而致生。

2. 七情致病的特点

（1）病自内生，先伤心神，常引起神志病变：七情过激作为致病因素伤害人体，首先伤人心神，即《内经》所谓"悲哀愁忧则心动，心动则五脏六腑皆摇"（《灵枢·口问》）者。因此，七情致病伤人脏腑精气神，病自内生，与外感病因之由表传里其发病途径不同。由于伤人心神，故多神志病变，如《灵枢·癫狂》谓："狂言，惊，善笑，好歌乐，妄行不休者，得之大恐。……狂者多食善见鬼神，善笑而不发于外者，得之有所大喜。"《灵枢·本神》亦谓："怵惕思虑者则伤神，神伤则恐惧，……喜乐者，神惮散而不藏；……盛怒者，迷惑而不治；恐惧者，神荡散而不收。"

（2）伤脏腑气机，继及精血形身：七情（五志）由五脏的精气所化生，与五脏有密切关系，因此，七情过激又在伤心神的前提下，伤人五脏，引起脏腑气机紊乱，即《灵枢·寿夭刚柔》所谓"忧恐忿怒伤气，气伤脏，乃病脏"者，《素问·举痛论》则明确指出："怒则气上，喜则气缓,悲则气消,恐则气下,……惊则气乱,……思则气结。"其中以引起脏腑气机郁结最为多见,故郁证多以情志失调为其起病原因。由于七情过激能伤五脏气机,故进一步亦能伤害其所藏的精气血,并且使皮毛肌肉、血脉筋骨因失去五脏精气的滋养而出现躯体形身病变,如《素问·疏五过论》即说:"离绝郁结,忧恐喜怒,血气离守","暴乐暴苦,始乐后苦,皆伤精气,精气竭绝,形体毁沮。……精神内伤,身必败亡。"《灵枢·本神》亦指出情志过激伤人五脏,可出现"破䐃脱肉,毛悴色夭"、"四肢不举"、"阴缩而挛筋,两胁骨不举"、"皮革焦"、"腰脊不可以俯仰屈伸"等躯体形身病变。因此,七情过激往往先伤心及五脏所藏之神,继伤五脏气机,再伤五脏精气血,最后伤及肢体形身。

(3)不同情志伤及不同脏腑:五脏藏五神化五志,因此,不同情志对五脏的伤害既有普遍性,更有特异性和针对性。《素问·阴阳应象大论》有"怒伤肝"、"喜伤心"、"思伤脾"、"忧伤肺"、"恐伤肾"之说,陈无择《三因极一病证方论·七气叙论》更认为:"夫五脏六腑,阴阳升降,非气不生。神静则宁,情动则乱,故有喜怒忧思悲恐惊,七者不同,各随其本脏所生、所伤而为病。故喜伤心,其气散;怒伤肝,其气击(上);忧伤肺,其气聚;思伤脾,其气结;悲伤心包,其气急;恐伤肾,其气怯;惊伤胆,其气乱。"但由于七情过激均以伤心神为先,而"心动则五脏六腑皆摇",且五脏之间互相关联,互相通应,故各种情志伤人脏腑虽然有其对应性和特定性,但亦非绝对而可伤及其他脏腑;而且一个脏腑亦可受到多种情志的伤害,《灵枢·本神》认为"心怵惕思虑则伤神"、"脾愁忧不解则伤意"、……"肾盛怒不止则伤志"等,即是其例。因此,情志过激致病往往病情复杂,证候多样,王冰注《素问·玉机真藏论》"忧恐悲喜怒,令人不得以其次"句谓:"忧恐悲喜怒,发无常分,触遇则发,故令病气亦不次而生。"即指此而言。

(4)五志过极皆能化火:情志过激能够引起脏腑气机逆乱,特别是气机郁结,阳气不得舒通宣发,因而郁积而化热、化火。另外,"思忧悲惊怒恐之郁伤气血,多损脏阴"(《类证治裁·郁证论治》),阴血内伤不能涵敛、制约阳气,则阴虚阳亢而虚火内生。故刘河间《素问玄机原病式·六气为病》有"凡五志所伤皆热也"、"情之所伤,则皆属火热"之说,《丹溪心法·火》亦谓:"五志七情过极,皆属火也。"后世将情志病易于化生火热这一致病特点总结为"五志过极皆能化火"。

综上所述,七情既是人体应对外界刺激的七种情绪变化,是正常精神活动的一方面,但越于常度的过激又成为致病因素之一类。七情过激是中医病因学的重要内容。掌握七情致病的原理,对防病保健、疾病治疗有着积极的意义。中医提倡"恬淡虚无"、"精神内守"以养生,而治疗七情内伤强调以调气为先,理气开郁并重视结合心理疏导,就是基于七情致病特点的深刻认识。

(二)饮食失宜

饮食水谷是人体生存和保持健康的必要条件。人体通过饮食吸取各种营养物质,化生精、气、血、津液等生命必需物质,以保障其成长发育,维持正常的生命活动,故《素问·平人气象论》有"人以水谷为本,故人绝水谷则死"之说。正常饮食固然是生命机体生存的基本保证,但饮食失宜,如过饥过饱、饮食不洁、饮食偏嗜、酗酒等,则能损伤身体,导致某些疾病的发生,故《金匮要略》称之为"槃饪之邪"并说:"凡饮食滋味,以养于生,食之有妨,反能为害……若得宜则益体,害则成疾,以此致危。"(《禽兽鱼虫禁忌并治》)因此,饮食失宜又是常见病因之一。

1. 饥饱失节

人体对饮食水谷的摄入量有一定限度，摄入不足则不能满足身体在新陈代谢过程中的需求，精气血化生不足；过量则超出脾胃系统的消化吸收能力，造成饮食积滞并损害脾胃功能。因此，饥饱失节是饮食失宜的一种，可以导致疾病的发生。

（1）过饥：指进食的量或质的不足，如饥而不得食，或因脾胃虚弱，食欲不佳而摄纳减少。亦有因消化吸收不良而摄入的水谷不能化生精微，机体得不到正常营养者，则属于隐性饥饿。《灵枢·五味》说："谷不入，半日则气衰，一日则气少矣。"水谷精微摄取不足，气血精津生化之源匮乏，脏腑组织得不到滋养，肌体消瘦而生理功能衰减，抗邪能力亦减弱，继而产生各种疾病。

（2）过饱：指进食量过多，超出机体的受纳、消化能力，如平常所谓暴饮暴食者。亦有脾胃消化功能低下而勉强进食者，虽然摄食不多，但食后不能及时运化，均可导致饮食停滞而致病。进食过多，超出机体消化吸收能力，不仅增加脾胃的负担，而且水谷不能及时消化吸收，积留于胃肠之中，酿生湿浊，破坏了胃肠道的正常生理环境，伤害了脾胃的功能，即如《素问·痹论》所说的"饮食自倍，肠胃乃伤"。临床上多出现脘腹胀满疼痛、嗳腐吞酸、厌食、呕吐、泄泻等病候。应该注意的是，小儿脾胃娇嫩薄弱，更因智力未充而不善节制饮食，最容易造成饮食积滞。而老年人机能衰退，脾胃消化能力减弱，亦容易因为饮食失节而致积滞，甚则遏阻脏腑气机而出现严重病变，尤应注意预防。

此外，食无定时，饥饱不匀，能搅乱胃肠系统的正常消化吸收节律，亦是引致脾胃病的常见病因。

2. 饮食不洁

饮食不洁指所进饮食物不清洁，被污染或不新鲜而腐败变质。不洁食物由于受到致病邪气或有毒物质的污染，进入体内后会伤害正气，可以引起多种疾病，故民间有"病从口入"之谚，《金匮要略·禽兽鱼虫禁忌并治》亦说："秽饭、馁肉、臭鱼、食之皆伤人……六畜自死，皆疫死，则有毒，不可食之。"其中胃肠消化系统首当其冲，故最易引起各种肠胃病症，如腹痛、吐泻等，甚则致生痢疾、湿温、黄疸、臌胀等病，还可导致虫积而出现消化功能紊乱、营养不良甚至致蛔厥。若腐败物质变生毒素或受有毒物质污染，则会引起食物中毒，严重者出现昏迷或死亡。

3. 饮食偏嗜

人体生长发育和功能活动都需要各种不同的营养物质，而各种营养成分又分别存在于各种不同食物之中。所以，食物宜多样化以保证营养的全面、均衡，《素问·藏气法时论》有"五谷为养，五果为助，五畜为益，五菜为充，气味合而服之，以补益精气"之说，即是对食物多样性和营养均衡性的强调。假如过分偏嗜或排斥某些食物，就会造成营养失衡，体内某些营养成分的过剩或不足，均导致疾病的发生。

（1）寒热偏嗜：是指饮食的寒热失宜，包括两种情况：一是饮食物属性的寒热偏颇，二是饮食物的温度高低。中医认为食物与药物一样具有寒热温凉属性，所食食物的寒热要调配适中，偏食辛温燥热，可使肠胃积热，日久可致热结阴伤；多食生冷寒凉，可以损伤脾胃阳气，导致寒湿内生或里阳虚寒。食物温度的过冷过热，既对肠胃造成不良刺激，亦引起气血津液的凝聚敛结或升腾消散，日久亦能致生疾病，故《灵枢·师传》说："食饮者，热无灼灼，寒无沧沧，寒温适中，故气将持，乃不致邪僻也。"

（2）五味偏嗜：五味指酸、苦、甘、辛、咸五种食味，实际亦包涵对不同食物的营养成分和性能的归类。《素问·至真要大论》说："夫五味入胃，各归所喜，故酸先入肝，苦先入心，甘先入脾，辛先入肺，咸先入肾。久而增气，物化之常也；气增而久，夭之由也。"指出五味与五脏各有其亲和性，长期偏嗜某一食味，可以使其所入之脏的脏气偏盛，五脏之间失去正常的平衡协调，而导致疾病发生，故《素问·五藏生成》认为："多食咸，则脉凝泣而变色；多食苦，则皮槁而毛拔；多食辛，则筋急而爪枯；多食酸，则肉胝䐢而唇揭；多食甘，则骨痛而发落。"所以五味偏嗜亦是造成脏气失衡而致生疾病的一种重要病因。

（3）偏嗜膏粱酒醴：膏粱是指甘肥厚味食物。《素问·奇病论》说："肥者令人内热，甘者令人中满。"《素问·生气通天论》说："高梁（膏粱）之变，足生大丁。"偏嗜膏粱肥甘，容易酿生湿热，致生中满、疔疮、消渴、中风等病证。酒为水谷经腐熟酿造而成，其性辛热慓悍，少饮可以温通血脉，舒活筋络，这犹如"水能载舟"，对人身健康有益；但是，"以酒为浆"，过度酗饮，则熏灼气血，酿生湿热痰浊，又可致病，犹如"水能复舟"，临床上轻则胃痛不适，恶心呕吐，或眩晕头痛，重则中毒、昏迷，久而导致臌胀、真心痛、痴呆等重症。

（三）劳逸过度

劳逸过度，包括过度劳累和过度安逸两个方面。人体既需要适当的劳动和锻炼，以助气血流通，增强体质，亦需要适当休息，以消除疲劳，恢复体力和脑力，因此，劳逸均要适当，才有利于健康，过劳和过逸都可能成为致病因素而引起疾病发生。《黄帝内经》中对劳逸伤致病已有论述，《素问·宣明五气》说："久视伤血，久卧伤气，久坐伤肉，久立伤骨，久行伤筋，是谓五劳所伤。"其中久视、久立、久行为过劳，久坐、久卧则属过逸。

1. 劳伤

劳伤，指过度劳累而引起机体的损伤，包括劳力过度、劳神过度和房劳过度三个方面。

（1）劳力过度：主要指长期体力劳动过度，积劳成疾。《素问·举痛论》说："劳则气耗。"劳力过度耗伤脾肺之气，积劳日久会致身体酸倦乏力、短气懒言。同时，"久立伤骨"，长期站立，强力持重或负荷过度，会伤骨气而致骨痿酸痛、佝偻变形；"久行伤筋"，长期行走跳跃，会伤筋经而损及肝气，以致肢体弛纵，收持无力，或拘挛痹痛，活动受限。总之，劳力过度既耗精气，又能造成筋骨肌肉甚至血脉受损，是劳损病证的致病因素之一。

（2）劳神过度：过度用脑，思虑过极，可能劳伤心神，暗耗精血，而致五脏神志扰动，精血亏损，盖因五脏藏五神而主五志，故《三因极一病证方论·五劳证治》说："以其尽力谋虑则肝劳，曲运神机则心劳，意外致思则脾劳，预事而忧则肺劳，矜持志节则肾劳。是皆不量禀赋，临事过差，遂伤五脏。"劳神过度固然可以伤及五脏气机，耗损其精血，但以心、脾、肝三脏受损最为常见，盖因心藏神而主血，脾藏意主思而生血统血，肝主谋虑而藏血，故思虑劳神过度，使心血暗耗，肝血受损，脾失健运而气血生化不足，因而现心悸怔忡、心胸烦闷、失眠多梦、头晕健忘、纳少消瘦、疲倦乏力等病候。

(3) 房劳过度：主要是指房事不节(包括早婚早育、性生活过频、手淫过度等)。房劳过度耗损肾精，精为生之本，神(生命活力)之根，《景岳全书·虚损》说："色欲过度者，多成劳损。盖人有生以后，必赖后天精气以为立命之本。故精强神亦强，神强必多寿；精虚气亦虚，气虚必多夭。"精气久耗必致生命活力低下而成劳损病证，故房劳过度，特别是禀赋薄弱以及早婚者，易使人精气神虚损，导致早衰和夭折。房劳过度的临床表现为腰膝酸软、头晕目眩、神疲乏力、脑海空虚、耳鸣健忘等；亦常因肾气不充，失于封藏而致阳痿、早泄遗精、不育等性功能低下病证，女子房劳或生育过多亦可见白淫、闭经、性冷淡、不孕等。

2. 过逸致病

过逸主要指过度安逸，无所事事，缺少体力和精神活动。"久坐伤肉"、"久卧伤气"就是指过逸致病而言。李梴《医学入门·保养》谓："终日屹屹端坐，最是死生。人徒知久行、久立之伤人，而不知久卧、久坐之尤伤人也。"长期久坐久卧而不活动形体，会导致脾胃运化水谷功能低下，心肺气血运行不畅，因而气机弛缓壅滞，肌肉松软臃肿。无所用心事事，精神淡漠，同样亦使人神气涣散，意志消沉，懒惰少动而气机壅阻，同时因失意抑郁、寂寞无聊而易致情志内伤病证。

四、其他病因

在中医的病因学中，除了外感病因、内伤病因外，还有跌打创伤、虫兽所伤、烧烫伤等外伤以及寄生虫感染、中毒等多种致病因素，这些因素均能损伤肌肤筋骨血脉和脏腑气血，产生多种病证。而这些病因，既非外感淫邪，亦非直接内伤五脏气机，以往称之为"不内外因"，近世则将之与其他各种不属于外感内伤的病因统称为"其他病因"。在这里主要介绍各种外伤、寄生虫、中毒、遗传、胎传、药邪和医过等。

(一) 外伤

外伤指因外力扑击，或焰火沸液，或寒冷低温等外界物理因素所致的形身创伤，其范围颇广，包括跌打损伤、持重努伤、金刃(包括枪弹、刀斧)所伤、烧烫伤、冻伤和虫兽咬伤等，其致病多有明确的外伤史，故临床诊断并不困难，但病情较急，常需急救处理。

1. 跌打损伤

跌打损伤多由某些意外事件，使机体局部突然遭受外力撞击或挤压所致。临床上可出现皮肉绽破、甚则肢体组织断裂、脱落、出血等开放性损伤，或者虽无体表创伤但肌肉、筋骨、血脉以至内脏受损而致骨骼断折、筋腱撕裂、关节脱臼、血脉破损，甚则内脏出血，出现局部疼痛、肿胀瘀斑、肢体功能障碍，若伤及内脏亦可出现虚脱昏厥、孔窍出血等危重病候。与跌打损伤相类并同属伤科范畴者尚有持重努伤，所谓持重努伤，是指机体在形神没有准备，或过度持重用力的情况下，引起筋骨肌肉脉的闪挫扭伤。这种损伤多发生在腰背四肢，出现局部的瘀血肿痛，活动障碍，甚或骨骼关节脱位变形。一般来说，持重努伤局部皮肤不破损，筋骨亦不致断裂，偶然也有因疼痛剧烈，气机闭阻而昏厥者。

2. 金刃创伤

所谓金刃创伤，是指受到枪弹、箭弩、刀剑等兵器的射击、砍削，或劳动时的刀斧等锐利器械切削、穿刺所致的外伤。它轻则造成皮肉破裂、血脉受损而局部形成创口，出血、瘀肿疼痛；重则还可以伤筋断骨，关节脱臼，甚则肢体断裂；若创伤内脏或头部，可致内脏或颅内出血，严重者可致昏迷或死亡。若创口为风毒侵入，可致破伤风，古籍称为“金创痉”。另外，受虎狼等猛兽咬啮，除了感受其毒气外，亦可出现类似于金创的皮肉筋骨血脉损伤。

3. 烧烫伤

烧烫伤包括烧伤和烫伤，其中肌体接触高温物体，如油、水、蒸汽以及高温器物等而受伤者为烫伤，而直接受火焰或高压电流烧灼者为烧伤。烧烫伤是以火毒为患，轻者可损伤肌肤，创面红肿热痛，皮肤干燥或起火疱；重者可伤及肌肉筋骨，出现皮肤创面枯焦甚或炭化。严重的烧烫伤，除了局部溃烂、红肿热痛之外，而且由于热毒炽盛，津液蒸发或外渗，火毒攻心，出现发热，烦躁不安，口干渴，尿少尿闭，甚至阴阳竭脱而死亡，《医宗金鉴·外科心法要诀》说：“其证虽属外因，然形势必分轻重，轻者施治应手而愈，重者防火毒热气攻里，令人烦躁，甚则神昏闷绝。”

4. 冻伤

冻伤是人体受到低温侵袭所引起全身或局部损伤。温度越低，受冻时间越长，则伤害的程度越重。冻伤可分为全身性和局部性两种。局部的冻伤，多发生于手、足、耳、鼻、及面颊等部位，称为“冻疮”。初病时，因局部受寒而经脉挛急，气血凝滞，皮肤、肌肉失于温煦营养而局部皮肤苍白、僵麻，继而肿胀青紫，或起水疱，痒痛灼热，若水疱溃破易化脓溃疡。全身性冻伤叫“冻僵”。因寒为阴邪，易伤阳气，若阴寒过盛，持续时间过久，阳气受损严重，可致亡阳。人体失去阳气的温煦和推动血液运行的作用，则出现寒战、体温下降、面色苍白、颜面青紫，病人感觉迟钝、四肢麻木、神疲乏力，严重者甚至昏睡不醒，呼吸微弱，脉沉迟细弱，如不能及时救治，可因亡阳而致死亡。

（二）寄生虫

寄生虫亦是引起疾病的病因，其所引起的寄生虫病过去在农村很常见。中医很早就对寄生虫及其致病有明确的认识和论述，《内经》把蛔虫称为“长虫”、“蛟蛕”，《伤寒论》载述了“食则吐蚘”的蛔厥证，《诸病源候论》则有“九虫”之说，其中亦包括了多种肠道寄生虫。常见的寄生虫有蛔虫、钩虫、蛲虫、绦虫、血吸虫等，中、西医学虽对寄生虫的名称有所不同，但对寄生虫致病症状的论述颇为一致。

1. 蛔虫

蛔虫，古籍亦称蚘虫、蛕虫、蛟蚘。常因饮食不洁，虫卵随饮食入口而感染，同时亦与脏腑功能的虚弱，无力杀灭虫卵有关。蛔虫病的临床症状多见脐周疼痛，时作时止，伴有面色萎黄，睡时磨牙，消瘦或嗜食异物。蛔虫可自大便排出，亦可自口中吐出。若积留肠中，绞结成团，可触及索状虫块，严重者可以形成蛔虫型的肠梗阻而致关格（大便不通而呕吐蛔虫）。

亦可因蛔虫扰动胆腑,出现右上腹剧痛、四肢厥冷甚至昏迷的蛔厥证。

2. 绦虫

绦虫又称寸白虫,多因进食未经煮熟的猪、牛肉,使虫寄生肠中而致病。《诸病源候论·九虫候》谓:"寸白者,九虫内之一虫也,长一寸而色白,形小褊。因脏腑虚弱而能发动,……一云以桑枝贯牛肉炙食,并食生栗所成。又云食生鱼后,即饮乳酪,亦令生之。"绦虫病的临床表现多有腹痛腹泻,饮食不为肌肤而形体消瘦,面色萎黄,虫体段节可从大便中排出,较大、较长的虫体留积肠中亦可扪到条索状结块,严重者可造成肠梗阻。若绦虫囊蚴上侵于脑,可发癫痫;聚结于皮下肌肉,可出现结节痞瘤。

3. 蛲虫

蛲虫亦是寄生于大肠的白色小虫,细微如线,由饮食不洁,脾胃虚弱而感染致病,以儿童为多见。《诸病源候论·痢病诸候》谓:"谷道虫者,由胃弱肠虚,而蛲虫下乘也。……蛲虫者,九虫之内一虫也,在于肠间,若腑气实,则虫不妄动,胃弱肠虚,则蛲虫乘之。轻者或痒,或虫从谷道中溢出,重者侵蚀肛门疮烂。""蛲虫状极细微,形如今之蜗虫状也。"蛲虫夜间常爬出肛外,故常有肛门奇痒、睡眠不安,日久可致胃纳渐少,病儿面黄肌瘦。

4. 钩虫

钩虫在古籍中未见明确记载,但《寿世保元·九虫形状》载:"诸般痞积,面色萎黄,肌体羸瘦,四肢无力,皆缘内有虫积。或好食生米,或好食壁泥,或食茶炭咸辣等物者,是虫积。"所言病候与钩虫病相似。钩虫多因手足皮肤直接接触粪土,病原(微丝蚴)从皮肤侵入人体,在肠道生长发育而成。其病初起手足皮肤起痒疹,可有喉痒、胸闷、咳嗽等;继而可出现脾胃运化失常,如腹胀、便溏以及嗜食生米、泥土、木炭等怪异嗜好;最后由于气血亏虚而现面色萎黄或虚浮,体弱乏力,心悸气短,指甲色淡,甚至周身浮肿等,故古籍亦称之为黄胖病、黄肿病。

5. 血吸虫

古籍亦未见血吸虫之名,但所载"水蛊"证,即为其所致。《诸病源候论·水肿病候》:"此由水毒气结聚于内,令腹渐大,动摇有声,常欲饮水如似肿状,名水蛊也。"血吸虫由于接触疫水而感染,寄生于人体内,引起血吸虫病。初受感染时皮肤上出现短暂的痒性疹点,数周后可见发热恶寒、身体倦怠、荨麻疹样红疹及咳嗽等;继而出现腹泻、下利脓血、厌食、腹胀、消瘦,日久胁下结有癥块,并有腹水,故其病亦属臌(蛊)胀范畴。

另外,人体寄生虫还有姜片虫、血丝虫、肝吸虫等,均为现代名称,古代未有明确记述,在当代亦比较少见,故从略。

(三) 中毒

中毒是指受毒物所伤害。在中医学中,"毒"的概念很广泛,举凡能够伤害人体的恶物都可以称为毒,因此,包括六淫在内的外来致病物质可称为邪毒,疫疠邪气可称为疫毒,药物的毒副作用称为药毒等。至于因发病急重而又具有秽毒性质的丹毒、梅(霉)毒、痘疹毒、胎毒等，则带有病机或病证的内涵，不宜作为病因看待。本节主要讨论作为原始病因，直接进入人体而引致疾病的饮食毒、虫兽毒、药毒以及一些通过呼吸或皮肤接触而吸入的毒物。毒物伤人有缓有急，急性者往往发病急暴，病情严重，若不及时救治，可以引致死亡；慢性者则日渐积累，待至发病则损伤已甚，病情严重而难以逆转，因此，是一类必须加以重视的病因。

1. 食物中毒

食物中毒为摄入的饮食物中含有能够伤害人体的毒质。食物中的毒质，其来源大致有三类：一是食物自身具有的毒性，如毒蘑菇、河豚以至一些鱼蟹或其他动植物所含有的毒素；二是食物在放置过程中腐败变质，或者病死的牲畜所产生的毒素，其中既有蛋白质腐败而产生者，亦有因污染致病微生物及其分泌的毒素者，如虾蟹死后蛋白质腐败变性以后产生的毒素，以及肉类受肉毒杆菌污染后所含的毒素；三是食物中含有有毒的化学物质，如砒酸、汞（水银）、甲醇等，在现代则以农药、防腐剂等的污染为多见。此外，过量或长期饮酒亦可致酒精中毒，前“饮食失节”内容部分已经有所论述。

2. 虫兽毒伤

虫兽毒指受野兽、蛇虫咬啮后，其所带的毒汁进入人体以后所发生的毒害。其伤人轻者局部红肿疼痛，甚或溃烂；重则毒气入脏攻心，可出现高热、寒战、出血以至昏迷、痉厥等症状，救治不及时，可致死亡。野兽咬伤除了上述引起创口外伤之外，其所携带的毒汁对人体伤害常更甚。中医古籍常载虎、狮、狼等咬伤，现代非常罕见，而疯狗咬伤所致的狂犬病则更为常见且严重。至于蛇虫蜇伤则主要以其毒液伤人，其中以蛇毒伤人最危重。

（1）狂犬咬伤：狂犬又称猘犬、疯狗，是由于携带狂犬病毒而致的病狗。狂犬咬人后能把病毒传染与人，而致狂犬病，古代称“猘狗所伤”。狂犬病能在狗与狗（猫、牛、马等）、狗与人、人与人之间传染，因此，现代将列为传染病之一。人被狂犬或其他感染了狂犬病毒的动物咬伤时，其唾液中含有的狂犬病毒随之进入人体并潜伏起来，经过相当时日而发病。因此，狂犬咬伤之初，仅有局部红肿疼痛、出血，其后伤口愈合，但病毒潜藏，经过数日至数月，长者可过数年以后才发病。狂犬病发作时头痛、烦躁不安、恐水、恐风、恐声、牙关紧闭、四肢以至全身抽搐痉挛，神识昏狂，最后常至死亡。其中听到水声后抽搐，是其病的一个特点。本病发作以后死亡率极高，近100%，在我国传染病死亡人数中常名列前茅，对人民健康危害甚为严重，必须及时诊断并注射疫苗或免疫血清以防其发作。

（2）毒蛇咬伤：指毒蛇咬人后，蛇毒通过毒牙侵入人体而发病。不同的毒蛇含有不同的毒液，咬伤人后对人体的损害也不同，主要分为风毒、火毒、风火毒三类。其中风毒，现代医学称之为神经毒，常见于银环蛇、金环蛇和海蛇咬伤。其临床特点是伤口以麻木为主，无明显红肿热痛。全身症状轻者头晕头痛、出汗胸闷、四肢无力；重者则昏迷麻痹，瞳孔散大，视物模糊，语言不清，口流涎，牙关紧闭，吞咽困难，呼吸、心跳减弱或停止，直至死亡。火毒，现代医学称之为血液循环毒，常见于蝰蛇、尖吻蝮蛇（五步蛇）、青竹蛇和烙铁头蛇咬伤，其临床特点是伤口红肿热痛，起水疱，甚至发黑，日久溃疡；全身症状可见寒战发热，肌肉痛，皮下或内脏出血，可见尿血、便血、吐血、衄血，继而出现黄疸和贫血症状，严重者亦因中毒深重而死亡。风火毒，又称混合毒，常见于蝮蛇、眼镜蛇、大眼镜蛇等咬伤，其临床表现则有风毒、火毒相兼的症状。

除了蛇毒所伤之外，蜂毒、蝎毒、蜈蚣毒、蜘蛛毒、毛虫毒等亦可通过相应动物的毒牙咬啮、毒刺螫刺等注入人体，但其伤害多数限于局部肌肤，出现红肿疼痛，甚者可有发热寒战等见症，个别严重者亦可因毒气内侵脏腑气血而致皮下或内脏出血、黄疸甚则神昏痉厥等危重病候。

3. 药毒

药毒指用药失宜而对人体的毒害作用。凡是药物皆有其治病的性能和功效，亦有其毒副作用，故《内经》将药物统称为"毒药"。因此，药物用之得宜，能够愈病；用之失当，则可伤身致病。对于药物的伤身致病作用，张从正在《儒门事亲》中谓为"药邪"，近代亦称之为"药源致病因素"。由于药物性味不同，其毒烈性亦有差别，《内经》将之分为大毒、常毒（有毒）、小毒、无毒不同等次，虽然多数药物性味温和而属无毒者，但仅是以正常剂量而言，过用亦可出现毒副作用，故《素问·腹中论》有"石药发瘨（癫），芳草发狂"之说，谚亦谓："大黄救人无功，人参杀人无罪。"导致药物的毒副作用有如下几方面因素：

（1）用药过量：药物均有一定的剂量。用药过量，特别是一些含有毒性的药物，如砒酸、雄黄、芫花、大戟、巴豆等，临床使用均有严格的常用量规定，用量过大容易引起中毒。即使一般认为无毒的药物，长期或过量滥用，亦可致中毒伤身，如日本就曾经因过量滥用小柴胡合剂而致药毒伤害者。同样，病人不在医生的指导下擅自乱用药，也会伤身致病。因为药不对病，不唯无益于病，反伤于身，这以滥用补益药物最为常见，应该注意避免。

（2）炮制不当：中药非常讲究如法炮制，因为有些含有毒性的中药，如半夏、附子、乌头、巴豆等，必须经过适当的炮制以减轻其毒性。若对有毒中药不加炮制或者炮制不规范，往往容易引起中毒。

（3）配伍不当：一些中药相互合用会使毒性增强，如黎芦与人参、水银与砒霜等，所以古人总结有"十八反"、"十九畏"等，提示临床用药应特别注意，避免因不恰当的合用而产生或增强其毒性。

（4）用法不当：有些中药，如附子、乌头等，需要先煎、久煎以减低其毒性，若须先煎而没有先煎，亦会导致中毒。又有一些药物，如鸭胆子、轻粉、密陀僧、生川乌、生草乌等，常作为外用药，若误用内服，亦可致中毒。另外，中药还有"妊娠用药禁忌"，若妊妇使用了应该禁忌的中药，既会伤害妊妇，亦会影响胎儿。

所以，用药如用兵，中药的用量、炮制、配伍、用法都是特定的要求，应引起医生和病人的高度重视，特别是作为中医，更应该熟谙药物性能功效、用量用法及其毒副作用，才能发挥其治病救人作用，而避免其对人体的不良伤害。

（四）先天性病因

先天性病因，是指根源于父母，影响于胎儿，在出生前就已经存在的致病因素。先天性病因是先天性疾病的原因，这类疾病常在婴幼儿期就已经表现出来，其中有的是由遗传因素决定，有的则是胎儿在母体中受到某些因素的影响造成的。陈复正《幼幼集成·胎病论》"儿之初生有病，亦唯胎弱、胎毒两者已矣。"胎弱指遗传性疾病，胎毒则指胎儿在母体中所感受的疾病，现代有称为"胎传"者。随着医学的发展和提倡优生优育，这类疾病引起了广泛的关注。

中医对于遗传病和胎传病，尚无严格界定，一般常总称为胎疾。如《幼科发挥·胎疾》说："小儿初生至周岁者有疾者，皆为胎疾。"而《幼科全书》(旧题朱丹溪撰)说："凡小儿在月内有病者，皆胎疾也。"一般认为，由体质禀赋所致病者为遗传性疾病，因胎中受病者为胎传性疾病。

1. 遗传因素

遗传因素指父母一方或双方存在的某些先天性生理缺陷(显性或隐性)，通过胎孕传与下一代，而致子代出现同类疾病的病因。其所致生的疾病称遗传性疾病，如一些痴呆(先天愚型)、出血性疾病(血友病)、色盲以及骈指、兔唇等。现代亦发现一些疾病如高血压、糖尿病、过敏性疾病以及某些癌症等，其发病可与遗传因素有关，但只是遗传了这些疾病的发病倾向，而且亦常不在婴、幼儿时期发病。古籍中未见遗传性疾病之名，而儿科所言"胎弱"即属于此类疾病，万密斋《幼科发挥·胎疾》："胎弱者，禀受于气之不足也。……子之羸弱，皆父母精血之弱也。所谓父强母弱，生女必弱；父弱母强，生男必弱者是也。故而有头破、解颅、神慢、气少、项软、头倾、手足痿弱、齿生不齐、发生不黑、行走坐立要人扶持，皆胎禀不足也。"一般来说，父母体质虚弱，身有暗疾，或近亲结婚，或病后失调，或嗜欲过度，元气损伤，虽然孕育种子，但往往胎元怯弱，而致婴儿身体羸瘦，多疾易夭。此外，早婚早育或年迈得子，亦因肾气未盛或衰竭，精气不充，故生子常禀赋薄弱而多胎弱之病。

2. 胎传性病因

胎传性病因，是指在胎儿孕育期间，通过母体作用于胎儿，导致胎儿在母体中或出生后出现疾病的致病因素。《素问·奇病论》："人生而病癫疾者……病名为胎病。此得之在母腹中时，其母有所大惊，气上而不下，精气并居，故令子发为癫疾也。"认为小儿癫痫是因胎儿期孕母受惊而致。后世儿科所言之"胎毒"，亦指胎传性疾病而言，《幼幼集成·胎病论》："胎毒者，即父母命门相火之毒也。……成胎之后，其母之关系尤紧，凡思虑火起于心，恚怒火生于肝，悲哀火郁于肺，甘肥火积于脾，淫纵火发于肾，五欲之火隐于母胞，遂结为胎毒。凡胎毒之发，如虫疥流丹、湿疮痈疖结核、重舌木舌、鹅口口疮，与夫胎热胎寒、胎搐胎黄之类是也。"一般来说，怀孕期间，过受精神刺激、起居不慎、感受淫邪、恣情纵欲、饮食所伤，以至治疗用药失当，均可导致胎传性疾病发生。

(五) 医源性致病因素

医源性致病因素又称"医过"，指在医疗过程中由于医护人员处置失当对病人所造成的伤害。其中既有因对疾病诊断错误而致的治疗理法失误，亦有因能力水平或医疗态度而造成的技术失误，这些失误除了前"药毒"节所述的用药错误之外，还有技术操作方面，如针刺进针深度或运针手法失当所造成的气胸、血肿以至内脏损伤等、按摩推拿手法失当所造成的筋骨肌肉损伤，以至骨伤科、外科、五官科等专科手术的失误引致人体脏腑气血形身的损伤等，都是医源性致病因素而能使原有病情加重或致生新的疾病。另有一种更应该引起注意的医源性致病因素则是由于医生的言语举止、行为态度失宜而引起病人的误解或反感，造成情志过激或精神压力，亦常是加重病情甚或引起新的病变的原因。医源性致病因素关乎医生的技术水平和医风医德，故称为医过。这亦提示医生除了业务上精益求精，不断提高诊疗技术水平外,还应该加强医德医风修养,才能避免造成医源性病因,而一旦出现这些病因,则应及时采取矫治措施以消除其不良影响,危重者如针刺失误引致的气胸、推拿按摩引致的骨折脱位等,更应采取急救措施加以救治。

第二节 发　病

疾病和健康是相对而言的。中医强调人体是一个有机整体,人类生活于天地自然之中,能保持机体内部环境的平衡稳定,并与外部环境变化相应适应,就是正常生理活动,亦是健康的表现。如果在致病因素作用下,机体内部及内外环境失去相对稳定的平衡协调关系,脏腑组织器官受到损伤,功能活动失常,便发生了疾病。

中医对疾病的发生机理有深刻认识,形成了独特而鲜明的发病观,以及包括发病途径、发病类型等在内的一系列发病理论。这些理论观点,对养生保健和防治疾病都有切实的指导意义。

一、发病机理

疾病是如何发生的?为什么面对同一致病因素,有的人发生疾病,有的人却不会发病?了解发病机理是认识和防治疾病的基本前提。

(一) 发病观

发病观是关于疾病发生机制的基本理念和观点。中医发病观,主要立足于正气与邪气之间的相互关系,包括三个方面的内容:正气不足是疾病发生的内部原因;邪气是发病的重要条件;邪正斗争的胜负决定是否发病。

正气,是精、神、气、血、津液和脏腑经络等组织结构的功能体现。在疾病过程中,正气主要表现为人体的抗病力、耐受力和康复力,其作用有三:一是抗御外来致病因素,防止病邪的侵入,或病邪入侵以后驱邪外出;二是调节自身生命活动,以适应内外环境的变化,维持体内生理活动对疾病状态的承受和适应;三是对病后损伤的修复,使人体恢复健康。正气是发病与否的关键因素,《内经》认为"正气存内,邪不可干","邪之所凑,其气必虚"。

邪气,泛指各种致病因素,简称为"邪"。如《素问·调经论》说:"夫邪之所生,或生于阴,或生于阳。其生于阳者,得之风雨寒暑,其生于阴者,得之饮食居住,阴阳喜怒。"因此,中医所言的邪气,包括外感六淫、疠气、内伤七情、饮食、劳逸以及外伤、虫兽伤等各种致病因素。

正气与邪气是一对互相对立、互相斗争的矛盾,其斗争贯穿于疾病发生、发展、变化、转归的全过程。在发病阶段,邪气侵入人体之后,正气奋起抗邪,正邪之间互相斗争,若正气强盛,抗邪有力,则正胜而邪退,疾病可不发生;若正虚邪盛,正气抗邪无力,正不胜邪,病邪在体内发展为害,造成人体阴阳气血失调,脏腑经络功能失常,疾病就发生。《灵枢·百病始生》对疾病,特别是外感病的发病机理做了精辟的论述:"风雨寒热,不得虚,邪不能独伤人。卒然逢疾风暴雨而不病者,盖无虚,故邪不能独伤人,此必因虚邪之风,与其身形,两虚相得,乃客其形。"所论概括了中医发病学的如下观念:

1. 正气不足是疾病发生的内在原因

中医发病学非常重视人体的正气，认为是疾病发生的内部因素，其强弱在一定程度上决定了疾病的发生与否。如《素问·刺法论》说："五疫之至，皆相染易……不相染者，正气存内，邪不可干。"又，《素问·评热病论》说："邪之所凑，其气必虚。"《灵枢·百病始生》说："风雨寒暑不得虚，邪不能独伤人。卒然逢疾风暴雨而不病者，盖无虚，故邪不能独伤人。"《内经》的这些论述，充分说明了人体的正气不足，是病邪侵入和发病的内在因素。如果正气不虚，虽有病邪侵犯，但正气能够抗御病邪，使之不致内侵伤人而发病。同时，人体正气虚衰的程度与发病的轻重亦有一定关系，一般来说，正气较强的人感受病邪后，正气即奋起抗邪，病位较浅，病邪容易被驱逐；而正气虚弱的人，则病邪侵入后即迅速蔓延深入，因此，病位亦较深，病情较重。如伤寒两感证，因正气虚衰，无力抗邪，故起病即病邪迅速入里，表里两经俱病而病情深重。诚如冯兆张《锦囊秘录》所说："正气旺盛，虽有强邪，亦不能感，感亦必轻，故多无病，病亦易愈；正气弱者，虽有微邪，亦得易袭，袭则必重，故最多病，病亦难痊。"

2. 邪气是发病的重要条件

中医发病学既重视正气，强调正气不足是疾病发生的内在因素，但也不排除邪气在发病中的作用，而认为邪气是发病的重要条件，《内经》即有"百病之生也，皆生于风寒暑湿燥火"（《素问·至真要大论》）之说。盖因从广义角度来说，邪气概括各种致病因素，没有致病因素，何来疾病发生？而以外感疾病言，没有外来邪气，更无致病之可能。因此，虽然外因通过内因起作用，但若无作为外因的邪气的存在，疾病这一矛盾斗争亦不会暴发。而且，正邪之间的强弱盛衰是相对而言的，若感受病邪数量大，毒力强，正气虽然不弱，亦可使人致病，即《素问遗篇·刺法论》所谓"五疫之至，皆相染易，无问大小，病状相似"者。何况一些作用暴烈的病因，如创伤、车祸、中毒、狂犬毒蛇咬伤等，还每是发病的决定因素，正气纵然强盛，亦无可避免。研究疾病发病机理，不可忽视邪气的致病作用。

3. 邪正相搏，邪胜正负则发病

正气与邪气是贯串于疾病过程中的一对基本矛盾，正邪之间的斗争称"邪正相搏"，其盛衰胜负决定了发病与否。一般来说，邪气侵犯人体之后，正气奋起抗邪，在邪正相搏过程中，正能胜邪则祛邪外出，或克制邪气于体内，使其不致伤人发病；但若正气不胜邪气，则正气反为所伤而失去抗邪能力，邪气失去克制而伤人发病。因此，邪正相搏，邪胜正负则邪气伤人，即《灵枢·百病始生》所言的"两虚（虚邪贼风和正气之虚）相得，乃客其形"，是中医发病学强调的疾病发生机理。

中医发病观既强调正气的抗邪能力，又重视邪气的致病作用，认为疾病的发生取决于两者之间的斗争结果。这一观点正确地揭示了疾病的发病机理，对临床，特别是外感病的辨证论治，具有切实而深刻的指导意义。一些人囿于哲学的内因决定论，认为正气是疾病发生与否的决定因素，这种片面强调正气在发病过程中的作用的错误观点，影响了对疾病的正确认识和治疗。一些人在临床上不顾邪正盛衰、寒热虚实，以"正气存内，邪不可干"为借口而滥用补法，美其名曰扶正以祛邪，其实是对中医发病观的误解和歪曲，亦对临床造成不良后果，应该注意避免。

(二) 影响发病的因素

既然正气与邪气之间的胜负斗争决定了疾病的发生与否,那么能够决定正气和邪气的存在及其强弱盛衰的因素亦就是影响发病的因素。其中包括自然和社会等属于外部环境的因素以及决定正气强弱盛衰的体质因素。

1. 自然因素

影响发病的自然因素有四时气候和地理环境两方面,两者都是酿生外来致病邪气的条件,又能影响人体正气的盛衰及其抗病能力。

(1) 气候变化对发病的影响:四时气候变化不仅是致生六淫的条件,造成六淫致病的季节性,如“冬伤于寒,春必温病;春伤于风,夏生飧泄;夏伤于暑,秋必痎疟;秋伤于湿,冬生咳嗽”(《素问・阴阳应象大论》)等,因而外感病又有“时气病”之称。而剧烈的异常气候,非其时而有其气,往往酝酿疫毒疠气,引起疫病的暴发、流行,故亦谓为“天行时疫”。另外,“人与天地相参也,与日月相应也”(《灵枢・岁露论》),不仅五脏之气通应四时而“春善病鼽衄,仲夏善病胸胁,长夏善病洞泄寒中,秋善病风疟,冬善病痹厥”,而且按《灵枢・岁露论》所述,人体正气的抗病力亦随月廓的盈亏而变化,月满时“人血气积,肌肉充,皮肤致,毛发坚,腠理郄,烟垢著,当是之时,虽遇贼风,其入不深”,月廓空时“人气血虚,其卫气去,形独居,肌肉减,皮肤纵,腠理开,毛发残,䐃理薄,烟垢落,当是之时,遇贼风则其入深,其病人亦卒暴。”故四时气候不仅影响外来致病邪气,亦影响人体内部抗病正气,是影响发病的重要因素。

(2) 地理环境对发病的影响:地理环境包括区域地理和局部居处环境两方面。从区域地理而言,不同方域由于纬度、地貌、地质的不同,既造成气候的差异,亦影响人群的生活习俗和体质状况,因而造成不同地区的不同发病特点,《素问・异法方宜论》对此有着详细的论述,并认为五方发病不同:东方之民“其病皆为痈疡”,西方之民“其病生于内(多内伤杂病)”,北方之民“脏寒生满病”,南方之民“其病挛痹”,中央之民“其病多痿厥寒热”。临床上亦可见到某些疾病具有明显的地方性特点,如北方多伤寒而南方多温病、瘴疟,以及一些癌症在某一区域的多发性等。居处环境对发病的影响更是直接而明显,如居处或工作环境卑湿易生湿病、痹病,高温环境易致中暑等,而环境卫生的不良更为疫病等传染性疾病的发生提供了条件。在当前,环境污染破坏人体健康,引发疾病的危害性正越来越明显,亦引起了人们的重视。

2. 社会因素

社会因素亦与发病密切相关。社会制度及其稳定程度影响了人们的生活水平和生活环境,亦为病邪的传播创造了条件,过去常说“大兵之后,必有凶年”,盖因兵荒马乱之际,人们饥寒交迫,流离失所,体质衰弱而抗病力低下,易染疾病,更因人群迁徙流动而致疫病传播流行。而当今社会,交通发达,人员及物资交流频繁、快捷,亦为传染病广泛、迅速流行创造了条件。另外,社会风气亦影响人的生活习惯和心理状态,急剧的社会变革和动荡往往带来生活方式和心理素质的改变,不良的生活方式和心理刺激每每诱发多种内伤疾病。

3. 体质因素

体质决定了人的正气强弱,因此,是影响发病的内在因素。面对同样的致病因素,“勇者气行则已”而不发病，“怯者则着而为病”（《素问·经脉别论》）体质在一定程度上决定了疾病发生与否。同时，体质亦往往决定了疾病的发病倾向，《灵枢·五变》即以不同质材的树木受风霜旱曝淫雨所伤的情况不同，以说明“一时遇风，同时得病，其病各异”的道理，揭示体质对发病倾向的影响。

体质乃是个体所具有的生命特质，包括脏腑形身的生理素质以及精神状态和性格特点方面的心理素质，后者又称气质。体质既禀受于先天，亦造就于后天，故与性别、年龄、遗传、社会境遇、生活条件以及生活习惯等多方面因素有关，以社会境遇为例，《素问·血气形志》篇即有“形乐志苦，病生于脉”，“形乐志乐，病生于肉”，“形苦志乐，病生于筋”，“形苦志苦，病生于咽嗌”，“形数惊恐，经络不通，病生于不仁”之说。因此，诊病时通过问诊，详细询问影响体质的各种因素，对了解病人的发病倾向及发病特点有重要帮助。

二、发病途径

各种致病因素，都是以一定方式伤及人体，达到一定部位之后引起疾病的发生。所谓发病途径，是指病邪伤及人体而致生疾病的途径。《灵枢·百病始生》指出：“夫百病之始生也，皆生于风雨寒暑，清湿喜怒。喜怒不节则伤脏，脏伤则病起于阴；风雨则伤上，清湿则伤下。……三部之气各不同，或起于阴，或起于阳。”不同病因，其伤人方式固然有所不同，基本上可以概括为代表外来淫邪的风雨寒暑伤人体表上下而病起于阳（表），和代表情志过激的喜怒伤人五脏而病起于阴（内）两种，前者为外感病的发病途径，而后者则是内伤病的发病途径。但一些特殊者（不内外因），如外伤、劳倦、饮食等，其发病则常在于其所伤之处，然而“人生有形，不离阴阳”（《素问·宝命全形论》），故仍不越于“起于阴（里）”、“起于阳（表）”的范畴。

（一）外感病邪的发病途径

外感病邪自外而来，常由体表或口鼻而入，故发病常自肌表开始，由表而入里。

1. 由肌表入于经络

六淫病邪多从肌肤侵入，如《灵枢·五变》说：“百病之始期也，必生于风雨寒暑，循毫毛而入腠理。”《三因极一病证方论·三因论》亦说：“六淫天之常气，冒之则先自经络流入，内合于脏腑。”均指出外感病邪发病途径是从体表开始，发于肌表经络，再通过经络由表入里，由浅入深，故发病初期多有恶风寒、发热、头身痛等表证。《伤寒论》之所以创立六经辨证法则，亦正以此，而其以太阳经为伤寒发病之始，亦因为太阳经为六经之藩篱，主一身之表之故。

2. 由口鼻犯肺

温病学说则认为温热病邪为阳邪，故从上部口鼻入侵，经口鼻到达于肺而发病，即叶天士《外感温热篇》所言之“温邪上受，首先犯肺”。因为肺主皮毛，宣发营卫于肌表，病发于肺则卫表受伤，故温病初起多出现肺经受伤的卫分表热证。

3. 由口鼻达于膜原

疫疠邪气虽然与温热病邪同样多从口鼻而入，但吴又可在《温疫论·原病》中认为：“邪从口鼻而入，则其所客，内不在脏腑，外不在经络，舍于挟脊之内，去表不远，附近于胃，乃表里之分界，是为半表半里，即《针经》所谓横连膜原是也。”由于瘟疫初起，常有憎寒壮热病候，憎寒为表证，壮热为胃经里证，故吴氏以证候之半表半里而认为其病邪由口鼻而入，发病部位在于“去表不远，附近于胃”的膜原。一般而言，属于疫疠的传染病主要有两类：一类是呼吸道传染病，如麻疹、白喉、百日咳、流脑、肺结核等；一类是消化道传染病，如肠伤寒、痢疾、霍乱等。由呼吸道侵入是由鼻吸入，由消化道侵入是由口食入。

（二）内伤病邪发病途径

内伤病邪主要有七情、饮食、劳逸等，其共同的发病特点就是首先伤人体内部脏腑气血，然后才影响于体表形身组织。

七情内伤的发病途径是过激的情志直接伤及内脏，首先伤及心神，然后由于情志分属五脏而波及相应的脏，引起该脏的气机逆乱，精血耗伤而发病。如愤怒，先是由心受到难以忍受而又憎恶之事物所刺激后，波及于肝产生愤怒，过怒的情志又进一步伤害肝，引起肝气逆乱，藏血功能失常，出现眩晕、昏厥、呕血等的一系列“怒伤肝”的临床症状。

饮食经口进入胃中，其伤人主要是因饮食物的量或质的失常，或者其所携带的邪气毒物损伤脾胃而发病。脾胃受伤以后，不仅自身出现病变，而且因消化、吸收水谷精微的功能障碍而气血生化乏源，脏腑肢体失养，故其病邪虽从口而入，但发病途径亦是直接伤及脏腑而致生。

劳逸伤，包括过劳和过逸。其中劳力过度会耗伤脾肺之气；劳神过度会损伤心脾气血；房劳过度会伤肾精肾气。过度安逸，则使脾肺气机壅滞，心神弛散，同样是伤人脏腑气机而致气血精神受伤。

三、发病形式

致病原因、发病条件以及病人致病因素反应情况决定了疾病的发病形式。由于病邪的种类、性质、伤人的途径各不相同，人体的正气强弱及其对致病因素的反应亦有差异，故发病形式也有所不同，概括起来主要有感而即发、伏而后发、继发、并发和复发等。

（一）感而即发

感受病邪后立即发病者，称为感而即发，又称为“卒发”或“顿发”。一般来说，病邪比较急暴，正气无法抗御或与其相持，则感邪以后常立即发病。感邪即发大致有如下几种情况：

1. 六淫邪气或疫毒疠气伤人

“邪风之至，疾入风雨”（《素问·阴阳应象大论》），六淫邪气，常乘虚袭人而立即发病。故外感热病，如伤寒、温病等，一般情况下多感邪即发，而中暑、中寒等发病更是急暴。

疫邪乃天地之疠气，其性毒烈，致病力强，传染迅速，故其伤人常立即发病而且病情急重，称为顿发、暴发。

2. 情志过激

激烈的精神刺激，常引起情志的急剧变化而立即发病。如暴怒伤肝，可使气血并走于上，突然昏厥。大喜过度则心神散乱而卒然狂乱妄言，大惊卒恐则神志散越，气血逆乱而突然神昏痉厥等。即王冰注《素问·玉机真藏论》“忧恐悲喜怒，令不得以其次，故令人有大病矣”句所谓“忧恐悲喜怒，发无常分，触遇则发，故令病气亦不次而生”者。

3. 中毒及外伤

毒物毒性强烈者，伤人以后亦可立即引起严重中毒。如误服有毒的食物、药品，吸入毒秽之气，或因毒蛇蜂蝎等啮伤、螫伤，可以迅速扩散全身而急性中毒，甚至使人死亡。

金创、跌仆等外伤致病因素伤人之后亦引起形身组织或脏腑气血受伤而立即发病，其伤及脏腑气血严重者，尚可引致生命危险。

（二）伏而后发

伏而后发，是指某些致病因素作用于机体后，潜伏于体内，其后经过一定的时间，或在诱因作用下而发病。《素问·阴阳应象大论》的“冬伤于寒，春必温病；春伤于风，夏生飧泄；夏伤于暑，秋必痎疟；秋伤于湿，冬生咳嗽”，指出了某些疾病伏而后发的发病情况。又如《诸病源候论·兽毒诸病候》对狂犬病邪的伏而后发亦有明确的论述：“凡猘狗啮人，七日輒一发，过三七日不发，则无苦也。要过百日，方大免耳。”

感受六淫邪气之后，以感而即发者为多，但若感邪不盛，而正气虽能抗邪但不足以驱邪外出，则邪气潜藏伏匿，至一定时期在某些因素的激发或诱导下发作致病。《温疫论·原病》说：“其感（疠气）之深者，中而即发；感之浅者，邪不胜正，未能顿发，或遇饥饱劳碌，忧思气怒，正气被伤，邪气始得张溢。”指出某些疫疠致病亦可经过一定的潜伏过程。温病学说根据《内经》“冬伤于寒，春必病温”的理论，把伏气温病视为温热病的一种发病类型，创伏寒化温理论之先河。后世医家发展了伏邪学说，认为伏寒、伏热、伏火、戾气等，都可成为伏邪，潜伏于体内而为气候、饮食、情志因素等所诱发。伏邪发病的方式，初发每多即有里热见证，而后由里而达表，或由里而再里，其病情常较重而多变，病程亦较长，须伏邪透尽而邪热方能解化。

内伤致病亦多有致病因素日渐积留，俟积留至一定力量以后，蓄势而发者，这亦是伏而后发的另一种方式。例如，积劳成疾、饮食积滞等，每常是作为病因伏留体内，积渐至一定程度而后发病。由于病邪积渐而成，伏留日久而发病比较徐缓，故一些中基书籍称此发病形式为“徐发”。

（三）继发、并发

继发，是指在原发疾病的基础上，继续发生新的病证。继发病必须以原发病为前提，两者有着密切的病理联系。例如，妇女因下焦湿浊而得带下病，若治疗失宜，病情羁留，日久可继发不孕。又如臌胀病，亦常因肝病胁痛黄疸、血吸虫等失治日久或治疗不当所继发。而《伤寒论》所言“太阳阳明并病”、“太阳少阳并病”，乃指一经病候未罢，另一经病候又起，亦属继发的范畴。

另有一种发病情况是两种病变同时出现，称为“并发”。并发者两病同时发作，且之间没有因果关联。例如，既饮食内伤有外感风寒，而发热头痛与腹痛腹泻并见，即为外感并发内伤。应该注意的是《伤寒论》所言的“并病”是“一经先病，然后渐及他经而皆病也”（《景岳全书·伤寒典》),而非“并发”,但其谓为“合病”者,如“二阳合病”、“三阳合病”等,则属于“并发”的范畴。

(四) 复发

疾病虽已临床治愈,但其病理改变未能根除,病根仍然存在,在适当的条件下,重新发作,叫做复发。复发的疾病,其病情虽然有轻重缓急,但其基本病机和总体证候与原发的疾病相类似,否则则为继发而非复发。即使一些疾病如中风之后留下的后遗症,虽然与原发病有明显因果联系,亦不称复发,因其病机和治疗法则已经与原发病有较大的不同。例如,首次中风愈后,因大怒再次中风者,称为复发;而中风病经临床治愈后留下的半身不遂、言语謇滞等,则为中风后遗症而非复发。

外感热病治疗或调理失当,常易复发。《素问·热论》即有“病热少愈,食肉则复”之说,后世对热病愈后的食复、劳复、药复等亦多有论述。又如哮喘、癫痫等,虽然经过治疗后控制发作,但因宿根未除,亦容易受诱发因素的作用而复发。

1. 引起旧病复发的原因

引起旧病重新发作的原因虽然多种多样,概括起来,则不外病邪、正气、诱因三个方面。其中致病邪气未能得到彻底根除,是旧病复发的关键原因。因为在疾病过程中,若正气强盛,能够祛邪务尽,彻底清除致病因素,康复其所造成的病理损害,则不会旧病复发。但在疾病初愈之际,正气尚未康复盛壮,邪正俱虚,虽然邪气已经衰减而无力为患,但正气亦无力将其彻底祛除,或者无力康复邪气造成的病理损害,则遗患羁留,为旧病复发留下了病根。待至正气不能控制遗留的邪气时,原有疾病重又发作。或者虽然邪气(致病因素)得到控制而不能再造成明显的病理损害,旧病得到临床治愈,但病根并未彻底除去,其残余仍然潜藏体内,伺机发展至一定程度则突破正气的控制而重又发作致病。

可见,邪气未除,正气未复,是疾病复发的根本原因。但旧病之所以复发,往往还由于一定的诱因作用而致。诱因是导致疾病由相对静止趋于重新活跃的重要因素,其对于疾病,特别是外感热病的复发,具有不可忽视的作用。引起疾病复发的诱发因素,常见者有如下几个方面:

(1) 感邪复病:疾病新瘥,余邪势衰而未尽,但正气亦在疾病过程中受到损伤而衰弱,此时若再复感新邪,势必助邪伤正,使原有病邪再度活跃而复发,即《重订通俗伤寒论·伤寒复证》所说的“瘥后伏热未尽,复感新邪,其病复作”者。外感病的复发亦有虽不感受新邪,但原有病邪未尽祛除,伏留一段时间后,又乘正气之虚重而发作致病者,《温疫论·劳复食复自复》谓之为“自复”:“若无故自复者,以伏邪未尽,此名自复,当问前得某证,所发亦某证。”

(2) 食复:疾病初愈,因饮食因素而致复发者,谓之“食复”。《医宗金鉴·伤寒心法要诀》:“新愈之后,脏腑气血皆不足,营卫未通,肠胃未和,唯宜白粥静养,若过食,胃弱难消,因复烦热,名曰食复。”《诸病源候论·伤寒病后食复候》亦认为:“伤寒病新瘥后,及大病之后,脾胃尚虚,谷气未复,若食猪肉、肠血、肥鱼及油腻物,必大下利,……若食饼粘、黍、饴铺、炙鲙、枣、栗诸果脯物,及牢强难消化之物,胃气虚弱,不能消化,必更结热。”对因饮食不慎而致复病的问题甚为强调。盖因大病初愈,脾胃机能尚弱,消化力差,勉强进食,或进食甘肥厚味等不易消化的食物,则饮食不化精微以养正气,而反酿生湿热以助邪气复炽。

（3）劳复：大病初愈，气血未复，正气尚虚，余邪未净，若起居失节，劳作过度，或早犯房事者，皆可导致其病复发，称之为“劳复”。《诸病源候论·伤寒劳复候》认为：“伤寒病新瘥，津液未复，血气尚虚，若劳动早，更复成病，故劳复也。若言语思虑则劳神，梳头洗澡则劳力，劳则生热，热气乘虚还入经络，故复病也。”其因房劳致复者，古称“阴阳易”，《医宗必读·伤寒》谓：“男病新瘥，女与之交，曰阳易；女病新瘥，男与之交，曰阴易。细考之，即女劳复也。有谓男病愈后，因交而女病；女病愈后，因交而男病，于理未然，古今未曾见此证也。”认为男子因房劳而复病者为阳易，女子因房劳的复病者为阴易，其说较为近是。其病机则如《重订通俗伤寒论·伤寒房复》所言：“男女一交之后，自然元气空虚……（余邪）乘其交后虚隙之中，入而浸深于脏腑筋骨、脉络腧穴之间，则正气因邪而益虚，邪气因虚而益甚。”

（4）药复：病后滥用补药，或药物调理运用不当，而致疾病复发者，称为“药复”。疾病初愈，为使正气尽快恢复，在肃清余邪的同时，固可适当辅以调补之品以扶助正气，促进康复，但用之失宜，则不唯不能补正，反助病气，或者使未尽之余邪复炽，或者反而偏伤人体正气，均可致邪伤正而令病情反复，即叶天士《外感温热篇》所谓“炉烟虽熄，灰中有火”，而恐死灰复燃者。故大病初愈，用药应遵循缓补不助邪，祛邪不伤正的原则，以避免药复。

除上述外，其他如气候因素、精神因素、地域因素等，亦都可以成为疾病复发的诱因。但不论何种诱发因素，其作用机理不是助邪，就是伤正，使正气更虚，余邪得以复炽，从而破坏了正邪相持而邪气暂时受到控制的局面，或者机体内部本已脆弱的阴阳平衡关系，从而导致疾病的重新发作。

2. 复发的主要方式

由于病邪的性质，正气的盛衰，体质的偏颇，以及外界诱因的不同，疾病复发的形式可有多种多样，概括起来主要有疾病初愈之际复发、休止期与发作期交替、急性发作与缓解期交替三种方式。

（1）疾病初愈之际复发：这种类型多见于较重的外感热病，上述感邪复病、食复、劳复以至药复等，都可见于外感热病初愈之际。大病新瘥，每因饮食不慎，或用药不当，或过早操劳，使正气受损，余邪复燃，而使疾病在短期内复发。如肠伤寒，中医多以湿温病论治，在恢复期病邪尚未除尽，肠胃功能尚未康复之际，若饮食失宜，过早过多地进食不易消化的膏粱厚味，则食滞与余邪相搏，造成旧病复发。甚至不但身热复扬，而且伴有腹痛、出血等并发肠穿孔病变，危及生命。

（2）休止期与发作期交替：由于病邪或正气的盛衰有一定的时间节律，因此，有些疾病呈现了休止与发作交替的复发情况，即当病邪盛或正气衰时，病情处于发作阶段；到了病邪由盛转衰，或者正气由衰转盛之时，则病邪得到控制而疾病处于休止状态；而随着邪正之间力量对比的转变，又再进入另一发作阶段，例如，疟疾之休止与发作期交替即是。这种复发每呈现一定的周期性，但可没有明显的发作诱因。另有一种情况是某些慢性疾病平时处于相对稳定的不发作状态，但在一些间断的诱因的刺激下反复发作，如胸痹（冠心病心绞痛），平时可不发作而没有病态表现，但一遭受较强的情志刺激则胸痹心痛发作。这种复发则带有随机性而没有明显的周期节律。

（3）急性发作与缓解期交替：这种复发类型是在初次患病时即有宿根伏留体内，虽经治疗，症状和体征都已好转，但病根未除，一旦在外来诱因作用下，阴阳失调，脏腑气机逆乱，即可旧病复发。如癫痫病，素有痰浊宿根胶伏于体内，若受情志刺激，或者劳累过度、饥饱失节，或感受外邪，引致风痰内动，上蒙心窍，则痫证发作而神昏僵仆、抽搐痉挛，发作休止以后，气机平复则宛如平人，一旦再受诱因刺激，则重又发作，如此反复不已。

第三节　病变机理

广义的病机，是指疾病发生、发展、变化及其转归的机理，包括病因、发病、发病以后的病变机理三部分。其中疾病发生后所出现的病变机理，尤为临床上辨证论治时所着重研究，故亦常相对于病因和发病而称为病机（包含于广义病机范畴之内的狭义病机），本节所讨论的病机即指此而言，它主要研究疾病过程中邪正之间的胜复斗争以及由此产生的人体机能失常状况和病情发展变化规律。

引致疾病的因素甚多，而这些因素在不同的时地环境中对不同体质的人的影响亦多有不同，因此病变机理复杂多样，概括来说主要有：各种疾病所共有的基本病机，包括八纲病机、六气病机两类；体现人体机能失常状况，主要用于研究、分析内伤疾病的脏腑病机、经络病机和气血津液病机；体现外感病邪侵入人体后邪正盛衰消长状况，主要用于研究分析外感热病病情的六经病机、卫气营血病机和三焦病机，本节即对上述病机内容作简单、概要的讨论，并指出疾病传变的基本规律和发展变化的结局。

一、八纲病机

八纲病机属于基本病机范畴。基本病机是对各种疾病的基本病理属性的概括，为每一种疾病都具有的病变机理，主要有八纲病机和六气病机两类。

八纲指表里、寒热、虚实、阴阳。把八纲作为认识病机的基本纲领，在《内经》中已经有“病起于阴（里）、起于阳（表）”、“邪气盛则实，精气夺则虚”、“阳胜则热，阴胜则寒”等说法，《伤寒论》实际亦是运用八纲辨析六经病病机，其中三阳病多为表、热、实，而三阴病多为里、虚、寒。但明确提出八纲的内涵并以之作为病机纲领、指导辨证者，则为清代医家程国彭，程氏在《医学心悟·寒热虚实表里阴阳辨》中指出：“病有总要，寒热虚实表里阴阳八字而已。病情既不外此，则辨证之法，亦不出此。”

决定疾病的病情者，不外于病位、病势及病性等方面，八纲中之表里说明了病变部位及其发展趋势，虚实和寒热则反映了基本属性，而阴阳则作为八纲之总纲而概括了表里、寒热、虚实。但“水火（寒热）者，阴阳之征兆也”（《素问·阴阳应象大论》），因此，寒热虽然作为疾病的基本属性，又是阴阳盛衰偏胜的病理表现。

（一）表里病机

表里病机包括表里病位和表里出入病势两方面，是对病位内外深浅和病势出入的病理辨析。表里是一个相对的概念，就躯壳和脏腑而言，躯壳属表，脏腑属里；就脏与腑而言，腑属表，脏属里；就经络与脏腑而言，经络属表，脏腑属里；而就经络中三阳经与三阴经而言，则三阳经属表，三阴经属里。因此，辨析表里病机，分清其病变部位，了解其表里出入趋势，对掌握疾病,特别是外感热病的病情,从而实施正确的辨证施治,具有切实而重要的意义。

1. 表里病位

表里病位指在疾病过程的某一阶段中病变所涉及的身体部位。一般来讲,病变部位可分为病位在表、病位在里以及半表半里三种情况。

(1) 病位在表:指病变部位比较表浅,病在躯壳体表者。病位在表称为表证。由于表里是一相对概念,因此,对于整体而言,体表部位发生病变固然可以称病位在表,但对于五脏而言,则病在六腑者亦可称病位在表。表里病位除了说明外感、内伤病变部位之不同外,更常用于辨析外感病的发病机制,故表证主要指外感病的初期邪气尚未入里的阶段,《景岳全书·表证篇》说:"表证者,邪气之自外而入者也,凡风寒暑湿火燥,气有不正,皆是也。"如伤寒的太阳经证、温病的卫分证等,均为病位在表而称表证,因为太阳经为六经之藩篱,居三阳经之表,卫气行于太阳经以抗御邪气,故外邪初感,邪正交争于太阳经、卫分而病位在表。由于邪正交争,体表卫阳受遏,故常见恶风寒病候,即前人所谓"有一分恶寒便有一分表证"者。

(2) 病位在里:是与病位在表相对而言,是疾病深入于里的一类病证,称里证。里证的形成原因,大致有三种情况:一是情志过激、饮食劳倦等因素,直接损伤脏腑,致使内部脏腑功能失调,气血逆乱,如《灵枢·百病始生》将"忧思伤心,重寒伤肺,忿怒伤肝,醉以入房,汗出当风伤脾,用力过度,若入房汗出浴,则伤肾"等病变,称为病"生于阴(内)"者;二是由于外邪不解,由表入里,侵犯属里的脏腑经脉气血而致,每见于外感病的中、后期,如伤寒外邪不解传入阳明或三阴经,温病邪气传入气分或营血分等;三是外邪直接侵犯脏腑或三阴经而致,如寒邪直中三阴经、湿邪困阻脾胃等。

(3) 病位在半表半里:指病变既不在表,又不在里,处于去表未远而尚未入里的部位。一般指伤寒少阳病,其时邪气已去太阳之表,但尚未达三阴之里,邪正交争于少阳半表半里之部位。另外,吴又可《温疫论·原病》亦认为瘟疫"邪从口鼻而入,则其所客,内不在脏腑,外不在经络,舍于挟脊之内,去表不远,附近于胃,乃表里之分界,是为半表半里,即《针经》横连膜原是也。"半表半里证由于病位的特殊性,故常有寒(表证)热(里证)往来或憎寒(表证)壮热(里证)病候,其病势亦容易出表而病情减轻,或入里而病情加甚。

(4) 表里同病:表里部位同时受病,表证和里证并同出现,称表里同病。表里同病的出现,有以下几种情况:一是外感病病邪虽然已经内传入里,但仍未离于表,因而表证未罢,又见里证,如伤寒之两感于寒;二是本病未愈,又添标病,如本有内伤,又添外感,或先有外感,后又内伤饮食;三是内伤里证,病情发展,延及体表,如《素问·咳论》所言的"五脏之久咳,乃移于六腑"而腑(表)脏(里)同病;又如《灵枢·本神》论情志过激内伤五脏精气,严重者亦可病及体表而出现"毛悴色夭"病候。表里同病的出现,又往往与寒热、虚实并现,如表寒里热、表热里寒、表虚里实、表实里虚甚至表里寒热虚实错杂等,病情往往比较复杂。表里同病的病位既在表,又在里,与半表半里之病位之既不在表又不在里不同,须加区别。

2. 表里出入病势

疾病是一个动态过程,病变的部位随着邪正之间的盛衰胜复而有所转移变化,这种变化大致有由表入里和由里出表两种态势,故称表里出入病势。表里出入病势大体上反映了病情的加甚和缓解倾向。

(1) 由表入里:指病位本来在表,但随着病情发展,邪气深入于里而病位在里。《素问·缪刺论》:“夫邪之客于形也,必先舍于皮毛,留而不去,入舍于孙脉;留而不去,入舍于络脉;留而不去,入舍于经脉,内连五脏,散于肠胃。”指出了邪气由表入里,病位层层深入的发展过程。由表入里的病势变化有两种:一是病邪去表而内入于里,即由表证变为里证,如《伤寒论·阳明病篇》谓伤寒“始虽恶寒,二日自止,此为阳明病也”,即是病由太阳之表转属阳明之里。另一种情况是邪气虽入于里,但尚不离于表,表里俱为邪气所伤而同病,如《伤寒论》所言之“太阳阳明合病”、温病邪由卫分传入气分而卫气同病者。由表入里往往是因为病邪强盛,或者正气虚衰未能抗御邪气内侵而致,故常是病情发展、加甚的标志。

(2) 由里出表:指由于正气渐复,病邪衰退,在里的病邪为正气所驱逐而出于体表。《温疫论·战汗》:“温疫下后,烦渴减,腹满去,或思饮食而知味,里气和也。身热未除,脉近浮,此邪气拂郁于经,表未解也,当得汗解。”即是瘟疫经过治疗后,里气得和,病邪衰退而病势由里出表。在外感病中,病势由里出表反映正气能够驱邪外出,邪有出路,因此,是病情减轻、向愈的机兆。但应注意的是,内伤病病发于里而及于表,虽然亦可称为由里出表,但乃是里病及表而表里同病,则是病情加甚而非减轻、向愈。前述《内经》所言五脏久咳及于六腑的六腑咳,即是其例。

(二) 虚实病机

虚实作为八纲病机之一对,指疾病过程中机体对致病因素的反应情况。一般来说,在致病因素作用下,机体呈现了过分激烈的反应,机能处于亢盛状态,为实;若机体反应不及,机能处于虚衰不足状态,则为虚。《素问·通评虚实论》有“邪气盛则实,精气夺则虚”之说,说明邪正盛衰是引致虚实的原因,但以之作为虚实病机的定义,说明其病机本质,则不准确。

1. 虚实的病机本质

由于《内经》有“邪气盛则实,精气夺则虚”之说,故历来认为“虚”是指正气虚,“实”是指邪气实。虚为正气之虚固然无错,而谓实为邪气实则不确,盖因正气有虚实,而邪气则有盛衰而无虚实。虽然《内经》、《难经》有“虚邪”、“实邪”之称,但虚邪是指乘虚袭人之邪,故又谓之“虚邪贼风”而伤人甚、致病力强;实邪则指致病作用比较温和、致病力不甚者,故《灵枢·百病始生》有“两虚(虚邪与正气虚)相得乃客其形;两实(实邪与正气实)相逢,众人肉坚”之说,可见其并非邪气虚实之义。而证之临床,邪气盛固然可致实证,但前提是正气不虚,邪正斗争激烈,如伤寒之阳明病、温病之气分证者。若正气已虚,则邪气虽盛,但无力抗邪,反更为邪气所伤而虚弱衰颓,如伤寒少阴病,寒邪虽盛,但肾阳衰微而为“脉细微,但欲寐”、“恶寒而(身)蜷”的虚寒证。反之,若正气未虚,则邪气虽然不盛,亦可为实证,如饮食失节,过食甘肥厚味,其作为致病邪气并不暴烈强盛,但所致的脾胃湿热积滞,亦为实证。可见,决定虚实病机的关键在于正气的强弱,而非邪气的盛衰。

由上述可见,虚实的正确定义应该是:虚实是疾病过程中正气的反应状态,所谓虚,是因正气衰弱,无力抗邪而机能低下的病理状态;所谓实,是正气未衰,邪正抗争而机能障碍的病理状态。

2. 邪正盛衰与虚实病机

邪气与正气是贯串于疾病过程中的互相斗争、互为消长的矛盾,因此,邪气虽然不是虚实病机的决定因素，但亦与正气共同影响病情的虚实，而《内经》的"邪气盛则实，精气夺则虚"则可从互文对举角度加以理解：邪气盛而精气不夺则实，邪气不盛但精气已夺则虚。

（1）"邪气盛则实"：是以精气（正气）未虚为前提。邪气炽盛但正气未虚，能够与邪气交争，正气为邪气所刺激、遏阻，呈现亢盛的应激状态，则为实证。邪气越盛，正气的应激越强烈，实证越甚。若邪气虽盛而正气已虚，则病势发展加甚而为正虚邪盛，其间如果正气尚未虚甚而尚能与邪气抗争者，可虚实并见而为虚实夹杂，如《伤寒论·少阴病篇》所言之"少阴病，始得之，反发热，脉沉者"之麻黄附子细辛汤证；若正气衰微已甚，未能与邪气抗争者，则为虚证，如"少阴病，四逆，恶寒而身蜷，脉不至，不烦而躁者，死"。另外，实证亦可因气血逆乱，痰、食、水饮等滞留积聚，遏阻脏腑经络气机，功能障碍，代谢产物不能及时排泄，病理产物积留体内而致，则其邪气虽然不盛，但在正气不虚的情况下，亦为实证；若正气已虚，则为虚实夹杂。

（2）"精气夺则虚"：则为绝对的，任何正气虚衰不足均为虚。虚证的关键是正气虚，即机体机能低下，脏腑功能衰退，但并不意味着邪气不盛，若邪气盛者则为邪盛正虚。因此，虚证的形成，可概括为两种情况：一是因邪气（致病因素）的伤害而损伤正气，使正气不足而变生的虚证。另一种是由于先天禀赋不足，或者后天失调而致脏腑功能衰退，正气虚衰不足而成。

3. 邪正盛衰与虚实变化

随着病变过程邪正之间力量对比的改变，疾病的虚实病机亦发生相应的变化，这种变化主要表现为虚实之间的转化以及由之而形成的虚实夹杂和虚实真假病情。

（1）虚实转化：是疾病过程中邪正双方相互斗争、相互消长所引起的病机性质的改变，是由量变到质变的动态变化过程，具体有由实转虚、由虚转实和因虚致实等不同方式。

由实转虚　疾病初起时，若正气未衰，则属实证，但随着邪正抗争过程中正气受邪气的损伤而虚衰，则可演变成为以正气虚衰为主的虚证。如温病初起，邪在上、中焦卫、气分，正气尚未受损，则为实证，若温邪久羁，深入下焦肝肾，消烁真阴，则病情由实转虚，即《温病条辨·下焦篇》所谓"温邪久羁中焦，阳明阳土，未有不克少阴癸水者。或已下而阴伤，或未下而阴竭。……若中无结粪，邪热少而虚热多，其人脉必虚，手足心主里，其热必甚于手足背之主表也"者。导致由实转虚的病理机转，可因邪气太盛，正不敌邪而为其所伤；或因失治、误治，致使迁延日久，邪虽渐去而正伤未复。亦就是说，正气的强弱变化决定着疾病的虚化或实化。

由虚转实　疾病过程中，若病气逐渐衰退，正气逐渐恢复，则病情可由虚转实。如《伤寒论·厥阴病篇》："伤寒始发热六日，厥反九日而利。凡厥利者，当不能食，今反能食者，恐为除中，食以索饼，不发热者，知胃气尚存，必愈。……后三日脉之，其热续在者，期之旦日夜半愈。""伤寒病，厥五日热亦五日，设六日当复厥，不厥者，当自愈。"前者虽厥利但能食且食后不发热，知为胃气尚存，正气得以恢复，病情由虚转实；后者厥后转发热且不再厥，亦是正气由虚转实之征。疾病由虚转实，一般是经过正确治疗以后，正气得到扶助而充盛，邪气受到祛除而衰退，正胜邪却而为病情向愈之机。

因虚致实　疾病本来是正气虚弱为主的虚证，继因正气之虚，脏腑功能衰退，水谷、气血津液运行障碍，从而酿生水饮、痰浊、瘀血、积滞等病理产物并留滞体内，遏阻气机而出现实证病机。如脾虚气滞的腹满,脾肾阳虚导致的便秘等均是其例。因虚致实是在虚证的基础上进一步出现实证,病以虚证为主而虚中夹实,病情更为复杂、严重,与正气来复、病情向愈的由虚转实病机不同,不可混淆。

(2) 虚实夹杂:又称虚实错杂,是指实证病机变化与虚证病机变化搅混在一起所表现出的病机状态,多在病程较长、病机多变,特别是出现虚实转化或邪正相持的疾病中见到。而所以出现错杂则是由于疾病失治或治疗不当,使邪气久留,损伤正气;或正气素虚而有痰湿、水饮、瘀血等病理产物形成,凝闭阻滞,使正气不能发挥正常功能而致。常见者有虚中夹实、实中夹虚、正虚邪恋等情况。

虚中夹实　指疾病的病理性质以虚为主,又兼夹有邪气致实的病机状态。这种病机变化,多发生于脏腑气血病变。一方面是脏腑功能的衰减,另一方面又有病理产物滞留,从而形成各种虚中夹实证。如由于脾阳不振,运化无权,水湿停聚,泛滥肌肤而形成的脾虚水肿,其临床表现既有纳少腹胀、面色萎黄、肢倦神疲的脾气虚弱证候,又有水湿滞留,肌肤肿胀的实证病候。其病以脾虚无力运化水湿为主,因虚致实而水饮泛溢,故称之为虚中夹实。

实中夹虚　指疾病的病理性质以邪盛致实为主,又兼有正气虚弱的病机状态。此种病机的形成,往往是由外邪侵袭机体,正邪交争,邪势未退而正气已伤,形成实中夹虚的病机变化。如温热病热盛伤津,邪热不退而阴津已伤,证见发热汗出而口干舌燥、便结尿少者,又如风寒湿邪气伤人所致的痹证,日久而致营卫受损而虚衰者,均为邪正交争之实证之中兼夹正气之虚,故称为实中夹虚。

正虚邪恋　正虚邪恋指邪气虽然衰退,但正气亦虚,无力祛除余邪,余邪羁留而不去的病理状态。多见于疾病后期,往往是多种疾病由急性转为慢性,或慢性病经久不愈而遗留某些后遗症的主要原因。正虚邪恋的病机一般有三种发展趋势和转归:一是在积极的治疗和调理下,正气得以康复,余邪散尽,疾病好转或痊愈;二是治疗或调养不当,正气未复,无力驱尽余邪,病邪胶着缠绵,留恋不去而转为慢性病证,或留下后遗症;三是正气转虚,邪气复盛而病情复发,这种情况最多见于外感热病后期,即叶天士《外感温热篇》所言之"恐炉烟虽熄,灰中有火"而死灰复燃者。故在正虚邪恋的病理阶段,积极治疗,扶正祛邪以促进正气康复,祛除余邪,至为重要。

(3) 虚实真假:一般而言,虚是机体对疾病呈现功能衰退、低下的反应状态,实则呈现功能亢进、旺盛的反应状态。因此,虚证与实证通常具有相反的病候,如实证的发热、烦躁、口干渴、二便秘结不通、面红赤、语声气息急促、脉洪大等,与虚证的畏寒、神疲肢冷、口淡不渴、二便频数泄泻、面色苍白、语声气息低微、脉细微迟缓等正好相反。但实证如果由于邪气过盛,邪正交争激烈,正气受其阻遏而不能流通布达,则机体失去温养而出现神疲肢冷、语声气息低微、脉象细微迟缓等类似虚证的不足病候,此即"真实假虚"。虚证如果正气太虚,不能气化温通,则二便不能正常排泄,积留于体内而出现腹胀满、二便秘结癃闭等类似实证病候;亦有由于阳气太虚,不敌阴寒邪气,为其所驱而不能固守于里,张越于外,或者阴虚太甚,不能涵养阳气而虚阳外越者,均可出现发热烦躁、掀衣揭被、面赤、口干、脉数等因虚阳外越而致的类似实热证病候,是为"真虚假实"。

关于虚实真假,前人有"大实有羸状"、"至虚有盛候"之语(《苏沈良方·脉说》),精辟地揭示了病机本质与病候的真假关系。由于虚实真假病情常出现于病变比较危重的阶段,因此透过病候的假象以辨析其病机本质,对于正确施治以挽救危亡,至关重要。一般来说,大实的"羸状"背后,必定有真实的病候可寻,如其语声气息虽低微,但必促粗有力;其四肢虽然厥冷,但胸腹却灼热且拒按;其脉初按、轻按虽细微或迟缓,但久按、重按必沉实有力、愈按愈盛等。同样至虚的"盛候"背后,亦每隐有真虚病候,如语声气息虽急促,但常断续不接;口虽干但不欲多饮,且喜热饮;腹虽胀但喜温按,便虽结而无所苦;特别是脉虽大或数,但不耐久按,久按、重按则濡软若无。凡此等,均必须细心诊察,方不为其假象所迷惑而准确把握其病机实质。

(三) 阴阳失调与寒热病机

"人生有形,不离阴阳"(《素问·宝命全形论》),阴阳是对互相对立、互相统一的形身结构和生命活动的概括。因此,在八纲病机中,既是重要的组成部分而有特定的内容,又是其他病机的总纲,一般上常将表、热、实归属于阳,而里、虚、寒归属于阴。

阴阳失调,即是指人体阴阳之间失去平衡协调而导致的病理变化。在疾病的发生、发展过程中,由于致病因素的影响,阴阳失去相对的平衡和协调,形成阴阳的盛衰偏胜,进而造成阴阳互损;若阴阳偏胜过甚则可出现阴阳格拒或转化,而阴阳互损或格拒之甚又可引致阴阳亡失。由于"水火者,阴阳之征兆也","阳胜则热,阴胜则寒"(《素问·阴阳应象大论》),故阴阳失调病机亦概括了寒热失常病机并以之为主要病理表现。

1. 阴阳偏胜与寒热虚实

阴阳之间的对立斗争导致了阴阳的盛衰偏胜,其中以阳偏胜为主而阴未明显损伤衰退者为阳盛,阴偏胜而阳未明显受损衰退者为阴盛,两者均属实证;而以阳偏衰而阴未明显壅盛者为阳虚,阴偏衰而阳未亢盛者为阴虚。与邪正盛衰影响虚实病性一样,阴阳偏胜病机决定了疾病的寒热病性,即阳盛则热、阴盛则寒,阴虚则内热(虚热)、阳虚则外寒(虚寒)。

(1) 阳盛则热:阳偏盛是指机体在疾病过程中,表现出阳气有余,机能亢奋,热量过剩的机能状态。一般来说,阳偏盛的病机特点是阳盛而阴未虚(或阴虚不甚),而"阳胜则热",故阳偏盛病机所表现出来的证候常为实热证。若阳盛伤阴,则为阳盛阴虚而虚实夹杂。

(2) 阴盛则寒:阴偏盛是指机体在疾病过程中,机能障碍或减退,热量不足,气化功能低下,以及阴寒性病理产物积聚的病机状态。一般来说,阴偏盛的病机特点是阴盛而阳未衰(或阳虚不甚),而"阴胜则寒",故阴偏盛病机表现出来的证候常为寒实证。由于阴寒太盛,则损阳气,若阳气因之受损,则为阴盛阳虚而虚实夹杂。

(3) 阴虚则内热:阴偏衰就是阴虚,是指机体由于某种因素导致阴精或阴液亏损不足,而阳气相对偏亢的病机状态。"阴在内,阳之守也"(《素问·阴阳应象大论》),阴偏衰则不能涵敛、制约阳气,而阳气相对亢旺,故又称为"阴虚阳亢",阳气偏亢则热,但其热为阴虚不能涵养阳气而致,与阳盛所致的实热不同而谓之为虚热内生,又称虚热证。若阴虚过甚而亢阳化火,则称"阴虚火旺"。常见症状有肌肤消瘦、烦热盗汗、骨蒸潮热、咽干口渴、舌红苔少、脉细而数等。

(4) 阳虚则外(形)寒:阳偏衰亦称阳虚,是指机体由于阳气虚损,机能减退或衰弱,产热不够的病机状态。由于阳气虚衰,机体失去温煦,脏腑气化功能低下,而阴寒相对偏盛,故亦表现出阴盛则寒的病候,如喜静蜷卧、畏寒肢冷、面色㿠白、尿清便溏、舌淡苔白、脉沉迟等,但其寒是由阳虚不能制阴,机体功能低下而致,与阴气盛实的寒实证不同而称虚寒证,即

《内经》谓之“阳虚则外寒”者。但其“外寒”是由内到外整个形身都寒，而非表寒里不寒，即所谓“形寒畏冷”者。

2. 阴阳互损

阴阳互损是由于阴阳中的一方先出现了亏虚不足，然后又影响到另一方，使之也亏损虚衰，从而形成了阴阳两虚的病机变化。由于阴阳之间具有互根互用、互相依存的关系，因此阴阳互损多是在阴阳偏衰的基础上发展而成，包括阴损及阳和阳损及阴两种情况。

（1）阴损及阳：“阴者，藏精而起亟也”（《素问·生气通天论》），阴精藏居于内，既是化生阳气的物质基础，又能涵敛阳气使之不致亢越耗亡。由于津液、精血等属阴的物质亏虚，无阴则阳无以化，故影响阳气的生化不足；或阳无所依附而耗散，从而在阴虚的基础上，又出现了阳虚，则为阴损及阳。阴损及阳虽然阴阳两虚，但病机关键在于阴虚，即《理虚元鉴·治虚二统》所说的“阴虚之久者阳亦虚，终是阴虚为本”。

（2）阳损及阴：由于阳气虚衰，气化功能低下，阴精的生化不足，因而在阳虚的基础上，又出现了阴虚，则为阳损及阴。本证阴虚是因阳虚而致，继发于阳虚之后，故《理虚元鉴·治虚二统》说：“阳虚之久者阴亦虚，终是阳虚为本。”病机关键在于阳虚。

阴损及阳和阳损及阴，大多见于阴偏衰或阳偏衰发展到较为严重的情况下，由于肾藏精，内寓真阴真阳，为一身阴阳的根本，因此其他脏腑的阴虚或阳虚，多在“久病及肾”，导致肾阴或肾阳亏损较甚时，才出现阴损及阳或阳损及阴的病理状态。

3. 阴阳格拒与寒热真假

阴阳格拒指在阴阳斗争过程中，偏盛的一方将偏衰的一方格阻于外的阴阳失调病机。产生阴阳格拒的原因是由于阴阳偏胜过甚，阴或阳的一方壅盛于内，将另一方排斥格拒于外，失去相互维系的状态，即《灵枢·脉度》所谓“阴气太盛，则阳气不能荣也，故曰关；阳气太盛，则阴气弗能荣也，故曰格”者。其中“关”为阴盛于里而关阻阳气于外，即阴盛格阳；“格”为阳盛于里而格拒阴气于外，即阳盛格阴。

由于寒热是阴阳偏胜的表现，因此阴阳格拒又常导致寒热真假的病理现象。

（1）阴盛格阳与真寒假热：阴盛格阳的病机是阴盛于内，逼迫阳气浮越于外。阴盛于内则里寒甚，而阳浮于外则外现热象，因而里寒外热。但里寒为本质，外热则是虚阳不能内守，浮越于外而出现的假象，故亦称之为“真寒假热”。一般来说，假热的征象多在头面部（“戴阳”），亦可表现为全身症状。如《伤寒论·少阴病篇》所述之少阴病格阳证：“少阴病，下利清谷，里寒外热，手足厥逆，脉微欲绝，身反不恶寒，其人面色赤，或腹痛，或干呕，或咽痛，或利止脉不出者，通脉四逆汤主之。”既有腹痛、下利清谷、手足厥逆、脉微欲绝等里寒证，又见面色红赤、身热甚或咽痛、干呕等外热假象，即是阴盛格阳，里真寒外假热之证，故用通脉四逆汤温散里寒，收挽浮越之虚阳。

（2）阳盛格阴与真热假寒：从字面意义讲，阳盛格阴是阳盛于内，格拒阴于外。但其病机实质是邪热深伏在里，阳气为邪气所遏阻，结聚、郁闭于内不能外达，体表失于温养而现类似于阴寒证的手足厥冷证象，即《伤寒论·厥阴病篇》所谓“阴（经）阳（经）之气不相顺接便为厥，厥者，手足逆冷者是也”。由于手足厥冷是因里热盛极，阳气受郁不能布达体表而致，乃属假寒之象，故又称“真热假寒”。《伤寒论·厥阴病篇》之“伤寒，脉滑而厥者，里有热，白虎汤主之”、“前热者后必厥，厥深者热亦深，厥微者热亦微，厥应下之”，均指此证而言，后世亦有“热深厥深”之说。

一般来说，阴阳格拒出现于阴阳偏胜过甚之时，其时阴阳已经失去互相维系的能力，进一步发展则可阴阳离决而导致阴阳亡失的危重局面。

4. 阴阳寒热转化

在疾病过程中，由于邪正力量对比的改变，阴阳之间的盛衰发生变化，因而疾病的阴阳性质相互转变，称为阴阳转化。阴阳转化是阴阳盛衰变化的一种特殊转机，一般来说，只有在一定条件下阴阳才能发生转化，如《素问·阴阳应象大论》说：“重阴必阳，重阳必阴”，“重阳”、“重阴”就是转化的条件。

（1）由阳转阴与重热则寒：由阳转阴指在阳气偏盛的病机过程中，当阳热亢盛达到了一定程度，突然表现出一派阴寒症状，病由阳证转变为阴证。由阳转阴的病机变化多见于外感热病中，热病初期，邪正交争激烈，出现高热、口渴、汗出、脉洪大有力等阳盛热壮的病理状态，但由于邪热炽盛，正气不支，急剧受伤耗损，因而突然出现体温骤降、四肢厥冷、面色苍白、脉微欲绝等一派阴寒证象，此时病证本质发生了根本的变化，即由阳证转化为阴证，由实热证转变为虚寒证。这就是我们常说的由阳转阴、重热则寒。

（2）由阴转阳与重寒则热：疾病的病机由阴转变为阳，亦即由阴证转化为阳证的变化过程，称由阴转阳。如《伤寒论·厥阴病篇》所言“厥阴中风，脉微浮，为欲愈”、“下利脉数，有微热，汗出，今自愈”均是。由于《素问·阴阳应象大论》将“重阴必阳”、“重热则寒”、“寒极生热”与“重阳必阴”、“重寒则热”、“热极生寒”相对而言，因此，有些人将“重阴必阳，重阳必阴”称为“阴阳极变”，认为阴寒至极可以转化为热，但在病机变化过程中，阴阳转化其实就是邪正盛衰、病情虚实的转化，正气的耗伤容易而急速，恢复则较难而缓慢，故由阳转阴每在病情急剧恶化时突然出现，而由阴转阳则提示病情转轻向愈而难以骤见。至于《素问·阴阳应象大论》所言“重阴必阳”，系指“冬（阴）伤于寒（寒），春必温病（阳）”、“秋（阴）伤于湿（阴），冬生咳嗽（阳）”之四时发病而言。而其谓“重寒则热”亦当作如是理解，当然亦可理解为阴寒至极可格阳于外而外现假热，但病机本质仍属阴寒内盛而未发生转化。因此，疾病性质的由阴转阳、由寒转热，应该从正气来复，由虚转实、由里出表的病机变化加以认识和理解。

5. 阴阳亡失

阴阳的亡失是指机体的阴液和阳气突然、大量地耗损、丢失，使全身机能严重衰竭，从而导致生命垂危的病理状态。阴阳亡失往往为阴阳失调病变终末阶段，它包括亡阴和亡阳两种类型，通常见于病情危笃、生命垂绝的时刻，即《素问·生气通天论》谓为“阴阳离决，精气乃绝”者。

（1）亡阳：是指机体的阳气突然耗散脱失，导致全身机能严重衰减，甚至停息的病理状态。引起亡阳的机制有两方面：其一是受到致病因素的严重耗损，阳气逐渐衰少以至突然亡失湮灭；其二是在阴阳格拒的病理状态中，处于虚衰状态且被格拒于外的阳气失却维系，孤阳外越而耗亡。亡阳证的病机变化往往比较急骤，病情危重。《素问·生气通天论》说：“阳者，卫外而为固也。”所以阳气暴脱亡失时常症见大汗淋漓，甚则如油如珠，称为“绝汗”，同时肌肤四肢厥冷、精神疲惫、表情淡漠甚至蜷卧神昏、呼吸微弱、脉微欲绝等。

(2) 亡阴:是指机体由于精、血、津液等大量地消耗或丢失,使阴气衰竭耗亡,失去濡养功能而出现全身机能严重衰竭的病理状态。其临床表现为汗热而黏、手足温、喘渴烦躁甚则昏迷谵妄、舌红绛、苔少而干、脉细数无力等阴液缺失枯少状态。

由于阴阳互根互用,所以亡阴亡阳在病机上也互相影响。阴亡则阳气无所依附而散越;阳亡则阴精无法内守而随之外耗。最后阴阳俱亡,离散决绝,生命亦告结束。

本段讨论阴阳失调病机,以阴阳偏胜开始,而以阴阳亡失为终结,其间各个环节互相关联、互相影响,甚则互为因果:阴阳对立斗争引起阴阳偏胜,阴阳偏盛过甚则致阴阳格拒,甚至阴阳转化;而阴阳偏衰过甚则引致阴阳互损;阴阳格拒或阴阳互损进一步发展又可致阴阳离决而亡失,其病变逐步深入,病情亦益趋危重。而寒热作为阴阳偏胜盛衰的表现,亦随其失调状况而有虚实、真假、转化之不同,因此,根据病情辨析其寒热病性及变化,是准确把握阴阳失调病机的关键。

二、病理从化与六气病机

中医把疾病看成致病因素作用于人体以后发生的异常生命活动,重视疾病过程中机体对致病因素的反应状况,将之称为"病理从化",并从病理从化的角度,运用取象比类的方法去研究疾病机理,建立疾病变化的基本模式去认识疾病,形成了六气病机理论。六气病机理论与八纲病机同样,都是对疾病基本变化机理和病变类型的研究和阐释。

(一) 病理从化与六气病机的研究方法

作为病机学说主要组成部分之一的六气病机,其具体内容首先见于《内经》,《素问·阴阳应象大论》有"风胜则动,热胜则肿,燥胜则干,寒胜则浮,湿胜则濡泻"之说,由于所言风、热、燥、寒、湿,与六淫病因名称相同,故常有人将之称为"内六淫"、"内生五邪"而从病因角度加以理解、阐释,其实是未能掌握六气病机研究的方法论特点,没有从病理从化的角度理解这一理论而导致的错误。因此,认识病理从化的机理、理解六气病机的研究方法,对掌握六气病变的病机本质,正确指导临床辨证论治,具有重要意义。

1. 病理从化

致病因素的存在固然是引起疾病的原因,但是中医认为致病因素作用于人体以后,必须影响、干扰生命活动,引起生命活动的失常,才出现疾病。因此,致病因素虽然能够影响但不能决定疾病的性质,决定疾病的性质者,往往是人体对致病因素的反应状态。病理从化就是指疾病性质受体质等因素的影响而变化,即《医宗金鉴·伤寒心法要诀》所言:"人感受邪气虽一,因其形脏不同,或从寒化,或从热化,或从虚化,或从实化,故多端不齐也。"

病理从化强调必须从人体对致病因素的反应状态去认识疾病机理,反映了中医以人为本的疾病观,是中医病机学说的重要学术理论。《内经》虽然未明确提出病理从化的概念,但有"夫百病之生也,皆生于风寒暑湿燥火,以之化之变也"(《素问·至真要大论》)之说,"之化之变"即指此而言,其所言"病机十九条"中的六气病机,则是对病理从化类型的概括。而《伤寒论》的六经病,实际上亦就是感邪之后病理从化的结果,《医宗金鉴·伤寒心法要诀》对此颇有透彻的阐发，并明确提出了“从化”的概念。至于刘河间“六气皆从火化”、“五志过极皆为热甚”之说，更是基于病理从化而得出的精辟结论。

2. 六气病机的实质

在中医范畴中，“六气”是一个有多种涵义的学术概念，除了《灵枢·决气》用之以指人的精、气、津、液、血、脉六种生命物质外，最常用的是指称自然界风、寒、暑、湿、燥、火六种气象要素，以其形成的正常气候称六气，而以其失常、作为外感病致病因素者称为六淫，亦有因两者内容相同而迳称六淫为六气者。但作为病机概念的六气，虽然亦以风寒燥湿火热为名，但其实质却与病因的六气（六淫）迥然不同。

病机的六气，是运用取象比类的方法，把人体在内、外因作用下发生的病理从化，以自然界六种气候类型，即风、寒、燥、湿、火、热加以命名。由于是对病理从化类型的概括，故又称为化风、化寒、化燥、化湿、化火、化热。有人把这些病理变化称为“内六淫”、“内生五邪”，则易引起误解，使其内涵与六淫发生混淆。因为这六种病变类型虽然可由外感风、寒、暑、湿、燥、火六淫病邪所致，且与感受六淫后出现的病变表现可能有相似之处，但一来其作为病变类型，与作为病因的“六淫”是实质迥异的两个概念；二来六气病机变化固可由外感六淫所致，但没有必然的对应关系，如感受温热病邪虽然可能出现化热、化火病变，但如刘河间所强调，“六气皆从火化”、“五志过极皆为热甚”，只要具备适当的条件，多种内伤、外感病因都可出现化火、化热的病变。可见，病机的六气并不是感受六淫邪气而得，而是人体自身在疾病过程中所化生出来的病理状态，为什么会化生这些病理状态？按中医的观点，是病理从化所造成。从何而化？一般来说，从时地人条件而化，但最为关键的是从人的体质而化。阳盛体质，发病以后容易从阳化热、化火；阳虚阴盛体质，则常从阴化寒。素体肝阳易亢者，则易化风动风；素体脾肾阳虚者，则易化生湿浊；而素体阴血亏少者，又每易伤阴化燥。所以，六气病机与体质关系最为密切，是致病因素作用于人体后，人体内部根据体质特点而发生的病理从化过程。这就是六气病机关键之所在，亦是其不可与外感六淫混为一谈的原因。

3. 六气病机的研究方法

为什么要用风寒燥湿火热这六种气象命名作为病理从化方式的六气病机？这与古代医家的思维、研究方法有关。亦就是说，六气病机是运用取类比象方法研究人体病变机理和病变类型而形成的病机理论。古代医家在研究疾病机理时，发现多数疾病经常可以出现某些相同的病候（证候群），为了研究这些证候的形成机理，因而采用取类比象的研究方法，通过把这些证候与天地自然相类比，以之阐明其中的病理机制，确定其疾病类型。以风证的病机研究为例，诊病时经常见到一些病人出现肢体拘急强直、抽搐震颤或自觉头目晕眩等“动”的证候，在研究这些证候的病理机制时，研究者把人体的“动”与自然界的“动”相类比，从自然界“风吹草动”这一现象得到启发，由此推论人体的“动”亦是由体内的“风”所引起，故又称之为“化风”或“内风”。其他六气病机大抵上亦是运用这样的研究方法，例如“燥胜则干”和“湿胜则濡泻”，亦可以通过与自然物（如泥土）受水湿浸渍则溏烂、在干燥环境下则固结枯裂的现象类比而得出。

4. 研究六气病机的意义

六气病机体现了中医学术“人与天地相参应”的整体观念和“取象比类”的方法论特色，

是中医病机学说中具有独特内涵的学术理论，亦是临床从病变类型辨证论治疾病的理论基础。正确理解六气的病机概念及其病理属性，明确其与病因概念上的六淫的区别，不仅可以从理论上加深对中医病机学说及其认识论、方法论特色的理解，而且亦能切实而有效地指导临床对疾病的辨证论治。

（1）确定病变类型：辨证论治是中医诊治疾病的基本方法，而辨证是论治的基础和关键。辨证的方法有多种，“六气”辨证为其中之一，其作用在于确定病变类型，为治疗立法提供思路。通过六气病机研究，明确六气病变类型与病因辨证的六淫的不等同性，可以在辨证时避免两者的混淆，从病变类型的角度确立正确的治疗法则，提高辨证论治的准确性。

（2）深化对疾病机理的认识：由于六气的概念容易与病因的六淫混淆，因此，影响了对其病机本质的正确认识，历史上对中风（“化风”）病机的认识，就是突出例子：唐宋以前医家对中风证多从“内虚邪中”立说，如张仲景《金匮要略·中风历节病脉症并治》谓：“夫风之为病，当半身不遂，……中风使然。”由于将风气内动误认为外感风邪，影响了该证的正确治疗。迨至金元时期，河间、东垣、丹溪诸家对“风邪外中”说渐生疑窦，并分别从“心火”、“气虚”、“湿痰”等立说。明·张景岳总结诸家之说，立“非风”之论，至此，学界渐成“内风”的病机见解，称为“非风”、“类中风”。但临床上亦还有人不明其为化风之病机，仍然从疏风散邪论治。民国时期张锡纯、张山雷等明确提出“内风”说，强调指出：“其为病也，气火升浮，痰涎上涌，皆其有形之见证，然必以无形之风阳，为之先导，而后火也、气也、痰也，得凭借之力，而其势愈猖，此内风为患，暴戾恣睢，断非外风之袭人肌表者可以同日而语。……与其仍类中之名，泛而不切，不能得其要领，毋宁以内风二字揭橥天下，而顾名思义，易得旨归。”（《中风斠诠》）从中风经历由“外风”到“类风”、“非风”，再到“内风”的病机认识过程，可见准确把握六气病机的重要性。其他诸如《素问·热论》所言的“人之伤于寒也，则为病热”，从六气病机角度则不难理解其“伤于寒”为病因，而“病热”则为病理从化的结果。同样，也就可以理解《内经》病机十九条为什么属热、属火病机特别多，而刘河间更有“六气皆从火化”、“五志过极皆为热甚”之说，盖其原因在于化热、化火是疾病过程中最普遍、最常见的病理从化形式故也。

（3）指导治疗立法：研究六气病机，理解其病变机理和证候本质，对指导六气病证的治疗，亦有切实而重要的意义。再以“中风”证治为例，宋以前泥于“风邪内侵”的错误认识，治疗多从疏风散邪立法，如《金匮要略》侯氏黑散、《千金要方》大、小续命汤等，多用防风、川芎甚则麻、桂、附、姜等辛温祛风药物，《医学衷中参西录·治内外中风方》谓：“夫外受之风为真中风，内生之风为类中风，其病因悬殊，治法自难从同。若辨证不清，本系内风，而亦以祛风之药发表之，其脏腑之血，必益随发表之药上升，则脑中充血必益甚，或至血管破裂，不可救药。此关未透，诚唐宋医学家一大障碍也。”《景岳全书·非风》篇提出化痰开窍、培补元气精血、行气活血诸法，较前已大有进步，其后如王清任补阳还五汤、张锡纯镇肝息风汤以至《杂病证治新义》天麻钩藤汤等秉内风病机立法的方药，成为辨证论治中风证的有效良方，临床上对该证的治疗亦日趋精当有效。

可见，六气病机体现了中医学术“天人相参应”的整体观念和“取象比类”的方法论特色，是中医病机学说中具有独特内涵的学术理论，亦是临床从病变类型辨证论治疾病的理论基础。正确理解六气病机的概念及其病理属性，明确其与六淫病因的区别，对中医病机研究和疾病辨证论治均有切实而重要的意义。

(二) 六气病机

1. 化风

人体在致病因素的影响下,出现抽搐震颤、拘急痉挛或者头目眩晕等证候,其病理机制称为"化风"。如《素问·阴阳应象大论》所说的"风胜则动"。

《素问·至真要大论》认为"诸暴强直,皆属于风",又说:"诸风掉眩,皆属于肝"。肝为风木之脏,体阴而用阳,藏血主筋而开窍于目,化风常因为肝的病理变化而引起,故又称"肝风内动"。临床上引起"肝风内动"的原因和具体机理有如下几个方面:

肝阳上亢　七情过激,暴怒伤肝引起肝阳上亢,肝血逆乱,上扰清窍则头目眩晕,筋失所养则肢体震颤掉摇,拘急痉挛,是为"肝阳化风"。

热极生风　外感六淫,入里化热,或情志内伤等其他原因引起火热内盛,都可以引动肝阳或耗伤阴血,使肝阳上亢,筋失所养而神昏痉厥,手足抽掣,称"热极生风"。

血虚生风　失血或其他因素引起肝血亏虚,目失濡养则眩晕,筋失滋荣则手足抽掣或震颤掉摇,称"血虚生风"。另外,肝血不行,瘀血阻滞,亦能导致筋脉失养或脑窍失濡,出现同样的证候,则称"血瘀生风"。

阴虚风动　肾阴亏虚引致肝阴不足,阴不涵阳,同样引起肝阳上亢,肝阴、肝血失于濡养而化风,称"(肝肾)阴虚风动"。

可见化风可由包括内伤、外感在内的多种致病因素所引起,当然,外感风邪亦可引致化风,但前提是风邪伤肝以后必须引起肝阳上亢或肝阴、肝血亏损,才会化风。而更多情况下,外感风邪只是引起伤风感冒、风热、风寒、风湿、头风、风痹等诸多不属于化风的病变。因此,病机上"风胜则动"的"风",是由多种病变所"化"出来的,而不是直接感受风邪而得到的,这是两者不同之处。

2. 化寒

致病因素导致人体阳气虚衰,功能衰退,阳不胜阴而阴寒内盛的病变过程,称之为"化寒"。《素问·阴阳应象大论》认为"阴胜则寒",而阴胜是由于体内阳气虚衰,阳不制阴所致,故又称"寒从中生"。

只要多种致病因素损伤了人体的阳气,或者其能动性受到抑制,都可以使阴寒内盛而出现化寒病变。五脏阳气虚衰是出现化寒病变的重要原因,而肾阳为一身阳气之本,命门火衰,肾阳虚馁,与化寒的病理关系最为密切,故《素问·至真要大论》有"诸寒收引,皆属于肾"之说。

由于化寒的病机本身在于阳虚而致功能衰退,生命活力低下,故临床上常表现出形寒怕冷甚至躯体踡缩拘急、四肢厥冷等失于温煦病候;同时由于气化功能衰退,蒸腾无力,气不行水化浊,故小便清长,大便溏烂、稀薄,痰液、鼻涕以及妇女白带等分泌、排泄物清稀淡薄,甚至水液潴留而水肿,化物不行而脘腹痞胀不通,即如《素问·至真要大论》所说:"诸病水液,澄澈清冷,皆属于寒"及《素问·阴阳应象大论》的"寒胜则浮"之谓;而且,由于阴寒内盛,闭阻气机,亦可使气血闭阻不通,或脘腹急结疼痛,或胸痛彻背,甚至心阳暴脱而面唇青黑,神昏肢厥。以上这些都是阳虚阴盛,寒从中生的主要病理表现。

3. 化热(化火)

在致病因素的影响下,机体的阳气过盛或者阴虚阳亢而出现机能亢奋的病理过程,称之为"化热"或"化火"。《素问・五运行大论》说:"在天为热,在地为火……其性为暑。"热为火之渐,火为热之极,化火与化热只是程度上的差别,病理性质基本相同,都是与化寒相反的病变过程。作为临床上最常见病变的化热与化火,可由以下多种外感或内伤的致病因素所引起:

(1) 六气(淫)皆从火化:外感六淫邪气之后,如果正邪抗争剧烈,机体阳气亢奋,则可出现化火、化热病变,故前人有"六气皆从火化"之说。

(2) 五志过极皆为热甚:情志过激一方面引起五脏气机失常,体内的阳气得不到正常的疏泄,郁而化热、化火;另一方面,情志过激,脏气失衡亦能耗伤阴精,致阴不涵阳,阳气亢越而化生火热,前人谓为"五志化火",刘河间称之为"五志过极皆为热甚"。

(3) 饮食积滞、痰饮瘀血郁久化热:饮食失节,过食膏粱厚味,郁积肠胃,日久酿生湿热;偏嗜辛辣热物,耗伤脾胃阴精,亦可致胃火偏亢。痰饮湿浊、瘀血等病理产物积留体内,遏阻阳气运行,亦能郁而化火生热。

(4) 阴虚阳亢化热:疾病过程中体内阴精耗伤虚损,阴阳失调,阴不涵阳,则阳气偏亢而化热,称"阴虚内热"或"阴虚热扰"。

由上可见化热(化火)是由多种因素引起的常见病理过程,这一病理过程的出现,固然与致病因素有关,但更重要的决定因素是病人体质和对疾病的反应状况。一般来说,阳盛或者阴虚体质的病人,在疾病过程中比较容易出现化火、化热病变,而且阳盛者常化生实热(火),阴虚体质者则易化生虚热(火)。当然,火热证的虚实亦受致病因素和病程所影响,除了初病所化生者多为实热(火)、久病而化生者多为虚热(火)之外,外感六淫和饮食积滞、痰饮瘀血所化生的多为实热、实火,由于阴虚阳亢而致者则多为虚热、虚火,至于五志化火则有虚有实,每依所伤情志及病人反应状态而定。

化热、化火的病理表现称为热证和火证。热证和火证都具有病理性机能亢盛的证候特点,如:①热性亢奋,故常见面赤、舌红、脉数、烦躁多动等病候;②热伤津液,故常口干喜饮,小便短赤,痰涕、经带等排出物色深浓稠;③热性熏迫、开泄,常迫津外泄而有出汗病候;若迫血妄行则出现咯血、吐血、便血等出血病候;若熏灼肌肤血肉,则致生痈疡疮肿。以上病候为火证和热证所共有者,但火与热不仅有程度上的差别,两者性质亦同中有异:火性炎上急暴而热性弥散,故火证病势多向上且急暴,《素问・至真要大论》谓"诸逆冲上,皆属于火",又谓"诸呕吐酸,皆属于热",亦正以此。另外,火气通于心,故火证多见神志症状,《素问・至真要大论》认为"诸躁狂越","诸热瞀瘛","诸噤鼓栗,如丧神守","诸病胕肿,疼酸惊骇",以及"皆属于火",即说明这一问题。认识两者差别,对临床辨证甚有帮助。

4. 化燥

由于津液精血亏耗,机体脏腑、肌肤、孔窍失于濡润而干涩枯燥的病理变化,称为"化燥"。疾病过程中,发热出汗过多,或者大吐大下、亡血失精等,以致津液亏虚,精血耗损,均可出现化燥病变。肺主输布津液,胃为津液之化源,肾藏精而主五液,故清・石寿棠《医原・百病提纲论》认为:"内燥起于肺胃肾,胃为重,肾为尤重。盖肺为敷布精液之源,胃为生化精液之本,肾又为敷布生化之根柢。”外感燥邪,亦可致生燥证,前人因而有内燥、外燥之说,但外感燥邪必须耗伤肺胃津液以后才能化燥而致生燥证,其未伤津之前,仅见外感表证而已。故外燥只是感受燥邪而致的一种化燥原因和形式,外感温热邪气,或者伤寒入里化热以后,亦同样能耗伤津液而化燥。

《素问·阴阳应象大论》概括燥证的证候特点是“燥胜则干”,刘河间《素问玄机原病式》论“病机十九条”时补充化燥病机为:“诸涩枯涸,干劲皴揭,皆属于燥。”均指出干枯不润是化燥的基本病理表现,因此,燥证的病候主要为:口咽干燥,舌干少津,皮毛憔悴枯皱,爪甲脆裂,大便干结,小便短少。此外,肺燥津亏者可见干咳少痰,气逆喘促;胃燥津枯严重者可见噎膈呃逆;肺胃精津亏损,肺热叶焦致燥,皮毛、筋骨、肌肉失于润养,尚可致生手足痿废的痿证;肾精亏耗,阴虚内燥则五心烦热,潮热盗汗;血虚风燥则肌肤甲错瘙痒,凡此等,都是津伤化燥,脏腑组织失于润养的病理表现。

5. 化湿

由于机体气化功能失常,水液运化输布障碍而潴留蓄积于体内的病理过程称“化湿”。脾主运化水湿,脾失健运则水湿潴留,故《素问·至真要大论》有“诸湿肿满,皆属于脾”之说,说明化湿的病机与脾的运化功能失常关系最为密切。此外,肺主通调水道,肾为水脏而主津液,三焦主水液的决渎,这些脏腑的功能失常亦能导致水湿内聚,故《医原·百病提纲论》认为:“内湿起于肺脾肾,脾为重,肾为尤重。盖肺为通调水道之源,脾为散输水津之源,肾又为通调散输之枢纽。”但从总体来说,关键在于气化功能失常,水不化气,气不行水,因而水液积聚,湿浊内生,故石寿棠又认为“阳气虚则蒸运无力而成内湿”。当然,感受湿邪亦可引致化湿,但感邪以后必须窒阻气机,引起肺脾肾等脏腑气化功能失常才会出现化湿病变。

湿性重浊黏滞,故病情常较缠绵缓慢,其病状则随积留部位而不同:湿阻清窍,则头重如裹、脑胀眩晕;湿阻胸膈,则胸闷不舒,或咳喘痰鸣;湿浊停积中焦脾胃,则胃脘痞胀、泛恶呕吐、腹胀腹泻;湿浊下注,则小便浑浊或淋沥不利,大便黏滞、溏烂,妇女带下;水湿泛溢肌肤则为水肿,郁于肌表则生痒疹痤疿;湿滞筋肉,经输不利,则致肢体重滞、颈项强急,即《素问·至真要大论》所谓“诸痉项强,皆属于湿”者。另外,水湿积留于内脏,则聚水而成饮,积湿而成痰,出现痰饮病变和病候。

上述六气的具体病机与作为致病因素的外感六淫根本不同,是由于气血津液、脏腑等生理功能失调所引起的综合性的病理变化。由于“暑”只是气候特征而热为其性,故六气病机有化火而不称“化暑”,更由于火与热只有程度的差别而性质相同,故一般常以化风、化寒、化火(热)、化湿、化燥论六气病机,而称为“风气内动”、“寒从中生”、“火热内生”、“湿浊内生”和“津伤化燥”。

三、脏 腑 病 机

脏腑病机是研究在各种致病因素的作用下,引起脏腑生理功能失常所发生的各种疾病变化的机理。五脏六腑是生命活动的中心,因此,研究脏腑病理变化机制的脏腑病机亦是病机学说的基本内容之一,大多数疾病,特别是内伤杂病,其辨证论治离不开脏腑病机的辨析。脏腑病机的主要内容包括五脏病机、六腑病机、奇恒之府病机及其相互关系等,而五脏病机则是其纲领和重点。由于“五脏相关学说”内容部分对脏腑相关病机已有讨论，故本节不再赘述。

五脏藏气血阴阳，以之为生理活动的物质基础和功能体现，故五脏病机以其阴阳气血之虚实为关键，即《素问·调经论》所说的“夫子言虚实者有十，生于五脏”者，故本书以虚实为纲，以阴阳气血失调探讨脏腑病机，作为辨证论治脏腑病变的参考。

（一）五脏病机

1. 心病病机

心为君主之官，藏神而主血脉，对生命活动起主宰作用，故易受内外致病因素的影响而致病，其生理功能失调则常引起血脉和神志两方面的病机变化。

（1）心实病机：《黄帝内经》虽未正式提出“心实”二字，但已提及“心气实”、“心气盛”等概念。《脉经》卷二则明确提出“心实”的概念并谓：“左手关前寸口阴实者，心实也。”其后，“心实”或“心气实”遂为重要的病机术语而被普遍使用。痰、火、寒、气、瘀均能导致心气或心阳亢盛，或者心气、心血郁结闭阻，是心实病变的主要产生机理。

心气（火）亢盛　心气是推动血液正常运行的主要动力，亦是保证精神、思维、意识活动正常进行的重要物质基础。心气以和调为顺，若受邪气侵犯或病理产物干扰，则会过度亢奋，反而为害，引起心脉或心神功能异常。如《灵枢·淫邪发梦》说：“心气盛，则梦善笑，恐畏。”《灵枢·本神》说：“心气……实则笑不休。”均是最早提出心气亢盛的病机及其所出现的神志病变。气有余便是火，心气亢盛进一步发展，可以成为“心火亢盛”，两者之间有轻浅深重的程度区别。因此，心气亢盛常见喜笑不休等精神亢奋病候，若心气盛过甚或郁结过度而化火，发展至心火亢盛，则可出现昏乱、躁狂、谵妄等危重病候。另外，又因心主血脉而开窍于舌，故心火亢盛，熏灼血脉，又可逼血妄行而致吐血、衄血；若心火上炎，灼伤口舌，则口舌糜烂生疮。

心脉痹阻　是指心脏脉络在致病因素的作用下，阻塞不通的病变。造成心脉痹阻的原因甚多，常见者有气机郁滞、瘀血内阻、痰浊停聚、阴寒凝滞等。心主血脉，通行气血阴阳，心脉痹阻则心气闭结、心血瘀阻而心悸、心烦、胸闷、胸痛。其属心气郁滞者以心前区翳闷胀痛为主，时作时止，发作常与精神因素相关；若为心血瘀阻则常痛如针刺，痛处固定，且常放射至肩背；痰浊停聚而痹阻心脉者，闷痛较甚，伴痰多呕恶；若为阴寒凝滞，则常因感寒而突然发作，疼痛剧烈，得温按则痛减。上述四种类型的心脉痹阻固可单独出现，但相互兼夹致病者更多，如气滞血瘀、气郁痰凝以及气滞血瘀痰阻，或寒凝气滞血瘀等等，在临床上更为常见。

痰迷心窍　主要指痰浊蒙闭心窍后出现心神昏昧的病变。多因湿浊酿痰，或情志不遂，气郁生痰而引起。以精神抑郁、表情淡漠、神志呆痴、言语举止失常为常见病候，亦可突然仆地、不省人事、口吐痰涎、喉中痰鸣、两目上视、手足抽搐、口中如作猪羊叫声等。本证常是狂癫及癫痫等病的主要病机和证候。

痰火扰心　指痰火（热）壅盛，扰乱心神所致的病变。多因精神刺激，思虑郁怒过度，气郁化火，炼液为痰，痰火内盛，蒙阻心窍，扰乱心神而致。亦有因外感热邪，阳明胃火炽盛，热灼津液，煎熬成痰，痰火（热）内扰者。痰火扰心的常见症状为心烦失眠、昏狂谵妄、语言错乱不避亲疏、狂躁妄动、逾垣上屋、伤人毁物、力逾常人等，常见于狂证。若仅为痰热扰心者，则病势较轻,以心烦不寐、头晕目眩为主要病候。

(2) 心虚病机:心虚是心的气血阴阳虚衰不足,并引起心的功能衰弱失常,可分为心气虚、心阳虚、心血虚、心阴虚四种情况,其中心阳虚是心气虚的进一步发展,心阴虚亦可由心血虚而致。

心气虚　指心气虚衰不足,因而推动血液运行和调控精神活动的能力减退的病理状态。心气虚衰则无力推动血行,心脏搏动无力而心悸怔忡、面色苍白、自汗;宗气亦因心气之不足而虚衰,故胸闷气短、少气懒言;神失温养则疲惫倦怠。

心血虚　指营运于心的血液虚衰不足,濡养功能减退的病理状态。血虚心脉不充,心失血养,故怔忡悸动;心血不荣于面,故面白无华;神失心血之濡养,扰动不安,故失眠多梦、健忘眩晕。

心阴虚　指心之阴气不足,心失润养而虚热内生的病理状态。心失润养,故心悸、心烦、失眠多梦;心阴不足,虚热内生,故五心烦热、潮热盗汗。

心阳虚　指心之阳气虚衰,温煦、鼓舞心气、心血的功能减退,虚寒内生的病理状态。心阳虚是心气虚的进一步加甚,故除了出现心悸怔忡、胸闷短气、面白自汗、少气懒言等心气虚的病候之外,还有畏寒肢冷、神疲多寐等阳虚症状。同时心阳虚衰,失于温煦,阴寒内盛而凝滞心脉、心血,故亦可致心血瘀阻而胸闷心痛。

心阳暴脱　指心之阳气突然大量脱失亡绝而致全身功能严重衰竭的病理状态。心阳暴脱则阳气衰亡,不能温煦、固摄而冷汗淋漓、四肢厥冷;心阳脱失,宗气衰微,不能贯心脉,行呼吸,故呼吸微弱,血脉不行则血液不能外荣肌肤和颜面而面色苍白、口唇青紫;心阳暴脱,血不养心,心神涣散,使神志模糊,甚至昏迷。进一步则阴阳离决,阳气败绝而死亡。

2. 肺病病机

肺外合皮毛,开窍于鼻,是体内外气体交换的重要场所,其主要生理功能是主气而司呼吸,主宣发肃降,行营卫而通调水道。肺的病理变化,主要为其宣发肃降功能之失常,肺失宣发则气机不利,肺失肃降则气机上逆,气化不行而水道不通。但宣发与肃降两者相因为用,非宣发则无以肃降,非肃降则宣发不行,故肺失宣发与失肃降的病机常互相关联而称肺失宣肃。

(1) 肺实病机:肺为娇脏而性清虚,不耐寒热而易为外邪所伤,故肺的实证多因外邪壅遏或痰浊阻滞而致肺气不利。

肺卫失宣　是指邪气犯肺,卫气受阻而肺气失于宣降的病理状态。肺行营卫而主皮毛,故在五脏中最易为外邪所入侵伤害,风寒燥热(温)等六淫外邪伤人,常自肺卫开始,故叶天士有“温邪上受,首先犯肺”之说。举凡风寒束肺、风热犯肺、温(热)邪犯肺、燥邪伤肺等,都能遏阻肺卫,使肺气失于宣发肃降,因而出现以咳嗽、喘促等为主要症状的病变。

邪热壅肺　是指热邪熏蒸肺系,壅阻肺气所致的病理状态。邪气犯肺,肺卫受郁而化热,肺受热逼,宣降失常,肺气上逆而咳嗽、气喘;热灼肺津,炼液为痰,痰热互结,故痰稠色黄,咯吐不利;气分热盛,故有发热、口渴、烦躁不安等病候;热伤肺络,迫血外溢则衄血、吐血;若腐坏血肉,则咳吐脓血痰等。本证与风热犯肺虽然都同样是肺受邪热所伤,但风热犯肺病在表,多伴风热表证,本证则因邪郁化热而热盛于气分或营血分,为里热证。

痰浊阻肺　指痰饮湿浊之邪郁阻肺气,因而肺失宣发肃降的病理状态。肺为清虚之脏,易为痰饮湿浊等病理代谢性产物所填充阻塞,故前人有“肺为贮痰之器”之说。肺受痰阻,则气机不利,宣发肃降功能失常,出现胸膈满闷、咳嗽痰多或气喘痰鸣等病候。

(2) 肺虚病机:肺虚多指肺气虚衰或阴津亏耗而言,包括肺气虚、肺津亏、肺阴虚三种情况。由于肺主气,故常以肺气虚言其功能衰退,而少有肺阳虚之说。

肺气虚 指肺主气的功能衰弱,不能发挥正常宣发、肃降作用的病理状态。肺主气而司呼吸,肺气虚则呼吸功能减退,甚则大气虚陷,故少气不足以息,动则益甚,呼吸短浅,声音低微;肺主通调水道,肺气虚则输布、肃降水液功能低下,因而水液痰饮积聚,咳喘痰多清稀;肺合皮毛,主气而属卫,肺卫虚衰,肌表不固,抗邪无力,故常见自汗、畏风,易于感冒。

气属阳,一般而言气虚之甚则为阳虚,故五脏气虚进一步加甚则为阳虚,但由于肺的基本功能是主气,肺阳虚的病理及病候基本上与肺气虚相同,只有程度上的差别,因此,临床上常以肺气虚概括肺阳虚,少有言及肺阳虚病机及证候者。

肺津亏虚 指润养肺的津液亏虚不足,肺及其所属组织得不到正常润养而干燥,甚至枯萎的病理状态。肺为娇脏,喜润恶燥,肺津亏虚,失其润养则干咳无痰,或痰少而黏,口干咽燥,或声音嘶哑,肺所属的皮毛亦枯槁脱落稀疏,甚则肺热叶焦而致痿躄。

肺阴虚 指肺的阴精亏虚,失其滋养肺脏和涵敛阳气的功能,肺失濡润而虚热内生的病理状态。肺阴虚与肺津亏同属阴虚范畴,常是肺津亏的进一步发展,故其主要临床症状除了有肺津亏虚的干咳少痰、皮毛枯燥等外,尚有形体消瘦、五心烦热、潮热盗汗、两颧发红等阴虚阳亢病候,亦可因热灼肺络而咯血或痰中带血。

肺阴虚与肺津亏虚虽然都同为阴虚且互相关联,但肺津亏常因燥邪伤肺或邪热消耗津液而致,病变层次相对比较轻浅。肺阴虚则除了肺津亏进一步加甚发展而致者外,更多的是由于诸如五志过极、劳倦等内伤病因引致脏真亏损、阴精匮乏而致,故多见阴虚劳热病候,病变层次比较深重,这是两者的不同。

3. 脾病病机

脾为后天之本,主运化水谷精微以营养全身脏腑组织,同时亦运化水湿以维持体内水液代谢的平衡。脾的阳气主要发挥其运化水谷精微及水湿的作用,而其阴精则具有营养脏腑组织的功能,因此,脾的病机主要在于运化和营养功能的失常。此外,由于脾气主升清,具有统摄血液的作用,故气机下陷和某些出血病变亦与脾的病机密切相关。

(1) 脾实病机:主要是受致病因素影响之后,脾气壅阻,运化功能失常,以致饮食水谷不能正常消化吸收,湿浊水饮积留体内的病变。

湿浊困脾 脾恶湿,易为湿浊困阻而升清、运化功能失常,运化功能失常又致水谷不化,水湿不运而湿浊积留、困阻更甚。脾为湿困,水谷失其运化,滞留于脘腹肠胃则痞闷胀满,纳呆便烂,头身困重;水湿失运,泛溢肌肉皮肤则肌肤浮肿;脾气不运,胆汁失于疏泄,溢于肌表则发黄疸;湿浊积留于胃,化生痰饮,上关于肺,则致咳喘,故前人有“脾为生痰之源,肺为贮痰之器”之说。

食滞脾胃 是指因饮食失节,饮食物不能腐熟、运化,停滞于脾胃的病理状态。脾胃互为表里,胃主受纳,脾主运化,食滞脾胃的病机关键主要在脾,因为饮食失节既伤害了脾的运化功能,而脾失运化又影响了饮食物的正常消化吸收,加重了饮食积滞的病理改变。由于饮食物得不到正常的运化,异常积留于胃肠之中,故有脘腹胀满、甚至疼痛、嗳气吞酸或呕吐酸腐、矢气便溏、泻下物酸腐臭秽等消化不良病候。

（2）脾虚病机：包括脾的阳气虚衰和阴精匮乏两方面。脾的阳气虚衰则运化功能低下，无力升举清阳，统摄血液功能低下；脾的阴精匮乏则后天化源虚少，脏腑组织失其滋润营养。

脾虚运化失常　指脾的阳气虚衰，运化饮食物和水湿等功能减退的病理状态。脾的阳气虚衰和脾受湿浊或食滞困阻同样都能引起运化功能失常，但本证是自身阳气虚衰而运化无力，后者则是脾气受到遏阻而不能发挥正常功能，在病机上有虚实之别。因此虽然与食滞脾胃同样可见腹胀纳呆、大便溏烂，但常无嗳吐腐酸而有面黄肌瘦等病候；若脾阳衰微，则可致水湿积留不运，溢于肌肤而为肿胀，前人常将其病机称为"土不制水"。

中气下陷（脾气虚陷）　脾胃同主中枢，其气称中气，其中脾主升清而胃主降浊，故脾气虚衰则气机升提无力，虚陷不能上举，称中气下陷或脾气虚陷。中气下陷，清阳不升，故内脏（如胃、肾、子宫等）失其抬举而下垂；肛门收摄提举无力而腹胀重坠，甚至脱肛；二便失其约束而频数滑脱，甚则精微膏脂不固，下流膀胱而膏淋白浊，即《内经》所谓"中气不足，溲便为之变"（《灵枢·口问》）者。另外，由于脾气虚陷而不能输布清阳，故亦可见肢体倦怠甚至痿软而抬举无力。

脾不统血　指脾气亏虚，不能统摄营血在脉管内运行，溢于脉外的病理状态。脾藏营，能统摄血液，使之在脉道中正常运行而不溢出脉外。脾气虚衰不能统摄血液，则血溢于脉外。其溢于肌肤者为紫癜（肌衄），溢出胃肠道者为便血，溢于膀胱者为尿血，溢于牙龈者为齿衄，妇女则可因冲任失于固摄而为月经过多、崩漏等症。此类出血常伴有食少便溏、神疲乏力、少气懒言及面色无华等脾虚见症。

脾阴虚　指脾的阴精亏虚，津液匮乏，失去正常滋润、营养功能的病理变化。脾的阴精亏虚，不能营养、濡润肢体肌肤，故面黄肌瘦、皮肤干燥枯皱；影响运化功能，则饥不欲食、食后腹胀；肠道失于濡润，大便失于传化而常秘结干枯；阴精匮乏，虚热内扰则唇舌干红、手足心热甚则午后低热。此类病证多见于小儿，为儿科所言之疳证的常见病机。

4. 肝病病机

肝为刚脏，体阴而用阳，在志为怒而性善升发。故肝的病变多与肝的阳气上逆、郁结，或与肝的阴血亏虚而失其涵敛、润养有关，前者多为实证，而后者多为虚证。又因风气通于肝，不论内外致病因素、虚实病变，都容易扰动肝气，引起肝阳上亢而化风。化风作为基本病变类型之一在前"六气病机"节中已有比较详细的讨论，故此处不再赘述。

（1）肝实病机：主要是由于内外致病因素的影响而引起肝的阴阳气血逆乱，其中以情志因素引致的肝气郁结、上逆，以及肝阳上亢为多见，其主要病变有肝气郁结、肝火上炎、肝胆湿热、寒滞肝脉、肝阳上亢等。其中肝阳上亢亦可因阴血亏虚，肝阳失于涵敛而致阴虚阳亢，虽然病属虚实夹杂，本虽虚但从阳亢的角度来说则又属实。

肝气郁结　指肝失疏泄，而致肝气郁滞不舒的病理状态。肝主升，性疏泄而喜舒发条达，情志抑郁等多种致病因素影响了肝气的正常宣发疏泄，则可致肝气郁结。两胁为肝之分野，足厥阴肝经绕阴器循少腹上行两胁，故肝气郁结可见胸胁或少腹急结胀痛；气血失于疏泄，妇女可见月经不调、乳房胀痛；气滞痰聚，可致结核、瘰疬、瘿瘤，甚至痰瘀结聚而生癥瘕积聚。肝气郁结，横逆犯胃，亦可见胃脘胀满疼痛、嗳气吞酸等症。

肝火上炎　指肝经的火热循经脉上行，炽盛于胸胁、头面部位。肝气郁结过甚，或者肝阳亢盛,均可化火。火性炎上、急暴,故肝火循经上炎至胸脘,熏灼两胁则胁肋疼痛,煎迫肺胃,则可致咯血、吐血、衄血;熏灼头面则口干口苦、头晕头痛、眼目红赤肿痛、耳鸣肿痛等经脉所过部位受火热熏迫而致疼痛病候。

肝经湿热　指肝失疏泄,湿热之邪蕴结于肝的病理变化。肝脉绕行前阴上于少腹,湿热随经下注,则少腹胀痛,浸淫阴囊、会阴则为湿热痒疹,郁蒸睾丸则肿胀疼痛;妇女外阴为湿热熏蒸则带下黄臭,外阴瘙痒;湿热注于膀胱,则小便短赤热痛。肝与胆相表里,肝经湿热注于胆腑,则腑脏同病而为肝胆湿热证,湿热熏蒸胆腑,胆汁失于疏泄,外溢于肌肤则见面目肌肤黄疸、小便黄赤,同时并可见胁肋灼热胀痛,或寒热往来、腹胀泛恶呕吐等肝胆枢机不利病候。

寒滞肝脉　指寒邪遏阻肝的阳气,凝滞肝脉的病理变化。肝主筋,寒邪凝滞肝经,阳气被遏,气血运行不利,筋膜失于温养则肢体筋脉、关节拘挛强急;肝脉所行经的少腹拘急疼痛,牵引前阴部睾丸收引冷痛,甚则前阴挛急收引缩入。

肝阳上亢　指肝的阳气亢旺、上逆的病理变化。肝主疏泄而性喜宣舒条达,若疏泄太过,则亢旺于上。引起肝阳上亢的原因,有肝气失于疏泄,郁结太甚,化生风阳而上亢者,则为实证;亦有肝的阴血亏虚,肝阳失于涵敛而上亢者,则为本虚标实。肝阳上亢除了可以化火而致肝火上炎外,一般常引动肝风,风阳上扰清窍而出现眩晕耳鸣、头目胀痛、面红目赤,甚则舌謇语滞、口眼㖞斜,若因阴血亏虚而致者尚可见腰膝酸软、五心烦热或肢体麻木等病候。

(2) 肝虚病机:包括肝气虚、肝血虚、肝阴虚、肝阳虚等气血阴阳虚衰不足而致的肝本脏及其经脉和连属组织功能失调的病理变化。

肝气虚　指肝气虚衰而失其刚决之性,以及疏泄气机、充养筋膜孔窍的功能减退的病理状态。肝为刚脏,主谋虑而助胆决断,肝气虚则胆气怯,情志抑郁而恐惧不安;肝主疏泄而性喜条达,虚则疏泄失职而胸胁满闷、脘腹胀满而喜叹息;肝开窍于目,其脉连目系而出于额,肝气虚不能上荣则头目眩晕,视力减退。这些都是肝气虚的常见病理表现,即《内经》所谓"肝气虚则恐"(《灵枢·本神》)、"虚则目䀮䀮无所见,耳无所闻,善恐若人将捕之"(《素问·藏气法时论》)者。另外由于肝主筋,前阴为宗筋所聚而足厥阴肝经所过,故肝气虚亦常致筋失充养而弛缓不收,宗筋弛纵而阴痿不举。

肝血虚　指肝所藏之血不足及其濡养功能减退的病理状态。肝血虚亦是血虚的一方面或一种,但由于其有濡养肝本脏及其附属组织的功能,因此,肝血亏虚亦有自身的病理变化和证候表现,如:肝藏魂,肝血不足则魂失藏守而惊惕悸动,不寐多梦;肝主筋,其荣在爪,筋膜、爪甲失其滋荣则肢体拘急麻木、爪甲干枯脆薄;肝开窍于目,肝血虚则目失所养而眩晕耳鸣,视物模糊,甚至雀盲;肝藏血,"女子以肝为先天",肝血虚不能充盈冲任之脉,则月经量少色淡甚至闭经。

肝阴虚　指肝之阴气不足,润养肝气、涵敛肝阳的作用减退,虚热内生的病理状态。由于肝肾同源,故肝阴虚可由肾阴虚所致,亦可因本脏阴虚而引起肾阴虚,两者常并见而称肝肾阴虚。从肝阴虚的角度来说,由于肝阴虚而肝气失其润养,肝阳失其涵敛,故虚风内动而见眩晕耳鸣、手足蠕动、肢麻震颤;阴虚阳亢,虚热内扰,故见五心烦热、潮热盗汗、胁肋灼痛、两目干涩等病候。肝血虚亦属阴虚范畴,进一步发展亦可致肝阴虚,但其病理主要在于濡养功能的虚衰、低下,而肝阴虚则偏重于其涵敛肝阳、肝气功能的失常。

肝阳虚　指肝之阳气虚衰不足,温煦经脉、推动气血运行的功能减退,虚寒内生的病理状态。肝阳虚的病机与寒滞肝脉的病机密切相关,肝阳虚则寒从中生而可致寒滞肝脉,肝经感受寒邪以后亦可损伤肝阳而致肝阳虚衰,而在病候上亦同有筋脉关节挛急、少腹拘急疼痛、睾丸或前阴收引拘痛等见症,但肝阳虚是病理结果,既可因感受寒邪,亦可因其他内伤病因如房劳过度,肝气虚损日久而致;而寒滞肝脉则多指肝经感寒受病的病机,所论者以实证为多,这是两者在病机上的不同之处。

5. 肾病病机

肾为先天之本,主藏精,化生肾气以主持生殖、发育,肾气又分肾阴、肾阳之气,称元阴、元阳而为一身阴阳之本。因此肾精、肾气宜封藏固密,一有耗伤,则延及五脏,故前人论肾的病机,有肾多虚证,无表证、实证之说,如钱乙在《小儿药证直诀》中说:“肾主虚,无实也。”王海藏发挥说:“肾本无实,不可泻,钱氏止有补肾地黄丸,无泻肾之药。”柯琴在《伤寒论附翼》则说:“少阴主里,应无表证。”陈修园在《医医偶录》中也说:“肾无表证,皆属于里。”但肾除了藏精气而为一身阴阳之本外,尚具有主持水液代谢的功能,亦可为湿浊所伤而出现水液代谢障碍的实证。故谓肾多虚证则可,谓肾无实证未免偏颇。

(1) 肾实病机:虽然肾多虚证,但也有实证,实证以风寒湿热等邪气壅遏肾气,以致其气化行水功能障碍为主。

肾寒实证　指外感风寒邪气困遏肾气,气化功能失常,水液代谢障碍的病理状态。肾气为风寒邪气所困遏,其主水的功能受制,水液不能正常输泄,积留于体内,泛溢于肌表,故肌肤浮肿,小便不利,由于为外感风寒所致,故亦常伴见恶寒发热、无汗等症状。

肾热实证　指外感风热或湿热邪气困阻肾气,水液输泄代谢障碍的病理状态。肾为风热或湿热之邪所伤,肾气受其困阻,失其主持水液代谢的功能,水液不能正常输泄,溢于肌肤故通身面目浮肿,小便短少不利,同时伴有发热恶风、口渴而不喜多饮等外感风热或湿热病候。本证与肾寒实证均因感邪之后,邪气遏阻肾的气化行水功能而致,故均以水肿为主要病候,但前者为寒证而本证则属热证,是为两者不同之处。

上述两证,系因风寒或风热遏阻肾气,影响其气化行水功能而致,故《内经》称为“肾风”,后世则多从肺受邪侵,气化失常而水道不通论其病机。另外,腰为肾之府,风寒或湿热壅遏肾气,经输阻滞,腰失所养则腰脊强急疼痛,转摇不利。

(2) 肾虚病机:肾虚主要是其精气亏虚不足及其阴阳偏虚,引起肾虚的原因,除了先天体质禀赋及肾本脏病变所引致之外,常为其他脏腑精气血耗损、阴阳失调所进一步累及,所谓“久病穷必及肾”,就是指肾虚病机而言。

肾精亏虚　指肾中所藏之精虚少,濡养脏腑、主持生殖繁衍功能减退的病理状态。肾精亏虚,生殖本原物质匮乏,男子精少不育,女子经闭不孕,性机能减退。肾精化生肾气以促进生长发育的能力衰弱,则小儿发育迟缓、智力迟钝、骨骼不健;成人则早衰而须发早白、牙齿脱落动摇,筋骨懈怠,早老痴呆。同时,精虚不能生髓,精少髓亏,脑海空虚,故见眩晕耳鸣、健忘恍惚;髓不充骨,故腰背不举、手足痿弱。

肾气虚　指肾气虚衰不足,促进生长发育、生殖的能力不足,温养脏腑、固摄精血等生理功能减退的病理状态。临床上除了小儿发育迟缓,成人早衰,性功能减退,懈怠乏力,精神委靡不振等一般肾虚见症外,尚可因肾气虚而固摄无权,封藏失职而致肾气不固,或因气失摄纳而致肾不纳气。其中肾气不固主要指其封藏、固涩精气血的功能低下，盖因肾为封藏之本，肾气有固摄气血精津的功能，肾气虚而失其封藏之职，男子精气不固则滑精早泄，女子冲任失其固摄则月经崩漏、带下清稀，或胎元不固而胎动、滑胎；膀胱失其固摄则小便频数量多清长，甚至失禁、遗尿；肾气虚则卫气弱而肌表不固，故自汗出而易于感邪受病。至于肾不纳气，则因肺主呼气而肾主纳气，肾气虚衰，吸入的大气失于摄纳，故呼吸喘促，呼多吸少，短气不得续，动则喘息汗出。

肾阴虚：指肾的阴气不足，滋润、涵敛阳气等生理作用低下，虚热内生的病理状态。肾阴亦为肾精所化生，为一身阴气之根本而称元阴，故肾阴虚除了可有阴精亏虚而腰膝酸软、眩晕耳鸣、失眠多梦外，主要可致阴不涵阳，虚阳亢张而出现潮热盗汗，五心烦热等骨蒸劳热病候，亦可因阴虚风动而手足震颤、肢体动摇。

肾阳虚　指肾之阳气虚衰，温煦、气化等生理作用减退，虚寒内生的病理状态。肾阳与肾气密切相关，故肾阳虚常是肾气虚的进一步加甚，阳虚则火气衰微，故又称命门火衰。临床上亦同样可出现肾气虚的病候，但肾气虚主要侧重于肾的主持生殖发育、封藏固摄精气功能的失常，而肾阳虚则侧重于温煦、气化功能的低下。因为肾阳又称元阳而为一身阳气之根本，故肾阳虚则寒从中生，形寒肢冷，头目眩晕，精神委靡，面白无华；男子阳痿遗精滑脱，妇女宫寒不孕；肾阳虚，火气衰微则不能腐熟水谷，故大便久泻不止，完谷不化，五更泄泻；阳气衰则气化蒸腾功能低下，不能化气行水，故身体浮肿而以腰以下为甚；阳虚不能制水，水气上凌心肺则心悸咳喘。

（二）六腑病机

胆、胃、小肠、大肠、膀胱、三焦，是传化水谷，受盛化物，吸收水分，排泄糟粕的主要器官，称为六腑。六腑的共同生理特点是以通为用，以降为顺，泻而不藏，故《素问·五藏别论》说："六腑者，传化物而不藏，故实而不能满也。"六腑的病理改变，主要表现为其气机的通降失调，因而引起的水谷津液代谢失常。

1. 胆病病机

胆与肝互为表里，主决断以助肝之谋虑，赖肝气之条达以疏泄其所藏的精汁（胆汁），故胆与肝的病机关系密切而有虚有实，虚者常因胆气不足而失其决断功能，实则每因胆气郁结而胆汁疏泄失常。

（1）胆气虚怯：指胆气虚弱不足，失其刚决之性，决断无权而心虚胆怯的病理状态。《诸病源候论·胆病候》："胆气不足，其气上溢而口苦，善太息，呕宿汁，心下澹澹，如人将捕之。"胆禀少阳春升之气而主决断，素体阳虚，或因惊吓而胆气受伤，或因肝气虚弱郁结，影响到胆气的条达、升发，则疏泄、决断失常而胆怯气馁，情志抑郁，出现惊惕不安、多疑善惊，胸闷作呕而喜叹息，夜寐多梦等病候。

（2）胆气郁滞：指胆气郁结不舒，情志失于条达，胆汁失于疏泄的病理状态。肝胆互为表里，疏通气机以调节情志，输泄胆汁以助脾胃运化。肝失疏泄，或脾胃湿浊熏蒸郁阻，则胆气郁滞，胆汁输泄失常，化生湿热。临床除了可见胁肋胀痛，嗳气不舒，情志抑郁，口苦咽干等肝胆气机不舒病候外，若因脾胃湿热熏蒸或湿浊阻滞者，尚可因胆汁失于输泄，溢于肌肤而致黄疸；若因胆气郁滞而致痰浊内聚上扰者，则可见眩晕呕恶、心烦不寐、善惊多梦，甚至神志痴癫等症状,称为胆郁痰扰,亦有称为胆涎沃心者。

2. 胃病病机

胃与脾同为后天之本,胃为水谷之海,主受纳腐熟水谷,其气以降为顺。胃的病变有虚有实,虚者多为胃气、胃阳虚衰和胃阴亏虚,实者则多为胃热与食积。

(1) 胃气虚弱:指胃气本身受纳、腐熟水谷功能低下的病理状态。脾与胃相表里,胃气虚弱常与脾气虚弱同见或由其所引致,故常同称“脾胃气虚”。由于胃主受纳、腐熟水谷,其气以通降为顺,故胃气虚弱则受纳、腐熟无力而胃纳呆滞,饮食无味,甚则不思饮食或食滞不化;胃失和降则胃脘满闷,食后胀甚,或见嗳气吞酸、恶心呕吐。

(2) 胃阳虚衰:指胃中阳气衰弱,胃失温煦而阴寒内盛,因而受纳、腐熟功能低下的病理状态。胃阳虚衰可因胃气虚弱日久,亦可因过食寒凉生冷损伤胃阳而成,但更多的是由于脾肾阳虚影响所致。其见症除了有纳呆食少,食后胃脘胀满等胃气虚弱病候外,更由于阳虚阴寒内凝而致胃脘冷痛,遇寒痛甚而得温按则痛减,甚或因阳虚不能腐熟、通降水谷而食入呕吐,吐出未能消化、腐熟食物。若胃阳虚衰而致气血失于温通,胃络瘀阻则胃脘疼痛,痛处拒按,固定不移,甚则便下黏黑瘀血。

(3) 胃阴亏虚:指胃中阴津亏乏,胃失润养而受纳、和降功能失调所表现的病理状态。胃为阳明燥土,喜润而恶燥,燥热耗伤胃中津液,则胃阴亏虚而受纳失职,饥不欲食,食则饱胀难化;胃失润降,胃气上逆,则腹胀痞满,干呕呃逆。胃为水谷之海,胃中阴津亏虚则脏腑组织失其润养而肌肉枯瘦,甚至肢体痿弱;肠道失润则大便干燥秘结;口咽失其润养则口燥舌干,甚则舌面少津,光滑如镜。

(4) 胃热炽盛:指胃中火热炽盛,胃受湿热郁蒸,或胃火上炎的病理状态。足阳明胃经多气多血,外邪入里或内伤情志等多种致病因素,容易遏阻阳明气血而化生火热。湿热熏蒸、胃失和降则胃脘灼热疼痛、吞酸嘈杂、消谷善饥、便秘呕吐;火热上炎,灼伤胃络则可致吐血、衄血,上炎口齿则口糜口疮、牙龈肿痛,气火上逆则头痛脑胀。

(5) 食滞胃脘:指因饮食失节,胃气受伤,腐熟、通降功能失常而胃中饮食水谷不能及时消化,积滞于胃脘的病理状态。胃为水谷之海,以通为用,以降为顺。饮食失节,食滞胃脘,胃失和降,则脘腹痞满胀痛、纳呆、嗳气、呕吐腐酸、腹泻黏滞恶臭,甚则胸中懊侬烦满不得寐,即《素问·逆调论》所谓“胃不和则卧不安”者。

3. 小肠病机

小肠既与心相表里而称“火腑”,又为传化之腑而参与饮食水谷的消化吸收过程,《素问·灵兰秘典论》说:“小肠者,受盛之官,化物出焉。”其主要生理功能是受盛化物,分清别浊,主要病变为清浊不分,传化障碍。

(1) 小肠虚寒:指小肠的阳气虚衰,泌别清浊的功能失调的病理状态。“大肠、小肠皆属于胃”(《灵枢·本输》),脾胃阳气虚寒,或心阳虚衰,往往影响及小肠,小肠阳气亦因而虚衰,受盛化物、分清别浊的功能低下,从而消化吸收障碍,水谷不分而出现腹满下利,脐腹冷痛而喜暖喜按等病候。

(2) 小肠气滞:指小肠气机郁滞,而致小腹急结疼痛的病理状态,又称小肠气痛或小肠气。小肠环行腹中,通行水谷化物,感受寒邪,或者阳气虚衰而阴寒内盛,均可致其气机遏阻不通,小肠急结拘挛而疼痛,若牵连厥阴肝经,则下引睾丸,上下攻冲,牵引作痛,手足厥冷,即《杂病源流犀烛·小肠病源流》所谓"小肠气,小肠经病也,小肠引睾丸连腰脊而痛"者。

(3) 小肠实热:指火热结聚于小肠而致其分清别浊功能失常的病理变化。由于湿热积留,或者心经火热下移,引起小肠热盛而泌别功能失常,主要临床症状有小便赤涩、尿道灼痛、尿血等,若火热上灼心经,则可伴见心烦口渴、口舌生疮。

4. 大肠病机

大肠的主要生理功能是传送糟粕,吸收其中水分并化生大便,即《素问·灵兰秘典论》所说:"大肠者,传导之官,变化出焉。"糟粕的燥化和传导,须赖阳气的蒸腾、推动和津液的濡润,气行则降,津润则通。大肠的主要病变是吸收水分及传送功能失常而致传道失职,大便排出异常。

(1) 大肠湿热:是指湿热蕴结大肠,致其传导化物,化生大便功能失常的病理状态。大肠受湿热之邪所伤,气机壅阻,传导失职,不能正常分化水谷糟粕,故大便糜烂黏滞,下利腹痛,里急后重,若肠络受伤则便下黏液脓血。若湿热蕴结日久,或兼受风毒所伤,则风湿热毒损伤肠中络脉而大便下血,血色鲜红或暗红,即所谓"肠风下血"者。

(2) 大肠燥实:指大肠受燥热熏灼,传化失常而燥屎内结的病理状态。燥热内结大肠,耗伤肠中津液,传导受阻,大便结实于内而不能正常排出。其证以腹部痞满疼痛,大便燥实秘结为主要病候。因"大肠、小肠皆属于胃",且大肠与胃皆属于阳明,故《伤寒论》将之作为阳明气分实证的主要病候而称之为"胃家实"。

(3) 大肠虚寒:指大肠阳气虚衰,变化及传导糟粕功能障碍的病理状态。平素阳气虚馁,特别是脾肾阳虚,或者内伤生冷,日久胃肠阳气受伤,均能令大肠虚寒内生,气化功能低下,水液、糟粕不分,传导失职而腹痛泄泻。腹痛绵绵而喜温按,泻下鹜溏稀薄,为其特点。

(4) 津亏肠燥:指大肠津液亏虚,肠道干燥失润而传导不利,大便秘结不通的病理状态。平素阴津亏虚、气血衰少,尤其是脾胃阴液亏虚,或者因过嗜燥热,耗损胃肠津液,都可致肠液枯少,肠道失润,大便干涩而难于排出。本证与大肠燥实虽然都以大便干结固秘为主要症状,但前者为实热证而腹部痞满胀痛较甚,而本证则为虚证,虽然大便努力挣扎而难以排出,但腹部痞满疼痛症状不甚明显。

(5) 肠虚滑脱:指大肠阳气虚衰,失于固摄而滑脱下陷的病理状态。本证常见于久病而脾胃阳虚,中气下陷,或脾肾阳虚日久,胃关失固者,由于阳气虚衰,清阳升提无力,中气下陷,大肠失其固摄,因而大便滑脱不禁,甚则肠道不能收摄而脱出肛外。

5. 膀胱病机

《素问·灵兰秘典论》说:"膀胱者,州都之官,津液藏焉,气化则能出矣。"膀胱的主要生理功能是化气行水,贮存和排出尿液。但膀胱与肾相表里,其气化作用和排尿功能有赖于肾气的蒸腾气化和封藏固摄,因此,膀胱的病变主要为小便的排泄失常,实证常因湿热蕴结而气化不利,虚证则常由于肾气虚衰,致其气化无力而开阖失常。

(1) 膀胱虚寒:指因阳气虚衰,膀胱失其温煦、固摄,蒸腾水液、开阖排尿功能失常的病理状态。膀胱藏津液,赖肾气的温煦、蒸腾而气化生成尿液,亦赖肾气的开阖而贮存、排出尿液，肾之阳气衰微，不能蒸腾气化膀胱所藏的津液，则小便清长自利；肾气虚衰不司开阖，膀胱失约则小便频数失禁或遗尿，气化不利则小便癃闭不通，排出困难。

（2）膀胱湿热：指湿热蕴结膀胱，膀胱的气化功能受阻而小便不利的病理状态。湿热之邪蕴结、熏蒸于膀胱，膀胱气化功能受其遏阻，则气不化水而小便癃闭短赤，频急不舒，淋漓涩痛，甚或灼伤血络而尿血。本证虽然可与膀胱虚寒同样有小便癃闭不通之见症，但前者为膀胱气化无力而排出困难，本证则因湿热熏灼而气化不利，故所排出小便亦有黄赤浑浊与澄沏清冷之不同。

6. 三焦病机

三焦作为六腑之一，其范畴比较广泛，一是《素问・灵兰秘典论》所说的"三焦者，决渎之官，水道出焉"，则为与其他五腑相对、主持水液代谢的一腑，其主要病机则是水液代谢障碍，不能正常输布排泄，即吴崑在《素问吴注》所说的"上焦不治，水溢高原；中焦不治，水停中脘；下焦不治，水蓄膀胱"者。另一是《难经》所说的"水谷之道路，气之所终始"、"原气之别使"，则其功能更为广泛，是一个联系胸腹腔中诸脏腑，共同完成饮食水谷消化、吸收、排泄，以及原气布达全身的"六腑之所与合"（《灵枢・本输》），具有主持诸气，总司气化，是人体气机升降和津液运行的道路的重要脏腑，如此，则三焦病机实际上就是脏腑的病机的概括，若离开相应脏腑，则无法认识其具体病机的。至于温病学说的三焦病机，则又是对温病不同病变阶段的病机概括，后面另有论述。

（三）奇恒之腑病机

脑、髓、骨、脉、胆、女子胞六者，《内经》称为奇恒之腑。其形态虽然中空而似腑，但功能是藏精气而似脏，因此，其病机多与精气亏虚有关。其中胆虽为奇恒之腑，但又是六腑之一，其病机前面已有具体论述。髓与骨皆属于肾，肾藏精而主骨，髓由精所化而藏于骨中，故骨与髓的病变，与肾精的亏虚不能充养密切相关。心主血脉，脉作为血液运行的通道，《内经》称之为"血之府"，其病变主要与心气对血脉的推动和气血的盛衰有关，心气郁阻或虚衰无力推动血行，则血脉瘀滞；气血虚衰，不能充盈血脉，可致脉道空虚（脉气虚）；脉失固摄，血液不能循脉道正常运行，则溢脉外而为出血。

脑作为奇恒之腑之一，《内经》称为"髓海"，后世称之为"元神之腑"，认为精神、意识、思维等活动，包括视、听、嗅、味、语言应答、肢体活动等，都与脑相关。脑的功能失调，可出现眩晕，神志异常，智力减退，反应迟钝，肢体活动不协调，甚至痿废不用等病候。由于脑为髓海，故肾精亏虚可致髓海空虚不足，出现"脑转耳鸣，胫酸眩冒，目无所见，懈怠安卧"（《灵枢・海论》）等病候；而《灵枢・厥病》所言"真头痛，头痛甚，脑尽痛，手足寒至节，死不治"，则为脑受邪气所伤的危重病变，盖因脑为元神之府，生命攸关，不耐邪侵，故其病不同于经络受邪之厥头痛而谓其"死不治"。

女子胞即胞宫，又称子宫，为女性之性及生殖器官，故其病变多表现为经、带、胎、产的异常。但由于冲任督三脉起于胞中，而冲为血海，任主胞胎，带脉亦绕行腰腹，该四脉与肝、肾、脾等脏腑共同主持胞宫的生理功能，故女子胞病变，多从上述四脉及肝肾心脾等脏辨析病机，确立论治法则。

四、经络病机

经络是沟通人体表里上下，联系脏腑器官，通行气血，调节阴阳、传递信息的通路和系统。通过经络有规律的循行和错综复杂的连络交会，把人体的五脏六腑、肢节官窍、筋骨皮肉等联结成一个统一的有机整体，同时，经络又有调节机体与外界环境相适应的能力。因此，经络病变既关乎经脉自身，又常反映了脏腑组织的病理状况。

经络病机，是指致病因素作用于经络所导致的病理变化。具体内容包括十二经脉病机、络脉病机、经筋皮部病机、奇经八脉病机等四部分，本段扼要讨论除经筋皮部外其余三种经络病变的病机。

(一) 十二经脉病机

十二经脉作为经络系统的主干，内连脏腑，外络肢节，通达组织器官，是经络系统的主体，故其病机是整个经络系统病机变化的基础。至于十二经别，是别行正经，加强各经脉在体内及头面孔窍的联系的别出分支，其基本病机与十二经脉相同。

1. 经脉虚实

经脉是通行气血的主干渠道，故气血的盛衰可以导致经脉虚实的病机变化。经脉虚实的病机除了体现了运行于经脉中的气血盛衰多少外，更反映了经脉运行气血、传导信息能力的强弱。

(1) 经气虚衰：指因经脉气血不足，濡养脏腑组织及传导信息的功能低下的病机状态。由于十二经脉各有其循行部位和络属脏腑，故其经气虚衰主要表现为所行经部位及所络属脏腑气血不足的病候，如《灵枢・经脉》所述手太阴经“气虚则肩背痛寒，少气不足以息，溺色变”、足阳明经“气不足则身以前皆寒栗，胃中寒而胀满”，“手太阴之别……虚则欠呿，小便遗数”等。

(2) 经气盛实：指因邪气侵袭经脉，或脏腑气血亢旺而致相应的经脉经气壅盛的病理状态，故各经经气盛实主要表现为其所循行部位及络属脏腑气血壅盛、功能亢进的病候，如《灵枢・经脉》谓：手太阴之脉“气盛有余则肩背痛，风寒汗出中风”、足阳明脉“气盛则身以前皆热，其有余于胃，则消谷善饥，溺色黄”者是。

2. 经气逆乱

十二经脉构成一个闭合的网络系统，经气在其中有规律地循行：“手之三阴，从脏走手；手之三阳，从手走头；足之三阳，从头走足；足之三阴，从足走腹”(《灵枢・逆顺肥瘦》)，在致病因素影响下，经气在经脉中不按正常规律运行，或升而不降，或降而不升，则为经气逆乱。由于经脉“行血气而营阴阳”(《灵枢・本藏》)，因此，经气逆乱常导致气血阴阳升降失常，脏腑气机逆乱而出现多种病变。其中以气血上逆而致面目红赤、头痛眩晕，甚则昏厥僵仆或呕吐衄血者为多见。亦有因经气逆乱而所络属的脏腑气机升降失常而致病者，如《灵枢・经脉》说：“足太阴之别(脉)……入络肠胃，厥气上逆则霍乱。”则是足太阴经气逆乱而致胃肠气机升降失常，成为清浊不分，吐泻并作，挥霍缭乱之霍乱证。

3. 经气郁滞

经气郁滞指经气运行不畅，气血循行受阻病理状态。其病变主要表现为经脉循行部位因气血的郁阻积留而出现拘急、疼痛病候，如足太阳经受邪而致经气郁滞，则头身、项背强痛不舒，并可伴有恶寒发热病候；肝气郁滞，则两胁、少腹胀痛等。若气血郁滞较甚，则郁而化热，进一步熏灼气血，腐坏血肉而致痈疽脓肿。

4. 经气终绝

经气终绝指经脉中经气竭绝，气血衰败枯竭或阻绝不通的病理状态。经气终绝是经气虚衰或郁阻进一步加甚所致，《素问·诊要经终论》、《灵枢·经脉》等篇对十二经脉经气终绝的病候做了颇为详细的论述，如《素问·诊要经终论》谓："太阳之脉，其终也，戴眼反折瘛疭，其色白，绝汗乃出，出则死矣；少阳终者，耳聋百节皆纵，目睘绝系，绝系一日半死，其死也色先青，白乃死矣；阳明终者，口目动作，善惊妄言，色黄，其上下经盛，不仁，则终矣；少阴终者，面黑齿长而垢，腹胀闭，上下不通而终矣；太阴终者，腹胀闭不得息，善噫善呕，呕则逆，逆则面赤，不逆则上下不通，不通则面黑皮毛焦而终矣；厥阴终者，中热嗌干，善溺心烦，甚则舌卷卵上缩而终矣，此十二经之所败也。"十二经经气终绝实际也是脏腑气机的终绝，人体之阴阳气血也将随之竭绝而生命行将终结，故被视为死亡之前兆。

（二）奇经八脉病机

十二经脉，犹如江川，奇经八脉，恰似湖泊，诸经气血满溢则流入奇经，故奇经有调节十二经脉气血之功能，如《奇经八脉考》即说："其流溢之气，入于奇经，转相灌溉，内温脏腑，外濡腠理。"但奇经也各有独自的功能，故其病机也各具特点。

1. 冲、任、督、带脉病机

冲、任、督三脉，一源三歧，皆起于胞中，出于会阴。督脉循背而行于身之后，为阳脉之总督，故称"阳脉之海"；任脉循腹而行于身之前，总任一身之阴经，故称"阴脉之海"；冲脉挟脐之旁，直冲上行，且有背行和下行两个分支，为诸脉之冲要，故称"十二经之海"、"血海"；带脉横围于腰，状如束带，总约诸经。由于冲任督三脉均起于胞中，带脉亦与之相交而有约束此三脉及胞宫的作用，故该四脉，特别是冲任二脉，与妇女经带胎产的病理变化关系最为密切，后世有"冲为血海，任主胞胎"之说。但因各脉循行部位及生理功能不同，故亦各有独特的病机：

（1）督脉病机：督脉贯脊属肾，上络于脑，总督诸阳，易受风寒等邪气所伤而出现腰脊强直、角弓反张、头痛昏厥等病候。若督脉亏虚，则腰脊不举，曲背伛偻；髓海失于温养而眩晕震颤甚则健忘痴呆；精室、胞宫失养则男子阳痿或精少不育，女子月经不调、带下或宫寒不孕。

（2）任脉病机：任脉循行腹里，行血气以任养胞宫。女子任脉亏虚则胞宫失其充养，月经不调，不孕或胎儿发育异常。若其脉气不通，则气血结聚腹中而"男子内结七疝，女子带下、瘕聚"（《素问·骨空论》）。

（3）冲脉病机：冲脉从少腹部与足少阴经一同挟脐上行至胸中，其气上逆，则逆气而里急,气上冲咽不得息,或喘息有声不得卧,即《素问·举痛论》所说:"寒气客于冲脉,冲脉起于关元,随腹直上,寒气客则脉不通,脉不通则气因之,故喘动应手矣。"另外,冲脉与任脉同起于胞中(精室)而冲为血海,冲任虚则影响性器官的发育及生殖功能,于女子可出现月经闭少或崩漏,生育障碍;于男子则可见性器官发育或性功能障碍,性征异常,如《灵枢·五音五味》即谓:"其有天宦者,其冲任不盛,宗筋不成,有气无血,唇口不荣,故须不生。"

(4)带脉病机:带脉环绕腰腹,约束冲任督及其他经脉,带脉虚衰不引,则经脉筋骨肌肉失其约束而腹满坠胀、腰部酸痛,即《难经·二十九难》所谓"带之为病,腹满,腰溶溶若坐水中"者。此外,女子尚可因胞宫、冲任等失其引束而月经不调或带下等,即《奇经八脉考》所说:"冲、任、督三脉,同起而异行,一源而三歧,皆络带脉,因诸经上下往来,遗热于带脉之间,客热郁抑,白物满溢,随溲而下,绵绵不绝,是为白带。"

2. 阴、阳维和阴、阳跷脉病机

阴维维系诸阴,阳维维系诸阳。阴阳相维,营卫调和,若阴阳不维,则病变由生。《难经·二十九难》指出:"阳维维于阳,阴维维于阴。阴阳不能自相维,则怅然失志,溶溶不能自收持;阳维为病苦寒热,阴维为病苦心痛。"阳维脉与诸阳经相维系,故主表,受邪为病则有发热恶寒表证;阴维与诸阴经相维系,李时珍《奇经八脉考》认为:"盖阴维之脉,虽交三阴而行,实与任脉同归,故心痛多属少阴、厥阴、任脉之气上冲而然。"因为阴维受邪病在阴分属里,故其为病苦心痛。至于阴阳维脉不相维系,则是阴阳失调,营卫不和,故精神倦怠(怅然失志),肢体疲惫(溶溶不能自收持)。

阴阳跷脉分别行于肢体内外侧,能使肢体活动矫捷,故《难经》谓:"阴跷为病,阳缓而阴急;阳跷为病,阴缓而阳急。"张世贤在《图注难经》中解释说:"阴跷循内踝而上行,病则内踝上急而外踝上缓;……阳跷循外踝而上行,病则外踝上急而内踝上缓。"另外,按《灵枢·邪客》、《灵枢·大惑论》等篇所论,跷脉尚是卫气出表入里之处,故其气之盛衰通滞亦影响卫气的昼夜运行节律而可造成寤寐失常。

(三)络脉病病机

络脉,包括别络(大络)、浮络、孙络等。别络有十五,浮络、孙络遍布全身。络脉和经脉相互联络,纵横交错,网络全身。所以络脉的病机变化,既与经脉、脏腑有一定的联系,又有其本身的病机特点。其病机特点概括起来,有如下几个方面:

1. 络脉病变有虚实寒热

络脉中的气血盛虚通滞,变生了络脉的病机虚实。实者为其中之气血壅满阻滞,虚者则是其中气血亏少不足。《灵枢·经脉》对十五别络虚实的病变有具体的论述,如"手少阴之别,名曰通里……其实则支膈,虚则不能言"、"手心主之别,名曰内关……实则心痛,虚则为烦心"等均是,由此亦可见其病变与所属的经脉脏腑相关联。

至于络脉的寒热病变,既与自身的虚实有关,又受其所属的经脉脏腑的阴阳盛衰所影响。由于络脉位置比较浮浅,故其寒热病变常表现为颜色的改变,即《素问·皮部论》所谓"其色多青则痛,多黑则痹,黄赤则热,多白则寒,五色皆见,则寒热也。"

2. 外邪侵袭,首犯络脉

络脉位于皮肤、肌肉之中,为经络系统的末梢和外围组织,外邪入侵,常先伤及络脉,故《素问·调经论》谓:“风雨之伤人也,先入客于皮肤,传入于孙脉,孙脉满则传入于络脉,络脉满则传入于大经脉。”邪气侵入络脉之后,既可进一步深入内传经脉以至脏腑,亦可停留于络脉,滞阻络脉中的营卫气血,肌肤失其营养,则麻木不仁;筋脉失养,则口眼㖞斜。

3. 络脉易于损伤而出血

络脉是经脉的分支,较之更为细小薄弱,因此,更易受损伤而破裂出血,如皮肤血络受伤则皮衄紫癜,肺络伤则咳血,胃络伤呕血,肠络伤则便血,眼睛络脉损伤则结膜充血、出血等。如《灵枢·百病始生》说:“卒然多食饮,则脉满,起居不节,用力过度,则络脉伤。阳络伤则血外溢,血外溢则衄血;阴络伤则血内溢,血内溢则后血。肠胃之络伤,则血溢于肠外,肠外有寒,汁沫与血相搏,则并合凝聚不得散而积成矣。”说明阴阳络脉受伤皆可致出血,而体腔内部络脉的出血则容易凝结成瘀血癥积。

五、气血津精病机

气血津精是构成人体和维持生命活动的最基本物质。气是体内运动不息的极其精细的物质微粒,既营养人体又体现脏腑组织的功能活动;血是在脉管中运行的红色体液,营行于脉管之中而对脏腑组织有重要的濡养作用;津液是体内一切正常水液的总称,濡润、灌溉脏腑组织,通过新陈代谢以维持体液的稳定平衡。至于精,则在中医学中有广泛的含义,广义之精概指包括气血津液和狭义之精在内的人身中的各种精微物质,狭义之精又分先天之精和后天之精,先天之精为生命繁衍、繁殖的本原物质,故又称生殖之精;后天之精则是来源于饮食水谷、藏于脏腑之中的精微物质,既能化气,亦能成形,又能涵养神,故《素问·金匮真言论》有“夫精者,身之本也”之说。气血津精在生理上互相依存、互相转化,在病理上亦互相影响,密切相关。

(一) 气机失常病机

气作为人体中运行不息的物质微粒,其运动方式决定了生命活动的机制。气的运动方式称为气机。气机失常是气的基本病理变化,主要包括两个方面:一是气的生成不足或耗损过多,以致其活动能力衰弱,称之为气虚;二是气升降出入运动失常或紊乱,如气逆、气郁、气滞、气闭、气泄、气陷、气脱等,称气机失调。

1. 气虚

气虚是由于气的生化不足或耗损过多,而致活力低下,功能减退的病理状态。不论饮食劳倦或者外邪侵伤,都可使气的化生不足,或者耗损过甚而致气虚。气虚则脏腑组织失其温养、推动而功能低下,故心气虚则心慌心悸、精神疲乏;脾胃气虚则运化无力,食少便溏,肢体倦怠;肺气虚则少气懒言;卫气虚则肌表不固,易出虚汗而抗邪无力,凡此等,都是气虚的常见病理表现。至于因气虚而致气化功能低下,水液代谢障碍,以及不能行血、摄血而致血行不利或出血等,亦都是脏腑气机虚衰所致的病变。

2. 气滞、气郁、气闭

气滞、气郁、气闭都是气机遏阻,气的运行不畅的病理变化。气滞指气的运行迟缓不舒,气郁则其运行受遏阻而郁结不畅,气闭则是气机闭塞不通,气不运行。三者病机相同但程度有异,气滞与气郁都是其运行迟缓不畅,故常并称为“气机郁滞”,但气郁指气被郁阻于某一部位,病位相对比较局限;气滞则指气自身的运行滞缓,可以是全身性,或出现于某一些系统之中。至于气闭,则是气滞、气郁的进一步加甚,已经达到阻绝不能通行的程度。

(1) 气滞:指气的运行不畅而气机郁滞,从而导致某些脏腑、经络功能障碍的病理状态。感受外邪、情志郁结、劳力外伤以至痰饮瘀血等,都能遏阻气机,致气的运行迟缓而为气滞。脏腑之气运行阻滞,则其气化功能障碍,如肺气阻滞则胸闷气急、咳嗽喘促,心气阻滞则血脉不畅而胸痹心痛,脾胃气机阻滞则受纳运化失常而脘腹胀满、嗳气吞酸、便下不畅等;经脉气滞则气血运行不畅,所循行部位胀满、疼痛;三焦、膀胱气滞则气化不利而水液积留,可致癃闭、水肿;气滞亦可致血行不畅,甚至血液瘀结。

(2) 气郁:指气的运行受到郁阻,结聚、滞留于某一部位而不能畅行的病理状态。气郁亦可由多种原因引起,但因忧思郁怒等情志内伤者为常见,且以肝气郁结为多,盖因肝主谋虑而在志为怒,情志过激则伤肝,肝失疏泄而气机郁结不舒。气郁除了与气滞同样因气行不畅而有局部胀满、疼痛病候外,尚可引致血、痰、湿、食、火等病理产物的郁结,朱丹溪因此而立“六郁”之名,并制越鞠丸以治之。

(3) 气闭:指脏腑、经络气机闭塞,阻绝不通的病理状态。气闭是气机郁滞之甚而达到阻绝不通的程度,又称“气厥”、“气绝”。若气的升降出入俱已停息,则生机灭绝,病情危重,《内经》有“气复反则生,不反则死”之说(《素问·调经论》)。不同的脏腑和经络气闭,所出现的临床症状也不同,如心气内闭,则神昏痉厥;肺气闭阻,则气喘息促;脾胃气闭,则腹满呕逆;膀胱气闭,则小便不通;大肠气闭,则大便秘结等。其中以心气闭绝最为严重,因突然遭受巨大精神创伤所致的气厥,或因强烈疼痛刺激所致的痛厥,都可因心神受到强烈刺激,引起心气内闭而神昏痉厥。

3. 气逆

气逆是指气机的升降运动失常,升而不降,或者升太过而降不足的病理状态。五脏六腑之气,有升有降,升降得宜,则协调有序,若升发太过,或下降不足,则气逆于上。临床上以肺、胃、肝之气逆最为多见,肺主宣发肃降,外邪犯肺,或痰浊阻肺,以致肺失宣降,气机上逆而出现咳逆、气喘、胸闷等症;胃主受纳,其气以降为顺,饮食失宜,积滞不化,或火热煎迫,以致胃失和降,则气上逆而恶心呕吐、呃逆嗳气;肝气主升,在志为怒,情志所伤,怒则气上,或肝郁化火,以致肝的升发太过,则气血冲逆而上,出现面红目赤、头胀头痛、急躁易怒,甚至咯血、吐血或发为薄厥等症。

4. 气陷

气陷是由于气虚升发功能不足,无力升举,气陷于下而不能上升的病理状态。脾气主升,与胃同居中焦而主持、升举中气,脾气虚衰,升举无力,气机下陷,因而脏腑器官维系无力,内脏下垂,出现少腹坠胀、便意频频或见脱肛、子宫下垂、胃下垂等,即所谓“中气下陷”者。若清阳不升,水谷精微不能上输头目,头目失养则可见头晕眼花、耳鸣、疲倦乏力等,即《灵枢·口问》所说的“上气不足,脑为之不满,耳为之苦鸣,头为之苦倾,目为之眩。”

另外,心肺居于胸中,赖胸中大气托举之,喻嘉言《医门法律·大气论》认为:“五脏六腑,大经小络,昼夜循环不息,必赖胸中大气,斡旋其间。”《医学衷中参西录·治大气下陷方》则认为大气“原以元气为根本,以水谷之气为养料,以胸中之地为宅窟者也。……诚以能撑持全身,为诸气纲领,包举肺外,司呼吸之枢机,故郑而重之曰大气。”“胸中大气下陷,气短不足以息,或努力呼吸,有似乎喘;或气息将停,危在顷刻。”则是宗气虚衰,心肺功能不振,甚至行将衰竭的病理变化。

5. 气脱

气脱是指气不内守,突然耗亡外失,全身之气衰竭而不足以维持生命活动的危重病理状态。不论外感、内伤,在病情危重阶段,或因气自身急骤耗伤衰竭,或因阴阳逆乱之甚,或精血津液严重耗损,均可致本来已经虚衰之气失去固敛、依附而脱失外亡。气脱则脏腑经脉无气以营运而功能衰竭,躯体失其温养,精血失其固摄,出现面白身冷汗出、气息低微不续、神情淡漠昏昧、口开目闭手撒、二便失禁、脉微欲绝等病候,若至喘喝胸高息促、汗出如油如珠,则气脱之势难于挽回而为濒死状态。

(二)血病病机

血病病机主要有三:一是血的不足,濡养功能减退,称为“血虚”;二是血行迟滞,甚至停留不行,称为“血瘀”;三是血行逆乱,不循常道而逸出脉外,称为“出血”。

1. 血虚

血虚是指血量的亏少不足及其营养和濡润功能衰退的病理状态。血由脾胃吸收的饮食精微所化生,并由心所主宰、脾所统摄、肝所贮藏,各种原因造成的血液化生不足,温养、推动能力减退,或者由于出血等引起血液耗损,都可使血的量或质的衰减而致血虚。血虚的病变主要是其营养和濡润的功能减退。血不养心,神失藏守,则心悸怔忡、失眠多梦、健忘、面色萎黄或淡白无华;肝血不足,肝气及其所主的目、筋、爪等得不到肝血的濡养、涵敛,可出现眩晕震颤、爪甲脆薄易裂、视物昏花、肢节屈伸不利;冲脉为血海,血虚则冲脉空虚,妇女可致月经量少色淡,甚至闭经;发乃血之余,血虚则毛发失养而枯槁脱落;血虚不能滋养肌肉皮腠,则肢体麻木不仁。

2. 血瘀

血瘀是指血液运行迟缓,流行不畅而停滞积留的病理状态。血液在经脉中流行不休,停滞不行则积留而为瘀血。若在致病因素的影响下,心气虚衰或阻滞,肝气失于疏泄,不能正常推动血行,或者脉道阻滞不利,或者血液逸出脉管之后不能及时排出而积留于躯体之内,均可致瘀血凝结。瘀血结聚于体内,阻滞气机,气血不通则致疼痛,故疼痛是血瘀的重要病征,且具有疼痛持续,位置固定不移的特点;瘀血积留,局部可以扪及肿块,甚至日久可以变生癥瘕;瘀血留结于络脉,肌肤失养,则面色黧黑,肌肤甲错,唇舌紫暗,肌肤或见瘀斑、血缕、青筋;瘀血阻遏脉道,鲜血不得通行,亦可溢出脉道而致出血。至于瘀血积留于脏腑经络,遏阻其气机,失于润养而功能失常,则可致生诸如干血劳、发热、黄疸、痈疽、心悸怔忡、健忘甚至癫狂等诸多病变,故前人有“久病多瘀”之说。

3. 出血

出血是血液不在血脉之中正常运行,溢出脉道,或出于体外,或留于体内的病理状态,一般称为“血证”。正常生理情况下,血液运行于脉管之中,火热熏迫,或者气机逆乱,或者血失统摄,均可致血液妄行而出血。另外,外伤而致脉道损伤,失去其约束血行的功能,亦是引起出血的重要原因。

出血依其部位和方式的不同而有不同名称:从肺系经口鼻咯出者,称为咯血,常因火热(虚火、实火)熏灼,肺络受损而致。从胃或食道经口鼻吐出者为吐血或呕血,常因胃火熏迫或肝气亢逆、肝火上炎而致。从后阴经大便排出者称便血,其中血色紫黑黏滞者为“远血”,常因脾虚不能统摄血液而致;血色鲜红者为“肠风下血”,常因风热湿毒熏灼肠道而致。从前阴经小便排出者为尿血,湿热蕴结、熏灼膀胱是其常见病因,亦有脾肾气虚,血失统摄而致者。血出于肌肉皮肤或五官孔窍,称为衄血,如鼻出血为鼻衄,牙龈出血为齿衄(又称牙宣),皮下出血为肌衄,又称紫癜,常因其所主属脏腑的气热熏灼所致,亦有因脾虚而血失统摄者。妇女非正常月经而胞宫出血,称为崩漏,可因热扰胞宫,亦可因心脾气虚、冲任不固而血失统摄所致。至于温病发斑,亦是皮下出血,但因其为温邪深入血分,血热妄行所致,故称发斑而一般不称紫癜。

(三)津液失常病机

津液的生成、输布、排泄,本质上是人体气机升降出入活动的结果,离不开脾胃的受纳运化、肺的宣发肃降,肾和膀胱的蒸腾气化,以及三焦的通调。这些脏腑生理功能的相互配合,构成了津液的调节机制,维持着其代谢过程的协调平衡。津液的代谢失常,是指其生成、输布和排泄发生紊乱或障碍,主要表现为津液的亏损不足或异常积留两方面。

1. 津液亏虚

津液亏虚,是指因津液在数量上的亏少,濡润、灌溉作用不足而产生一系列干燥失润的病理状态。正常人体通过饮食的摄入,以及二便、出汗、呼吸等的排泄,进行津液的代谢,维持其在体内的平衡和稳定,如果水饮的摄入不足,或者因出汗、呕吐、便下而致津液排出过多,体内邪热煎熬或外部气候环境干燥炎热而体液过度蒸发,都可使津液丧失而亏虚不足。

津液是对津和液的统称,两者都是润养人体脏腑组织的体液成分,亏虚则脏腑组织失其濡润而干燥枯萎,刘河间所谓“诸涩枯涸,干劲皴揭,皆属于燥”,即指津液亏虚而化燥者。但由于津与液在具体性状、分布部位和生理功能方面的差异,故伤津与液脱的病机和临床表现亦有所不同。一般来说,津较清稀,流动性大,内则充盈血脉,濡润脏腑,外则滋润皮毛孔窍,易于亏耗,也易于补充。从一定意义上说,伤津主要是体内水分的脱失,常因外感发热,或由于大吐、大泻、大汗等原因引起,以肺胃津伤为多见,其常见症状有肌肤干燥枯皱,甚则目眶深陷,十指螺瘪,小腿转筋,口渴引饮,口鼻干燥等;肺津亏虚则肺气不利而干咳少痰,甚则肺热叶焦而致痿躄;胃津亏虚则影响其受纳、通降功能而饥不欲食、呃逆干呕;膀胱津液亏少则小便短少,肠中津气枯少则大便干燥秘结;这些都是津亏的常见病候。液较浓浊稠厚,流动性较小而更富含营养物质,其功能主要以濡养脏腑,充养骨髓、脑髓,滑利关节为主,其亏耗往往呈慢性过程,一旦耗损则不易迅速补充,而且液为肾所主(“肾主五液”)而与精的关系密切,其亏耗往往亦就是阴精的亏虚,而除了孔窍肌肤失润而干燥枯槁无泽之外,更呈现阴精虚亏,脑髓不充、关节不利等病变表现,这是两者病机、病候上的不同。另外,伤津不一定兼有液脱,而液脱则必有伤津,故有说津伤是液脱之渐,而液脱乃津伤之甚者。

2. 津液输布、排泄障碍

吸纳、输布、排泄是津液代谢的三大环节,水饮入胃以后,经脾的运化、肺的宣发肃降、三焦的通调水道,布散全身以发挥滋养、濡润作用,其多余及代谢产物则下输于膀胱,在肾的气化作用下成为尿液排出。此外,出汗、大便以及经肺呼出水气亦是津液排出的途径。因此,脾胃、肺、三焦、膀胱及肾的气化功能失常,二便、汗、水气等排出障碍,特别是小便和出汗障碍,是津液输布、排泄失常,留积于体内化生水湿、痰饮的病机关键。

水湿、痰饮等作为津液代谢障碍的病理产物,留积体内可以致生多种病变。肺、脾、肾及三焦气化功能失常,水失运化、输布、排泄,则停留于体内,其泛溢于肌肤者为水肿,又称溢饮;留积于脾胃而成痰饮,上关于肺则为痰饮咳嗽,走于肠间则为痰饮肠鸣,上扰清窍则为痰饮眩晕,留于胸胁则为悬饮胸痛;水饮凝炼成痰,流注经络肌肤,则成痰核瘰疬。另外,津液失于气化,不能正常输布,滞留于三焦则化生湿浊,湿浊困阻上焦,则胸膈翳闷;困阻中焦,则脘腹痞满、呕恶便溏;困阻下焦,则小便短少不利、带下淋浊。

(四) 阴精亏虚病机

精又称阴精,是构成人体和维持生命活动的最基本的物质,是生命的本原,《素问·金匮真言论》说:“夫精者,身之本也。”精有先天、后天之分,先天之精主持生殖发育,孕育生命,繁衍后代;后天之精构成形身,化生脏腑之气以发挥其功能活动,同时又是精神活动的物质基础,精气神共称人身三宝而精为其根本。因此,精贵乎盈满、固藏而忌耗泄、虚损,一有亏虚,即为病态,前人谓“肾无实证”,正因为肾主藏精,精气宜盈满不宜亏耗之故。故精的病机主要在于其耗损亏虚,至于临床有“精瘀”之病,乃男子精道郁阻,排精障碍的病理状态,为肝肾功能失常而非精本身的病变。

先天之精禀受于父母,后天之精由饮食精微所化生,先天禀赋不足,或者因水谷精微缺乏而后天失养,均能使精气亏虚。另外,外邪耗伤,或者房室劳倦过度、情志过极,或者久病消耗,亦使阴精消蚀耗损而亏少。阴精亏虚则由其所化生的五脏之气亦亏少而功能低下,形体失其充养而衰弱,神失所养而衰疲,从而呈现身体机能衰退、消瘦倦怠、精神委靡、容易感邪受病的衰弱状态。更由于先天之精(肾精)化生肾气以主持生殖发育,故肾精亏虚则生殖发育障碍,引起性功能减弱以至不孕不育、小儿生长发育迟缓而出现五迟五软病态、老人早衰等,这些都是阴精亏虚的常见病理变化。

(五) 癥瘕积聚病机

癥瘕积聚,作为体腔内结成团块的病理性产物,其病机与气滞、血瘀、津液结聚(痰)密切相关,故于本节附带讨论。

《内经》对腹腔中肿块类疾病，以“积”命名者为多，对其病机亦深有阐发，而以“瘕”、“聚”命名者则较少，“癥”则未述及，《难经》亦论积聚而未言癥瘕。其后的医学文献如《中藏经》、《诸病源候论》、《千金方》等则将癥瘕与积聚并称，但所言病机、病候及相互鉴别要点大体相同。后世医家论内科杂病，每将癥瘕与积聚合为一类，称之为积聚，而癥瘕则常专指妇科腹部肿块类疾病。从字义上讲，“积”为积渐而成之积块，“聚”为时聚时散之结聚，“癥”则成为癥结而肿块明显固定，有形可征；“瘕”则“假也，为虚假可动也”（《诸病源候论·癥瘕诸病候》）。可见积与癥、聚与瘕，无论在病机还是病候上，基本相同。

《灵枢·百病始生》对积证的病机做了精辟的论述：“卒然外中于寒，若内伤于忧怒，则气上逆，气上逆则六输不通，温气不行，凝血蕴裹而不散，津液涩渗，著而不去，而积皆成矣。”认为该病是在外感、内伤等多种因素综合作用下，引起气滞、血凝、痰结（“寒汁沫”、“津液涩渗”）而形成的固定不散的包块。《难经·五十五难》则谓：“积者，阴气也；聚者，阳气也。故阴沉而伏，阳浮而动。……故积者五脏所生，聚者六腑所成也。”亦认为积是由于五脏功能障碍，气血痰瘀等“阴气”积留而成，并进一步指出聚则是六腑气机不通，腑气结聚而致。《内》、《难》关于积聚的病机见解，为后世所继承和发挥，如《类证治裁·积聚论治》论积聚病机，即谓：“诸有形而坚着不移者，为积；诸无形而留止不定者，为聚。积在五脏，主阴，病属血分；聚在六腑，属阳，病在气分。……（积）初由寒气、瘀血、痰沫，交结于肓膜，久而盘踞坚牢，至元气日削，盘踞日深，攻补两难措手。”关于癥瘕，宋·陈自明《妇人良方》卷七谓：“妇人癥痞者，由冷热不调，饮食不节，积在腹内或肠胃之间，其牢强推之不移者名曰癥，言其病形征可验也。……癥痞之病，其形冷结，若冷气入于子脏，则使无子；若冷气入于胞络，搏于血，血得冷则涩，亦令月水不通也。”该书又称瘕为“疝瘕”：“疝者，痛也；瘕者，假也。其结聚浮假而痛，推移乃动也。妇人之病有异于丈夫者，或因产后血虚受寒，或因经水往来取冷过度，非独因饮食失节，多挟于血气所成也。”由上可见，癥瘕积聚虽然都有腹中结块，但积与癥的肿块固定有形，病属阴、属脏而在血分，故较深重；聚与瘕则聚散不定，病属阳、属腑而在气分，故较轻浅，这是两者病机的不同。

在病候方面，积与癥皆以腹中有固定不移的有形肿块为特征，《难经·五十五难》谓：“积者阴气也，其始发有常处，其痛不离其部，上下有所终始，左右有所穷处。”《五十六难》并以其为脏病而分为五脏积：“肝之积，名曰肥气，在左胁下，如覆杯，有头足”；“心之积，名曰伏梁，起脐上，大如臂，上至心下”；“脾之积，名曰痞气，在胃脘，覆大如盘”；“肺之积，名曰息贲，在右胁下，覆大如杯”；“肾之积，名曰贲豚，发于少腹，上至心下，若豚状，或上下无时。”而癥则多见于妇女下腹部，并常伴见月经不调、胎孕困难。至于瘕聚则常发病较急，腹部攻痛，虽可扪及肿块，但推之可移而时聚时散，即《五十五难》所谓“聚者阳气也，其始发无根本，上下无所留止，其痛无常处”者。

六、外感热病病机

外感热病是由于感受六淫外邪而引起的一大类疾病，虽然其病机亦是以脏腑经络、气血津液的病理变化为基础，但因在其疾病过程中贯串了邪正之间的盛衰胜复的斗争，故而有其不同于内伤疾病的独特之处，掌握外感热病在疾病过程不同阶段中的病变机理，对临床上实施正确的辨证论治具有重要意义。

张仲景《伤寒论》首先建立了伤寒六经辨证论治体系，清代温病学家在其基础上进一步提出温病的卫气营血和三焦辨证，形成了外感热病理论中的两大学派，对伤寒和温病的病机做出了不同阐发。虽然伤寒与温病的病因有所不同，但“今夫热病者，皆伤寒之类也”（《素问·热论》），因此，不论是从六经辨证，还是从卫气营血辨证、三焦辨证的角度，其病机既有差异，亦有共通之处，学习时必须联系贯通，才能准确掌握。

（一）伤寒六经病机

伤寒六经辨证肇源于《内经》而完善于张仲景《伤寒论》。《伤寒论》将外感热病分成太阳病、阳明病、少阳病、太阴病、少阴病、厥阴病六个证候类型，该六个证候类型既说明了伤寒在不同阶段和不同个体的病理特点，又是对伤寒病过程中发展变化规律的概括。

1. 太阳病病机

太阳病是外感热病（伤寒）的早期。太阳主一身之表，行营卫以抗御外邪。风寒邪气入侵，首犯太阳。营卫与邪气交争于太阳，故发热恶寒；邪气遏阻营卫气机，肌表失其温养，故头项强痛。其中风伤卫分，卫表不固，汗孔开疏则汗出恶风，肺卫失宣则鼻鸣干呕，为中风；寒伤营分，营气凝滞则无汗恶寒、身疼，肺受邪气壅阻则咳喘，为伤寒（狭义）；若风寒两感，营卫俱伤，郁而化热，则发热恶寒、身疼痛、无汗而烦躁。

2. 阳明病病机

阳明病是伤寒邪气盛而入里化热，邪正抗争激烈的阶段。阳明属胃，为多气多血之经，邪正交争于阳明，邪气盛而正气未衰，阳明气分热盛则出现大热、大汗、大烦渴、脉洪大等“四大”症状，称“阳明热证”或“阳明经证”；胃热盛而腑气结实，则痞满燥实而大便坚结，称“阳明腑实”或“胃家实”；若湿热壅结胃腑，胆失疏泄而胆汁外溢肌肤，则为黄疸。

3. 少阳病病机

少阳病是病邪出表入里，病情阴阳枢转的半表半里阶段。少阳为半表半里之经，是表里、阴阳出入的枢机与门户。邪正相持于少阳，邪胜正衰则病入三阴之里，正胜邪却则病从表解。由于邪正交争于半表半里之际，出阳则热，入阴则寒，故病以寒热往来为特征。少阳属胆，其脉行于胸胁，邪热扰胆，故胸胁苦满、心烦喜呕、口苦目眩而嘿嘿不欲饮食。

4. 太阴病病机

太阴病是病邪初入三阴，脾阳虚衰的阶段。太阴为三阴之表，属脾而主大腹，伤寒误下，或者寒邪直中太阴，都可损伤脾阳而病情转属太阴。脾主运化，脾阳虚衰则运化失职，故出现腹满而吐、食不下、自利益甚、时腹自痛而口不渴等病候。

5. 少阴病病机

少阴病为病邪已经深入三阴，心肾阳气衰微的阶段。少阴为三阴之里，足少阴属肾而手少阴属心，寒邪深入少阴，阴寒盛极，心肾阳气受损而衰微，为伤寒病深重阶段。心肾阳气衰微则肢体失于温养而恶寒身踡，四肢逆冷；心阳衰微，脉行无力故脉微欲绝，神失所养，故精神委靡而但欲寐；肾阳虚微，气化无力，故自利、小便清长。由于少阴属心肾而兼主阴阳水火，若素体阳虚而寒邪强盛者，病从阴化寒而为上述少阴寒化证；若素体阴虚，而病邪入里化热者，则阴分受伤，阳热亢旺而为少阴热化证，可因阳热上扰而出现心烦不寐、下利咽痛、咳而呕渴等症。但在伤寒少阴病中，寒化为常见的主证，病情亦最为危重，热化证则较为次要。

6. 厥阴病病机

厥阴病是伤寒六经病阴阳交尽的最后阶段，阴尽阳生则病出阳而向愈，阳不生而阴阳俱尽则死。厥阴乃“两阴交尽”（《素问・至真要大论》）之经，为“阴之绝阳”、“阴之绝阴”（《素问・阴阳离合论》），病至厥阴，阴阳交尽，若阴尽阳生，阳气不绝而渐复，则有向愈之转机；若阴虽尽而阳亦绝，则生机灭绝而死亡。故其病以厥（手足厥冷）热（发热）胜复为特征，并以厥热多少进退为转机：先热后厥，厥多于热为病进；先厥后热，热多于厥为病退向愈；厥而不复则死。至于《伤寒论》所言的“厥阴之为病，消渴，气上撞心，心中疼热，饥而不欲食，食则吐蚘，下之利不止”，则是厥阴经气上逆，上热下寒的病候。

由以上六经病病机可以见到：张仲景虽然沿用《素问・热论》以六经命名伤寒的六个常见证候类型，划分病变阶段，提示病情发展变化规律，但病机所及并不止于经络病变，而是从外感热病过程中不同阶段脏腑经络病理变化的角度，概括了的邪正消长、表里出入、阴阳盛衰、寒热虚实变化机理。因此，虽然称之为六经分证、六经病，但不可单从六经着眼，《伤寒论》称太阳病、阳明病等而不称太阳经病、阳明经病，其中深意值得细心体会。

（二）温病卫气营血和三焦病机

温病作为外感热病的一大类，其病机与伤寒有所不同，不仅其感受温热病邪的病因与以伤于寒邪的伤寒不同，更重要的是其感邪后从阳化热伤阴，殊异于伤寒的从阴化寒伤阳病机，其所提出卫气营血和三焦病变类型，与伤寒六经病的病机亦有不同。

温病卫气营血证候类型的划分，为叶天士所提出，其于《外感温热篇》即有“卫之后方言气，营之后方言血”之说。而吴鞠通《温病条辨》则立三焦辨证之方法。可以说，卫气营血是从横向划分温病的不同阶段，着重阐发温病过程中营卫气血的病理变化；三焦辨证则在卫气营血辨证的基础上，从纵向划分温病的病变阶段，着重阐发其脏腑经络的病变机理，两者都是对同一温病从不同角度的病机辨析，互相包涵、关联而不可截然分开。

1. 温病卫气营血病机

卫气营血是温病四大证候类型，亦体现了温病过程中由表入里、由浅入深、由轻转重的病机变化。

（1）卫分证病机：卫分证是初感温邪，卫阳受郁于肌表的表证阶段。“温邪上受，首先犯肺”，“肺主气属卫”（《外感温热篇》），温邪由口鼻初犯人体，肺先受邪，其所宣行的卫气被遏郁于体表，故见发热微恶风寒或不恶寒，汗出或少汗，脉浮而兼数，盖因温为阳邪，卫阳受其遏阻、熏灼之故也。邪气犯肺，肺气受伤则宣降失常，故亦可见咳嗽、气喘、咽痛等病候。

（2）气分证病机：气分证是温邪入里，正气抗邪，邪正交争激烈，阳热亢盛而气津受损的里热阶段。温邪由卫分传入，或者直接侵入气分，其时邪热盛而正气未虚，邪正交争，阳气郁遏，与邪热交结于里而化热，逼津外泄，故发热较甚，出汗较多而不恶寒。邪热炽盛于胃，阳明气分热盛,则出现与伤寒阳明经证同样的大热、大汗、大烦渴、洪大脉等症状;邪热结聚于胃肠,胃肠气机壅阻,肠液煎耗,则大便秘结而出现与伤寒阳明腑实证同样的痞满燥实坚病候;邪热壅肺,肺气不利,则咳喘气促,痰黄黏稠;热郁胸膈,肺胃气机壅阻,心神受扰,则见胸膈灼热、心烦懊侬、口舌生疮、温温欲吐、口苦咽燥;邪热遏阻少阳,胆热内盛,则往来寒热、热多寒少,口苦胁痛,脘闷呕恶;湿热壅遏三焦,三焦气化阻滞,则身热不扬,午后热甚,胸脘痞闷,小便短少黄赤。总之,气分证为温病里热炽盛阶段,其具体病机各因受邪脏腑而有差异,但邪热已盛而正气尚能抗邪,邪正抗争激烈而里热盛实为其共同病机特点。

(3) 营分证病机:营分证是邪热进一步深入、内陷,耗损营阴的病变阶段。营为血之气,"心主血属营",温邪内陷营分,邪热深入,耗伤营阴,故见身热夜甚,脉象细数,舌质红绛;心营受扰,心神不宁,故见心烦不寐,时有谵语,甚或神识昏昧;心营热甚,血络受灼则斑疹隐隐,见于肌肤。另有"热陷心包"者,亦属营分病之范畴,其证由于温邪强盛,初犯卫分之后,未经气分,即直接内陷心营,即叶天士所谓"温邪上受,首先犯肺,逆传心包"者。心包络传达心志又代心受邪,邪热内陷,灼液为痰,痰热闭阻心窍,蒙蔽心神,故身热肢厥、神昏谵语或舌謇不语、舌质纯绛而色鲜少苔。本证较一般营分证更为急重,不及时救治则可内闭外脱而致危亡。

(4) 血分证病机:血分证是邪热更为深入,劫耗阴液,耗血动血的危重阶段。血分证多由营分证进一步发展而成,其时邪热内陷更深,营血耗伤,肝肾阴液受劫,病情深重。由于营血受煎迫耗损,心神受伤,故除了身热夜甚、神昏谵语等营分见症外,尚可见狂乱躁动、斑疹显露、舌质深绛或紫绛等更严重病候,同时邪热逼血妄行,出现吐、衄、便血等出血病变,叶天士谓为"入血便恐耗血动血"。另一方面,肝肾阴液受劫耗,亦可致阴虚阳亢,虚风内动而见筋惕肉瞤、手足蠕动、神昏痉厥等症。总之血分证为温病后期危重阶段,痉、厥、闭、脱以及出血等危重症候均容易出现于这一阶段。

2. 三焦病机

三焦病机是吴鞠通运用中医独特的学术理论——三焦学说,从脏腑经络的角度对温病病机的阐发。三焦具有比较广泛的含义,其中之一是把人体胸腹腔分成上焦、中焦、下焦三部,以之概括各部所联系的脏腑的功能。因此,上焦包括心肺,中焦包括脾胃(大小肠皆属于胃,因此,本来位于下焦的大小肠从生理病理角度亦因其属于胃而归于中焦)及胆,下焦则主要包括肝肾和膀胱。因此,三焦病机既说明了脏腑经络在温病不同阶段的病理变化,又从纵向角度揭示温病的发展变化规律。

(1) 上焦病机:温病上焦病机主要包括肺与心的病变。"温邪上受,首先犯肺,逆传心包",因此,温病初起,病变常首先发生于上焦,其趋势有二:一是始则肺卫受邪而见卫分表热症候,继则邪气郁而化热,肺热壅盛而现气分热证;二是若邪热内陷心包,或气分热盛阴伤,则伤及心营,出现营分证或气营两燔等证。总之,温病上焦病变以肺气、心营受病为主,以卫分、气分、营分(逆传心包)证为多见。其中肺热过甚,肺气阻绝,可致化源枯绝而出现汗涌、鼻煽、脉散等危候;而热陷心包则可致内闭外脱,亦为危候,故《温病条辨·上焦篇》认为:"细按温病死状百端,大纲不越五条,在上焦有二:一曰肺之化源绝者死,二曰心神内闭,内闭外脱者死。"

(2) 中焦病机:温病中焦病机的关键主要在于脾胃的病变,以及"皆属于胃"的大肠、小肠,还有虽然与肝相表里,但部位在中焦,且邻近脾胃而以输泄胆汁,助胃消化水谷精微为主要功能的胆。中焦病变,常由上焦卫分邪热炽盛,传入胃腑而成,其病理变化有二:一是胃热炽盛,熏灼阳明多气多血之经而为大热、大汗、大烦渴的阳明气分热证;另一是邪热结聚胃腑,耗伤胃肠津液,腑气不通而大便秘结的阳明腑实证。另外,尚有湿热邪气直接侵犯中焦,熏蒸脾胃,遏阻气机者,即薛生白《湿热病篇》所谓:“湿热病属阳明、太阴者居多,中气实则病在阳明,中气虚则病在太阴。”病在阳明则湿从热化而见热盛汗出,脘腹痞满疼痛而大便多秘结;病在太阴则身热不扬,胸脘痞满,泛恶呕吐而大便常溏烂不爽。若湿热熏蒸胆腑,胆汁输泄失常,则可出现肌肤面目发黄而为黄疸。总之,邪在中焦为温病邪正抗争激烈阶段,以邪热炽盛的气分热证或气分实证为多,病机与伤寒阳明病经证或腑证类同。但不论温邪还是湿热病邪,邪热过甚均会耗伤阴津营血,深入营分、血血。邪入营分则可见神昏谵语,发斑出疹;若入血分则常见便血或斑疹显露等急重病候。而阳明邪热炽盛或结实过甚,则津液耗竭,阴精枯绝;湿热壅盛,弥漫三焦,遏阻脾胃气机,则上下气机阻绝,九窍闭塞不通,如是均可致病情急剧恶化,即《温病条辨 · 上焦篇》所谓温病死证“在中焦亦有二:一曰阳明大实,土克水者死;二曰脾郁发黄,黄极则诸窍为蔽,秽浊塞窍者死”者。

(3) 下焦病机:则包括足厥阴肝和足少阴肾的病变。温邪深入下焦,邪热消烁津液、劫耗肝肾真阴,肾阴受劫,肾精亏损,则身热夜甚、面赤舌绛而干、脉虚神倦、心烦不寐、口燥咽干;肝肾同源,肾精虚损则肝阴亦亏,水不涵木则肝阳上亢,虚风内动而见心中澹澹大动,手足蠕动或瘛搦瘛疭,神昏痉厥。邪热内陷,深入下焦,以营血分病证为多见,血分受邪热煎逼,亦可出现便血、蓄血等出血病变。一般而言,下焦病变大多出现于温病后期,以肝肾真阴亏损为病机关键,如果不能及时救治,最后可致真阴竭绝,阴竭阳脱而死,故《温病条辨 · 上焦篇》又谓:“在下焦则无非热邪深入,消烁津液,涸尽而死也。”

由上可见温病三焦病机实际上是从脏腑经络的角度对卫气营血病机的补充和概括,它不仅深化了对温病病变规律的认识,而且亦从脏腑经络角度显示了温病和伤寒的病机异同:温病上焦病与伤寒太阳病都是外感热病的早期,同以表证为主,但有表热与表寒之不同;温病中焦病与伤寒的阳明病都是外感热病邪正交争激烈、里热炽盛期,而且同有里热弥漫与里热结实的病变,至于伤寒少阳病和太阴病亦与温病的其他中焦病相类似;温病的下焦病与伤寒的少阴病和厥阴病则同为外感热病后期正气虚损阶段,但温病下焦病以阴精亏损主要病机,而伤寒少阴病和厥阴病则以阳气耗亡为主。了解温病三焦病机与伤寒六经病机的异同,可以对伤寒、温病学说有更深刻的理解,对外感热病的辨证论治亦就更为精准准确。

第四节 疾病传变与转归

处于不断发展变化之中的疾病都有其发生、发展、变化过程,亦在其自身特性和外在环境的影响,以及治疗、护理措施的干预下出现不同的转归。传变,就是疾病在机体脏腑、经络、组织中的传移和变化;转归,则是疾病传移、变化过程中的最后状态和终末结局。不同的致病因素,患者体质的强弱及类型差异,外在时地环境的不同,以及医疗、护理措施是否相宜等,都能影响到疾病的发展变化,使其过程复杂多变,并造成不同的疾病结果。

疾病传变就是疾病在不同时地环境和不同层次上,人体脏腑经络及气血津精等所发生的各种病理改变，其病变机理归纳起来，不外乎表里出入、寒热和虚实转化、阴阳盛衰消长等方面，这些病机变化决定了疾病的传变形式。因此，八纲病机是认识疾病传变，把握其发展变化趋势的纲领和机要。而作为疾病两大门类的外感热病和内伤疾病，由于病机的不同而传变规律亦各不相同，故加以分别讨论。

一、外感疾病的传变

外感疾病，由感受六淫外邪和疫疠之邪引起，病邪由肌表或口鼻侵入而内传入里，其传变多样、迅速而且有比较明显的规律性，故从前医家有"走马看伤寒，回头看麻疹"之医谚，而伤寒的六经辨证、温病的卫气营血和三焦辨证，亦都是基于对外感热病的传变方式和传变规律的研究而形成。因此，外感热病传变亦以六经传变、卫气营血和三焦传变为主要内容。

（一）影响外感热病传变的主要因素

邪正之间的盛衰胜负斗争贯穿于外感病的发生、发展变化过程，因此，正气的强弱、邪气的盛衰是决定外感病传与不传、如何传变的基本因素。正气不衰，能够抗御、战胜邪气，则可以不发生传变或者往病情表浅、缓解的方向传变；反之，邪气强盛或正气衰弱，正不胜邪，则邪气内陷入里，病情向危重方向传变。如伤寒初起，邪在太阳，若正气未衰，能够御邪于表，不使内侵，则病可从表解而不内传入里；若阳气衰弱，或邪气盛甚，卫气不能抗邪于表，则邪气可以迅即内陷而直中少阴。其中邪气的盛衰，既决定于感邪的轻重，亦与病邪的种类有关，例如，在温病中，风温病邪与春温病邪，其传变方式与快慢即有明显不同。至于正气的强弱，则每与病人的体质禀赋有关，体质强壮者正气不衰，即使感受病邪，邪气亦难迅速内陷入里；而体质虚弱者正气不耐邪侵，感邪后则病情传变急骤深重。至于素体阳虚或阴盛者，容易从阴化寒；素体阳盛或阴虚者，容易从阳化热，亦体现了体质对疾病传变形式的影响。

除了邪正盛衰胜复之外，治疗措施的正确与否亦是影响外感热病传变的重要因素。外感病治疗得当，邪气得以及时祛除，正气得到顾护，则病情不易传变，或者向表浅、缓解方面传变，如果治疗失误，戕伤正气，或者滋长邪气，则病情向深重方向转化传变，如伤寒太阳病过汗耗伤胃中津液，可致里热炽盛而转属阳明；若过汗亡阳，又可转属少阴；又如《温病条辨·上焦篇》："太阴温病，不可发汗。发汗而汗不出者，必发斑疹；汗出过多者，必神昏谵语。"亦是误汗而致病情传变恶化之例。

（二）伤寒六经传变

关于伤寒六经传变规律，《素问·热论》有"一日巨（太）阳"、"二日阳明"、"三日少阳"、"四日太阴"、"五日少阴"、"六日厥阴"之论，开伤寒六经传变的先河。张仲景在《伤寒论》中从外感热病的阴阳盛衰、虚实变化、寒热多少、表里进退的角度对伤寒六经传变规律做了进一步发挥和完善，成为其所创立六经辨证论治体系的重要内容，亦被后世奉为伤寒六经传变的模式。《伤寒论》所论及的六经传变形式，不仅包括了《素问》所言的顺经传变、表里传变（两感），还提出了越经传、直中、合病、并病等其他传变方式。

1. 循经传

循经传即按照六经的排列次序依次相传。如太阳病不愈，传入阳明；阳明不愈，传入少阳；

三阳不愈,传入三阴:首传太阴,次传少阴,终传厥阴。顺经传反映了伤寒由表入里、由阳入阴、由实转虚的病理变化,是六经传变的标准模式,至于一日、二日、三日等日传一经之说,实际是对其传变次序先后的说明,临床上,传与不传、何日传至何经,当以其证候表现为准,不可拘定。

2. 越经传

越经传指不按上述次序循经相传,而是隔一经或隔二经以上相传。如《伤寒论·太阳病篇》所言"利下不止,心下痞硬"的桂枝加人参汤证,就是太阳病误下后传入太阴,它如太阳传少阳或厥阴、阳明传少阴等,亦均是越经相传。实际上相对于顺经传而言,下面所述的表里传变亦是特殊形式的越经传。之所以出现越经传,主要原因在于病人的体质特点,"邪之所凑,其气必虚"(《素问·评热病论》),如脾阳素虚者,则太阳之邪容易传入太阴而不传阳明,即"实则阳明,虚则太阴"之谓也。

3. 表里传

病由表经直接传入里经的传变方式称表里传。如太阳传少阴、阳明传太阴、少阳传厥阴等是。由于太阳与少阴等具有互为表里的密切关系,故在病理上易于相传。伤寒由表经直接传入里经,说明病情由阳转阴,乃正气无力抗邪,邪气内陷的结果,提示病情进展、加甚,特别是太阳传少阴,更为危重。而由里经传出表经,则每是病情减轻、向愈的佳兆。

4. 合病

两经或三经同时发病的称为合病。按《伤寒论》所述,有太阳阳明合病、太阳少阳合病、阳明少阳合病、三阳合病等,如该书《太阳病篇》之"三阳合病,腹满身重,难以转侧,口不仁,面垢,谵语遗尿。发汗则谵语,下之则额上生汗,手足逆冷"者即是。《伤寒论》所言之合病,以阳经病为多,每为邪气盛实所致,但实际上三阴三阳六经都可有合病,《医宗金鉴·订正仲景全书伤寒论注》于"辨合病并病脉证并治"篇认为:"论中所著合病、并病,虽单举阳经,未及阴经,然阳经既有合病、并病,则阴经亦必有之可知矣。如太阳病脉反沉、少阴病反发热,是少阴太阳合病也。"

5. 并病

一经之病未罢,又见他经证候者,称为并病。《景岳全书·伤寒典》:"并病与合病不同,合病者,彼此齐病也;并病者,一经先病,然后渐及他经而皆病也。如太阳先病发热、头痛,而后见目痛、鼻干、不眠等证者,此太阳并于阳明也;……或后见烦满、囊缩等证者,此太阳并于厥阴也。"

6. 直中

病邪初起不从阳经传入,而迳中阴经,表现出三阴病证候者为直中。如《伤寒论·少阴病篇》"少阴病,脉沉者,急温之,宜四逆汤"者。《景岳全书·伤寒典》:"若初起本无发热头痛等证,原不由阳经所传而径入阴分者,其证或厥冷,或呕吐,或腹痛泻利,或畏寒不渴,或脉来沉弱无力,此皆元阳元气之不足,乃为真正阴证。"说明直中系因平素阳虚元气不足,抗邪无力而致邪气直接侵入阴分,故又称"直中三阴"。临床上以肾阳虚衰,阴寒盛甚而直中少阴者为多见,病情亦最为严重。

上述六经之间的传变,揭示了外感疾病由表入里、由阳入阴的传变规律,提示病情逐步深入发展。至于经过治疗措施干预以后,病情向缓解、向愈方向发展,其在三阳者,常直接解散、消除,在三阴者,既可直接消散,亦可转出三阳而由之解除。另外,伤寒病除了在六经之间的传变外,亦可由经脉传入脏腑,其中比较典型的如太阳病传入膀胱而为蓄水或蓄血证,而作为阳明病主证之一的"胃家实",更是邪气内传、结实于胃肠而成。

(三) 温病卫气营血和三焦传变

温病作为与伤寒不同类型的外感热病,其传变方式亦与伤寒的六经传变不同,而且,由于辨证方法的不同,对温病的传变亦就有卫气营血传变和三焦传变两种认识和表述方式。

1. 温病的卫气营血传变

叶天士在《外感温热篇》中提出:"大凡看法,卫之后方言气,营之后方言血。"指出了温病由表入里的一般传变规律,但除了按卫气营血次序的正常传变之外,还有多种特殊、复杂的传变方式。

(1) 一般传变:在卫气营血传变中,一般传变是病邪从卫分传气分,由气分传营分,由营分传血分。大体上说,病在卫分为病势轻浅,而由卫分传入气分、营分、血分,则病已入里且病情逐渐深重。因此,这种传变规律反映了温热病由表入里,由浅入深,由轻而重的传变过程,故亦称为"顺传"。

(2) 特殊传变:特殊传变指温病不按上述卫气营血次序逐步深入,而呈现其他更为复杂、特殊的变化。如:由于病邪强盛,或者久伏体内以后,发病不呈卫分表证而即见气分或营分热甚证候;邪由卫分而直接传入营分、血分;卫分证候未罢,但邪气已经深入气分、营分或血分,因而卫分与气分、营分、血分同病等。又如:

逆传心包 指肺卫病邪越过气分,迳自内陷心包,即叶天士所说的"温邪上受,首先犯肺,逆传心包"者。由于卫分不经气分而直接传入心包营分,故称为"逆传"。逆传心包多为邪气炽盛,入侵之后迅即入里内陷营分而致,病情比较严重。

气营、气血两燔 指温邪同时炽盛于气分和营分,或同时炽盛于气分和血分,气分证候与营分或血分证候并见。这两种情况都见于温病邪正斗争激烈时期,其时正气虽然尚能抗邪,但津液亏损严重,阴精已受耗伤,邪势未衰并向营分或血分深入。一般来说,气血两燔病情较之气营两燔更为深重,亦可以是气营两燔进一步传变的结果。

卫气营血作为温病的证候类型,亦反映了温病传变的一般规律,但由于温病病机变化复杂且迅速,故其传变较快而且形式多样,除了上述各种形式之外,亦有初起在卫分,治后即愈而不复传里者;亦有病邪先入营血,而后传出气分但未得清解,又复传入营血者。总之,其传与不传,如何传变,与病邪性质、感邪轻重、体质状况和治疗得当与否等因素密切相关。故审察卫气营血传变情况,是温病辨证论治的关键。

2. 温病的三焦传变

如果说卫气营血是从横的层次对温病传变规律的认识,那么三焦传变则是从纵的层次的认识和阐发。吴鞠通《温病条辨·中焦篇》:"温病由口鼻而入,鼻气通于肺,口气通于胃,肺病逆传则为心包;上焦病不治,则传中焦,胃与脾也;中焦病不治,即传下焦,肝与肾也。始上焦,终下焦。”指出温病多由口鼻而入,而内传肺胃,初起病在上焦卫分,一般的传变规律是由上焦而传中焦脾胃,由中焦而传下焦肝肾,是为顺传。若上焦手太阴肺经传入心包则为逆传。上焦病初起邪在卫分,逆传心包则邪入营分。其不逆传心包者,则传变有两条途径:若邪气留于手太阴肺而不下传中焦者,可进一步发展为气分证或营血分证;若传入中焦脾胃者,则为气分热盛或肠胃实热证,进一步亦可发展为营血分证;中焦病证失治,津液营血耗伤,阴分亏损,则传入下焦肝肾而见营血分证。温病由上焦向中焦再向下焦发展传变,说明病情逐渐深入加重。而由上述亦可见到,三焦传变与卫气营血传变系从不同角度对温病传变规律的认识,两者之间互相包涵,研究、审察温病三焦传变,仍须结合卫气营血进行辨析。

二、内伤疾病的传变

内伤疾病与外感热病的不同在于其病机关键在于内部脏腑经络、精气神的功能失调,其病生于内而没有外感热病那样明显的由表入里的发展变化,因而亦就常从脏腑和气血角度认识和阐明其传变规律。至于经络传变,因其与脏腑的密切络属关系而病机变化基本已经概括于脏腑病机之中,在内伤疾病中的传变中一般亦少加专门讨论。

(一)内伤疾病的脏腑传变

内伤疾病多数发自脏腑。由于脏腑表里相关,而“五脏相通,移皆有次”(《素问·玉机真藏论》),因此,脏腑之间在生理上互相通应而病理上互相影响,其间的传变亦就成了内伤疾病传变的主要内容。脏腑传变主要有五脏传变、脏腑传变以及腑病传脏、脏病出腑和脏病及腑等。在这里我们仅介绍一般的常见传变规律,至于五脏之间变化多端,生动活泼的传变关系,将在本书的附篇“五脏相关论”中详细介绍。

1. 内伤疾病的五脏传变

五脏传变是指疾病在五脏之间的传移和蔓延,这是内伤疾病最为常见的传变形式。由于“五脏相通”,其间具有相对恒定的资生制约联系,故一脏有病,可以按其生克乘侮关系传及其他四脏。《难经·五十难》讨论了这种传变关系:“病有虚邪,有实邪,有贼邪,有微邪,有正邪,何以别之?然,从后来者为虚邪,从前来者为实邪,从所不胜来者为贼邪,从所胜来者为微邪,自病者为正邪。”所谓“从后来”、“从前来”,就是生我、我生的母子传变关系,后来者为生我之母,即母病及子,因“母能令子虚”,故称“虚邪”;前来者为我生之子,即子病及母,因“子能令母实”,故称“实邪”。“从所不胜来者”、“从所胜来者”是克我、我克的关系:所不胜为克我者,“从所不胜来”即相乘传变,对病变本脏的贼伤较甚,故称“贼邪”;所胜为我克者,“从所胜来”即反侮传变,由于所传来的病邪可受我所克制,病情比较轻微,故称“微邪”;“自病”则为病邪直中本脏,并非由于他脏传变而来,故称“正邪”。

《内经》并认为五脏病“移皆有次”,其传变有一定规律可循。如《素问·藏气法时论》谓:“夫邪之客于身也,以胜相加,至其所生而愈,至其所不胜而甚,至于所生(生我者)而持,自得其位而起。”将其传变规律总结为相乘(以胜相加)、反侮(至其所不胜)、母病及子(至其所生)、子病及母(至于所生)四种,再加上本脏自病(自得其位)共五种情况。其预后则以母子之间的传变较好(至其所生而愈,至于所生而持),而以相克关系传变者则差(以胜相加,至其所不胜而甚)。《难经·五十三难》进一步总结为“七传(即‘次传’——按相克次序传变)者死,‘间脏’(间乎相克二脏——即按相生次序传变)者生”。后世因而提出五脏病有顺传和逆传两者传变模式,顺传即是“间脏”——按相生关系传变,逆传即是“七(次)传”——按相克关系传变。但由于作为生命活动中心的五脏之间具有多方面的复杂联系,故其病机传变亦非相生、相克规律所能概括,如肾为阴阳水火之脏,故肾阳虚导致心阳虚或脾阳虚,其间的传变关系亦就不可能用生克乘侮关系进行解释。因此,研究五脏病之间的传变关系,必须从五脏相关学说着眼,才能更为深入、全面,

2. 内伤疾病的脏腑传变

脏腑传变是指病变的传移发生于脏与腑之间。由于脏与腑既表里对应,而非对应者亦可通过经络气血以及阴阳五行关系互相关联,故其传变既可按脏腑之间表里关系而传,亦可不按表里关系传变,而传变方式既有脏病传腑,腑病传脏,亦可脏病及腑,或腑病及脏而脏腑同病。从理论上说,脏病传出于腑,病常由阴出阳,由虚转实,有由深出浅的转机,如脾虚运化失常而致胃气不通,腑实内结,若脾虚病机解除,则可视为脏病出腑,但这种情况临床实际中较少见;腑病内传入脏则病常由浅入深,由阳转阴而由实转虚,说明病情加重,如由于胃失和降,不能受纳水谷而致脾气虚衰者即是。临床上更多见的是脏病及腑和腑病及脏,即在脏病与腑病传变时脏腑同病,由于其病变部位更为扩展蔓延,故病情更为加甚。如《素问·咳论》论六腑咳,指出其病机为“五脏之久咳,乃移于六腑”,是五脏咳日久不愈而累及六腑,故六腑咳的病情更为深重。再如肺气壅滞于上,肃降失职,则可使大肠腑气不通而发生便秘;或大肠实热,积滞不通,反过来影响肺气之清肃,从而发生气逆喘咳,亦是脏病及腑、腑病及脏而腑脏同病者。

至于不按脏腑表里关系传变者,如肝气横逆犯胃,寒滞肝脉导致小肠气滞等,前者因肝属木,胃属土,故肝木横逆既可克脾,亦可犯胃;后者则因肝主疏泄,寒滞肝脉则肝失疏泄而小肠气机滞结不通。又如胃失和降可致肺失宣肃,则是因为胃气不降则大肠腑气不通,因而间接影响了肺气的宣降。这些都是因为脏腑之间具有特殊的关联关系,故虽然没有直接的表里关系,亦可互相传变,由此亦可见脏腑之间病机传变的复杂多样。

3. 内伤疾病的六腑传变

病理上的六腑传变,是指疾病在腑与腑之间的传移。《素问·五藏别论》说:“胃、大肠、小肠、三焦、膀胱,此五者,天气之所生也,其气象天,故泻而不藏。此受五脏浊气,名曰传化之府。”六腑互相连通,共同参与饮食物的受纳、消化、传导和排泄,并保持着虚实更替的动态变化,若一腑发生病变,势必影响其他腑的正常功能活动,如大肠传导失常,腑气不通,便闭不行,则可导致胃气上逆,出现恶心、呕吐等症;反之胃中有热,消灼津液,则可导致大肠传导不利,大便秘结不通。又如胆失疏泄,不能正常分泌胆汁以助胃消化,则胃之受纳、腐熟水谷功能失常;而胃失和降,湿热积留,熏蒸胆腑,亦能使胆汁疏泄失常,外溢肌肤而为黄疸。所以后世有“六腑以通为用”、“六腑以降为顺”之说,一腑通降失常,则连及他腑受病。

(二) 内伤疾病的气血传变

气与血同源于中焦脾胃所化生的水谷精微,作为流动、灌注于全身的精华物质,具有相

互资生，相互依存，相互为用的生理关系。因而在病理上亦相互影响，气病可以及血，血病也可以及气，相互传变。

1. 气病及血

气病及血，首先是气有病，后影响到血。因为在气血的互相依存关系中，气能生血、气为血之帅，气行则血行，气滞则血滞，故临床常见的气病及血有气滞血瘀、气虚血瘀、气不摄血、气不生血等情况。

（1）气滞血瘀：由于气机郁滞，运行不畅，影响到血液的运行，产生血瘀证。气为血帅，血赖气的推动而不停地运行于全身，气机郁滞，不能正常推动血行，则血液运行迟缓停滞而为血瘀。

（2）气虚血瘀：由于气虚无力推动血液在脉管内运行，血液运行缓慢，形成血瘀证。气滞血瘀与本证都是因气不能正常推动血行而致血瘀，但前者为实证，本证则因虚致实而为虚实夹杂证。

（3）气不摄血：由于气虚不能固摄血液在脉管内运行，溢于脉外而致出血的病证。常见者为便血、妇科崩漏以及皮下出血（肌衄、紫癜）等。由于脾统血，故气不摄血实际上就是脾气虚不能统摄血液而致出血。

（4）气不生血：由于气虚不足，而使血的生成亦不足，形成气血两虚证。血由气化生而成："中焦受气取汁，变化而赤，是谓血"（《灵枢·决气》），气虚则生血之源匮乏、生血之能力低下，血亦因而生成不足而亏虚，此即气不生血而致气血两虚。

2. 血病及气

气血之间互相依存，互相为用，气虽为血之帅，但血又为气之母。因此，病理上不仅气病可影响及血而致血亦病，血病亦同样可及气而致气病。如气滞可致血瘀，而血瘀亦可阻塞气道而致气滞；气虚可致血虚，而血虚亦可致气失涵养而亏虚。特别是大量出血，则气无所附而随之外脱，出现气血两脱的危重病证，这些都是血病及气的病理传变。

三、疾病转归

疾病转归指疾病过程中疾病性质的转化和病情归属的结果。疾病性质的转化，主要是作为疾病的基本属性的阴阳、表里、寒热、虚实转化，而这些转化决定了疾病发展变化的过程和最终结局。由于表里出入和阴阳、寒热、虚实转化的内容一般均作为八纲病机的内容加以专门讨论，故疾病转归常指由病性的转化所导致的疾病最后结局而言。

一般而言，痊愈或死亡是疾病最常见的终末结局，除此之外，尚有缠绵、遗病、复发等几种转归情况。

（一）痊愈

痊愈是疾病的致病原因得以克服，机体脏腑经络、阴阳气血的紊乱状态得以消除，生理功能恢复正常，阴阳气血重新处于平衡协调状态。

疾病的痊愈，包括病邪对人体伤害的消除或终止，人体脏腑经络的病理变化消失，功能恢复,阴阳气血归于相对平衡,整个生命活动重新处于稳定协调的状态。在疾病初愈阶段,虽然正气尚未完全康复而暂时可能出现邪退正虚的局面,但较低水平的生命稳态已经建立,最终可能恢复健康。

痊愈是疾病转归中最佳结局。疾病能否痊愈和痊愈的快慢,除了决定于病人正气的盛衰,抗病能力和康复能力的强弱之外,还依赖于及时、正确、积极的治疗。因此,痊愈固然可以是疾病的自然转归,更是正确治疗措施干预的结果。

(二) 死亡

死亡,就是生命活动的终止。死亡是一切生命的必然、终末结局,可分为生理性死亡和病理性死亡两种。生理性死亡,是指享尽天年,自然衰老而生理功能衰竭的结果。病理性死亡则是疾病转归的一种结局,是疾病过程中机体受到致病因素的严重伤害,出现不可逆转的病理变化而导致生命系统的崩溃和解体。

中医学根据整体恒动、形神合一的生命观,认为作为疾病转归的死亡是致病因素造成的机体阴阳离决,脏腑经络气机竭绝,气血精神败坏而致的生机灭绝,既是疾病的不良后果,亦是疾病的最坏结局。由于神是生命活动的主宰和标志,因此,把失神作为死亡的征兆而有"得神者昌,失神者亡"之说,这与现代医学所提倡的"脑死亡"颇有共通之处。

(三) 缠绵

"缠绵"指疾病后期病情淹滞着留,久病不愈的一种疾病结局。疾病的转归取决于邪气(致病因素)与正气(抗病力和康复力)之间的盛衰胜负,正气能够克服邪气则病向愈,邪气灭绝正气则病情恶化而死亡。但在一些疾病后期,邪正之间经过一番胜复斗争之后,邪气虽衰但未除去,正气已虚但尚能抗邪,邪正双方处于势均力敌而相持不下,既不向愈,亦不恶化,而是处于胶着滞留状态,称为病情缠绵或病情淹滞。由于其基本病机是正气已虚而无力驱除邪气,而邪气虽然滞留不去但已不炽盛鸱张,故又称正虚邪恋。

缠绵作为疾病后期比较长期存在的一种状态,还不是疾病的最终结局,随着病情的发展,可以出现如下转归:

(1) 在邪正相持的情况下,通过正确调治措施的积极干预,正气逐渐恢复,余邪得以祛除,病情逐步减轻以至痊愈。

(2) 邪正相持局面无法打破,病邪滞留胶着,正气仍然无力驱除病邪,病情痼结,转为慢性疾病。

(3) 在缠绵不愈的病程中由于正气虚衰而感受新邪,继发新的疾病,或者引起之前原有的其他旧病宿疾复发。

(4) 随着病情的缠绵,或者治疗措施的失当,正气逐渐衰败,病气逐渐加甚,病情向恶化方面发展以至死亡。

(四) 后遗

后遗,又称遗病,是指疾病虽然已经痊愈,但在疾病过程中所造成的形态或功能失常,一般不能自行康复,而成为长期性的病理损害和功能障碍。例如,中风以后,由于脏腑经络受伤,因而病愈之后遗留下肢体瘫痪或口眼㖞斜、言语謇滞等后遗症。又如更多见的是由于外来暴力，如枪弹、金刃、跌仆、虫兽咬等对形身肢体所造成的不可恢复性残伤及由此带来的功能障碍，称为残疾或残废。另外，遗病亦包括虽然没有明显的形态伤残，但在心理上所造成的持久性的精神伤害，如过受惊吓而造成的恐惧证等。

总之，后遗是由疾病造成的，在原有疾病痊愈以后仍然遗留下来的病理损害，这是其与缠绵的不同之处，因为缠绵是疾病未愈而成迁延或慢性过程。一般而言，后遗症是一种长久而难以恢复的病理损害，当然，通过积极的康复治疗，亦可望其减轻以至消除。

（五）复发

复发又称复病，是指疾病在即将痊愈之际或已经痊愈之后，在一定诱因的作用下再度发作。复发既是疾病发展变化的一种转归，又是疾病发病的一种形式，在前面“发病”节中已有讨论，于此不再赘述。

第六章　辨证论治

中医对疾病的认识，既有病的概念，如白喉、天花、麻疹、中风等；又有证的概念，如表寒证、里热证、肾虚证等，而且两者之间往往互相包含。一般而言，病是固定的，而证则随时、地、人、环境以及疾病过程的不同阶段而变化，更能动态、随机地反映疾病的本质，因而成为中医处理疾病的基本着眼点。正因如此，在诊治疾病的过程中，既要辨病，更要辨证，辨证论治是中医诊治疾病的基本方法和基本过程，它体现了中医从整体、动态角度认识疾病、处理疾病的特色和优势。

辨证论治的原则和方法，贯彻于各种疾病诊治过程的始终，本章主要介绍其基本理论和法则，为进一步学习中医诊断学、中药学、方剂学以至针灸学等提供原则性思路。

第一节　辨证论治

中医基于“以人为本”的理念，把疾病看成是发生在人身上的异常生命过程和状态，从诊察生命活动的异常状况去了解疾病，通过调整失常的生命活动，使之恢复正常以达到治疗疾病的目的。辨证论治正是从反映疾病随机状态的“证”入手去研究疾病，调治疾病，因此，成为体现中医理念和特色的诊治疾病方法，并形成了以理法方药为核心的理论体系，发挥其对临床防治疾病的重要指导作用。

一、病、证、症

病、证、症三者都是中医学常用的基本名词术语，在当代中医基本理论范畴中，代表了对疾病三个不同层次和方面的认识。

病：是指独立的、相对固定的疾病过程。一般来说，病不因时、地、人条件而改变，如白喉、痢疾、历节、哮喘等，不论出现在任何人、任何时地环境之中，或者在疾病过程中的任何阶段，其名称都是固定不变的。另外，“病”亦常用以指称病因或病位相对固定的一类疾病，如伤寒病、温病、五脏病、六腑病等。

证：是疾病发展变化过程中某一阶段病机性质的概括，它是在辨证论治过程中通过分析某一组经常出现的症状集合的病机而得出的，是对疾病本质的动态、随机认识。“证”作为辨证论治的着眼点和基本依据，具有如下三个特点：①个体性，同一种病，出现于不同个体，可以因人而异地表现为不同的证。②时相性，一种疾病在病变过程的不同阶段，可以出现不同的证；另外，同一种疾病亦可因发病的时令季节不同而表现为不同的证。③地域性，一种疾病亦可因地理环境的差异而表现为不同的证。可以说，中医“因人、因时、因地制宜”的治疗原则正是基于证的个体性、时相性、地域性而提出的。必须指出的是:证亦常常用来概括具有相同病机或症候特征的某一大类疾病,如痹证、厥证、咳证、痿证等,则又是疾病的比较固定的名称,与前述的"证"(证候类型)所指不同。

症:在古代文献中,症与證(证)同义,證为正体字,症为俗体字,证则为證的简体字,故常混用而无严格区别。现代则把两者的意义分别开来:证(證)一般用以专指证候类型,症则指疾病所表现出来的征候,包括病人自己感觉到的症状和医生诊察到的体征,故又称为"病候"或"症候",而在古代则常称为"病形"、"病状"。

综上所述,可见:"病"是在一定致病因素的作用下发生的相对完整、独立的异常生命活动过程;"证"指疾病过程某一阶段中,反映某一相应病机的症候集合;而"症"则是疾病表现出来的症状和体征。三者体现了中医从不同角度、不同层次对疾病的认识。病、证、症三者的关系是:"症"是构成证的要素,是确定"证"的客观依据;而"证"则是"症"的集合,又是"病"的具体表现;"证"存在于"病"之中,一个病可以表现为多个不同的证,而一个证又可见于多种不同的病之中,病与证互相包含,并不对立。

二、辨证论治

辨证,就是从"证"的角度去辨析疾病,亦就是运用中医的理念和方法分析诊病所获得的各种病候(症),探求疾病的发生机理和性质,确定疾病的证候类型。论治,则是根据辨证的结果,提出治疗疾病的原则和方法,确定具体治疗措施。辨证和论治是处理疾病过程中互相衔接的两个基本环节,辨证是对疾病的探索研究、识别诊断,为论治提供客观依据和理论指导;论治则在辨证的基础上对辨证所发现的病变状态进行干预和调整。证必须辨,不辨则不能掌握其病理机制和发展变化趋势,治疗亦就无从下手;治必须论,不论则失去理法的指导,治疗措施亦就难以切中肯綮。

必须指出的是,中医诊治疾病固然强调辨证,在辨证的基础上论治疾病,但并不否定和忽略辨病的重要性。辨病是从"病"的角度去认识疾病的基本特征和发病机理,把握其总体性质和发展变化规律;辨证则常在辨病的基础上,进一步辨析其在具体时、地、人条件下的即时状态。两者相辅相成,共同形成对疾病趋势的总体把握和动态变化的随机了解,从而全面、深刻地辨析疾病,因此,辨证论治实际包括了辨病和辨证两个环节。但由于辨病只是对疾病的相对固定的轮廓性认识,中医治病重视因人、因时、因地制宜,治疗措施的制定往往必须以"证"为对象,因此,称为"辨证论治"而不称"辨病论治"。

在长期临床辨证论治实践中,中医形成了以理法方药为核心环节的步骤和方法,其中包括了诊断、治疗疾病的全过程,内容则涵盖了中医诊断学、病机学、治疗学、中药学、方剂学以至针灸学等各现代中医学科。虽然"理法方药"没有包括"诊病"这一环节,但它运用中医诊法去搜集认识疾病、辨析病机所必需的病候(症),为"理"论疾病,辨析疾病提供客观依据,因此,亦应该属于辨证论治的前期工作。而诊病之后接下来的则是理法方药等环节:

理:分析、探求疾病机理。通过分析、研究诊病过程中所获得的各种病候,一方面掌握其致病原因、基本特征和病变部位,确定其病变种类(病名),是为"辨病";另一方面探求其在当前状态下的具体病机和本质属性,确定其证候类型,是为"辨证"。辨病与辨证结合起来就是"(诊)断病"的过程。

法：确定处理疾病的方法，亦就是根据辨证的结论制定治疗方案。治疗立法不仅要着眼于病，针对疾病的病因病机，同时亦还要着眼于人，考虑不同性别、年龄、体质的人的生理特点，而且更要考虑时令季节以至地理环境对治疗措施的影响，因此，必须在治疗原则的指导下，作比较充分的思考论证，才能制定针对该病证的具体治疗方案，确定具体的治疗法则。

方：选方或制方。方剂是中医药物治疗的独特形式，它按照一定的制度和方式有针对性地选用药物，发挥药物的协同作用，因而亦是体现治疗法则的用药法度。历代医家在长期的临证过程中创制并留存了大量方剂，其中不少组织精当、疗效显著者至今仍运用于临床之中，称为成方。处方时，经常选用成方再予以加减化裁，当然亦可自行制作新方。但无论是选用成方还是自行制方，一方面必须与治疗立法相对应，另一方面还必须符合方剂的制作原理和组织法度，如此才是有法有方，方证相符。

药：选用药物，确定剂量。药物是方剂的具体组成要素，处方和用药本来是同时进行的，但由于临床处方时往往是选用某一成方予以加减化裁，因此，首先要确定所选用的方剂，然后再根据疾病的具体情况对方中药物作必要的取舍增损，同时确定其剂型、药物用量和服用方法。如果自己拟定新方，则根据治疗立法，按照组方法度选用相应性能的药物。应该注意的是，中药讲究性味功效，不论是对成方的加减化裁，还是自己组方用药，既要考虑药物的主治功效，还要考虑其性味归经，才能有效发挥其在方剂中的应有作用。

理、法、方、药四个环节，一环扣紧一环，有条不紊地构成了辨证论治的基本程序。临床上只要按照这一程序，辨证识机明理，据理立法，按法选(组)方，依方遣药，就能发挥中医治疗疾病的特色和优势。此外，上述四个环节中，方、药固然是针对常用的药物疗法而言，但其思想原则亦同样适应于其他非药物疗法，如针灸治疗，选穴搭配实际上亦就是处方的过程，而确定穴位和具体施术，则与选用药物、确定剂量类同。

第二节 诊法理论

诊法，就是诊察疾病，辨析疾病的方法。中医在运用望、闻、问、切四诊方法诊察病候的同时，还对所获得的诊病资料加以分析归纳，辨析病情，因此，诊法实际上包括了察病(诊病)和断病(辨证)两方面的内容。

历代医家在诊病过程中积累了丰富的经验，形成了颇为系统、完善的诊法理论和诊病方法，诊法学说一直是中医基本理论体系中的重要内容，现代则分化成为独立的学科分支——中医诊断学。

一、诊病原理

诊病的目的和任务就是发现疾病，识别疾病。如何判别病与不病？为什么运用传统的四诊诊病方法可以诊察疾病？诊法所依据的基本原理有如下两点：

第一，以常衡变。常，指正常的生命活动状况，即生理表现；变，指偏离正常生命活动状况，亦即病理表现(病候)，疾病是生命活动的失常，因此，是否偏离正常生命活动就是判断病与不病的标准。衡量诊病所获得的资料是否为具有诊病意义的病候，必须与正常生理表现相比较,异于正常状态者,即为病态,用《内经》的话来说,就是“比类奇(异常)恒(正常)”、“以不病调(查)病人”。例如:正常人的脉象至数是一息四至,偶尔五至,超过五至或不足四至,则为病脉。又如:正常人面色红黄隐隐,明润有泽,异于此者,不论青黄赤白黑,如果枯槁暴露而无光泽,均为病色。总之,正常生理状态是衡量病与不病、判断诊候是否具有诊病意义的标准,这就是“以常衡变”的诊法原理。

第二,有诸内必形诸外。诊病必须了解人体内部脏腑气血的变化状况,如何在不破坏人体有机整体性的前提下诊察人体内部病变?中医采用的是察外知内,以表知里的独特方法,就是《内经》所说的“视其外应,以知其内脏,则知所病”。为什么诊察体表征象可以了解内部病变?其理论根据在于藏象学说的“脏居于内,象见于外”(张景岳《类经》)。人体是一个内外通应的整体,内部的正常生理活动和异常病理变化都可以通过一定途径,以一定方式反映于体表部位,所以医生通过视、触、听、闻等感知手段诊察体表征象,就可以了解内部脏腑气血的变化状况,这就是“有诸内必形诸外”的诊法原理。对于这一原理,《内经》做了生动的比喻:“五音不彰,五色不明,五脏波荡。若是则内外相袭,若鼓之应桴,响之应声,影之随形。”(《灵枢·外揣》)更进一步,这种内外通应还有“上下左右,各如其度”的对应规律,体表的某一部位,如面、舌、眼、耳以至手背、足底、腰背等,都可以看成整个人体的投影,内部脏腑在各个体表部位中都有相关的通应点。这种对内外通应规律的具体化认识,是望诊、按诊、寸口脉诊以至问诊等各种诊病方法得以实施的理论根据。

诊法是诊察和认识人体病理变化的理论和方法,因此,必须建立在对正常人体生理活动的认识基础上,上述诊法原理,就是根源于藏象学说的基本观念和基本理论。

二、诊法原则

中医诊病的特色和优势就是运用望、闻、问、切等方法从病人身上获取疾病资料,诊病过程就是医生与病人之间的交流、互动过程,因此,诊病必须遵循如下两个原则:

(一)全面诊察,四诊合参

人体是一个内外关联的有机整体,任何疾病都不是局部脏腑组织的孤立病变,因此,疾病的表现多种多样,不同疾病有不同的病变表现,同一疾病也常出现多种病理征象。医生诊病必须动用视、触、听、嗅等多种感知手段,运用望、闻、问、切各种诊病方法,从各个层次、各个方面搜集与疾病有关的资料,掌握尽可能多的疾病征象,才能通过对这些征象的分析以把握疾病本质。因此,全面诊察是中医诊病所必须遵循的首要原则。《素问·征四失论》即把“诊病不问其始,忧患饮食之失节,起居之过度,或伤于毒,不先言此,卒持寸口,何病能中”作为医生诊病的重要过失,李士材在《诊家正眼》中亦针对一些医生以及病人过分迷信脉诊而忽视其他诊法的倾向,提出严肃批评:“近世医者,既自附于知脉,而病家亦欲试其本领,遂绝口不言,唯伸手就诊,而医者即强为揣摩。……夫热则脉数,寒则脉迟,实则有力,虚则无力,可以脉知也。若得病之由,及所伤之物,岂能以脉知哉!故医者不可不问其由,病者不可不说其故。”这些均是对全面诊察这一诊法原则的强调。

作为中医传统诊病方法的望、闻、问、切四诊,几乎都具有独立诊病作用,可以自成诊法系统。如脉诊,既有寸口三部九候以诊察病位,又有浮、沉、迟、数等脉象主病以诊察病性,还有诊察胃气盛衰有无、脉合四时阴阳与否等以估测病情预后吉凶等,若能熟练、准确掌握这一方法,从理论上说是可以诊断疾病的,其他如面部望诊、尺肤诊等亦是如此。但中医并不主张各种诊法单独使用,而是强调在全面诊察的基础上四诊合参。张景岳《类经》在注释《素问·脉要精微论》"切脉动静,而视精明,察五色,观五脏有余不足,六府强弱,形之盛衰,以此参伍,决死生之分"一段原文时说:"以三相较谓之参,以伍相类谓之伍,盖彼此反观,异同互证,而必欲搜其隐微之谓。"说明通过四诊合参,求同析异,才能准确把握疾病本质。因此,四诊合参既是对疾病的辨证分析,亦是对各种诊病方法所获得的诊断资料的筛选抉择,前人所谓"舍证从脉"和"舍脉从证",正是四诊合参的结果。

(二) 虚心宁静,细心体察

疾病表现出来的病候,有的明显,有的隐微,而这些病候都必须凭医生的知觉去体察感知,因此,诊病时必须静心凝神,专心致志,才能见微知著,及时诊察病情的微妙变化。尤其是诊脉,如果没有静心专注体察,往往难以分辨各种脉象的细微差别,故《内经》有"持脉有道,虚静为保(宝)"之说,《千金要方·卷一序例》亦强调"太医治病,必当安神定志,无欲无求……欲得澄神内视,……省病诊疾,至意深心,详察形候,纤毫勿失"。"若不加心用意,于事混淆,即病者难以救矣!"传统的"平息调脉"法之所以在今天计时器械已经十分精密的条件下,仍然为医生诊脉时所沿用,不仅仅因为其可以计算病人脉搏至数,更重要的是"平息"的过程能使医生起到静心凝神,集中注意力的作用。

诊病不仅要求医生虚心宁静,同样亦要求病人必须在安静状态下接受诊查。前人认为:"诊候之法,常以平旦,阴气未动,阳气未散,饮食未进,经脉未盛,络脉调匀,气血未乱,精取其脉,知其逆顺,非其时不用也。"(《千金要方·卷一序例》)清晨未劳于事,未进饮食,病人处于安静状态,阴阳气血未受扰动,故可诊得其原本固有病候,不为外界因素所干扰以致误诊。固然,诊病不必拘于平旦,但让病人在安静状态下接受诊查,亦是诊法的基本原则要求。

三、诊病方法

《难经》有"望而知之谓之神,闻而知之谓之圣,问而知之谓之工,切脉而知之谓之巧"之说,概括了中医诊病的主要方法。望、闻、问、切四诊作为中医传统的诊病方法,自《难经》确立以后,由于切于实用,为历代医家所继承发挥而传衍至今。

(一) 望诊

观察病人的神色形态等外部征候以及排泄、分泌物性状的诊病方法为望诊。望诊的内容主要包括:

1. 望神

望神就是从整体上对病人生命活力,包括精神状态的诊察。"得神者昌,失神者亡",因此,望诊首重望神,但由于神是人体机能的最高层次的概括,故诊察神的得失存亡又往往通过望色泽、望形态以及望眼等具体望诊方法进行,石寿棠《医原·望病须察神气论》谓:"经曰望而知之谓之神,既称之曰神,必能以我之神,会彼之神。夫人之神气,栖于二目,而历乎百体,而尤必统百体察之。”

2. 望色

望色指观察体表皮肤色泽的诊病方法。面部色诊是望色诊病的观察重点,其内容除了五色主病之外,还必须考虑五色与五脏、四时的对应关系,两方面互相配合,再加上面部部位与脏腑形身的配属,构成了面部色诊的主要内容。《医宗金鉴·四诊心法要诀》谓:“天有五气,食人入鼻,藏于五脏,上华面颐,肝青心赤,脾脏色黄,肺白肾黑,五脏之常。脏色为主,时色为客,春青夏赤,秋白冬黑,长夏四季,色黄常则,客胜主善,主胜客恶。……左颊部肝,右颊部肺,额心颏肾,鼻脾部位。部见本色,深浅病累,若见它色,按法类推。”概括了面部色诊的基本内容。同时,中医认为五色是五脏精气的外华,因此除了五色主病之外,还重视其是否明润含蓄有泽,并将此作为判断病情进退、得神失神、预后吉凶的根据,如《医门法律·望色论》即谓:“色者,神之旗也,神旺则色旺,神衰则色衰,神藏则色藏,神露则色露……所以察色之妙,全在察神。”

3. 望形态

望形态包括望体型和望体态两方面。望体型主要观察形体的大小胖瘦、筋骨皮肉强弱,以此了解病人的体质状况。另外,还必须观察躯体肢节有无肿胀、变形以及痈疽瘰疬、疮疡肿瘤、斑疹痘疮等病变产物。望体态则观察病人的动静、坐卧、行走姿态,从而了解病人阴阳气血盛衰、神的得失存亡,亦可作为诊断诸如中风、惊痫、痿痹等疾病的根据。

4. 望孔窍(审苗窍)

眼、耳、口(唇)、舌、鼻分别通应于肝、肾、脾、心、肺,为五脏的苗窍(外候),亦为面部望诊的重点。由于“五脏六腑之精气皆上注于目而为之精”,故眼睛的望诊对包括肝在内的五脏均有诊病意义,同时又可诊察神的得失盛衰,更为望诊时所注重。至于舌诊,在诊法学说的发展过程中,更形成了专门、系统的内容,而成为中医独特的诊病方法。

5. 望舌

望舌本来属于“审苗窍”的一方面内容,后世加以发展完善而成为专门的诊病方法,称舌诊。舌诊分诊舌苔和诊舌质两方面。舌质即舌的肉质实体,又称“舌体”;舌苔是舌面上的苔状附生物,又称“舌垢”。《辨舌指南·辨舌质舌苔之原理》认为:“观舌质,可验其证之阴阳虚实;审苔垢,即知其邪之寒热浅深。”因此,望诊时主要观察舌苔的厚薄、干湿、颜色、紧松及其变化,以了解病邪的性质及其浅深进退、胃气的强弱通滞、津液的存亡;望舌质则主要观察其舌色、舌形、舌态,以了解脏腑阴阳气血的盛衰存亡。在望舌诊病中,一般尚根据“上下左右,各如其度”的原理,将其分部配属五脏:舌尖属心,舌根属肾,舌中属脾胃,左侧边属肝,右侧边属肺(一说:舌尖属心肺,两侧边属肝胆)。

6. 望排泄物

排泄物(分泌物)主要指大小便、痰涎涕唾、眼泪汗液,以及呕吐物、妇女经带、疮疡脓液，以及流出体表的离经血液等。观察疾病过程中这些排泄物的数量、颜色、质地等性状，可以了解内脏精气盛衰和病邪性质。

医生诊病，首先接触病人的方式就是望诊，望诊的内容丰富多样，所获得的信息亦比较客观可靠，故列为四诊之首。

（二）闻诊

运用听音声或嗅气味的方法以诊察疾病，为闻诊。

1. 听音声

音声虽然发于喉咙，出于口鼻，但与脏腑气机，特别是肺肾气机的宣发、肃降、摄纳密切相关。另外，中医尚认为呼、笑、歌、哭、呻等不同发声方式亦是五脏所主的不同情志的表现。因此，通过闻听病人所发出的病态音声，可以诊察体内病变情况。听音声的闻诊，主要包括如下几方面：

（1）听音声之轻重、高低、清浊：察听音声的轻重、高低、徐疾、长短、清浊等，可以了解正气的盛衰、邪气的强弱、病性的虚实及寒热燥湿。俞根初《通俗伤寒论·伤寒诊法》："声虽发于肺，实发自丹田。其轻清重浊，虽由基始，要以不异平时为吉。而声音清朗如常者，形病气不病也；始病即气壅声浊者，邪干清道也；病未久而语声不续者，其人中气本虚也。……出言懒怯，先重后轻者，内伤元气也；出言壮厉，先轻后重者，外感客邪也。"

（2）闻五声以诊五脏病：呼、笑、歌、哭、呻五声发自五脏，与怒、喜、思、悲、恐五志相关，故闻五声可以诊察相应内脏及其所主情志病变。唐容川《中西汇通医经精义·人身阴阳》：肝"在声为呼，叫呼也，肝气太胜，和长之音变为叫呼，狂谵之类是也"；心"在声为笑，心志喜，故发声为笑"；脾"在声为歌，脾主思，思而得之，则发为歌，癫狂自歌，脾绝亦歌"；肺"在声为哭，商声也，主秋令，发哀伤之声，故哭"；肾"在声为呻，呻，伸也，肾气在下，故声欲太息而伸出之"。

（3）辨五音以诊五脏病：角、徵、宫、商、羽是古代音乐的五个基本音阶，中医认为五音通应五脏，因此，可以通过五音辨别五脏病变。《医宗金鉴·四诊心法要诀》："五音乃天地之正气，人之中声也。……而五音通乎五脏，诊人之病，亦当明也。角属木通乎肝，徵属火通乎心，宫属土通乎脾，商属金通乎肺，羽属水通乎肾也。"

除了诊察病中言语音声异于正常的情况外，诊病时还要察听咳嗽、哮喘、呕哕、呃逆以至呵欠、太息、喷嚏、鼻鼾等病态音声，借以了解相应脏腑气血的病变。

2. 闻气味

闻气味亦是中医传统诊病方法之一。一些病人在病中可能经由口鼻气息、皮肤分泌或排泄物(散)发出特殊的或比较显著的气味，闻辨这些气味，有助于疾病的诊断。

病人(散)发出的气味，有浓有淡，有局限有弥散，因此闻气味亦就包括闻病体气味、闻病室气味和闻排泄物气味三方面：

（1）闻病体气味：由病人散发出，且仅局限于病人身上，医生必须直接与其面对时才能闻到的气味，如口气、呼气、体气等，为病体气味。病人发出的特殊气味，颇有诊病意义，如口气秽臭者，往往提示脾胃湿浊壅积，或口齿蛀烂、胃脘痈肿等病变；呼吸有脓臭味者，则提示肺痈、肺痿或鼻渊等病变。另外,一些患者,如臌证、水肿、消渴等,若说话、呼吸时出现尿臭味、烂苹果味等特殊气味,常为病情危重的表现,必须引起重视。至于体气,常见者为汗臭、狐臭等,一些皮肤疡肿、带下、崩漏或痔疮出血的病人,如果个人卫生护理欠佳,亦可出现相应的体气。

(2) 闻病室气味:病室气味虽然亦来源于病人,由病人的口鼻气息、体气、排泄物气味等积聚混合而成,但如果这些气味充盈于整个病室,一般都说明病程较长、病情较重,而且亦与卫生护理欠佳、病室通风透气不良有关,此种情况在现代医院病房已经少见,但在家庭病床仍时有见到。另外,瘟疫病人的病室,可闻及一种特殊气味,古人称为"尸气"。戴天章《广瘟疫论·辨气》:"瘟疫气从中蒸达于外,病即有臭气触人,轻则盈于床帐,重则熏然一室,且专作尸气,不作腐气。以人身脏腑气血津液,得生气则香,得败气则臭。瘟疫,败气也,人受之,自脏腑蒸出于肌表,气血津液逢蒸而败,因败而溢,溢出有盛衰,充塞有远近也。……若瘟疫,乃天地之杂气,非臊、非腥、非焦、非腐,其触人不可名状,非鼻观精者,不能辨之。"此亦为古人经验之谈。

(3) 闻排泄物气味:大小便、呕吐物以至痰液、脓液等的气味,亦有诊病意义,可在望诊时结合诊查。一般来说,这些排泄物气味浓浊秽臭者,多属实热;味腥淡薄者,多属虚寒。

前人对闻气味诊病方法颇为重视,由于这一诊病方法需要直接面对秽浊病气,因此,医生既要发扬良好医德,不避秽臭,又必须做好职业卫生防护,避免病气染易。另一方面,亦可通过询问病人或与其密切接触的陪护人员,间接了解诸如排泄物气味以至病人、病室气味等有关情况,以充实闻诊资料。

(三) 问诊

问诊是通过询问病人或其陪护人员以了解病人的自觉症状及与疾病相关的其他资料的诊病方法。运用问诊方法,可以获得与疾病相关的多方面重要资料,为诊病时不可缺少的重要环节。《内经》不仅强调诊病必须"临病人问所便",而且在《素问》中专立《疏五过论》、《征四失论》两篇论述问诊的重要性及其主要内容,批评"诊病不问其始……卒持寸口,何病能中"的错误做法。喻嘉言《医门法律》根据《内经》观点设《问病论》一篇,再次强调"凡治病,不问病人所便,不得其情,草草诊过,用药无据,多所伤残,医之过也!"

问诊的内容广泛,举凡医者不能直接察见感知的诊病资料,都必须而且可能通过问诊得到。《景岳全书·十问篇》将问诊内容做了扼要的概括:"一问寒热二问汗,三问头身四问便,五问饮食六问胸,七聋八渴俱当辨。九因脉色察阴阳,十从气味章神见。见定虽然事不难,也须明哲毋招怨。"清代陈修园因其中后四句与问诊关系不大,在《医学实在易》中改为"九问旧病十问因,再兼服药参机变。妇女尤必问经期,迟速崩闭皆可见。再添片语告儿科,天花麻疹全占验",使得内容更为充实、全面。在临床实践中,问诊大致可分为一般情况及既往病史问诊和现在病状问诊两方面:

1. 一般情况及既往病史问诊

询问病人的姓名、性别、年龄、籍贯、住址、职业、婚姻、生育以及生活起居习惯等一般情况,可以了解其体质、发病倾向,亦可为诊断一些地方病、传染病、职业病提供参考资料。必要时还要询问其曾经居留或最近曾经去过的地方。

询问家族病史、既往病史,了解有无遗传病、传染病的发病可能,有无疾病后遗症或旧病复发。而对于妇女和儿童等特殊人群,有时还必须询问其月经史或胎孕分娩情况,借以了解体质发育状况以及某些先天疾病。

了解发病前的情况以及发病经过,有助于诊查疾病病因;了解既往治疗情况,亦有助于判断病情,吸取以前治疗的经验教训。

2. 现在病状的问诊

病人当前的自觉症状,是诊断疾病的重要依据,因此,亦是问诊的中心内容。医生在问诊时,必须根据病人的主诉,围绕病因、病机有目的地询问,既要提纲挈领,又要避免先入为主的误导。按《十问歌》所言,关于疾病症状的问诊有下述几方面:

(1) 问寒热:了解发热恶寒的有无及其程度、发作时间、发作规律,这是判别外感、内伤,以及外感病邪正盛衰和证候分型、内伤病阴阳虚实的重要依据。

(2) 问汗:体内津液出于体表则为汗。外感出汗,常伴有发热,可从有汗、无汗判断表虚、表实,汗多、汗少判断邪在气分或营血分。内伤出汗,不一定伴有体温升高,睡中盗汗,常为阴虚热扰;平时汗多且怕风冷,常为阳虚自汗。头汗郁蒸,常是湿热内盛,但久病头汗淋漓,如油如珠,转出不流,则是"绝汗",提示阴阳离决的危重病情。

(3) 问头身:头部病状,有晕有痛。头晕较多见于内伤,头痛则外感、内伤均可出现,可从头痛部位分辨经脉受病情况,而从疼痛特点分辨脏腑阴阳气血虚实。身体病状则有疼痛、麻木、拘急、痿弱等,外感身痛每见全身酸痛;内伤身痛则每有相对固定的部位,可由疼痛部位、特点诊断脏腑气血的虚实、通滞。肢体麻木,既可是营卫气血虚衰失养,亦可是肝风内动的前驱征候。肢体拘急不舒,常见于痹证,亦可见于肝气失调而致筋失濡养。至于肢体痿弱无力,则是脏腑精气血虚衰的病候,最常见于痿证。

(4) 问二便:大小便次数及量的多少、颜色的浅深、气味的浓淡,常是判断病情寒热的重要依据,如《内经》所谓"诸病水液,澄澈清冷,皆属于寒"、"诸转反戾,水液混浊,皆属于热"者是。另外,了解小便频数程度、排出感觉(涩痛、不爽、淋沥、失禁)及状态(血尿、膏脂、砂石)等,可以诊断癃闭、淋证、消渴以至关格等病证。至于大便,则须了解其固泄、排出物的性状(干结、溏烂、夹杂黏液脓血、完谷不化……)、排出感觉(里急后重、虚坐努责、滑脱失禁、脱肛、疼痛……)等,以作为诊断便秘、腹泻、痢疾、霍乱等病证的参考。

(5) 问饮食:饮和食应分别问诊。饮方面,不论外感内伤,口渴喜饮说明热盛津伤,渴不欲饮或欲热饮,为湿热或阳虚。食方面则多关系到脾胃病变,可从食欲的有无了解胃气的盛衰存亡,食后消化的迟速、通滞了解脾气运化功能的强弱。另外,询问病人平素的饮食习惯,亦可了解病人的体质和发病倾向,如嗜食膏粱厚味者多湿热而易致气血壅滞,嗜咸者多气血凝涩,素食者多气血亏虚等。

(6) 问胸胁脘腹:胸为心肺所在,大气所居,其病关于气血痰饮。胸中痞满胀痛,多为痞证、结胸;心前区胀痛或刺痛,多为胸痹心痛,当防真心痛重症。两胁为肝之分野,足少阳胆经所过,胸胁胀满或疼痛,每与肝气郁结、胆失疏泄、气滞血瘀有关。上腹为胃脘,大腹属脾而为大小肠所居,少腹为肝经所过,小腹属肾与膀胱,其病状或胀或痛,多与所处脏腑经脉有关。

(7) 问耳目:耳为肾的开窍,足少阳胆经所络,能闻听音声。除了耳痛常为肝胆风火内客外，耳部的自觉症状常见者有耳鸣、听力减退（重听）和耳聋等，起病急暴者多为肝胆风火或痰热湿浊上蒙清窍；起病徐缓，日渐加甚者，多为肝肾亏虚，或中气不足。目为肝之开窍，亦为五脏精气所聚，主视觉。外眼痒痛干涩多为风热外客；眼内疼痛且伴视力减退，当防绿风、青风内障；眼目昏花，视力减退，常是肝脾肾的精气血亏虚，或者为肝阳上亢、痰浊蒙阻清阳所致；夜晚视力减退，不能视物，为雀眼，责在肝虚。

（8）问睡眠：睡眠障碍与脏腑阴阳气血失调、情志失节有关，可从失常状况审辨其病机：亢奋难以入眠者，多为心肾不交，阴虚阳亢；睡中易醒，醒难入眠，多为心脾气血不足；多梦不寐，多属痰火内扰，胆气不宁，心神不安；困倦嗜睡，多为脾虚痰湿内盛，甚者可因心肾阳微。

（9）问妇女经带胎产：经带胎产是妇女的特有生理现象，亦是妇科的常见病变，其病机与冲、任、督带等奇经及肝脾肾关系密切。问诊应该着重了解月经的迟速（经期）崩闭（经量）、颜色、质地及疼痛等伴见症状；带下的量、色、气味、质地及伴见的不适感觉；怀孕妇女应问其孕期及有无恶阻、眩晕、腹痛、胎漏等病候；产后主要询问其恶露以及寒热、二便等情况。

（10）问小儿：儿童年小者不能言述，稍大者又每对病痛感觉表述欠清楚、准确，故古有"哑科"之称。问诊每须通过其监护家人间接了解情况，但应注意其所提供的资料的准确性、可靠性。儿科问诊，除了询问与成人类似的内容外，从前的医生强调要了解是否曾患过天花、麻疹等儿科常见但又具有终身免疫力的传染病，现代则必须重视询问其预防接种史。

从上述问诊内容的广泛性及其诊病意义，可见其确为诊病所不可或缺的重要环节。因此，医生在问诊过程中既必须耐心细致，根据病情有条不紊地深入了解情况，又必须严肃认真、诚恳和蔼，才能取得病人的信赖和合作，提供真实、准确的材料。早在《内经》已有"闭户塞牖，系之病者，数问其情，以从其意"（《素问·移精变气论》）之说，后世亦谓"问而知之谓之工"，说明问诊并非一种简单、随便的诊病程序，而是需要良好医风医德和技术素养的诊病方法。

（四）切（按）诊

切诊是通过触摸、按压病人某些体表部位，运用触觉以获取疾病征候的诊病方法，包括按脉和其他形身部位的按诊，其中按脉亦称切脉，是中医独特的诊病方法，又称脉诊。其他形身部位的按诊，主要的有按尺肤、按虚里、按胸腹等。

1. 脉诊

脉诊系切按经脉中搏动明显的部位（动脉），了解病人脉象以诊断疾病的诊病方法。脉诊作为一种精致入微而又具有重要诊病作用的技术和方法，经历了漫长的发展过程。据《内经》所载，其间先后出现了遍诊十二经脉法（切按十二经动脉，如手少阴经神门穴、足厥阴经五里穴、足阳明经冲阳穴等）、三部九候遍诊法（三部：上部头、中部手、下部足。九候：每部中分天、地、人三个候脉部位，如上部天为两额角动脉，候头角；上部地为两颊动脉，候口齿；上部人为两耳前动脉，候耳目等）、人迎气口（寸口）同诊法（人迎为两喉结旁动脉，候阳分、六腑、外感；气口为手太阴动脉，候阴分、五脏、内伤）和独取寸口诊脉法，上述诊脉方法由繁到简，逐步发展完善，到了《难经》，更将寸口脉分为寸、关、尺三部，每部再分浮、中、沉三候，并配属相应脏腑而更切于实用，独取寸口诊脉法遂为后世所继承发挥而沿用至今，其他诊脉方法由于繁琐复杂，不为医生及病人所接受而先后被扬弃不用。

(1) 脉诊的原理:经脉是气血运行的通路,人身气血来源于胃中水谷精微,周流灌溉五脏六腑,脏腑肢节得到水谷精微的营养、气血的灌注而发挥其生理功能。通过切脉以诊察其所涵载的气血的运行势态,可以了解脏腑、经脉、气血的生理及病变状况。而在全身经脉中,手太阴"肺朝百脉",为运行于脏腑经络的气血所大会之处,故切按其寸口部动脉可以诊察全身生理病理,即《内经》所说的"五脏六腑之气味,皆出于胃,变见于气口"(《素问·五脏别论》)、《难经》所说的"寸口者,脉之大要会,五脏六腑之所始终,故法取于寸口"者。

(2) 诊脉部位:《内经》提出的"独取寸口"诊脉方法,《难经》进一步将寸口分为寸、关、尺三部,该三部遂成为传统的诊脉部位。据《难经》所言,寸、关、尺分部方法是:"从关至尺(尺泽穴)是尺内,阴之所治也;从关至鱼际是寸内,阳之所治也。故分寸为尺,分尺为寸。故阴得尺内一寸,阳得寸内九分,尺寸终始一寸九分。"即:以前臂掌面桡侧正对掌后高骨(桡骨茎突)处为关部,关部之前九分(同身寸)为寸部,关后一寸为尺部。两手寸、关、尺与脏腑的配属关系,历来各家之说互有出入,一般上多以左手寸、关、尺分别候心、肝、肾之气,右手寸、关、尺候肺、脾、命门(肾)之气。至于六腑,则附属于其相表里之脏,但亦有将大、小肠附属于两尺脉者。总之,寸、关、尺三部所候者为脏腑之气,而非体内部位的直接投射,因此,其配属关系必须灵活看待,不必拘定。另外,一些人由于生理解剖的特殊性,其寸、关、尺三部脉不是位于前臂内侧的寸口部,而是从尺部斜向手背,称斜飞脉;亦有一些人其寸、关、尺三部脉位于手背部与寸口相对的位置上,称反关脉。这些脉搏部位虽然异于常人,但属生理性的特异,而非病脉。

(3) 切脉方法:包括平息、布指、单按、总按、举按推寻等步骤和方法。

平息 诊脉之前,须令病人静坐休息片刻,以使气血平和,然后平伸手臂以接受诊查。医者按脉之前,必须调匀自身呼吸气息,以呼吸次数作为计算病人脉搏至数的标准。之所以在现代计时器械精准并普遍使用的条件下,仍然采用"平息调脉"的诊脉方法,系因医生在平息过程中可以达到静心凝神的境界,有利于体察精致入微的脉象。

布指 是医生将食、中、无名指指端分别置于病人寸、关、尺部,先把中指布于关部,然后根据病人高矮、手臂长短调整食指和无名指位置,以使三指刚好布满寸口一寸九分的长度。

单按、总按 医者以三指切按病人寸口三部,其中三指一齐由轻到重下按为总按,主要体察整体脉象的大小、迟数、滑涩等;单按则运用各指单独诊察相应脉位的脉象,借以诊断相应配属的脏腑经络的病变。

举按推寻 在单按或总按时,通过指力的轻重和指端的腾挪以诊察脉位、脉势,称举按推寻。其中轻抬手指,放松指力为举,可察浮脉;下按手指,加重指力为按,可察沉脉;指端用力向前后或左右腾挪者为推,主要诊察脉体大小或长短;指力较重,下按至筋骨部,着意寻找者为寻,可以诊察沉脉、伏脉,并了解脉象的有力、无力。

除了上述切脉方法之外,脉学上还有"五十动"之说,该说认为一次完整的切脉过程必须察满 50 次脉搏,方能全面体察五脏脉象。其立意主要在于能够按察出偶尔出现的结代脉,不致漏诊,但亦寓有细心体察,不可草率了事,方能准确诊察脉象的细微变化这一深意。

(4) 脉象主病:前人在诊脉实践中,根据脉的位(如浮沉)、体(如大小、长短)、势(如虚实、滑涩)、率(如迟数)、律(如结、代),将经常见到的脉象分析为浮、沉、迟、数、虚、实、滑、涩、长、短、洪(大)、微、紧、缓、弦、芤、革、牢、濡(软)、弱、散、细(小)、伏、动、促、结、代、疾等 28 脉,说明其诊病意义。辨析脉象是诊脉的主要内容和基本环节,但对于初学者来说,分辨数量众多而又差别细微的脉象颇有困难,因此,《内经》提出以“缓急、大小、滑涩”六脉为纲,《难经》则以“浮沉、长短、滑涩”为纲,元代滑寿亦提出以“浮沉、迟数、滑涩”为诸脉纲领,近人则主张以“浮沉、迟数、虚实”六脉对应八纲辨证的“表里、寒热、虚实”,均可起到提纲挈领、执简驭繁地掌握脉象的作用。

(5) 胃、神、根:这是正常脉象所必须具备的三个要素。

胃 即脉之胃气,《素问·玉机真藏论》谓:“脉弱以滑,是有胃气。”认为正常脉象必须具有从容滑利、冲和有力的气象,各种病脉则以其冲和滑利程度判断胃气的多少有无。胃气是《内经》首先提出的脉学概念,按照《内经》的理论,脉之胃气是生理的胃气在脉象的表现,而生理的胃气则是保障人体生命活力的新陈代谢功能,“人以水谷为本,故人绝水谷则死,脉无胃气亦死。”(《素问·平人气象论》)因此,胃气是脉之根本,其有无多少是判定平、病、死脉的根据。

神 本来指人体生命活力的外在表现。心主血脉而藏神,神的得失盛衰表现于脉象则为脉之神。正常人心神健旺,气血运行通畅,则脉象冲和有力,即为有神之脉;有病之脉则以其冲和有力与否判断脉神之有无盛衰,可见脉之神亦与脉之胃气一样,都表现生命活力的强弱盛衰,有胃气之脉即是有神之脉。

根 脉之根则是元气(肾气)在脉象上的反映,《难经》认为元气是生命的根本,而以尺脉测候肾中元气,故尺脉沉取有力不绝,为有根之脉,说明元气尚存,生命根基尚未大伤,即《难经》所说的“脉有根本,人有元气,故知不死”。

诊察脉之胃、神、根,可从整体角度了解生命活力的盛衰存亡,对诊断病情,估测预后有重要意义。

(6) 真脏脉:全无胃气,即全失冲和滑利气象的脉象为真脏脉。《内经》重视脉之胃气,认为胃气是脉之根本,真脏脉为“病甚者,胃气不能与之俱至于手太阴,故真脏之气独见,独见者病胜脏也,故曰死”。(《素问·玉机真藏论》)元代危亦林《世医得效方·集脉说》在《内经》真脏脉的基础上,综合胃、神、根等脉象要素,把危重病中常见的无胃气、无神、无根的脉象归纳为釜沸脉、鱼翔脉、弹石脉、解索脉、屋漏脉、虾游脉、雀啄脉、偃刀脉、转豆脉、麻促脉十种,称“十怪脉”,后世有删去偃刀、转豆、麻促脉而称为“七绝脉”者。无论真脏脉、十怪脉、七绝脉,都是无胃、无神、无根之脉,提示病情危重,死期在即,故又称死脉、败脉。

(7) 脉合四时阴阳:人与天地自然相参应,在长期的进化过程中,形成了顺应自然,调节自身生命活动以适应自然界阴阳变化的能力。脉象是人体生理活动和病理变化的表现,因此正常人的脉象随自然界春夏秋冬四时的阴阳消长而有微弦、微洪、微毛(浮涩)、微石(沉濡)的变化,《内经》称为“春应中规,夏应中矩,秋应中衡,冬应中权”。脉能合四时阴阳,说明生理功能正常,生命活动能够对自然界运动变化做出适应性调节;若不合四时阴阳,则说明体内机能紊乱失常,失去调节生命活动以适应自然界阴阳变化的能力,是为有病的脉象。《内经》还从阴阳消长和五行生克角度分析脉不合四时阴阳之病情的逆顺和预后好坏。

(8) 六阴脉、六阳脉:正常脉象除了受外部因素影响而有一时性变化之外,亦受人的体质等内在因素的影响而具有不同的个体特征,六阴脉和六阳脉就是比较常见的两种受体质因素影响的脉象。六阴脉指两手寸、关、尺三部脉俱沉细同等而无其他病象,六阳脉则两手三部脉俱浮大同等而无其他病象,两者都是受生理的特异性(如体形胖瘦、桡动脉的大小及位置浅深)所影响的特异脉象,不属病脉。总之,年龄的老少、性别的男女、职业的不同、禀赋的强弱以至妊娠、情志等因素都会对脉象产生影响，造成正常脉象的个体特异性，临证必须细加体察，不能误当病脉。

脉诊是中医诊病的传统方法和特色，对诊断疾病、估测预后均有重要意义，但应注意，诊脉仅是中医诊病的一种方法和一个方面，必须与其他诊法参合使用，只有把脉象与其他诊病方法所得的诊候进行比较分析，辨别现象与本质、主要与次要、真相与假象，或“舍证从脉”，或“舍脉从证”，才能把握病机，准确诊断病情。

2. 其他部位按诊

（1）按尺肤：尺肤是手前臂内侧自腕横纹至肘横纹之间的一段皮肤，为手太阴肺经络脉所布。诊尺肤除了观察其形态肥瘠、肌肤腠理厚薄疏密、肤色浅深等之外，更重要的是通过按察尺肤的寒热、缓急、滑涩，以诊断病之寒热虚实，即《内经》所言的“审其尺缓急大小滑涩，肉之坚脆，而病形定矣”。诊尺肤是古代常用的诊病方法，《内经》有“善调尺者，不待于寸”之说，认为它与诊寸口脉有同等重要的诊病意义。后世由于脉诊及其他诊病方法的发展完善，尺肤诊法较少为医家所重视，但明·汪机认为：“既诊三部，而再探其尺肤，可以得其身之冷暖、形之肥瘠、肤之疏密，可以知其浅深、内外、新久之病情。”说明按察尺肤仍有其一定的诊病意义。

（2）小儿虎口三关指纹诊法：虎口指纹诊法指推按小儿虎口，即食指桡侧皮肤，然后观察其络脉的诊病方法。该法首见于唐·王超《水镜图鉴》，经历代医家发展完善而成为代替脉诊的儿科常用诊病方法，常用于3岁之内的小儿。食指桡侧是手少阴肺经从其络穴列缺发出的支脉所过之处，故与寸口脉、尺肤有同样的诊病原理和诊病意义。该法系将小儿食指桡侧皮肤自指尖至指根按指横纹分为三部分，称为命关、气关、风关。诊病时医者用拇指自命关至风关轻度用力推按数次，然后观察指纹的部位、色泽、形状以诊断疾病。其诊病原则是：三关辨轻重：纹见于风关为轻，气关较重，命关更重，若至指尖为“透关射甲”，病更危重。浮沉分表里：指纹浮浅病在表，深沉病在里。颜色识病情：纹色鲜红为外邪，绛色为热，青色为风为痛，黄色为疳为积，紫黑为血络郁闭，病情危重。淡滞定虚实：纹色淡为虚，色滞为实。形状察进退：指纹日长病日进，日短病日轻。

（3）按虚里：虚里指左胸心尖搏动处，为胃之大络，亦是脉宗气所发出之处。按诊及观察虚里的搏动情况，可以了解宗气的盛衰、存亡、藏泄情况。正常人虚里部按之搏动应手，不疾不徐，节律均匀，若按之细微无力者为宗气内虚，按之急促盛满而节律不匀者为心气结聚，虚里部搏动强烈，应衣可见者为宗气外泄，若按之不见搏动者，为宗气已绝，心跳停止，是死候。

（4）其他部位按诊：诸如按胸腹、四肢、项颈等其他形身部位，主要了解其寒热、有无疼痛或肿块等，其中痛而喜按者多为虚证，拒按者多为实证；肿块则从其形状是否固定不移、按之是否移动消散诊断其为癥瘕积聚、痈疽瘰疬、瘿瘤或疝气等。

四、辨证审机

辨证是在四诊的基础上，运用病机理论对所获得的各种诊候进行综合分析，进而认识和掌握疾病的本质。因此，辨证亦就是四诊合参，审察病机的过程。

如果说四诊是对疾病的诊察,是诊病,那么辨证就是断病,是对疾病的判断。辨证的目的和作用就是通过审察病机,分析疾病性质,确定病名病性、证候类型,并且估测疾病发展变化趋势及预后,从而为论治——制定治疗方案、实施治疗方法提供理论依据。

(一) 辨证的方法

中医在长期辨治疾病的过程中积累了丰富的经验,形成了多种的辨证方法,其中有八纲辨证、病因辨证、病变类型辩证等适应于各种疾病的基本辨证方法,又有运用于包括内科杂病在内的临床各科疾病的脏腑辨证、经络辨证、气血津液辨证,以及主要运用于外感疾病的六经辨证、卫气营血辨证、三焦辨证等。至于眼科的五轮、八廓辨证等,则属专科内容。

1. 八纲辨证

八纲辨证是对疾病八纲病机的辨析。其中表里辨证主要辨析疾病的病位,分清其证候为表证、里证、半表半里证或表里同病,并辨析其表里出入趋势以判断病势进退。寒热辨证主要辨析疾病寒热属性,分清其为寒证、热证、寒热夹杂证。虚实辨证则用以辨析疾病的虚实病性,分清其为虚证、实证、虚实夹杂证。对于感邪而致的疾病,尚须辨析邪正之间的盛衰消长,分清其邪盛正虚、邪正俱盛、正虚邪恋以及邪却正复等病机状态。由于阴阳是八纲之总纲,故阴阳辨证亦是对表里、寒热、虚实等辨证的概括,一般而言,表证、实证、热证均属阳证,而里证、虚证、寒证则为阴证。除此之外,亦要辨析其有无阴阳格拒(阳盛格阴,阴盛格阳)或阴阳亡失(亡阴、亡阳)等危重的阴阳失调状况。

八纲辨证是对疾病性质的辨证,适用于包括外感、内伤在内的临床各科疾病的辨证。辨证时还须透过现象抓住病机本质,辨析其阴阳、寒热、虚实真假,注意有无真实假虚(大实有羸状)、真虚假实(至虚有盛候)、真寒假热、真热假寒、阴极似阳(戴阳、格阳)、阳极似阴等特殊情况。

2. 病因辨证

病因辨证是通过分析四诊资料以推求致病原因的辨证过程。按照中医对病因的三因分类,病因包括外感六淫与疫毒疠气(外因)、内伤七情(内因)以及饮食劳倦、房室、金刃跌仆、虫兽所伤等称为不内外因者,其中外感六淫邪气除了引起伤风(中风)、伤寒(中寒)、温病(热病)、伤暑(中暑)、伤湿(中湿)、伤燥(秋燥)等外感病证之外,亦可引起诸如痹证、咳嗽、疟病等多种属于内科杂病者。

中医辨析病因的方法,除了通过问诊、望诊等直接了解致病因素外,更常用的是采用审证求因的辨证方法。审证求因就是通过对一系列的病候进行辨析之后,推求其致病原因,如根据发热恶寒无汗、头身疼痛、脉浮紧等病候推究其病因为伤寒,根据发热恶风、汗出、脉象浮缓推究其病因为中风等。审证求因是中医认识病因的独特方法,亦是辨证的重要内容,除了上述致病三因中很多需要运用审证求因方法加以推求之外,其他如痰饮、瘀血、虫积等病因亦常常必须通过这一方法才能求得。

3. 六气病变类型辨证

各种内伤、外感致病因素作用于人体之后,可引起各种相应的病理变化,其中最基本、最常见的就是化风、化寒、化热、化火、化湿、化燥六种病变类型。习惯上亦将之称为风证、寒证、热证(火证)、湿证、燥证。

上述六种证候是疾病发生及发展变化过程中,在体质以及其他因素影响下发生病理从化的结果,其实质是对疾病过程中比较普遍发生的六种病变机理,以及由此而出现的相应病变类型,运用取象比类方法,与风寒暑湿燥火六种自然现象(六气)相类比而命名,故其名称虽然与六淫相同,但实质迥然不同。例如,"风胜则动",把疾病过程中出现震颤搐搦或眩转晕动病候的病机,类比于风吹则草动的自然现象,称其病机为化风,称其证候为风(内风)证,而其致病原因则多数不是外感六淫的风邪,风邪伤人以后,多数亦不引致化风,即使是由风邪引起,亦必须通过一系列的病理从化过程(如引起肝阳上亢)才能化生内风,出现风证。其他五种病变类型亦如此,如"人之伤于寒者,则为病热",感受寒邪以后,可以出现热证而不一定出现寒证。

六气病变类型因人体内部病理从化而出现,多种时地人因素都可以影响病理从化的结果,但其中最主要的是体质因素。一般说,偏阳体质的人容易从阳化热(化火)或化燥、化风,偏阴体质的人容易从阴化寒、化湿,而热证(火证)则是疾病过程中最常见的病理从化结果,故刘河间有"六气皆从火化"、"五志过极皆能化火"之说。

4. 脏腑辨证

脏腑辨证是按照脏腑的生理病理去审察各种诊候,辨析病变所涉及的脏腑及其具体病变情况。如果说八纲辨证是对疾病基本性质的辨析,那么脏腑辨证则是从病变发生部位的角度,对疾病性质更具体的辨析,故而成为临床各科,特别是内科杂病的重要辨证方法。

脏腑辨证包括五脏辨证和六腑辨证两部分,但由于五脏是生命活动的中心,六腑与其具有相表里的配合关系,故脏腑辨证以五脏辨证为主要内容,六腑辨证虽然有时亦有独立运用,但在更多的情况下常是五脏辨证的一个部分。而在五脏辨证中,主要根据五脏与五体、五华、七窍、五色、五声、五味以及相应脉象、望诊部位等的对应关系,去分析诊候,寻求病机,辨析证候类型。

由于五脏辨证与八纲辨证是从不同角度对疾病的辨析,因此,两者在辨证时必须有机结合起来,亦就是说,必须辨析每一脏的阴阳、寒热、虚实病机,才能落到实处。至于五脏病与六腑病之间,除了各自为病或脏腑同病之外,尚存在脏病及腑、腑病及脏以及腑病入脏,脏病出腑等传变情况,这些都是临证时所需辨析者。

5. 经络辨证

经络辨证是从经络的角度,按照其循行路线及其功能去辨析疾病机理的辨证方法。经络辨证最常用于以经脉及其穴位为治疗对象的针灸、推拿治疗中,但由于经脉内连脏腑,外络肢节,是阴阳气血的运行通道,又是邪气入侵内部脏腑的主要途径,故而亦常与脏腑辨证、气血辨证等其他辨证方法配合而作为药物等其他疗法的论治根据。

经络辨证主要根据其循行部位及生理病理辨析其经气的盛虚通滞及其功能失常状况。如足厥阴绕阴器走胸胁,故前阴及胸胁病变多责之于该经经气失常;又如头痛亦可按经脉所过的部位而辨为何经病变。由于十二经脉与脏腑相络,故对其功能失常引起的整体病变,则常归并于其所属脏腑的辨证之中,如手太阴经"是动则病肺胀满膨膨而喘咳",后世常归并于肺脏的病变；足少阳经“是动则病口苦，善太息”则归并于胆的病变。但奇经八脉中的冲任督三脉均起于胞中，带脉则绕腰一周，且“冲为血海，任主胞胎”，故该四脉与妇女经带胎产病变关系最为密切，常用于妇科病辨证之中。至于经络系统的其他组成部分，如十五络脉的辨证在《内经》虽有论述，但后世临床比较少用，十二经筋的辨证则有用于辨析伤科疾病或痛证者。

6. 气血津液辨证

气血津液辨证是根据气血津液的生理病理，辨析其在疾病过程中的失常状况的辨证方法。气血津液是维持人体生命活动的基本物质，运行、输布于全身内外，其生成和运行有赖于脏腑功能活动，故其病变与脏腑功能失常密切相关，如气病常分为五脏气进行辨析，血病则与心肝脾病变密切相关，津液的生成代谢障碍则与肺、胃、脾、肾、三焦的功能失常相关。

气的辨证主要从其生成和运行状况辨析其是否出现气虚（气脱）、气陷、气滞、气逆；血的辨证则主要辨析其血虚、血瘀和出血（血不归经）；津液的生成不足或过度消耗则出现津液亏损，而津液代谢障碍，停留积聚则常出现水肿或痰饮等病变。由于气血津液同源于胃所受纳的水谷精微，且在体内可以互相转化，因此，辨证时要注意辨析其相关病机，如气血两虚、气津两亏、气滞血瘀、气不摄血、气随血脱等。

7. 六经辨证

六经辨证是从病变层次和病程阶段对以伤寒为主的外感热病的辨证方法，是张仲景在《内经》理论的基础上对外感热病辨证方法的完善和创造性发挥。外感热病过程中，随着邪正力量对比的改变，病情的发展呈现阶段性的变化，六经辨证将其归纳为太阳病、阳明病、少阳病、太阴病、少阴病、厥阴病六个证候类型。该六个证候类型既从排列次序反映了外感病病程的一般演变规律，更从八纲辨证的角度说明其在不同阶段中的病机属性：一般而言，三阳病属阳，多为热证、实证；三阴病属阴，多为寒证、虚证，故其证候类型虽然以六经命名，但实质是对病程不同阶段中阴阳气血、脏腑经络病变的综合概括。

六经病实质是对外感热病过程中可能出现的证候类型的辨析，其排列次序虽然反映了外感热病可能出现的一般过程，但由于病情发展取决于正气（体质）和邪气（感邪种类及轻重）之间的斗争结果，故其传变模式并非固定不变，而是有顺经传、越经传、表里传、直中、合病、并病等多种传变方式，必须具体分析而不可拘泥。另外，由于六经辨证综合了脏腑经络、气血阴阳的病机辨析，故临床上除了运用于以伤寒为主的外感热病的辨证之外，亦可用于内科杂病及其他专科疾病的辨证，例如，有用于眼科疾病辨证而卓成一派者。

8. 卫气营血辨证和三焦辨证

卫气营血辨证和三焦辨证是温病学派用于温热病的常用辨证方法。卫气营血辨证由叶天士所创立，叶氏将外感热病病情由表到里、由浅入深分为四个阶段，认为：“大凡（温病）看法，卫之后方言气，营之后方言血。”卫分证为温病初感，病邪表浅阶段；气分证则邪热炽盛，邪正斗争激烈阶段；营分证则病邪深入，营阴受伤；血分证病邪深入血分，耗血动血。卫气营血辨证归纳了温病的主要病变类型，反映了病情的大致演变规律，但与伤寒六经传变一样，亦非固定、必然的模式，除了按卫气营血次序逐步顺传之外，亦有逆传（逆传心包）、卫气同病、气营两燔、气血两燔等不同传变方式。

三焦辨证为另一温病学家吴鞠通所提出。其辨证方法是按病程和病位将温病分为上焦病证、中焦病证、下焦病证三大证候类型。其中上焦病主要包括手太阴肺和手厥阴心包病变，常为温病初起阶段；中焦病主要包括足阳明胃、手阳明大肠及足太阴脾病变，常为温病中期阶段；下焦病主要包括足厥阴肝和足少阴肾病变，常见于温病后期。

三焦辨证与卫气营血辨证是从不同角度辨析温病的辨证方法，如果说卫气营血是从横向说明温病由表入里的传变规律，三焦辨证则从纵向说明其由上而下传变规律，因此，两者互相包含，在辨证时应互相配合。一般而言，上焦病常包括卫分、气分、营分证，中焦病主要包括气分、营分证，下焦病则以血分病为主，间及营分、气分证。

（二）辨证的要点

辨证的目的在于通过对四诊诊候的综合分析去诊断疾病，把握疾病本质，为制订治疗方案指明路径，提供依据，这也是治疗成功与否的前提和关键。因此，在辨证过程中，除了正确选用辨证方法之外，还必须掌握以下运用要领，才能提高辨证的准确性。

1. 辨病与辨证相结合

虽然辨病和辨证是从不同角度去研究和认识疾病，但是两者相辅相成，互相羽翼，在辨证过程中必须互相结合，不可偏废。一般来说，在分析病候、辨析病机的基础上，首先对疾病的总体性质和基本特征有了概括性的认识，是为辨病；而后再根据更深入、全面的辨析结果确定其具体证候，则为辨证。但有时对于一些疑难的疾病，又须在全面、细致辨析其病机、证候之后才能确定其病名，则辨病又在辨证之后。总之，两者不论孰先孰后，都必须互相结合，一并辨析。当然，对于一些罕见的、特殊的疾病，一时之间难以准确辨析其病名时，亦可先做辨证，随后再及时辨病。如对于传染性非典型肺炎（SARS），开始时并未能确定其病名，但仍可按患者的证候表现分析其病机，确定证候类型，而后按中医理法对证施治。这亦是中医辨证论治的特色和优势所在。

2. 综合运用多种辨证方法

辨证的方法有多种，临证时可根据具体病情适当选用。虽然从理论上讲，每一种辨证方法都可以独立运用以确定一个证候，但实际上常常需要多种辨证方法综合运用，才能达到对该病证的全面、深刻认识。一般来说，各种疾病都必须进行八纲辨证、病因辨证和六气证候类型辨证，进而在此基础上，外感病再进一步进行六经辨证或卫气营血、三焦辨证，内科杂病则常进行脏腑经络、气血津液辨证。但两者之间并没有严格的运用界限，内科杂病亦有运用六经辨证或卫气营血、三焦辨证者，而外感病辨证则常须结合脏腑经络、气血津液辨证。又如温病三焦辨证时亦每配合卫气营血辨证，以求得明晰、具体的辨证结果。

3. 围绕主证进行辨析

疾病病情往往错综复杂，证候表现亦多种多样，辨证时要善于抓住主证（突出的病候、主要的证候类型），围绕主证进行辨析。因为主证常常是疾病关键之所在，抓住主证就能够把握其本质。但又须围绕主证对各种兼证进行辨析,才能深入、全面地了解病情。对于主证显著而单一的病证,如咳嗽、腹泻等,抓住主证进行辨证不难,而对于病情复杂而且主证不甚显著的疾病,如发热与神昏谵语并见,则往往难以确定两者何为主证。但不论以何者为主证,只要辨析准确,层层深入,最后都可能殊途同归而得到同样的辨证结果。然而若主证选择得当,则又往往可以简化辨证的过程并提高其准确性。如上述例子,若以发热为主证,再根据发热的情况并结合神昏谵语的兼证进行辨析,比较容易判断其为伤寒阳明热盛或温病气分热证等;若以神昏谵语为主证,则须先排除其为狂证或火热熏灼心神、痰热蒙阻心窍等内科病证,而后才能得出正确诊断。由此可见,善于识别并抓住主证,是对辨证方法的熟练掌握和正确运用。

4. 重视个别特殊病候的诊病意义

辨证时对于四诊所得的各种诊候进行分析归纳,如果各种诊候所提示的病机均相同,如病人出现下利、手足厥冷、恶寒、身蜷卧、脉细微、舌淡胖、苔白滑等病候,不难诊断其为少阴虚寒证。倘若是症状错综复杂者,有时除了能够说明同一病机的相类症状之外,尚有个别特殊的、可能提示相反病机的症状,如《医宗必读》载李念莪诊韩茂远伤寒病:“九日以来,口不能言,目不能视,体不能动,四肢俱冷,众皆曰阴证。比余诊之,六脉皆无,以手按腹,眉皱作楚,按其趺阳,大而有力,乃知腹有燥屎也。”可见,对于这些个别的、特殊的症状(腹痛拒按、趺阳脉大有力),尤应细心辨析,因为它往往是病机关键之所在,不是提示病情兼挟错杂,就是提示病性的阴阳、寒热、虚实真假。故张景岳所说的“独处藏奸”,虽然指脉象而言,实际上亦概括了这种情况。忽略误漏这些个别的、特殊的诊候,往往会导致辨证和治疗的失误。

5. 树立动态的辨证观

由于“证”具有动态性,它不仅因时、地、人条件而异,而且随着病情的发展而变化,因此必须树立动态的辨证观念,注意病程不同阶段中证候类型的变化,及时更新辨证的结论。正因为证须常辨,故前人有“走马看伤寒,回头看痘疹”之说。外感病病情变化快,尤须及时辨析其动态;内伤杂病虽然病情变化相对较慢,但亦并非一成不变,特别是在危重阶段,病情往往可能出现急剧变化,若不予及时辨析,则将因刻舟求剑、胶柱鼓瑟而偾事。

诊病与辨证,两者互相关联,共同构成辨析疾病的必要环节,亦为其后制定治疗方案、实施治疗措施提供必要依据,只有辨证不生谬误,方可治疗不致差错。本节讨论了诊法与辨证中的一些基本理论问题,从中亦可看出中医基本理论对临床的重要指导意义。由于中医诊法和辨证理论的丰富性,以及技术手段的多样性和精致性,要深入掌握中医诊断疾病的理论和技能,除了打好扎实的理论基础之外,还必须进一步系统学习从中医基本理论体系分化出来的专门学科——中医诊断学。

第三节　治则治法

中医在临证诊疗的实践过程中,确立了处理疾病的基本原则,产生了丰富多彩的治疗疾病的理论和方法,构建了中医的治则治法学说。治则治法学说所总结和形成的治疗原则、理法和技术手段,长期以来一直运用于临床实践之中,成为辨证论治体系的基本组成内容之一。

一、治疗原则

(一)治则的概念

基于对人体生命活动、疾病本质及其发展变化机理的深刻认识,中医形成了一系列处理疾病的基本原则,用以指导各种疾病的治疗立法,这些基本原则称之为"治则"。

关于治则的概念及其内容,学界尚未有明晰、规范的见解,一些中基和内经的教材、著作每将之称为"治病的法则"。"法则"的含义,与"原则"有所不同,且比较含混,既可以包括原则和方法,又可以指带有原则性指导意义的治病理法。由于概念的歧异,因此,对治则所包含的内容见解不一,例如,不少人即把"正治反治"、"泻实补虚"等属于治法范畴的内容列为治则之一。

鉴于对"治则"有"法则"和"原则"的不同理解,前者范畴广泛而后者内容比较专门,为了规范中医治则学说,总结中医治疗疾病的根本指导思想,应该把治则定义为"治疗疾病的基本原则",亦就是说:治则是中医基本学术思想在治疗学上的体现,对治疗疾病具有根本性指导意义,是在所有疾病的治疗过程中,或者各种治疗措施和技术手段实施过程中都必须遵循的基本原则。治则是中医治疗学最高层次的理论,其与治法在概念及范畴上的区别在于:治法是治疗疾病的方法,它的内容较治则具体,但各种治法仅分别适用于某一种或某一类疾病而不能适用于所有疾病的治疗。至于两者的关系则是;治则是治法的确立根据和指导原则,治法是治则的具体实施,应在治则的指导下制定和运用。

(二)治则的内容

根据"治则是治疗疾病的基本原则"这一概念,可以把有关治则的内容归纳整理如下:

1. 治病求本与标本缓急

本,指导致疾病的根本原因和疾病的本质属性。"治病必求其本",就是要在寻求导致疾病的根本原因,辨析其本质属性的基础上,针对其根本原因和本质属性采取灵活、正确的治疗措施,这是贯穿于整个辨证论治过程,在任何疾病的治疗及任何治疗措施的运用中都必须遵循的基本原则。

标与本,作为一组相对而言的概念,具有多层含义。在治则范畴中,主要指疾病的正邪、因症、先后、主次之间的关系:正气为本,邪气为标;病因为本,症状为标;先病(旧病)为本,后病(新病)为标;主症为本,兼症为标。任何疾病,在其发展变化过程中都存在着一种或多种标本关系,如何处理这些标本关系,是治病过程中不可回避的问题。一般来说,"本"是疾病的主要方面,是辨证论治首先应当考虑和解决的问题;"标"则处于从属、次要地位,因此"治病必求其本"。但随着病情的发展变化,作为矛盾次要方面的"标"有时亦可以成为影响疾病发展进程和结果的主导因素,因此,治疗亦就必须在分清标本之间缓急关系的基础上确定治疗的先后次序。对此,一般常有"急则治其标,缓则图其本"之说,但应注意此说须以"本急则先治本"为前提,否则将引起治疗上的偏颇和失误。一般而言,处理标本先后缓急的基本原则为:标急先治标,本急先治本;标本俱缓,可先治本或标本同治;标本俱急,则或独取于本,或独取于标,总以其在疾病中的主导地位和对疾病的影响程度而定。当然,标本俱急亦可标本同治,但必须以不互相牵制或贻误治疗时机为前提。《内经》的“谨察间甚,以意调之,间者并行,甚者独行”(《素问·标本病传论》),即是对上述处理原则的概括。

“治病求本”是治疗的基本原则,而“标本缓急”则是对这一原则的灵活运用和具体补充,两者相辅相成,并行不悖。

2. 协调阴阳

“阴平阳秘,精神乃治;阴阳离决,精气乃绝。”(《素问·生气通天论》)阴阳平衡协调是保持健康无病的必要条件,疾病就是阴阳平衡协调状态被破坏的结果,而治病正是通过各种治疗措施的干预,调整其阴阳失衡状态,恢复或重新建立体内的阴阳平衡。因此,不论治疗何种疾病,采用何种治疗方法和手段,都必须坚持“谨察阴阳之所在而调之,以平为期”(《素问·至真要大论》)这一基本原则,并以之作为制定各种治疗立法和实施各种治疗手段的指导思想。

3. 扶正祛邪

疾病是致病因素(邪气)与人体抗病能力(正气)互相斗争而造成机体损伤、生命活动失常的结果。正气抗邪,邪气伤正,邪正之间的胜复斗争是疾病过程中最基本的矛盾。治病一方面必须抑制、祛除致病邪气以消减其对人体的伤害,另一方面又必须保存、恢复正气,以提高其抗病能力和自我康复能力,唯有如此才能治愈疾病。因此,扶正祛邪作为治疗疾病的根本指导思想,贯穿于整个治病的过程而具体实施于每一种治疗方法之中。一些人每把扶正祛邪等同于治疗方法的泻实补虚,实际上两者既有联系,又有区别。扶正祛邪指对疾病过程中正气(抗病力及自我恢复调节能力)和邪气(致病因素)的处理原则,既体现于治疗理法,亦体现于养生防病措施之中;泻实补虚则针对疾病虚证实证的治疗而言。扶正不一定必用补法,祛邪亦不一定非用泻法不可,在某些情况下,泻可扶正(祛邪以存正)而补亦可祛邪(扶正以祛邪)。所以,扶正祛邪是指导泻实补虚的治疗原则,而泻实补虚是对扶正祛邪治则的具体运用,两者不是同一层次上的概念。

4. 因势利导

因势利导是指根据病势(疾病的性质和特点)采取适宜措施,导邪外出并调整失常的生理活动,达到以最小的治疗代价获取最佳治疗效果的目的。由于疾病是致病因素作用于人体以后引起的生命活动失常,因此,因势利导包括两方面的内容:其一是根据病位和致病因素的性质,疏导病邪,以最简捷、最不损伤正气的方式祛除之。《素问·阴阳应象大论》所说的“因其轻而扬之,因其重而减之,……其高者因而越之,其下者引而竭之,中满者泻之于内,其有邪者渍形以为汗,其在皮者汗而发之,其慓悍者按而收之,其实者散而泻之”等,就是因势利导,顺势祛邪的治疗方法。另一则是按照脏腑气血的特性调整其在疾病中的失常状态,如《素问·六元正纪大论》的“木郁达之,火郁发之,土郁夺之,金郁泄之,水郁折之”、《素问·藏气法时论》的“五脏苦欲补泻”理论等,以及根据“气为血之帅”、“气行则血行”等气血关系理论而行气以活血等,都是因势利导这一治疗原则的体现。总之,因势利导是中医制定治疗方案时对于治疗措施的最佳选择和优化决策,亦是根本的指导原则。

5. 因人因时因地制宜

因人因时因地制宜简称"三因制宜",是中医基于"以人为本"的理念,以及"人与天地相参应"的整体观确立的基本治则。"人生于地,悬命于天",人的生命活动及发生于人身上的疾病,莫不受到自然界四时阴阳变化和地理方域的制约和影响,因此治病必须考虑时令气候特点和地理方宜,即《内经》所强调的"治病必明天道地理,阴阳更胜,气之先后"(《素问・五常政大论》),若"治不法天之纪,不用地之理,则灾害至矣"(《素问・阴阳应象大论》)。另一方面,由于疾病是致病因素作用于人体后引起的生命活动失常,因此,治疗上又必须考虑不同个体的体质特点对病情的影响及其对治疗措施的反应,因人制宜而实施个体化治疗。中医处理疾病的基本方法和原则是辨证论治,"证"就是疾病在时、地、人因素作用下所呈现的即时状态的反映,因此,因人、因时、因地制宜既是中医治疗疾病的基本原则,亦是体现整体恒动观的独具特色的学术理念和治疗思想。

6. 治未病

中医治病以保持和恢复生命健康为根本目的,因此,预防与保健、防病与治病互相融会贯通。"治未病"既是养生保健的重要措施,又作为基本治疗原则贯彻于整个防治疾病的过程中。治则范畴中的"治未病"理论,其内容包括如下三方面:其一,未病先防,即《素问・四气调神大论》所说的"圣人不治已病治未病,不治已乱治未乱"。未病先防不仅是中医养生学的主导思想,亦是历代医家所推崇的防治疾病的最高境界——"是以至人消未起之患,治未病之疾,医之于无事之前,不追于既逝之后"(《千金要方・养性序》),因而有"上工治未病,中工治已病"之说。其二,已病防变,即《难经》所说的"治未病者,见肝之病,知肝当传之与脾,故先实其脾气,无令得受肝之邪,故曰治未病焉"。这种已病防变的治未病思想,不仅强调早期治疗,防止疾病传变恶化的重要性,而且亦包含了病中护理调养以促进康复的内容,故而亦是在疾病治疗过程中所必须遵循的基本原则。其三,瘥后防复,是治未病的另一重要内容,并且与未病先防和已病防变密切相关。瘥后,指疾病初愈至完全恢复正常健康状态的一段时间。作为疾病初愈的"瘥后"阶段,虽然与正常健康状态尚有差别,但与原先疾病状态更有不同,故预防瘥后复病,是在疾病初愈这一特殊状况下的"未病先防";即使把"瘥后"当作原有疾病的恢复期来看待,亦可将之视为防止病情再度变化的"已病防变"。因此,瘥后防复同样属于"治未病"范畴的病后防病、防变措施。未病先防、已病防变、瘥后防复三者构成了"治未病"原则的基本内容而贯穿于疾病预防、治疗、康复的整个过程之中,成为确立和采取各种防治疾病措施及方法的指导原则,鲜明而深刻地体现了中医"以人为本"的基本学术理念。

中医治则学说,大致上可以归纳整理为上述六项基本内容,这些原则经过长期医疗实践的检验,证明了其正确性及普遍指导意义,历来被认为是中医治疗各种疾病、实施各种治疗方法时所应遵循的、带有根本意义的指导原则。

二、治　　法

治法,就是治疗疾病的方法。广义的治法应包括两方面内容;一是指各种不同的治病手段或给药途径,如药治、刺灸、导引、按摩、外敷、熏洗以至心理治疗等各种方法,另一种则是通常所指的治疗疾病的理法,即以治病机理及效果划分的各种方法,如补、泻、正治、反治等等。在中医基础理论范畴中,“治法”常指治病理法而言。

(一) 治病理法

治病的理法是在治则指导下确立的治疗各种或各类疾病的措施或方案。它所包含的内容比较复杂,一些治法,如“正治反治”、“泻实补虚”等,具有比较广泛的应用范围和比较普遍的指导意义,而另一些治法,如“培土生金”等,则因比较具体而应用范围相对固定。而且,处于不同层次的治法亦可以存在互相包含的关系,如泻法即可包括汗、吐、下、清、消诸法。因此,治病理法可以划分为如下三个层次。

1. 基本治法

基本治法或称“治疗法则”,是一类适用范围比较广泛、带有一定法则性指导意义的治疗方法,故亦称“治疗大法”。这类治疗方法,比较主要和常用的有:

(1) 泻实补虚:是治疗虚证和实证的基本方法。“邪气盛则实,精气夺则虚”,故泻实补虚是遵循“扶正祛邪”治疗原则,着眼于邪正盛衰而确立的治疗大法。“实则泻之,虚则补之”,举凡各种祛除致病因素,消除停积于体内的病理产物的治疗方法,如汗、吐、下、清、消以至活血祛瘀等,都属泻实范畴,而补法则包括各种扶助正气,补益精气神的治疗方法。

(2)正治与反治:《内经》又称为逆治、从治。“逆者正治,从者反治”(《素问·至真要大论》),逆治是在疾病的证候表现与病机本质相一致时,逆疾病的证候表现,亦逆疾病的本质而治,如寒者热之、热者寒之等。在正常情况下,疾病的表现与本质是一致的,故这种在正常情况下逆疾病的本质和证象而治的方法称为正治。从治则指疾病出现与病机本质相反的假象时,顺从疾病的表面假象而治,如寒因寒用、热因热用、通因通用、塞因塞用等。疾病出现与本质相反的假象,是一种特殊的、反常的情况,故这种在特殊状况下顺从疾病表面假象而治的方法称为反治。反治虽然顺从疾病表面假象,实质亦是逆其本质而治,故与正治同样都是秉承“治病求本”的原则而确立的治疗大法。一般而言,当疾病出现假象时,病情都比较复杂、重笃,因此对于反治法的运用,一方面,必须辨析清楚其病候确为假象,方可使用,否则将致偾事;另一方面,如果确系假象,则须当机立断,果敢使用,若是犹豫踌躇,当用不用,又将贻误挽救危难的治疗时机。

(3) 同病异治与异病同治:证候是具体疾病的本质所在,是辨证论治的对象,同病之所以异治,异病之所以同治,关键在于证候的异同。同一种疾病,发生于不同个体或处于疾病过程中的不同阶段,受体质和时、地因素的影响而出现不同证候,则治疗措施应有不同;若疾病虽然不同,但病机性质相同,则可表现为相同证候而必须采取相同治疗措施。所以,同病异治与异病同治都是本着“治病求本”,“因人、因时、因地制宜”原则而体现中医辨证论治特色的基本治疗方法。

(4) 越上引下:《素问·阴阳应象大论》:“其高者因而越之,其下者引而竭之,中满者泻之于内。”这是在“因势利导”治则指导下确立的,根据病位、病性顺势祛除致病邪气,清除病理产物的治疗大法,亦是吐、下等治疗方法的立法指导。

(5) 上病下取,下病上取:这是基于人体内外上下关联贯通的观念,着眼于病变所在部位,根据“治病必求于本”的治则而提出的基本治法。上病之所以下取,下病之所以上取,原因在于病候虽然表现于上(下)部,但病变部位却在下(上)部,故治疗必须根据病变所在部位从本论治。因此,这一治疗法则不仅广泛用以指导针灸治疗的取穴,亦是药物治疗中“提壶揭盖”、“引火归原”、“补肾纳气”等具体治疗方法的立法指导。

(6) 反佐法:是药物治疗时处方用药的立法指导,亦是中医治疗艺术的生动体现。它是指在运用寒凉或温热药物对大热、大寒证做针对性治疗时,为了使药力能够顺利到达病处,避免病性对药性的格拒,导致服后呕吐而不能发挥治疗作用,因而在温热剂中稍加凉药,或在寒凉剂中稍加温药,以起诱导、辅佐作用,即《素问·五常政大论》所说的“治热以寒,温而行之,治寒以热,凉而行之”。反佐法亦是“因势利导”治疗原则的体现,该法常用于寒热过盛,须用大寒、大热方药治疗的情况下。需要注意的是,反佐药只是起着伪装、诱导的作用,并不改变整个方药的寒热性质,故与寒热并用法以治疗寒热夹杂证,在治疗机理和适用病证上有所不同,必须辨析清楚。此外,本法在临床运用时,除了上述药物反佐法外,还可以采用热药凉服、凉药热服的服法反佐,同样可以起到防止病性对药性的格拒,避免病不纳药而服后呕吐的不良反应。

一些人习惯于把上述基本治法归属于治则范畴,其实称为“治疗法则”尚可,若谓为“治疗原则”则不当。盖因这些治疗法则尽管运用比较广泛,可以指导多种疾病的具体治疗立法,但并不具有普遍指导意义,并不是每种疾病在治疗时,或每种治疗方法(手段)在使用时都应遵循者。如并非每种疾病都必须用“实则泻之,虚则补之”之法,有的疾病就可以用“和”法治疗;并非每种疾病都必须“同病异治”或“异病同治”,多数疾病均可采用“异病异治”、“同病同治”之法。再如“正治反治”、“反佐”等法,主要指内服药物的治疗方法而言,对于针灸或外治法则鲜有指导意义。凡此种种,均说明这些法则应该属于治法内容而不应纳入治则范畴。

2. 一般治法

一般治法指针对某一类具有相同病机或病性的病证,如寒证、热证、表证、半表半里证、里实证等等而确立的治疗方法。清代医家程国彭《医学心悟》总结为汗、吐、下、和、温、清、消、补八法。

(1) 汗法:又称解表法(严格来说仅是解表法的一种),系通过发汗解表以调和营卫、开泄腠理、祛邪外出的治疗方法,其作用除了祛除在表的邪气,治疗外感热病之外,尚有消除水湿、透发斑疹以及调和营卫等功效。临床上常用者有辛温发汗(解表)和辛凉发汗(解表)两大类方法。

(2) 吐法:使用具有涌吐作用的方药或技法以引起呕吐,通过呕吐以发挥治疗作用的治法。吐法的作用是祛除停留于胃脘、胸膈、咽喉等人体上部的邪气、毒物或痰涎、宿食、痈脓、瘀血等病理性产物。此外,吐法亦能通过呕吐作用宣畅气机,可用以治疗气机格拒之实证。

(3) 下法:通过泻下作用把致病邪气和病理产物从胃肠道排出体外的治疗方法。下法除了能够排出胃肠道的邪气、毒物、结粪、痈脓秽浊之外,尚可通过泻下作用以祛除体内的水湿、痰饮、瘀血等病理产物。按其所引起的泻下情况之不同,下法可分为寒下、温下、润下通便、峻下逐水等方法。另外,如果按《内经》“其下者,引而竭之”的说法来定义下法,则利小便法(利水法)亦属下法范畴。该法通过通利小便以祛除邪气和水湿浊物,可分利水通淋、利水消肿、分利化湿等具体方法。

(4) 和法:通过和解或调和作用以祛除病邪,调整人体功能的治疗方法。其作用除了和解少阳,祛除半表半里之邪气外,举凡脏腑阴阳气血之失调,皆可用和法调和之。和法在临床上运用最广,常用者如和解少阳、调和营卫、调和肝脾、疏肝理气、疏肝和胃、交通心肾、透达膜原等,都属和法范畴。

(5) 温法:通过温热作用以鼓舞阳气、疏通气血,祛除寒邪,消散凝结的治疗方法。其作用在于鼓动人体阳气、促进气化功能以祛除体内阴寒邪气,温散由其所导致的气血津液的凝结敛聚。温法作为基本的治疗方法之一,常与其他方法合用而广泛运用于临床,如温中散寒、温阳益气、回阳救逆、温通气血、温经散寒、温补脏腑等。

(6) 清法:通过清热泻火以祛除火热邪气,平调阴阳的治疗方法。"热者寒之",清法广泛运用于各种因阴阳失调而出现阳热偏盛的热证,常用者如清热泻火、清热解毒、清热凉血、清暑热、清虚热以及清脏腑热、清气分热、清营分热等。

(7) 消法:通过消除或消散作用以除去积留于体内病理产物的治疗方法。消法的作用在于消除停留于体内并能够进一步伤害人体的病理性产物,如宿食、痰饮、癥瘕积聚、疮肿痈脓、痰核瘰疬、瘿瘤等。具体运用有消导食积、消化痰饮、消癥化痞、软坚散结、消肿排脓等。

(8) 补法:通过滋养、补益、温壮人体脏腑组织、精气血津液,以改变其虚衰不足状态,进而增强生命活力和生理功能的治疗方法。补法的作用在于扶助正气,补益人体的虚衰不足,而在正气无力抗邪的情况下,亦能增强人体抗邪能力而起扶正祛邪作用。按补益对象的不同,补法可有补阴、补阳、补气、补血、补脏腑、补精、补津液等多种。

程国彭在《医学心悟·医门八法》中谓:"论治病之方,则又以汗、吐、下、和、温、清、消、补八法尽之。盖一法之中,八法备焉;八法之中,百法备焉。"指出该八法是临床上最常用的治疗方法,对于复杂病证则可以此八法配合运用,即所谓"一法之中,八法备焉"。但谓"八法之中,百法备焉",认为八法可以概括所有治疗方法,则欠允当,除了此八种治法之外,还有多种临床上常用的治疗方法,诸如活血法、驱虫法、收涩法等,均难纳入八法范畴。

上述一般治法,不仅提供了治疗疾病的直接思路,而且在药物治疗中亦是归类认识、掌握方剂和药物治疗功效的理论依据,因此,其适用范围虽然不及治疗大法广泛,但对确定具体治法常有直接的指导作用。

3. 具体治法

具体治法系针对某一病种或某一病证而设立的治疗方法,如《内经》治疗痿证的"治痿独取阳明"、《难经》治肝旺肺虚证的"泻南(火)补北(水)"、后世所称的调和营卫、"提壶揭盖"、厚味填精、温阳益气等均是。这类方法既体现了治则学说的基本思想,又是上述基本治法和一般治法的具体运用,它直接用于临床上对某一病证的具体治疗,如指导药物治疗的组方用药或针灸治疗的处方选穴等。

(二) 治病的技术方法

治病的技术方法指直接施用于病人的医疗技术手段。古代医家和人民群众在长期同疾病斗争的实践过程中,创造了多种多样治疗疾病的技术方法,这些技术方法多数取法于自然,着眼于对生命活动的调谐,这样不仅可以避免对人体的直接损伤而安全有效,而且资源丰富,简便实用。同时,由于各种技术方法均秉承中医基本理论,均在中医治疗原则和治病理法的直接指导下实施,因此,虽然各具特色,但在治疗作用和治疗效果上常具有共通性和互补性,可以协同使用或互相替代,为中医简便效廉治疗疾病提供了丰富多彩而切实可行的手段和措施。

1. 药物疗法

药物治疗是中医主要的治病方法,其运用具有悠久的历史,在《尚书》中已有"若药弗瞑眩,厥疾弗瘳"之说,孔老夫子亦说:"医不三世,不服其药。"历代医家对药物做了相当深入的研究,由于常用药物以草药为主,故其研究工作称为"本草",而《神农本草经》以至《本草纲目》等系列著作则记载了他们的丰硕研究成果和药学理论,并构成了中医基础理论的学科分支——中药学。药物一般通过方剂的组织形式发挥其互相协同促进、互相监制中和的作用,以达到理想的治疗效果,因此,方剂学又成为研究药物组织法度和使用方式的专门学科分支。药物除了熬成汤液之外,尚有丹、膏、丸、散及醪酒(药酒)等不同剂型,其给药方式,既有内服,又有外用,外用又可采用罨敷、熏洗、涂搽、烫熨等多种方法。近代还开辟了将一些药物加以提炼并制成针剂,直接注入体内的新剂型和新给药方式,既扩展了给药途径,又增强了治疗效果。

中医素有"药食同源"之说,不仅多种食物亦是具有显著治疗效果的常用药物,而且包括谷肉果菜在内的各种食物,都可以按照药物的性味归经理论来认识其性能功效,从而形成了独具特色的饮食疗法。饮食疗法不仅是中医预防保健或病后康复调养的重要措施,而且诸如葱豉汤、五汁安中饮、雪羹汤(海蜇、荸荠)等著名方剂,亦全由食物组成,可以发挥与汤药同等的治疗作用。

2. 针灸疗法

针刺和灸焫亦是中医传统的治病方法,它们都通过在体表某些特定部位(腧穴)施加刺激,以调整或激发人体自身的抗病能力和康复能力,从而达到治病和保健作用。在针刺方面,其器具的质材经历了砭石、骨针、铜针、铁针等沿革,钢铁冶炼技术的发明,使制作细长而坚韧锐利的针具成为可能,由此使深刺穴位并加捻转提插的施术方法得以实施。据《内经》所载,作为针具传统形制的"九针",除了毫针、锋针等常用针刺器具外,尚包括"取大脓"的铍针——实际就是古代的外科手术刀。后世则在此基础上进一步创制梅花针、揿针(皮肤针)等针具,同时发展各种补泻手法以期收到更好的治疗效果。灸焫是通过燃烧艾绒等可燃物质,施加温热刺激以治病保健的治疗方法。焫,又作"爇",本义为燃烧,引申为烘烤之意,故灸与焫同属温热疗法,但灸的治疗部位局限于某一点(穴位),焫则是对身体较大面积烘烤。后世亦有加入药物于艾绒之中以发挥独特疗效者,称药物灸。针刺和灸焫都是立足于经络学说,以经络腧穴为施术对象,并结合手法术式以发挥治疗效果,其理论和方法亦与经络腧穴学说互相结合,从而构成针灸学这一中医治疗学中的独特学科分支。

3. 推拿按摩和气功导引疗法

推拿按摩和气功导引亦与针灸疗法一样,都是基于经络学说,通过一定的技术手法以调理气血阴阳,疏导致病邪气的治疗方法。推拿按摩是施术者用推按、拿捏、摩挲、跷蹈等手法在病人身上施以一定刺激以疏通经络、调理气血、疏达邪气,《内经》称之为"按跷"。气功古称"导引",原来是古道家的养生修炼方法,但因其能活动形身、疏通气血、调节阴阳,因此,既是保健养生的重要方法,又可用于防治疾病。《内经》中即有"中央之民……其病多痿厥寒热,其治宜导引按跷"(《素问·异法方宜论》)之说,说明运用推拿按摩和气功导引具有悠久的历史。

4. 心理疗法

心理治疗是采用疏导、暗示等方法,来调整病人的过激情志,抚慰精神创伤的治疗方法。中医在长期医疗实践中积累了丰富经验,创造了多种多样、行之有效的心理治疗方法,其中最具特色的是"情志相胜"疗法。该疗法基于《内经》所述的"悲胜怒"、"恐胜喜"、"怒胜思"、"喜胜忧(悲)"、"思胜恐"等情志相胜理论,通过施加一定的精神刺激,以调节病态的偏激情志,达到以情胜情的治疗效果。后世张从正在《儒门事亲》中对这一治疗方法有深刻发挥:"故悲可以治怒,以怆恻苦楚之言感之;喜可以治悲,以谑浪亵狎之言娱之;恐可以治喜,以恐惧死亡之言怖之;怒可以治思,以污辱欺罔之言触之;思可以治恐,以虑彼志此之言夺之。凡此五者,必诡诈谲怪,无所不至,然后可以动人耳目,易人视听,若胸中无器材之人,亦不能用此五法也。"历代医家在运用这一方法时覃心精思,出奇制胜,留下了不少令人拍案叫绝的精彩验案,值得现代人发掘和师法。

曾经盛行于古代的"祝由"疗法,由于假手于巫师而常被认为是鬼神迷信,但若是揭开其鬼神迷信的外壳,亦可见到其具有心理治疗的实质内涵。《灵枢·贼风》谓:"先巫者,因知百病之胜,先知其病之所从生者,可祝而已也。"张景岳在《类经·疾病类》中解释说:"祝者,巫咒之属,即祝由也。胜者,凡百病五行之道,必有所以胜之者。然必先知其病所从生之由,而后以胜法胜之,则可移精变气,祛其邪矣。病有药石所不及,非此(指祝由)不可者,唯先巫知之,故可祝而已也。然则先巫用祝之妙,正在不祝,其机在胜之而已。"于同书"论治类"中亦指出:"夫似鬼神者,言似是而实非也;曰所恶所慕者,言鬼生于心也;曰知其胜、知其所从生,可祝而已者,言求其致病之由,而释去其心中之鬼也。"这是对"祝由"的心理治疗机理的客观揭示。当然,"祝由"只能用以治疗心理疾病,而且在运用这种治疗方法时必须"先知其病之所从生"(了解导致疾病的心理因素),"知百病之胜"(掌握心理治疗的方法),才能"可祝而已",否则只是借祝由之名以贻误病人的迷信活动。

5. 手术疗法

广义的手术包括针灸施术、推拿按摩等治疗方法。但此处特指骨伤科、外科、五官科常用的手术治疗方法。其中骨伤科治疗骨关节损伤的整骨复位、理伤续断手术,甚至外科治疗痈疡瘰疬的排脓、清创手术,都具有无手术创口或创口损伤小,且常配合药物内服、外用而有促进创口愈合等优点。尤其值得提出的是眼科的金针拨内障手术,其精细程度和治疗效果并不逊色于现代西医眼科术式,而据文献所载,该手术在唐代已经颇为盛行。

除了上述各种常用的治疗方法之外,其他诸如《内经》"其有邪者,渍形以为汗"的渍浴法、《难经》治疗奇经病的砭石放血法以至近现代的蜂疗法、蜡疗法、拔火罐疗法等等,其中多数源自民间经验,既简便易行又疗效迅速显著,与传统治疗方法共同作为中医治疗学的宝贵资源,体现了中医辨证论治疾病的特色和效果。

第四节 方药理论

药物治疗是中医最常用的治疗方法,中医运用药物治病,不是单独使用某一药物以对抗和抑制某种致病因素,或补充人体某种物质的缺乏,而是根据其性味功效,以方剂的形式,按一定的法度组织起来,通过各药之间的协同作用,调整失常的机能状态,祛除致病因素,恢复正常生理功能。前人有用药如用兵之说,以方剂的形式组织和运用药物,犹如排兵布阵,既体现了中医药物治病讲究规矩法度的严密性和艺术性,又成为中医辨证论治体系中直接施用于临床的关键环节。因此,中药学和方剂学作为中医临床的基础,亦是从中医基础理论范畴中分化出来的分支学科。本节仅对有关药物和方剂的基本理论作简要介绍,以作为进一步深入研习和掌握具体药物和方剂的理论基础。

一、药物理论

中医运用药物治病的历史悠久,古来已有"神农氏尝百草"之说。历代医药学家在长期防治疾病的过程中,发现了品类繁多的药物,明代李时珍《本草纲目》已收载药物 1879 种,而现代编著的《中药大辞典》所载录的药物则多达 5767 种。中药的特点,除了多数药物来源于自然,性质比较平和,毒副作用较小,使用得当则安全可靠之外,还在于其资源广泛,种类多样。据《本草纲目》所载,不仅有包括谷菜瓜果在内的诸多草木植物,亦有虫兽鳞介禽鸟在内的诸多动物,甚至连金属矿物、水土砂石以至家用器物,不少亦都可供入药使用。这些重要的中药资源,其中既有珍贵稀罕、千金难求者,亦有价值低廉而随手可得者,但只要运用得法,均可获效。此外,一种药物既可以具有多种治病效能,而多种药物又每具有相同的性能功效,可以配合使用又可互相替代。虽然中药采集讲究产地地道和时令季节,但其普遍性和多源性为临床使用提供了资源上的保证。因此,药物治疗以其简便效廉、不论贫富皆可共享的特色为历代医家所重视和乐用,2000 年来一直是中医治病的主要手段,为广大人民群众的医疗卫生和中华民族的繁衍健康做出了不可估量的贡献。历代在深入研究和总结药物运用经验的基础上,建立了颇为完善的药学理论,其中不仅有关于各种药物的具体知识,而且亦确立了认识药物性味功能及运用法则的基本理论。

(一) 药物分类

中药品类繁多,来源广泛,性能各异而有各有主治功效。为了概括地认识和掌握药物,历代采取多种不同的分类方法:

1. 按药物品性分类

《神农本草经》将所收载的 365 种药物,以其性质有毒、无毒及养生治病功效划分为上、中、下三品:"上药一百二十种,为君,主养命以应天,无毒,多服、久服不伤人,……轻身益气、不老延年。""中药一百二十种,为臣,主养性以应人,无毒有毒,斟酌其宜,……遏病补羸。""下药一百二十五种为佐使,主治病以应地,多毒,不可久服,……除寒热邪气,破积聚,愈疾。"这种按性能、功效划分品位高低的分类方法，为其后《名医别录》、《本草精品汇要》等书所沿用。

2. 按药物质材分

根据药物的入药质材分类药物，便于识别、鉴定药物品种及其质材优劣。自陶弘景《本草经集注》以后，大部分本草著作多采用此种分类方法，如《本草纲目》即将所载近2000种药物分为水、火、土、金石、草、谷、菜、果、木、服器、虫、鳞、介、禽、兽、人16部（纲），每部又分若干类（目），共60目，达到了纲举目张、系统归类认识和掌握药物的目的。

3. 按药物性能分

按寒热温凉性能分类药物，以便于掌握其基本性能而对证用药。如《珍珠囊指掌药性赋》（《雷公药性赋》）即将常用药分为寒、热、温、平四类，编成歌诀以便习诵。

4. 按药物主治功效分

现代中药学教科书一般均按药物的主治功效分为解表药、清热药、泻下药、祛风湿药、芳香化湿药、利水渗湿药、温里药、理气药、消导药、补益药……外用药等多个大类，然后再根据需要分为若干小类。这种方法为从治疗效果的角度分类认识药物提供了方便。

5. 按“十剂”分类

北齐·徐之才把药物按其性能分为“宣、通、补、泄、轻、重、涩、滑、燥、湿”十种，宋《圣济经》称之为“十剂”，其后寇宗奭进一步补充了寒、热两种。“十剂”本来是从性能分类药物的方法，但后世为了避免与方剂的十剂分类相混淆，故较少用。

以上各种分类方法从不同角度归类、划分药物，起到了提纲挈领认识和掌握药物的品种质材、性能功效的作用。

（二）四性五味

四性指药物所具有的寒、热、温、凉品性，《神农本草经》原称为“四气”，寇宗奭《本草衍义》为了避免与气味的“香、臭、臊、腥”相混淆，改称“四性”。由于温为热之渐，寒为凉之甚，因此，寒、热、温、凉四性是对药物不同程度的寒热属性的划分，而实际上这种药性的分别系根据其治疗效果而得出。因为从病机角度来说，阴阳失调是疾病最基本的病机，而寒热则是阴阳盛衰偏颇的最主要表现，故而药物最突出的性能亦就是其对因阴阳偏颇而出现的寒热病变的治疗作用。亦就是说，能够治疗寒证的药物即具有温或热的性质，能够治疗热证的药物即具有寒或凉的性质，这就是以寒热温凉为纲领认识药物性能的原因。另外还有一些药物，由于其寒、热、温、凉之性不甚明显而称为平性，但平性只是相对而言，严格地说，仍然不越四性的范畴。

五味即药物所具有的酸、苦、甘、辛、咸五种基本气味，而一些滋味比较淡薄，五味均不甚显著者，则称淡味。药物的气味与其性能功效密切相关，《内经》已经指出：“气味辛甘发散为阳，酸苦涌泄为阴，咸味涌泄为阴，淡味渗泄为阳。”（《素问·至真要大论》）另外又根据五行与五脏、五味相通应关系而有“酸入肝，辛入肺，苦入心，咸入肾，甘入脾”之说。五味理论是中药学说的一大特色，它不仅提供了直接、客观地认识药物性能的有效方法，而且将其与阴阳五行、藏象以至病因病机等基本理论联系贯通起来，成为临床上制方遣药的重要理论根据。

（三）升降浮沉

升降浮沉指药物在体内的作用趋势和部位。升和浮都指药性向上、向外的作用趋势，但升以向上作用为主，浮则既向上亦向外（体表）浮散；降和沉都指药性的向下趋势，但降主要指下降，沉则除了下降之外，尚指其沉潜于里的作用。认识和划分药物的升降浮沉性能，既根据其质材和气味，亦根据其在治疗过程中的作用。在质材方面，质地比较轻松的，如以花叶或枝茎入药的植物药，一般都具有升浮之性；质地比较沉实的，如甲介、金石类药和以籽实、根块入药的植物药，大多都有沉降性能。在气味方面，辛甘药物多具升浮之性，而苦咸药物则多具沉降之性。另外亦有一些药物，其升降浮沉性能不甚明显，则可通过炮炙加工以加强或改变其性能，如酒炒以加强其升散作用，盐水炒以加强其沉降作用等。

但药物的气味和质材只是对其升降浮沉性能的直观、大致认识，例如，花类药一般具有升散性能，而旋覆花却不升反降；籽实类药一般具有沉降性能，但牛蒡子、蔓荆子等却不降反升。因此，药性的升降浮沉主要以其在治疗过程中的作用而定。大体上，有升阳益气、祛风散寒、解表、涌吐、开窍作用者，多具升散之性；有滋阴潜阳、泻下利水、收敛重镇、降逆下气等作用者，多具沉降之性。根据药物的主治功效认识其升降浮沉性能，对因势利导治疗疾病具有重要意义：既可根据药物升降浮沉之性以调整人体气机升降出入的失常，又可指导汗、吐、下等治法的用药，因势利导祛除邪气。同时，亦可采用一些升降性能比较明显的药物加强或促进方药的整体升降作用，例如，桔梗的载药上浮，牛膝的引药下行，升麻、柴胡、葛根加强补气药的升提补气作用等，均是基于对药物升降浮沉性能的认识和运用。

（四）药物归经

归经，指药物与脏腑经络之间的对应归属关系，实际就是从药物对脏腑经络的调整和治疗作用的角度去认识其性能功效。例如，莲肉有补脾、健脾作用，故入脾经，而莲子心有清心火作用，故入心经；桂枝有解表发汗作用，故入膀胱经，而肉桂有温阳散寒作用，故入肾经。由于一种药物常有多方面的治疗作用，因而其归属可以不只一经，如桂枝有解表发汗作用而归属肺、膀胱经，又有温心阳、通血脉的作用而归属心经；黄连因有清泻多个脏腑的湿热火毒作用而归属心、脾、肝、胃、大肠诸经。脏腑经络辨证是常用的辨证方法，药物归经正是为这一辨证方法的治疗用药提供依据。但治疗某一脏腑经络的病证并不一定要专用归属该经的药物，必要时亦可根据五脏之间互相关联、互相资生制约而选用归属他经的药物，例如，补中益气汤为了补益升提脾胃中气，而用入肝胆经的柴胡。另外，为了使药物能够更好地进入某经以发挥其对该经病证的治疗作用，还可以使用引经药以引导其他药物进入该经，如羌活、防风引药入太阳经，葛根、升麻引药入阳明经，柴胡引药入少阳经等，这种用药方法称为“引经报使”，所用的药物亦称为“药引”。

（五）药物配伍

各种药物都有其性味功能，配伍使用可以让其性能互相影响而出现协同、促进或拮抗、抑制作用。《神农本草经》将药物之间的相互作用总结成为单行、相须、相使、相畏、相杀、相恶、相反七种关系，称为“七情”。

1. 单行

单行即单独使用而无须与其他药物相配伍，其所构成的方剂称为单方，如《金匮要略》的文蛤散、鸡屎白散，以及《伤寒大全》独参汤之单用人参，《温病条辨》一甲复脉汤之单用牡蛎、甘草汤之单用甘草等均是。

2. 相须

相须是药物之间具有协同、促进作用，配伍使用之后能够增强治疗效果。如麻黄与桂枝合用可增强解表散风寒效果，麻黄与杏仁合用则可增强平喘效果等。

3. 相使

两种或多种药物同用时，其中一种药物为主，另一种或多种药物则起辅助作用，以增强主药的功效，这种配伍关系称为相使。相使与相须都是药物之间的协同促进作用，但相须是共同发挥某一方面的治疗效果，而相使则以辅药之性能去增强主药的功效，如升麻、柴胡、葛根等，本无补气功效，但与黄芪合用，则可增强黄芪的补气升提作用。

4. 相畏

一种药物的毒、烈之性可被他种药物所抑制或减除，则称此种药物畏该药。如生姜可以减除半夏、南星的毒副作用，故称半夏、南星畏生姜。必须注意的是：药物配伍的相畏是指一种药物的毒副作用为他种药物所抑制、减除，而其主治功效仍可不受影响，即《神农本草经》所谓“若有毒宜制，可用相畏相杀者”，与后世配伍禁忌“十九畏”中的药性功效都被所畏者消减不同。

5. 相杀

相杀与相畏类似，都是指一种药物对另一种或几种药物毒副作用的拮抗和减除作用。不同的是：相杀既与相畏同样指对毒副作用在尚未发生之前的控制和防止，又指对毒副作用发生以后的消除和减轻，如绿豆能杀巴豆毒，故可用以解救巴豆中毒。

6. 相恶

相恶指两种药物同用时，一种药物可以减低或破坏另一种药物的功效，如莱菔子能够减低人参的补气作用，故人参恶莱菔子。一般来说，由于相恶能够互相抵消药物的治疗作用，故为组方配伍的禁忌，但若是使用得法，亦可以互相纠正各自药性之偏，如黄芩能够减低生姜的温散功效，故谓生姜恶黄芩，但《伤寒论》生姜泻心汤却两者同用，以互减对方寒热之偏性，共同起辛开苦降、和中散痞的作用。因此，相恶不应视为药物配伍的绝对禁忌。

7. 相反

一些药物合并应用时，两者之间会出现或增强毒副作用，称为“相反”。具有相反性能的药物不多，据《神农本草经》所载，有 18 种，后世据此编为歌诀：“《本草》明言十八反，半蒌贝蔹及攻乌，藻戟遂芫俱战草，诸参辛芍叛藜芦。”即：乌头反半夏、瓜蒌、贝母、白蔹、白及，甘草反海藻、大戟、甘遂、芫花，藜芦反人参、沙参、丹参、玄参、苦参、细辛、芍药（藜芦反玄参为《本草纲目》所增，故实际共19种）。具有相反性能的药物，合用可能出现毒副作用，如有报道细辛与藜芦同用可致实验动物死亡，因此，临床上应避免使用。然而《外科正宗》海藻玉壶汤中海藻与甘草同用，《兰台轨范》大活络丹中犀角与乌头并用，而《金匮要略》虽然在十枣汤中用大枣缓和大戟、芫花、甘遂之性而不用甘草，但甘遂半夏汤则甘遂与甘草同用。这些都说明药物的相反作用不是绝对的，其机制比较复杂，有待进一步深入研究，但为求安全起见，在没有充分把握的情况下，还是以慎用为宜。

可见，“七情”中的相须、相使是药物之间的协同促进作用，相畏、相杀则是拮抗制约作用，均是配伍之所宜；而相恶是互相消减药效，相反则是增生毒副作用，一般为配伍之所忌，因此，七情理论是制方用药的重要参考和指导。李时珍在《本草纲目》中说：“药有七情：独行者，单方不用辅也；相须者，同类不可离也，如人参、甘草、黄蘗、知母之类；相使者，我之佐使也；相恶者，夺我之能也；相畏者，受彼之制也；相反者，两不相合也；相杀者，制彼之毒也。古方多有用相恶、相反者。盖相须、相使同用者，帝道也；相畏、相杀同用者，王道也；相恶、相反同用者，霸道也。有经有权，在用者识悟耳。”既中肯扼要地说明了药物“七情”的含义，又指出必须客观看待，灵活运用这一理论。

（六）药物毒性

对于药物的毒性，应从辨证的角度加以看待。首先，任何药物都有其阴阳寒热以及其他性能的偏颇，治病正是利用这种药性的偏颇来调整人体生理功能的失常，故前人统称药物为“毒药”而有“毒药攻邪”之说，张景岳亦说：“气味之偏者，药饵之属是也，所以去人之邪气，其为故也，正以人之为病，病在阴阳偏胜耳。……是故凡可辟邪安正者，均可称为毒药，故曰毒药攻邪也。”（《类经·疾病类》）因此，对于没有功能失调的正常人来说，过量服用任何不针对疾病而使用的药物，都可能造成人体阴阳偏颇而出现毒副作用，民间因之有“人参杀人无罪”之说，国外亦出现过因滥用小柴胡汤而导致严重不良后果的情况。这亦提示我们：药物治病必须辨证正确，对症下药，误用或无病滥用药物则可能出现毒副作用。另一方面，即使是药性猛烈的药物，运用得当，不误用，不过量，则其毒性用以攻邪而不致伤正而出现毒副作用，即《内经》所言的“有故无殒，故（亦）无殒也”（《素问·六元正纪大论》）。

广义的毒药固然指性能各有所偏、可用以治疗疾病的所有药物而言，但亦有一些药物的药性偏颇较甚，或者含有能够伤害人体正气的有毒成分，其毒性和副作用亦比较显著、剧烈，使用失当容易引起严重不良后果，则此类药物为狭义之“毒药”。中药学中的药物毒性即指此而言，并按其毒性的强烈程度分为剧毒，如马钱子、砒霜等，误服可致死亡；大毒，如生乌头、巴豆等，服用失当，可出现明显中毒症状；有毒，如附子、牵牛子等，过量服用亦可出现毒副作用；小毒，如半夏、吴茱萸等，长期或过量服用，亦可出现一定的毒副作用。对于有毒的药物，特别是剧毒、大毒的药物，必须慎重使用。一般（来）说，可以不用者尽量不用，如果确实需要使用，必须注意以下几点：

1. 严格控制剂量

各种药物都有其安全使用的剂量范围，控制有毒药物的用量是防止中毒的重要措施。

一些毒性剧烈的药物，如马钱子、砒霜等，每剂的用量都有严格的控制，稍为过量，即可中毒。同时，使用时还必须注意中病即止，不可长期服用以致积累中毒，即使急性毒性不是很明显者如朱砂，长期小量服用亦可引起慢性汞中毒。因此，使用有毒药物，尤应遵循《内经》所说的“大毒治病，十去其六；中毒治病，十去其七；小毒治病，十去其八；无毒治病，十去其九”（《素问·五常政大论》）的原则。

2. 规范加工炮制以减除毒性

不少有毒药物，如乌头、附子、半夏、南星等，可以通过加工炮制以去除或减低其毒性。对于此类药物，除了特殊情况之外，内服一般不宜使用未经炮制者，同时炮制亦必须得法、规范，否则亦不能有效去除或降低毒性。

3. 通过适当配伍以减除毒性

利用药物的相杀、相畏作用，通过适当配伍可以抑制或减除其毒性，如《金匮要略》大乌头煎用蜂蜜减除乌头的毒性、《和剂局方》二陈汤用生姜减除半夏的毒性等，均是其例。

4. 采用适当的剂型和服法以减低药物毒性

不同的药物剂型，其进入体内后吸收的速度和程度不一，一般来说，汤剂比较容易吸收，丸、散剂则吸收速度较缓且可以比较准确地控制用量，故有毒药物以用丸、散剂为宜，如《金匮要略》十枣汤即将甘遂、芫花、大戟研末为散，而用枣汤送服。服法方面，有毒药物一般应避免空腹服用，而一些药物的毒性又与服法有关，如巴豆热服则毒性剧烈而宜冷服或微温服用，又如鸦胆子对胃有较强腐蚀性，直接服用可致胃部严重损伤，故需要内服时（如治疗休息痢，即阿米巴痢疾），可将鸦胆子仁埋入小肉丸中或装入肠溶胶囊中直接吞服。

总之，对于有毒药物，必要时固然要果敢使用，但又必须小心谨慎，尽量避免其毒性对人体所造成的损害。

（七）用药禁忌

由于药物运用失当可能出现毒副作用或不良反应，因此在使用药物时，必须有一定的限制，这种限制称为用药禁忌。用药禁忌除了最基本的药不对病和药量失当外，主要有药物配伍禁忌、妊娠用药禁忌和用药时饮食禁忌等。

1. 药物配伍禁忌

一些药物同用时会互相牵制、抵消其性能，即前述药物“七情”中之“相恶”者；亦有一些药物同用时会产生或增强毒副作用，即药物七情中的“相反”者。具有相反或相恶关系的药物，为配伍上的禁忌，一般都应该避免同时使用。前人在用药实践中，积累了丰富的用药禁忌经验，并编成“十八反”、“十九畏”等歌诀。“十八反”歌诀前文已述，“十八畏”则为：“硫黄原为火中精，朴硝一见便相争；水银莫与砒霜见，狼毒最怕密陀僧；巴豆性烈最为上，偏与牵牛不顺情，丁香莫与郁金见，牙硝难合京三棱；川乌草乌不顺犀，人参最怕五灵脂；官桂善能调冷气，若逢石脂便相欺，大凡修合看顺逆，炮爁炙煿莫相依。”所言之“畏”，实际即“相恶”——药物性能的互相抵触和消减，与前述药物七情关系所言之“相畏”——一药对另一药毒副作用的抑制、消减有所不同。

2. 妊娠用药禁忌

妊娠是妇女的特殊生理过程，在这一过程中，不论是胎儿还是孕妇，均对药物的毒副作用比较敏感，容易为其所伤害而引致流产或伤害胎儿，因此，妇女妊娠期间的用药必须有所禁忌。据《珍珠囊补遗药性赋》所载“妊娠禁忌歌”，妊娠用药有如下禁忌：“蚖斑水蛭及虻虫，乌头附子配天雄，野葛水银并巴豆，牛膝薏苡与蜈蚣，三棱芫花代赭麝，大戟蝉蜕黄雌雄，牙硝芒硝牡丹桂，槐花牵牛皂角同，半夏南星与通草，瞿麦干姜桃仁通，硇砂干漆蟹爪甲，地胆茅根都失中。”上述药物只是比较有代表性的妊娠禁忌药物，大凡毒性较大、药性较猛烈，或者破气下气、活血祛瘀、通利滑下作用较强的药物，在妊娠期间都应该慎用或尽量避免使用。但在病情确实需要的情况下，亦不可视为绝对禁忌而不敢使用，如《金匮要略》即用干姜人参半夏丸治妊娠呕吐不止，此即《内经》所说的“有故无殒，亦无殒也。”然而，为求安全起见，如果有其他药物可以代替，仍以不用为宜，即使非用不可，亦要中病即止，不可过量。

3. 服药期间的饮食禁忌

由于食物与药物同样具有四性五味，而且与内服药物同在胃肠道中消化吸收，因此，一些食物可能拮抗、干扰药物的性能功效，甚或致生毒副作用，所以服药时对于某些食物必须有所禁忌。一般来说，服药期间应该忌食或少食生冷、黏滑、腻滞食物，以免影响药物的吸收和药性的发挥，亦不宜食用大辛大热或大苦大寒的食物，以免抵消或增强药物的寒热温凉性能。另外，一些食物与药物的性能功效相反者，如萝卜的下气作用可能破坏人参的补气功效，亦不宜同时服食。至于文献记载的薄荷忌鳖肉、茯苓忌醋、鳖甲忌苋菜，以及常山、地黄、何首乌、蜂蜜忌葱等，亦是前人经验之谈，在尚未证明其说法不正确之前，为慎重起见，仍以尽量避免为宜。

（八）用药剂量

临床上使用各种药物时，除了考虑其性能功效之外，还要考虑其用药剂量。用量太小，不能发挥应有的治疗效果，古人称为“病重药轻，不能愈病”；用量过大，不仅浪费药物，而且亦会产生毒副作用或影响治疗效果，古人称为“病轻药重，反伤正气”。处方用药确定药物剂量时，必须从如下几方面斟酌考虑：

1. 药物的性能和毒副作用

各种药物由于质材性味的不同，因此，各有一定的安全用药剂量，称常用量。在常用量的范围内，药物可以发挥较好的治疗效果，又不致出现毒副作用。一般说而言，气味比较浓厚、性能比较峻猛的药物，用量相对较小；气味比较淡薄、性能比较和缓者，则用量较大。前人通过长期的临床用药经验积累，对药物的常用剂量有了大致的规范，如黄连 2~10g、蒲公英 10~30g、芫花 1.5~3g 等，可以作为处方用药时的参考。特别是对于具有毒副作用的药物来说，常用量即安全量，超过常用剂量，往往可能引起中毒或其他不良反应。

2. 用药剂型

药物在不同剂型中的吸收利用程度不同。对于内服药来说，在丹、膏、丸、散等剂型中较易被充分吸收,研成粗末的煎散次之,而饮片煎服法中药物有效成分的煎出利用率较低,故用量亦比较大。因此用药量亦应随药物剂型而异,如羚羊角煎剂常用1~3g,研末冲服则用0.3~0.6g即可。由于饮片煎服法是常用的内服给药方法,因此,在药物学著作中,除了特别指明者外,所言的药物常用量一般都指饮片煎服法。而实际运用中,粗末煎散可用饮片煎服量的1/4~1/3,丹膏丸散则常用其1/8~1/4。

3. 病人年龄与体质

用药剂量还必须考虑病人年龄、体重、性别以至不同个体对药物的敏感程度。药物有效成分经吸收后,其在体内的浓度每与体重成比例,因此,用药量必须随形体大小壮弱而异。同时,相对于成年男性来说,小儿、老人以及妇女,特别是处于月经期或胎产、哺乳期的妇女,由于对药物的作用比较敏感,运用药性比较猛烈、毒副作用较强的药物时,用量亦要相对减少。另外,不同体质的病人,对药物的反应亦有不同,例如,平素卫阳不足、肌腠疏松者对解表药比较敏感,而脾胃阳气较弱者则对泻下药比较敏感,因此用量亦要相应适当减少。又如西北方高寒地带的人群腠理比较固密,故相对于东南方湿热地带腠理比较疏松薄弱的人来说,用药量亦就必须较大。

4. 病情需要与方剂配伍要求

在安全有效的前提下,用药量还必须根据病情需要而灵活变通,如用独参汤治疗大出血气随血脱的危重证候时,人参必须大剂浓煎顿服,才能起到补气固脱摄血的作用,否则病重药轻,无济于事。另外,组方用药讲究君臣佐使配伍,药物用量亦须随着其在方剂中的地位不同而有差异。通常来说,君药(主药)用量宜较大,臣药次之,佐使药则用量宜较轻,否则将破坏组织法度,喧宾夺主而影响主治功效。例如,《金匮要略》厚朴三物汤以厚朴为君,大黄为臣,故厚朴用量比大黄大,小承气汤则以厚朴为臣,大黄为君,故厚朴用量要比大黄小。

总之,中医运用药物治病,主要是通过药物对人体病理生理状态的调整,促进人体自身的抗病力和自我康复力以发挥治疗作用,因此,药物用量必须根据药物的性能、毒副作用、以及人体对药物的吸收能力和敏感程度而灵活确定,而以安全有效为基本原则。

值得特别提出的是古今用药剂量差异的问题(表6-1)。一些人根据《伤寒论》、《金匮要略》所载各方,药物用量动辄3两、5两,认为古人用药剂量比今人大,并以此作为不顾病情需要和不考虑毒副作用而大剂量用药的借口。其实这是不了解历代度量衡制度的差异而引起的错觉。根据文献和出土文物的考证,东汉时期1两相当于现代13.92g,据此计算,《伤寒论》桂枝汤中桂枝、芍药用量各3两(42g),煮成分三服,每服药量均不足15g,与当代用量相差无几。再如《金匮要略》王不留行散用十味药物为散,每服方寸匕,东汉时一寸不足现代的0.7寸,则一方寸匕仅相当于现代1/3立方寸,重量不过5~6g。更能说明问题的是,该书所载排脓散,每次用量"与鸡(蛋)黄相等",以实物相较,用量亦与现代相当。这些都说明:排除了度量衡制度的差异以及给药方式的不同,古今用药剂量相去不远,临床上不可误解古人用药剂量,不顾古今度量衡制度的不同而生搬硬套于当代,否则将会偾事。

表 6-1　历代度量衡制度比较表(数据引自《简明中医辞典》)

时代	长度		容量		重量	
	1 尺合市尺	1 尺合厘米	1 升合市升	1 升合毫升	1 两合市两	1 两合克
东汉	0.691 2	23.04	0.198 1	198.1	0.45	13.92
晋	0.733 5	24.45	0.202 3	202.3	0.45	13.92
唐	0.933 0	31.0	0.594 4	594.4	1.19	37.3
宋	0.921 6	30.72	0.664 1	664.1	1.19	37.3
元	0.921 6	30.72	0.948 8	948.8	1.19	37.3
明	0.933 0	31.00	1.073 7	1073.7	1.19	37.3
清	0.960 0	32.00	1.035 5	1035.5	1.19	37.3

(九) 炮制加工

绝大多数中药来自天然,这些来源于自然界的药物采集以后称为“药材”,常常需要进一步加工处理,才能入药使用。中药的加工处理称为修治炮制,其目的在于提高药物的纯净度和药力药效,减低其毒副作用。通常,未经修治炮制的原药材称为“生药”,经过修治加工后则称“熟药”。药物的炮制加工,除了将原药晒干、净化、切片或粉碎制成饮片外,大致有如下几种炮制方式:

1. 水制

用清水或其他液体加工药物的方法称水制。水制的目的在于洗去杂质、软化药物,以至调整其性味。常用方法有:

(1) 漂洗:把药物置于流水或多量并经常更换的清水中反复漂洗,以除去杂质、异味或毒性。如芦根、知母等洗去其泥砂杂质,昆布、海藻、盐附子等漂洗以去其盐份,紫河车漂洗以去其腥味等。一些药物,如苍术用米泔水漂洗以增强其健脾燥湿作用,则属特殊漂洗方法。

(2) 泡浸:把药物置于水或其他液体中一段时间,让其充分吸收水分的加工方法称泡浸。将药物用清水泡浸较短时间,可使其软化,易于切片加工。所泡浸的药物如果质地坚实,往往还需放于容器中让水分慢慢均匀渗透,称为“闷润”。而一些药物则放入某些特定溶液中,经较长时间的泡浸以减除其毒性,如附子用盐卤和食盐混合液泡浸以去其毒性;半夏用白矾水泡浸为清半夏,用甘草、石灰水泡浸为法半夏,均是为了减低其毒副作用。另外,有些药物如大豆卷、谷芽、麦芽等,则系分别将大豆、稻谷、小麦等泡浸后发芽而成。

(3) 水飞:是将药物加水研成粉泥状,再用水搅拌,让杂质及粗粉沉淀后,收集混悬于水中的细粉,所余粗粉再次重复加工,直至所有粗粉全部研飞成为细粉。此种加工方法常用于滑石、朱砂、雄黄、炉甘石、珍珠母等不溶于水的矿物或贝壳类药,以提纯、细化药物,使之纯净、细腻而易于吸收。

(4) 喷洒:一些质材比较坚脆但又不耐久浸的药物,可以喷洒液体以使其松软而便于切片。喷洒的液体,除了清水外,有的用酒、醋、蜜水、盐水等,则同时亦作为辅料以增强药效或减低毒性。药物经喷洒后,必要时亦可置于容器中适当“闷润”。

药物经过各种水制方法的加工以后，由于含有较多水分，如非立即使用，一般都要晾晒或烘培以除去水湿，以免发霉变质。

2. 火制

用火加热药物以增强或改变其性能的加工方法。常用者有：

（1）炒：有清炒和加固体辅料拌炒两类。

清炒　将药物放于锅中，不加辅料直接拌炒，按其火候，可分为炒黄：将药物拌炒至表面微黄，并可闻到药香味为度，如炒莱菔子；炒焦：用较强火力将药物炒至表面焦褐色，内部黄色，并可闻到焦香气味为度，如焦白术、焦麦芽；炒炭：用猛火将药物炒至外表焦黑如炭，内部焦黄，又称“炒存性”，如蒲黄炭、地榆炭等。

加辅料炒　把药物同适量固体辅料置于锅中同炒至略呈焦黄色。按所加辅料不同，一般有麸炒：药物与麦麸同炒，如麸炒山药等，有健脾或矫味作用；土炒：药物与黄土或灶心土同炒，如土炒白术等，有健脾止泻作用；米炒：将药物与糯米或粳米同炒，如人参与糯米同炒以增强其补中益气作用。另外有些药物如穿山甲、刺猬皮、阿胶等为了使其酥脆易于加工粉粹或煎出有效成分，用粗砂、滑石粉、蛤粉等拌炒，这种加工方法亦称为“烫”。

（2）炙：将药物加入液体辅料，在锅中加热拌炒。按所加辅料不同，有：

蜜炙　药物加入适量蜂蜜，搅匀后拌炒至松散不黏手，但不焦黑为度。具有增强药物的补中益气功效，如炙甘草、炙黄芪等；亦有增强药物润肺止咳平喘作用，如蜜炙枇杷叶、蜜炙款冬花、蜜炙麻黄等。

酒炙　将药物喷洒适量黄酒或白酒，然后文火拌炒至略干为度。酒炙能增强药物的行气通经活络功效，如酒炙当归、川芎、牛膝等，亦能减低药物寒凉沉滞的药性，如酒炙大黄、黄芩等。

醋炙　醋炙方法与酒炙大致相同，不过所加辅料为米醋。药物经醋炙以后能够入肝经，增强其疏肝理气止痛功效，如醋炙柴胡、香附、延胡索等。另外，一些药物如芫花、甘遂、大戟等，经醋炙以后，亦可减除其毒性。

盐炙　即以盐水代替酒作为辅料的炮炙方法。其作用主要是增强药物进入肾经的功能，如盐水炙黄柏、杜仲、补骨脂、巴戟天等。

姜汁炙　以生姜汁为辅料的炮炙方法。其作用为增强药物和胃止呕的功效，如姜汁炙半夏、竹茹、黄连等；减低药物毒副作用，如姜汁炙南星、白附子等。

其他　如酥（羊油）炙淫羊藿以增强其补肾功效，水炙麻黄以减缓其发汗作用，鳖血炙炒柴胡以增强其退虚热功效等，临床上偶有用之。

（3）炮：把药物直接置于火上（有时亦放于高热锅中），或埋于炭火、灼热砂石中，受高热烘烤至焦黄爆裂但不炭化的程度。一些药物经过炮制以后，可以减低毒性，如炮附子、炮天雄；另一些药物炮制后则可增强其温热性能，如炮干姜。

（4）煨：将药物包上湿纸或面糊，然后置于火上慢慢烘焙至外包的纸或面焦黑，然后取出其中药物。药物经煨焙后可增强其温性，如煨生姜；亦可除去其油质而减低烈性和毒副作用，如煨肉豆蔻、煨木香（常用面裹煨）。

（5）焙：即烘。将药物置于火上，慢慢加热使其干燥或松软，以便保藏或加工。

（6）煅：把药物置于炭火中煅烧至红透后，让其自然冷却。一些坚硬的矿物或贝壳类药物经煅烧后可使质地松脆或成分发生分解，从而提高或改变其性能功效。如煅石膏外用可有生肌收敛作用,内服可减轻其寒凉沉滞作用,煅瓦楞子可增强其制化胃中酸水的作用,煅明矾(枯矾)有较强的收敛燥湿作用。

3. 水火共制

将药物放于水中或置于水上并用火加热的炮制方法。常用方法有:

(1) 蒸:将药物洗净后放在蒸笼或甑罐中隔水蒸至熟透,其间亦可加入黄酒等辅料以增强其药性,如酒蒸大黄。药物经过蒸制以后,可以改变其药性功效,如首乌蒸制后可以减弱滑利泻下作用而增强补益肝肾功效;生地黄经反复蒸制后成为熟地黄,其性味功效亦由甘苦寒而清热凉血变为甘温补血;大黄经酒蒸后苦寒泻下作用减低而通经活血作用加强,并可清上焦头面火热。

(2) 煮:把药物放在水或辅料中一同加热煎煮,其煎煮时间较久者亦叫"熬"。药物经煎煮后,有的可减除毒性,如醋煮芫花;有的可增强某方面性能,如酒煮黄芩可增强其行气分清肺热功效。

(3) 潬:将药物放入开水中快速煮沸后捞出。籽仁类药物如杏仁、白果仁等经沸水潬后,易于除去外膜表皮而减低毒性,而一些药物如马齿苋、天门冬等潬后则易于晒干保藏。

(4) 淬:将药物煅红后迅速投入水或液体辅料中,使其急速冷却。经过淬制的药物,质地疏松易于加工或煎出有效成分,同时所加辅料亦可改变或提高其性能。如醋淬自然铜可增强其入肝经散瘀止痛、续筋接骨功效,醋淬鳖甲可增强其软坚散结功效,而黄连水淬炉甘石则可增强其消毒燥湿功效。

4. 其他

除了上述常用加工方法,另外还有一些为了增强药效或减低毒副作用而采用的特殊加工方法,诸如:

(1) 发酵:将药物粉碎或捣烂后加米面粉等辅料湿润拌匀,在适当温度下让其发酵,如神曲、半夏曲等。

(2) 压霜:将籽仁类药物捣烂后压挤除去其油脂。通过压榨除去其油脂成分可以降低其毒性和副作用,如巴豆霜、千金子霜、柏子仁霜等。另有"风化霜",系将原药如柿子、西瓜等,在不剖破的状态下让其自然渗出液汁(或掺入辅料如石灰等促其渗出),风干成霜,加工程序与压霜不同。

其他还有升华(用于提取、提纯砒霜、轻粉等)及蒸馏(用于炼制银花露、蔷薇露、玫瑰露等),以至一些专门、特殊、精细加工方法,通常称为"如法炮制"。

加工炮制是中医运用药物的传统,药物经过加工炮制后,不仅质地得以纯净而便于保藏和掌握用量,而且可以增强或改变性能功效、除去或减低毒副作用,为安全、有效治疗疾病提供重要保证,因此,历来为医家所重视。只有克服轻视和忽略中药炮制加工重要作用的不良倾向,才能确保中医药的治疗效果,发挥其在当代卫生保健、防治疾病中优势和特色。

二、方剂理论

方剂是中医运用药物治疗疾病的独特方式,它是在治疗法则的指导下,按照一定的法度组织药物,通过药物之间的协同和制约作用以发挥治病效果。前人有“因证立法,按法选方,依方遣药”之说,方剂作为辨证论治的重要环节,既贯彻了中医治疗原则和治病理法,又是选取和运用药物的基本依据,体现了中医辨证论治疾病的严谨法度与和谐美。清代医家徐大椿在《医学源流论·方药离合论》中,对方剂和药物的关系做了精辟论述:“方之与药,似合而实离也。得天地之气,成一物之性,各有功能,可以变易气血,以除疾病,此药之力也。然草木之性与人殊体,入人肠胃,何以能如人之所欲以致其效?圣人为之制方以调剂之,或用以专攻,或用以兼治;或相辅者,或相反者,或相用者,或相制者。故方之既成,能使药各全其性,亦能使药各失其性,操纵之法,有大权焉,此方之妙也。若夫按病用药,药虽切中,而立方无法,谓之有药无方;或守一方以治病,方虽善良,而其药有一、二味与病不相关者,谓之有方无药。”深刻地说明了方剂调剂药物的功用,指出药物必须通过方剂的方式共同发挥治疗效果。

方剂的制作和使用具有悠久的历史。马王堆汉墓出土帛书已记载了不少方剂,展现方剂的早期雏形,而据《汉书·艺文志》所载,当时与《黄帝内经》等医经并同存世的方剂学著作(经方)已有11部,其中《汤液经法》被近人认为是《伤寒论》、《金匮要略》方的嚆矢。张仲景在《伤寒杂病论》中创立的诸多方剂,以其严谨的组方法度和确切的疗效,被尊为医方之祖,至今仍普遍应用于临床。其后医家在长期的医事活动中制作了数量浩繁的方剂,据统计,现存方剂已超过6万首。历代在蒐集和整理众多方剂的同时,对其组织法度、配伍法则、功效作用以至运用方法等都做了深入的理论研究,形成了中医基本理论范畴中相对独立的专门学科——方剂学。方剂学是中医入门的必读科目,其内容涵盖了各种类型的常用方剂,本书仅简要介绍其中一些基本理论,作为进一步深入研习该学科的参考。

(一) 方剂的组织法度

方剂作为药物治疗的给药方式,系通过一定的组织法度,利用药物的相反相成、促进拮抗性能来发挥药物之间的协同互补作用,减除其中某些药物的毒性和副作用,以保证用药的有效性和安全性,达到预期的治疗效果。

1. 君臣佐使

君臣佐使作为传统的方剂组织法度,首见于《内经》和《神农本草经》,《神农本草经·序例》谓:“药有君臣佐使,以相宣摄合和。”《素问·至真要大论》则有“主病之谓君,佐君之谓臣,应臣之谓使”之说,其中对臣、佐药未做严格区分,后世则在此基础上进一步明确了君臣佐使的概念及其在方剂中的作用:

君药 用来治疗主证,在方剂中起核心、主要作用的药物。

臣药 辅助君药治疗主证(症),或者用以治疗兼证(症)的药物。

佐药 辅佐君药或臣药,加强其治疗作用,或者减除、降低君、臣药毒副作用,或在方剂中起反佐作用的药物。

使药 在方剂中起引经报使作用,引导诸药到达病所,或者在诸药中起调和作用的药物。

以麻黄汤为例:该方治太阳病伤寒表实证,故以辛温发汗、解表散寒的麻黄为君,治风寒束表所致的发热恶寒,无汗而喘的表实病候;桂枝为臣,助麻黄解散表邪,增强其解表发汗作用以治发热恶寒无汗的表实证;杏仁为佐,助麻黄宣降肺气,增强其宣肺平喘作用以治疗无汗而喘的兼证;甘草调和诸药,为使,同时亦以其甘缓补中作用监制麻黄、桂枝辛温之性,防其发汗太过而伤胃气;诸药以君臣佐使法度相配,共奏解表散寒、发汗平喘之功。再以治少阳病半表半里证的小柴胡汤为例:方以柴胡直入少阳以解半表之邪,为君;黄芩清半里之热,为臣;半夏和胃降逆止呕,人参、大枣、生姜、甘草补虚扶正祛邪,调和营卫,为佐;甘草亦起调和诸药作用而为使。诸药合用,共同起到和解少阳,治疗寒热往来、心烦喜呕、默默不欲饮食诸证的作用。

由上可见:按照君臣佐使法度组织方剂,可使方中各药主次分明,各司其职,又协同配合,互相促进或监制,达到对证用药,精当准确的目的。当然,君、臣、佐、使固然是前人总结出来的组方用药的基本法则,但临床上还必须根据具体病情和药物性能功效灵活运用,不一定每首方剂中君、臣、佐、使各药俱备。例如,《金匮要略》治痰浊水饮壅肺之葶苈大枣泻肺汤,只用葶苈子为君,大枣为佐,盖因一味葶苈子已能泻肺气,祛除痰浊水饮,故无需臣药辅助,而只需大枣甘缓补中以减除葶苈子苦寒滑利之性,防其损伤胃气;又因药仅两味,且葶苈子直入肺经,故亦无需调和或引经之使药。再如治水饮痞积胃中之枳术汤,由于病机证候比较单纯,只是水饮积留胃脘,故仅用一味枳实为君,以行气逐饮消痞,再佐白术以健脾燥湿以防水饮再生即可。又如《丹溪心法》治疗湿热致痿的二妙散,黄柏与苍术互为君臣,互为佐药以互相监制,盖因苍术能助黄柏燥湿,黄柏能助苍术清热,而黄柏之苦寒又能制化苍术之温燥,苍术之温燥又可制化黄柏之寒凉,故两味药即兼具二君、二臣、二佐之用。由此可见,制方之妙全在于精确审察病机,恰当选用药物,既须遵君臣佐使之法又不可墨守成规。

2. 方剂的加减变化

方剂的作用,不仅仅取决于组成药物的种类,亦决定于各药之间的配伍关系,药物品类及其用量的加减变化均可影响方剂的主治功效。因此,对于前人按君、臣、佐、使法度制定的成方,临床上必须根据病情所确定的治疗法则加以灵活运用,加减化裁。如前所述,不少常用方剂就是由某一方剂通过加减变化而衍生出来的。关于方剂的加减变化,常见者有如下三种方式:

第一种　方剂组成药物的增损加减。

通过对组成方剂的药物的适当增损,增强或者改变其在某一方面的治疗效果。以二陈汤为例,可在原方各药(半夏、茯苓、陈皮、甘草、生姜、乌梅)的基础上,再加某些药物,如二陈汤:

加枳实、竹茹则为温胆汤,可治胆虚痰热,虚烦不眠;

加枳实、胆星则为导痰汤,可治顽痰胶固;

加枳实、竹茹、胆星、菖蒲、人参则为涤痰汤,主治中风痰迷心窍、舌强不语;

加白术、天麻又成为半夏天麻白术汤(《医学心悟》方),治痰浊眩晕。

又可在原方各药中减去某些药物,再以二陈汤为例:

去陈皮、甘草、乌梅为小半夏加茯苓汤,能降逆化饮,治痰饮上泛所致之呕吐、眩晕、心悸;再去茯苓又为小半夏汤,亦能降逆化饮止呕,治心下支饮之呕吐;

去茯苓、甘草、乌梅则为橘皮半夏汤,能行气化痰消痞,治痞气呕吐。

亦可对组成原方的药物有加有减,如二陈汤:

去半夏、茯苓、乌梅，加竹茹、人参、大枣，为橘皮竹茹汤，能和胃降逆，治胃虚呃逆；

去陈皮、甘草、乌梅，加紫苏、厚朴，为半夏厚朴汤，能行气解郁，化痰散结，治梅核气。

去半夏、茯苓、甘草、乌梅，加枳实，为橘皮枳实生姜汤，能行气散结，开胸利膈，治胸痹短气。

上述各方，虽然都是在二陈汤的基础上增加或减少某些药物，基本上都具有和胃化痰作用，但由于所增损的药物不同，治疗作用亦有很大改变，所主治病证亦就有痰饮、失眠、中风、梅核气等之不同。

第二种 方剂药物用量的加减变化。不改变组成方剂的药物的品种，只是改变、增减其中某些药物的用量，同样能够使方剂的主治功效发生较大变化。例如，在《金匮要略》中，小承气汤、厚朴三物汤和厚朴大黄汤三方都由大黄、厚朴、枳实三药组成，小承气汤以大黄为君药（4 两），枳实为臣药（3 枚），厚朴为佐药（2 两），具有泻下肠中结粪、积滞的功效；如果重用厚朴，以之为君药（8 两），并加重枳实用量（5 枚），即为厚朴三物汤，功效以下气散满除胀为主，治腹胀满而痛、大便闭结之证；若加重厚朴（1 尺）、大黄（6 两）的分量，以之为君药，则又为厚朴大黄汤，作用变为散满利气、泻下逐饮而治支饮胸满。又如四逆汤（附子、干姜、炙甘草）治少阴病阴寒内盛，恶寒身蜷、脉细肢厥，若干姜用量加倍，则名为通脉四逆汤，能增强温中固守作用，治阴盛格阳，里寒外热，脉细微欲绝的少阴病格阳证。再如《伤寒论》桂枝汤原方加重桂枝用量，则成桂枝加桂汤，主治功效亦由治太阳病中风证变为治伤寒误汗后，气从少腹上冲心之奔豚证。可见，即使不加减原方药味，只是增减药物分量，亦可改变方剂的君臣佐使配伍关系，而产生不同的治疗效果。

第三种 方剂剂型的改变。方剂剂型亦对药物的治疗作用有影响。一般来说，汤剂的治疗作用比较迅速、猛烈，故前人有“汤者，荡也”之说；丸剂则吸收较缓而作用比较和缓，故前人谓：“丸者，缓也。”因此，同一方药的不同剂型，可因其药力的缓急而治疗作用不同。如抵当汤和抵当丸，都由水蛭、虻虫、桃仁、大黄四药组成，但抵当汤治伤寒蓄血证病情较急重而有发狂或如狂病候者，抵当丸所主治病证则较轻。两者主治功效的差异，不仅在于抵当汤水蛭、虻虫的用量较大，与所采用的剂型亦大有关系。再如理中丸由人参、白术、干姜、炙甘草各三两组成，主治中焦脾胃虚寒，下利腹满呕吐，若改为汤剂（理中汤），则又可治上焦阳气虚衰之胸痹证。盖因丸剂和缓而守中，故作用于中焦脾胃；汤剂则迅猛而药力可达上焦。更值得称道的是，《金匮要略》的枳术汤，本来用以荡涤水饮，治饮积胃中而“心下坚，大如盘”之证，张元素改汤为丸，而成为健脾消积，治脾虚食滞之名方。由此可以得到启示：灵活运用方剂剂型，亦与增损药物品种或剂量同样，可以改变方剂的主治功效而各尽其用。

因人、因时、因地制宜是中医辨证论治疾病的基本原则，因此，对于方剂的选用，必须根据具体病情加减化裁，上述方剂加减变化方法，体现了在辨证论治前提下对方剂的灵活运用。

（二）方剂的分类

面对众多的方剂，历代医家为了便于掌握运用，从不同角度提出了归纳分类方剂的方法，其中有按所治病证分类者，有从组方法度分类者，有按方剂性能分类者，有按主治功效分类者。

1. 以病类方分类法

按所主治的病证分类方剂，是见诸文献的最早方剂分类方法。马王堆汉墓出土帛书

《五十二病方》即以52种病证为纲目，记载了当时所用的医方280余则。而据《汉书·艺文志》所载“经方十一家”，如《五脏六腑痹十二病方》、《风寒热十六病方》等，亦是以病证归类收载方剂。这种按所治病证分类方剂的方法，为宋元以前方剂学著作所常采用，如《肘后方》、《千金方》、《外台秘要》、《太平圣惠方》、《东垣试效方》等，都是按照这一体例编著。以病类方的分类方法，本来便于按病索方，但由于病证太多，而且随着临床经验的丰富而不断增加，故这种分类方法难以起到纲举目张的分类作用，后世渐趋少用。

2.“七方”分类法

“七方”亦是较早提出的方剂分类方法，其说首见于《素问·至真要大论》：“君一臣二，奇之制也；君二臣四，偶之制也；君二臣三，奇之制也；君二臣六，偶之制也。故曰：近者奇之，远者偶之；汗者不以奇，下者不以偶。补上治上制以缓，补下治下制以急，急则气味厚，缓则气味薄，适其至所，此之谓也。病所远中道气味之者，食而过之，无越其制度也。是故平气之道，近而奇偶，制小其服也；远而奇偶，制大其服也；大则数少，小则数多，多则九之，少则二之。奇之不去则偶之，是谓重方。”金·成无己《伤寒明理论·序》将所论大、小、缓、急、奇、偶、重称为“七方”，谓：“制方之用，大、小、缓、急、奇、偶、复七方是也。”其后医家对此多有发挥，并视之为制方用药的规范，但由于对经文理解的不同，各家之说互有歧义，兹按《内经》本义作如下解释：

奇方、偶方 系以组成方剂的药物种数之奇偶而分。奇为阳，偶为阴，奇方由种类为奇数药物组成，属阳而作用于阳分；偶方则由偶数种类药物组成，属阴而作用于阴分。病位在上者属阳为近，在下者属阴为远。“近者奇之，远者偶之”。谓病位在上者为近，宜用奇方以治之；病位在下者为远，宜用偶方治之。可见，方剂奇偶及其治疗作用是以阴阳类比上（近）下（远）、奇偶而立说。至于“汗者不以奇，下者不以偶”，则说明汗、下法的用药有其特殊之处，不在“近者奇之，远者偶之”之例：治病位浅近在上者用奇方，但发汗法虽然治病位浅近（在上、在表）者，却不用奇方；治病位深远在下者用偶方，但下法虽然治病位深远（在下、在里）者，却不用偶方。何哉？汗法治表浅阳分之病，本来应该用奇方，但需药力比较散缓者，方能透达肌表以取汗，故与奇方之义不合；下法虽治阴分之病，本来应该用偶方，但需药力能够迅速直达下焦，方能攻下里实，故与偶方之义不合。奇方因其属阳，性专势急，故宜于下法而不宜于汗法；偶方因其属阴，药性比较散缓，故宜于汗法而不宜于下法，此即“汗者不以奇，下者不以偶”立意之所在。历代不少医家如张景岳、吴崑、张琦等均认为“奇”、“偶”两字互相错置，应该改为“汗者不以偶，下者不以奇”。其实，经文并无错讹，只是上述各家未解其中深意而已。但以方剂药味奇偶阴阳说明其主治功效，毕竟机械牵强，证之临床，解表发汗剂固然有不用奇方而用偶方者，如麻黄汤、桂枝加葛根汤、升麻葛根汤、十神汤等，但亦多有不拘此例而用奇方者，如桂枝汤、大青龙汤、葛根汤、九味羌活汤等均是。同样，下法固然有用奇方者，如小承气汤、调胃承气汤等，然最著名的攻下剂大承气汤却是偶方。可见《内经》虽有此说，但后世并未为之印定眼目，张景岳于《类经》中说：“本节特举阴阳奇偶以分汗下之概，则气味之阴阳又岂后于奇偶哉？……此其微意，正不止于品数之奇偶，而实以发明制方之义耳，学者当因之以深悟。”说明制方遣药，当以性味为重，不必拘执于品味之奇偶，如此理解经义，方能切合临床实际。

大方、小方 系以方剂的药味多少而分，“大则数少，小则数多”。为什么大方反而药味

少,小方反而药味多呢?因为大方虽然所用的药物品味少,但每味药的用量相对较大,独用则力专效大,因此,其治疗作用专一而雄厚,故称"大方"。小方则与之相反,药味虽多但每味药的用量则相对较少,故其治疗作用平缓而分散,因而称"小方"。可见大方、小方是以其所组成的药物用量大小和治疗作用的专一、分散来划分的。历代亦有不少医家把大方、小方与同篇所言的"大制、小制"相混同(《素问·至真要大论》:"君一臣二,制之小也;君一臣三佐五,制之中也;君一臣三佐九,制之大也。")大制、小制的"制",有编制、规模的意思,大制之方由较多种药物组成,规模较大;小制之方则由较少种药物组成,规模小。所以,大方、小方与大制、小制是两组不同概念:大方、小方指方剂中药物分量的大小,即后世所言的大剂、小剂;大制、小制则指组方规模(编制)的大小。两者的关系是:大方常采用小制的组方制度,盖独用则力专;大制则常采用小方的剂量,盖药味既多,分量自然不可太重。而从药味多少言,则与大剂、小剂正好相反。明乎此则不致误解经义而混淆该两个不同概念。

缓方、急方 以药物的气味厚薄而分:"补上治上制以缓,补下治下制以急。急则气味厚,缓则气味薄。"缓方选用气味较薄的药物,如麻黄、防风、荆芥、薄荷、黄芪等,这些药物味薄性缓,进入人体后,能够轻升布散于上焦而不急趋于下,故有补上治上的作用;急方选用气味浓厚的药物,如附子、肉桂、独活、黄柏、大黄等,这些药物味厚性急,进入人体后直趋于下,而起补下治下的作用。《儒门事亲》谓:"盖药气味薄,则长于补上治上,比至其下,药力已衰。……药之气味厚者,直趣(趋)于下,而气力不衰也。"可见缓方、急方由于组方药物气味有厚薄之不同,因此药力下行有缓急、专散之异,故作用部位亦就有上下之别。

重方 后世又称为"复方"。重方之义,历代有两种解释:一种解释为不同类型的方剂交替重复使用,如《本草纲目·序例》引王好古曰:"奇之不去复以偶,偶之不去复以奇,故曰复。复者,再也,重也。所谓十补一泄,十泄一补也。"另一种解释则认为是指数方合并叠加使用,如《儒门事亲》谓:"方有两方三方相合之复方,如桂枝二越婢一汤,如调胃承气汤芒硝、甘草、大黄外,参以连翘、薄荷、黄芩、栀子,以为凉膈散,是本方之外,别加余味者,皆是也。"细究经文本意,奇有单独之意,偶有耦合、配对之义,若此理解"奇之不去则偶之,是谓重方"之说,则《儒门事亲》以"两方三方相合之复方"释重方,似合《内经》原旨,而前说"奇之不去复以偶,偶之不去复以奇,故曰复",虽为多数医家所认可,但乃指方剂使用方法而言,并非指其组织制度,反觉与经义有违。

总之,"七方"是从方剂组织方法的角度分类方剂,虽然后世较少采用这一分类方法,但对了解方剂的组织法度,认识其组织形式与主治功效之间的关系,亦颇有启发作用。

3."十剂"分类法

"十剂"指宣、通、补、泄、轻、重、滑、涩、燥、湿,其说首见于北齐徐之才,本来是指药物性能而言,但方以药聚,方剂的性能与药物性能相通一致,从性能角度以其为纲领分类方剂,亦属顺理成章,故宋代《圣济经》在其后各加一"剂"字,遂成"十剂"而用以分类方剂,成无己《伤寒明理论·序》更谓:"制方之体,宣、通、补、泄、轻、重、滑、涩、燥、湿十剂是也。"进一步明确肯定了这种分类方法。

"十剂"之义,按徐之才所论,为:

"宣可去壅" 具有宣散作用的方药可以治疗气、血、痰、火、湿、食等郁结壅滞的病证,朱丹溪越鞠丸即其代表方,它如疏肝理气、宣肺化痰、涌吐、化湿等方剂,亦多属此类。

“通可去滞” 具有通利作用的方药可以治疗滞结不通的病证。它包括具有通利小便、消导积滞、通经活络、行气活血等作用的方剂均属此类。

“补可去弱” 具有补益作用的方药可以治疗正气不足,体质衰弱的病证。各种补益方剂均属此类。

“泄可去闭” 具有“泄”、“泻”作用的方剂可以治疗闭结不通的病证。如承气汤类泻下大便以治其秘结不通,抵当汤、桃仁承气汤泄下胞宫积血以治月经闭止等。另据李时珍《本草纲目·序例》所言:“去闭,当作‘去实’,经云‘实者泻之’、‘实则泻其子’是矣。五脏五味皆有泻,不独葶苈、大黄也。肝实泻以芍药之酸,心实泻以甘草之甘,脾实泻以黄连之苦,肺实泻以石膏之辛,肾实泻以泽泻之咸。”则诸如泻黄散、泻心汤、导赤散、泻青丸、泻白散、清胃散等清泄脏腑实热之类方剂皆在此类。

“轻可去实” 《本草纲目·序例》认为是“轻可去闭”之误,并谓:“有表闭、里闭,上闭、下闭。表闭者……宜轻扬之剂发其汗,而表自解也”,如麻黄汤之类;火热郁抑而“里闭者,……宜轻扬之剂以解其肌,而火自散也”,如柴葛解肌汤之类;上闭有二:“一则外寒内热,上焦气闭,发为咽喉闭痛之证,宜辛凉之剂以扬散之;一则饮食寒冷抑遏阳气在下,胸膈痞满闭塞之病,宜扬其清而抑其浊”,前者如桔梗汤、后者如生姜泻心汤之类;下闭亦有二:“有阳气陷下,发为里急后重,数至圊而不行之证,但升其阳而大便自顺,所谓下者举之也;有燥热伤肺,金气膹郁,窍闭于上,而膀胱闭于下,为小便不利之证,以升麻之类探而吐之,上窍通而小便自利矣。”

“重可去怯” 具有安神重镇作用的方药可以治疗心神怯弱,惊悸失眠的病证。如磁朱丸治心悸怔忡之类。《本草纲目·序例》则认为:“大抵重剂压浮火而坠痰涎,不独治怯也,故诸风掉眩及惊痫痰喘之病,吐逆不止及反胃之病,皆浮火痰涎为害,俱宜重剂以坠之。”

“滑可去著” 具有滑利作用的方药可以治疗大小便、痰涎等滞留胶着病证。《本草纲目·序例》:“着者,有形之邪,留着于脏腑经络之间也,便尿浊带、痰涎、胞胎、痈肿之类是矣,皆宜滑药以引去其留着之物。”如《证治汇补》石苇散治砂淋小便不畅、麻子仁丸润肠通便、滚痰丸治顽痰胶固等。

“涩可去脱” 具有收敛固摄作用的方药可以治疗滑脱不禁的病证。“滑则气脱,如开肠洞泄,便溺遗失之类,必涩剂以收之。”如真人养脏汤涩肠固脱止泻、牡蛎散固表敛汗、金锁固精丸固肾摄精、缩泉丸缩尿止遗等。

“燥可去湿” 具有利水、化湿等干燥作用的方药可以治疗湿证。《素问病机气宜保命集·本草论》:“湿气淫胜,肿满脾湿,必燥剂以除之。”如平胃散之燥湿和胃、三仁汤之清利化湿、二陈汤之燥湿化痰等。

“湿可去枯” 李时珍认为:“湿剂当作润剂。枯者燥也,阳明燥金之化,秋令也;风热拂甚,则血液枯涸而为燥病。”《素问病机气宜保命集·本草论》亦认为:“津液为枯,五脏痿弱,荣卫涸流,必湿剂以润之。”如清燥救肺汤润肺清燥、韭汁牛乳饮滋润胃燥、增液汤润燥通便等。

上述“十剂”系从性能角度分类方剂和药物,宋·寇宗奭《本草衍义》增入寒、热二剂,则更加全面。但由于一些分类欠恰当,如“宣可去壅”、“通可去滞”与“滑可去著”所论内容互有重叠之处,“轻可去实(闭)”和“湿可去枯”之论亦比较牵强,故除陈修园《时方歌诀》外,其分类方法后世方书较少采用。尽管如此,从性能角度分类方剂的思路,对后世从主治功效角度进行分类,亦不无启发,如张景岳将古方“采其要者,类为八阵,曰补、和、攻、散、寒、热、固、因”(《景岳全书·古方八阵》),其分类方法,既有类似十剂之处,又带有治疗方法和主治功效方面的含义。

4.“方祖”分类方法

方剂的治疗作用随其组成药物的加减变化而有所不同,从理论上来说,对原有方剂的每一次加减,都可以变化出一首新的方剂。而从药物组成的角度分析现代所见方剂,亦可发现不少常用方剂之间存在着加减变化的衍生关系,如四君子汤加陈皮即为健脾益气的异功散,加陈皮、半夏即成补气化痰的六君子汤,再加木香、砂仁则为温胃健脾补气的香砂六君子汤,而四君子汤加藿香、木香、葛根又成为健脾化湿、和中止呕的七味白术散。一些医家有见于此,提出“方祖”的概念,以“方祖”归纳分类方剂。如明人施沛在《祖剂》中认为“仲景之书,最为群方之祖”,故以其为“祖”(纲领),归类后世各方。清人张璐《张氏医通·祖方》中亦以比较有代表性的34首方剂为纲,对常用方剂进行归类,认为“字有字母,方有方祖。……苟能推源于此,自能心手合辙。”这种从方剂衍生关系归类方剂的方法,对理解、掌握方剂加减配伍法度,以及了解方剂的渊源关系,颇有裨助。应该注意的是:“祖方”常是指组成最简单、最基本的方剂,但并不一定是该类方剂中最早、最原始者,例如《张氏医通》以《局方》二陈汤为方祖,归类《金匮要略》的橘皮竹茹汤、半夏厚朴汤、《千金方》的指迷茯苓丸、温胆汤等,即不分年代先后的源流。

5. 以治疗作用分类方剂

清代汪昂总结前人分类方剂的经验,提出了按方剂治疗作用分类的方法,在其所编著的《医方集解》中,把所辑集的方剂按治疗作用分成补养、发表、涌吐……经产、急救等22类。该分类方法切近治疗理法,便于辨证论治时依法选方,不失为学习、掌握方剂的较好方法,故为其后方剂学著作如《成方切用》、《成方便读》等所采用而广为流传,现代方剂学教材和著作亦多以该分类方法为基础。

上述各种方剂分类方法,提示了从性能功效、治疗作用、主治病证以至组织法度等不同角度了解和掌握方剂的方法,可为学习、研究和运用方剂的参考。

(三)方剂剂型

方剂剂型指组成方剂的药物,按照一定的方法加工以后,制作成为不同类型的制剂,以供使用。传统的方剂剂型,除了常用的煎剂之外,还有丸、散、丹、膏、锭、饼、酒、露等多种,其制作方法各不相同,临床运用亦各有所宜。

1. 煎剂

煎剂又称汤剂,系将方剂中的药物加水煎熬后所得到的药液。煎剂制作简便,又可以随证加减,是内服方药最常用的剂型。汤剂内服的特点是:在体内容易被较快吸收,能够迅速发挥作用。汤剂亦常作为外用方药的剂型,用于熏洗、泡浸、罨敷,偶亦用以涂搽或熏蒸吸入。

2. 散剂

将方剂的药物进行研碎加工,所成的药物细末即为散剂。散剂具有节约用药,便于服用的特点,亦常为内服药,特别是儿科内服药的剂型。散剂内服后在体内较丸剂更易于吸收布散,故有"散者,散也"之说。散剂亦为外用药的常用剂型,主要用以外敷、掺搽体表病灶或五官孔窍。另有"煎散",系将方药研成粗末,然后再以之煎取汤剂。煎散便于方药的保存、配剂,而且可以节省大量药物,故在宋元时期颇为盛行。

3. 丸剂

将药物研成粉末,然后以水或其他辅料加以黏结而制成的圆粒状制剂。丸剂具有药物用量小,便于携带、保存、服用的特点,而且丸剂在体内发挥药力比较和缓,既便于应急服用,亦可供慢性病长期服用。按所用黏合辅料的不同,丸剂可分为水丸、蜜丸、(米、面)糊丸、浓缩丸等。水丸系将适量清水或酒、醋等液体,或将其中部分药物熬成液汁后,加入药末黏合成丸,其特点是较易被吸收,但有些丸剂黏结不牢固,容易崩散。蜜丸是以蜂蜜熬炼黏稠后掺入药末制成,糊丸则是以米粉或面粉等煮成糊状后掺入药末制成,此二法所制成的药丸均比较结实,便于保存,且有矫味和中作用,故较常用。浓缩丸系将方剂中部分药物煎熬浓缩后,再加入研成细末的其他药物黏结而成,由于药物经过浓缩,所需用量小而易于服用,是一种比较先进的制剂。

4. 锭剂

锭剂同丸剂一样都是把药物研成粉末后,用液体辅料拌匀黏结成粒块状,所不同的是丸剂为圆形小粒,锭剂则每制成圆柱形、圆锥形或方块形,体积一般较大。锭剂常研末或磨汁内服,外用则常用醋或酒等磨汁或调成糊状搽敷。另有饼剂,系按锭剂制作方法制成饼块状,但体积通常更大,使用时取适量研碎调服或外敷。

5. 丹剂

丹剂常常是对某些丸剂、散剂、锭剂的特殊称谓,如至宝丹为丸剂、紫雪丹为散剂、紫金锭又称玉枢丹等。另有一些由矿物提炼而成的粉末状药物,如白降丹、红降丹等,则多为外用药。

6. 膏剂

有内服和外用两类。内服膏剂系将药物全部或部分煎熬、浓缩以后,加入蜂蜜、糖等可溶性调味辅料或部分研成粉末状药物,再加熬炼而成的半流质制剂。膏剂药物便于贮存和服食,常用于慢性病滋补调治。外用膏剂又分软膏和硬膏,常用于外、伤科。软膏又称药膏,系将药末加进液态基料中,调成糊膏状,以供外敷涂搽;硬膏又称膏药,系将药物用油、蜡等熬煮出有效成分,然后再加黄丹等基料,摊涂于布、牛皮纸或蜡纸上,冷却凝结成固态,用时再烘烤软化以便敷贴,故又称"薄贴"。

7. 酒剂

酒剂又称药酒,系将药物用酒泡浸,使其有效成分溶解于酒中。酒剂有用于内服者,亦有用于外搽者。内服可借酒性增强其行气活血、祛风止痛作用,但阴虚火旺者不宜。酒剂外搽同样有增强药物通经活络、消肿止痛作用,亦常用于外科、伤科。

8. 其他

传统剂型尚有药茶、药露、药条、药线等，而用现代技术方法加工的新剂型亦有针剂、片剂、糖浆、浸膏、冲服剂等多种。

药茶　药茶有两种，一种是将药物与茶叶一同切碎后压成小块，使用时用开水泡服即可；另一种是将药物研成粗末，压成块状或装于泡袋中泡服。药茶有服用简便的优点，但所用的药物必须容易泡出有效成分而不需久煎者。

药露　将富含挥发性成分的药物，取其新鲜药材，加热蒸馏，收集其蒸馏液，即为药露。药露气味轻清芬芳、甘淡可口而不腻滞碍胃，对小儿和体质虚弱者尤为适宜。

药条　用桑皮纸卷裹或黏附药末，制成小条，常用于插入疮口或瘘管以化腐拔脓。此外，将艾绒（或添加其他药物）捻卷成条状，称艾条，用于艾灸，亦属药条。

药线　经过药液泡浸或煮熬过，吸附了药物有效成分的丝线或棉线。常用于结扎瘘痔或赘肉。

针剂　又称注射剂、注射液，将药物用现代制药技术萃取其有效成分并溶解于一定溶剂中，可用以直接注入体内的药液。注射液有供皮下、肌内及静脉注射者，制作方法及要求各有不同。针剂通过注射方式给药，疗效直接迅速，但必须注意某些针剂的不良反应及毒副作用。

片剂　用现代制药技术加工、浓缩药物有效成分而制成类似于药饼、药锭的片状制剂。

糖浆　将药物熬取其有效成分并加以浓缩，然后加入蔗糖或蜂蜜溶液而成的制剂。糖浆味道甘甜，易于服用，尤为适于小儿。

浸膏　将药物用酒精等溶剂泡浸、提取其有效成分，然后低温蒸发以除去溶剂并浓缩而成的制剂，分流浸膏和浸膏两类。流浸膏为液体，所含药物浓度相对较低，且酒精等溶剂未全部除去，常直接用以口服。浸膏则所含药物浓度较高并除去全部溶剂，其中呈半流质状态者称软浸膏，多用于进一步加工制作丸剂或片剂；而呈固态粉末状者称干浸膏，常用于直接冲服或装入胶囊中吞服。

冲服剂　将药物加工提取有效成分以后，加入糖及淀粉等其他辅料，制成颗粒状剂型，用时加水冲服即可。

上述各种方药剂型，由于加工制作方法不同，故其性能和作用各有差异。临床选方用药必须综合考虑病情、方剂中药物的性状、配剂条件以及病人对药物接受能力等多方面因素，选用适宜剂型，才能发挥方剂的作用，取得最佳疗效。

（四）煎服方法

煎剂是最普遍使用的方剂剂型，一般由饮片加水煎煮而成，历代对其煎制和服用方法积累了丰富的经验，这些经验和方法在当代仍有重要参考价值。

1. 煎煮方法

煎药用水及煎煮火候对所煎出汤药的性状和疗效有重要影响，因此，传统煎药方法对用水和火候颇有讲究。

（1）煎药用水：水的质地可能影响煎剂的治疗效果，前人对煎药用水颇有讲究，认为不同质地的水，可以煎出具有不同治疗作用的汤药。《内经》在其治疗不寐证的半夏秫米汤中，即提出要以“流水千里之外，扬之万遍”者煮药，传统上采用的煎药用水有如下几种：

长流水　即取自江河中流动不息的流水，古代认为其有加强所煎方药的疏通经络，行气去滞作用。

甘澜水　将流水置盆中，用杓反复扬拂，然后澄取上层清液，即为甘澜水。甘澜水能增强煎剂轻清透达的作用。

地浆水　于黄土中掘一小浅井，取其渗出的地下水即为地浆水，有增强煎剂的甘缓和中作用。另有井花水，即井水中之表层者，其性能甘寒之中又具有轻清作用。

米泔水　即淘米水鲜用或置留稍经发酵后供用，煮药内服有健脾燥湿作用，外洗疮口则有解毒、排脓、敛疮功效，亦常用以加工炮制如苍术等健脾燥湿药物。

雨水　收集雨水，用罐贮积以备用，其性轻清甘和。潦水则是积留于洼窖中的雨水，性能作用同雨水。另，雪水：取积雪置罐中密封贮存而成，有甘寒清热作用。

酒水　在煎药的水中加入适量的黄酒或白酒（或单用薄酒）即为酒水。可以借助酒性而有行气活血、解表透发作用。

前人对煎药用水颇为讲究，现代为求简便并因为受环境条件限制，一般多以较清洁、纯净的自来水、井水、矿泉水等煎药，亦无不可。但诸如米泔水、酒水等，则确有其独到的作用，勿以古人所讲究者全为牵强附会。

（2）煎药火候：指对煎药时间和火力的控制。泡浸于水中的药物，一般都必须用火煎煮后，才能比较充分溶解出有效成分。由于药物性能和方剂治疗作用的差异，不同方药煎煮时使用的火候亦有不同，因此，掌握煎药火候是提高方药疗效的重要措施。一般上，煎药火候有文火、武火之别：

文火　用较小火力慢慢煎煮药物。文火煎出的药剂作用比较和缓，常用于药性比较平和者，或需久煎才能煮出其中有效成分者，扶正补益类方药一般多用此火候煎煮。

武火　用较大火力快速煎煮药物。其所煎出的药剂作用比较迅猛，常用于药性比较峻烈走窜，或不耐久煎，久煎则药效减损者，祛邪和通经络之类方药常用此火候煎煮。

对于某些有特殊性能或要求的方药，在煎药火候还有如下不同要求：

先煎　方剂中一些质地坚实，较难煎出其性味的药物，如矿物类的石膏、磁石、贝壳类的牡蛎、鳖甲等，应先煎煮一段时间（15～20分钟）后，再放入其余药物同煎。另，方药中的麻黄，前人亦认为必须“先煎一两沸，去上沫，沫令人烦”。

后下　一些质地比较轻松，挥发性较强的药物，如薄荷、砂仁、木香等，久煎则有效成分挥丢失发过多，故必须延后至其他药物将要煎好（提前5～10分钟左右）时再放入同煎。另外，大黄久煎则泻下功效减低，故用于泻下通便时亦须后下。

溶（烊）化　一些质地比较黏稠而且易于溶解的药物如阿胶、饴糖、芒硝等，若与其他药物同煎则增加药液的黏稠度，易致黏锅烧焦，或为其他药物吸附而减低药效，故宜待药液煎成后，将此类药物放入已经分离药渣的药液中慢慢加热溶化。

冲服　一些比较贵重、用量较小而且较难煎出有效成分的药物，如朱砂、珍珠、牛黄、麝香、羚羊角等，往往先研成粉末状（散剂），再冲入药液中同服。加入冲服药物后的药液，必须充分搅拌，使成混悬液后才饮服。另外，一些液态药物，如童便、竹沥、姜汁等，亦需待药液煎成后，冲入同服，此法亦称“兑服”。羚羊角等角类药物，磨汁兑冲，效果更好。

泡服　一些药物不需久煎,用开水泡浸即可,久煎反而失去药效者,如番泻叶等,可置于杯中,把煎成的药液或开水趁热加入泡浸。若泡浸时间需较久,且需加盖以防其气味挥发者称“焗服”,如沉香、肉桂等,即用此法。另,《伤寒论》用大黄黄连泻心汤治痞证,有“以麻沸汤二升渍之,须臾绞去滓”之说,麻沸汤即沸腾之开水,故亦是采用泡服法。盖因大黄、黄连用开水泡服,可减其沉降之性而增强其泻中焦痞结之热。

包煎　一些粉状或碎屑状药物,如赤石脂、代赭石、旋覆花等,为了防止其混悬于药液中,对胃肠道造成刺激,或沉淀于锅底黏结烧焦,则须用纱布包裹后与其他药物同煎。

另煎　一些贵重而用量不大的药物,如人参、鹿茸、羚羊角、冬虫夏草等,与其他药物同煎则有效成分为其他药渣所吸附而浪费,故常另外单独煎煮后,再与其他药液同服。由于此类常须文火久煎,故又称“另炖”。

以上是煎服药物常用的方法,这些方法使用得当,可以提高方药的治疗效果,故须充分重视。

2. 服药方法

选择适宜的时机和方法服用药物,可以提高疗效,减少或避免药物的毒副作用。

(1) 服药时间:一般药物宜在半空腹,即饭前或饭后 1~1.5 小时服用。其中,补益药以饭前服用为宜,因其有利于药物的吸收;对胃肠道有刺激的药物则宜饭后服,因为可以减少对胃肠道的刺激,但泻下药正是利用其对胃肠道的刺激作用,故又以饭前服用为佳。对于发作性疾病如疟疾等,则须在发作前服用以控制其发作。至于病情急重者,则须抓紧时机,及时用药,不可拘执。

(2) 服药方法:对于煎剂,一般是每天 1 剂,煎煮 2 次并分 2 次饮服,但病情急重者亦可一日多剂连续煎服,或大剂煎后多次分服,以取效为度,如《伤寒论》桂枝汤即煎后分为三服,“若一服汗出病差,停后服,不必尽剂。若不汗,更服依前法,又不汗,后服小促其间,半日许,令三服尽。”服药温度一般以微温适口为宜,但某些情况下亦要求热服或凉服,如前述反佐法之“治寒以热,温而行之;治热以寒,凉而行之”;又如治脚气的鸡鸣散,必须将药煎成后置冷,在天刚亮(鸡鸣)时分次饮服。对于丹膏丸散等其他内服剂型,可用开水送服或泡化冲服,一些则须用茶水、酒水、淡盐汤等送服,一般每天服用 1~3 次,必要时亦可连续多次服用,以取效为度。

徐大椿《医学源流论》指出:“用药之法,最宜深讲,药之效与不效,全在乎此。”所言“用药之法”即指方药煎服方法而言,由是可见正确煎服方药的重要性。传统煎服方法,多为历代医家用药经验的积累,虽然某些方法在当代看来须加改进革新,但不少仍有其采用和借鉴价值,不可忽视。

以理法方药为核心的辨证论治是中医处理疾病的基本方法,亦是中医的特色和精华所在。辨证论治疾病的过程,就是中医基本理论的实际运用过程,处处体现了中医理论对临床实践的指导作用。因此,只有全面、深刻地掌握中医基本理论并加以灵活、娴熟运用,才能发挥中医诊疗疾病的优势和特色。本章所论,只是辨证论治体系中有关理法方药的基本原则和内容梗概,研习者在此基础上还须进一步深入学习中医病机学、诊断学以及包括中药学、方剂学以至针灸学在内的中医治疗学说,并与阴阳五行学说、藏象经络学说等更为基础的理论融会贯通起来,才能全面、完整、深入掌握这一理论体系并熟练、准确运用于临床实践之中。

第七章　体质与养生防病

医学的起始动机与终极目标都在于对生命的关爱和保护，通过研究与了解人体生命秘奥，从而能动地养护生命、挽救生命，尽其所能保持生命的健康状态，使人类得以享其天年，中医学尤其是这样。在长期医学实践与理论探索的过程中，中医学对体现了个体生命特征的体质现象进行深入研究，形成了独具特色的体质学说。这一学说不仅广泛地用以指导研究疾病机理和诊断治疗疾病，并针对性地给出了养护正常体质、纠正偏颇体质，从而使人类得以健康长寿的妙招——养生之道，直接影响了养生与防病有机统一的"治未病"理论的构建与实施。

了解体质状况是个性化实施养生的基础，而养生又是治未病的最佳选择。也就是说，不仅医生在诊治疾病时需要了解病人的体质，根据不同个体的体质特点实施个性化治疗，更重要的是普罗大众要想达到健康长寿的目的，首先亦必须充分了解自己的体质状况，然后针对性地采取最佳养生方法，并持之以恒。只有充分掌握了中医体质与养生理论才有可能真正做到"治未病"，也就是通过保养身体，使"正气存内，邪不可干"以预防疾病（"治未病"），又通过"治未病"以避免疾病对生命的伤害，保持身体健康。

第一节　体 质 学 说

体质是指生命个体所具有的、包括生理和心理在内的身体素质。这些素质的形成和出现，既秉承自先天相对固定的遗传因素，又受后天自然、社会环境的动态影响，因此，既表现出群族趋向的相对固定性和类同性，又具因人而异的个体差异性和可塑性，是一种复杂的生命现象。

中西医学都对体质问题进行过相当深刻的研究，而中医体质学说更是源远流长，并将之作为养生保健、防治疾病的理论基础而广泛运用于临床实践之中。"体质"一词，首见于明·张景岳《景岳全书·杂证谟》，其于"饮食门"中即有"矧体质贵贱尤有不同"之说。然《内经》虽未有体质之称，但关于体质的分型、影响体质形成的因素以及体质学说在养生防病中的运用等，则已经有了相当精辟的论述。其后医家继承发挥《内经》的理论，对体质学说多有所发挥，并提出"禀质"、"气质"、"禀赋"、"气禀"等概念，均指体质而言。

在"天人合一"与"形神合一"的整体观念指导下，中医体质学说不仅对人体形态（包括外部身形与内在脏腑气血）有细致的观察，而且对人体生理、心理和行为特征等诸方面都有相应的系列归类与总结，以之作为划分和判别体质类型的依据。尤其可贵的是，这一学说把体质理论直接与疾病机理的研究及临床诊断治疗结合起来，深入探讨其对发病倾向、病理变化和转归以及治疗效果的影响，赋予体质理论以重要的实用价值。

一、体质的内涵

体质常是指个体的基本身体素质而言，既表现于正常的生命活动之中，又影响着疾病的发生和发展变化过程，是决定疾病证候的重要因素，因此，其蕴涵的意义颇为广泛，构成的要素亦比较复杂多样。

（一）体质的生理和病理内涵

中医将体质称为“质”、“气质”、“禀赋”、“素禀”等，本无生理和病理之分，但由于体质参与疾病的发生及发展变化，而且其原有的体质特征在病变过程中常常显得更为明显、突出，因而近世有人提出“生理性体质”和“病理性体质”的分别，认为已经具有病理特征但尚未至于发病程度者为病理性体质。其实，人体就是一个健康与疾病并存的对立统一体，所谓健康无病只是疾病尚处于可以控制、调节而不发作的情况，真正健康无病者绝无仅有。因此，体质既存在于健康无病（未病）状态，亦存在于疾病过程之中，体质因其具有个体特异性而既包括生理特征而具有生理性内涵，又包括诸多被认为属于病理特征者而亦具有病理性内涵，只不过后者在疾病过程中受到致病因素的作用而被加强或被改变而已。实际上，我们所注重的正是体质的病理性内涵，例如，以阴阳盛衰识别体质，我们所关注的常是被识别者的阴阳盛衰虚实等病理性偏颇，因为一来阴阳平和之人只是一种相对的、理想的状态，任何人都存在着不同程度的阴阳盛衰偏颇；二来只有了解了其体质的阴阳盛衰才能为临床分析病机，把握未来病变趋势，制定正确的预防和治疗措施提供切实指导。

（二）构成体质的要素

研究、识别每一具体个体的体质特点，必须从体质所包涵的要素入手，体质作为个体的素质特征，既由内在脏腑气血的功能活动所决定，又因为表里通应，“有诸内必形诸外”而表现于外貌形态和精神活动、行为举止之中。因此，作为识别体质的要素，有如下三方面：

1. 阴阳脏腑气血特征

脏腑气血阴阳是生命的内在要素，决定了人体生理功能的强弱盛衰及其活动状态，亦决定了人体对外界环境的适应能力及反应方式。因此，脏腑功能的强弱、气血的虚实通滞、阴阳的盛衰偏颇，是造就体质的内在因素。故而脏腑气血阴阳特征常是了解和划分体质类型的重要依据。例如，《灵枢・本藏》即以五脏的“大小、高下、坚脆、端正偏倾”划分和说明不同类型的体质特点。

2. 外貌形态特征

脏腑阴阳气血作为决定体质倾向的基本要素，居于体内而不可得见，但人体是一个表里通应的有机整体，可以“视其外应，以知其内脏”（《灵枢・本藏》），故外貌体态、筋骨皮肉血脉、五官孔窍、肌腠纹理颜色，以至语声气息等，常作为内部脏腑气血的外在反映而为识别体质的明显外部特征。如《灵枢・天年》论寿夭体质，即以面部“使道（鼻唇沟）隧以长，基墙高以方，通调营卫，三部三里起，骨高肉满”为“百岁乃得终”的长寿体征；以“使道不长，空外以张,喘息暴疾,又卑基墙,薄脉少血,其肉不实"为"中寿而尽"的夭寿体征,《灵枢·本藏》论五脏识别体质,亦以肌肤纹理颜色、形貌体态推理五脏的大小、坚脆、偏正。形身体态作为内部气质的直接表现,是识别、判断体质的重要依据,故亦有称体质为"体格"、"体魄"者。

3. 心理特征

体质包括生理和心理两方面的素质状态。因此,行为举止、情绪爱好以及其他性格特点亦是体现一个人的心理素质特征而成为构成体质的要素,是识别和划分体质类型的重要依据。《灵枢·阴阳二十五人》、《灵枢·通天》等篇,即把心理、性格特征作为划分体质类型的重要内容。

由上可见,体质由多方面的要素构成,其中脏腑气血阴阳是其内在的、带决定性的要素,而外貌形态和性格、行为是脏腑气血阴阳特征的体现,为体质的外在、直接的识别要素。

二、影响体质的因素

体质禀受自先天,养成于后天,是个体在遗传基础上,受到内外环境的影响,在生长发育的过程中形成的。先天因素常对体质产生终身的决定性影响,但后天因素亦能克服、改变先天因素所形成的体质特点,同样是影响、造就体质的重要因素。

(一) 先天因素

先天因素指来自于父母,在出生之前获得的影响体质的因素,包括遗传和胎孕两方面。由于其秉承自父母前代,故又称"禀赋",禀者,禀受于有生之前也;赋者,先天父母所赋予也。

1. 遗传因素

遗传因素指通过亲代繁衍而获得的、具有种群或家族倾向的体质特性。中医认为生命是由父精母血交媾孕育而形成,《灵枢·天年》有"人之始生,……以母为基,以父为楯(音shun,义为栏杆,喻为构成形身的骨干)"之说,因此,种群、家族的体质特征常通过父母的遗传而成为影响子代体质的重要因素。遗传因素对体质的影响有强有弱,有显有隐,不仅可表现于形貌体态、性格行为,亦对发病倾向有重要影响,一些疾病,如地中海贫血、血友病、舞蹈病、白化病以及某些聋哑、癫痫等,常是由遗传因素直接引起,称为遗传病。而更多的疾病,如哮喘、消渴、癫狂以至癌症等,亦常带有一定的遗传倾向。

另外,由于胚胎乃父精母血所结,体质的遗传因素乃是通过父母而获得,故父母的体质强弱、精血盛衰,亦可影响子代,《妇人大全良方·胎教门》认为:"父少母老,产女必羸;母壮父衰,生男必弱。"《幼科发挥·胎疾》亦谓:"有因父母禀受所生者,胎弱胎毒是也。胎弱者,禀受于气之不足也。……子之羸弱,皆父母精血之弱也。"这种遗传倾向虽然与西医所言的遗传疾病不同,但同样因父母体质因素而致,同称先天禀赋。

2. 胎孕因素

胎孕亦是影响体质的先天因素,盖因胎儿诞生之前,统称"先天",诞生之后则称"后天"。关于胎孕因素对体质和疾病的影响,《内经》已将"人生而有病巅疾(癫痫)者"称为

"胎病",认为"此得之在母腹中之时,其母有所大惊"(《素问·奇病论》)。后世对于妇女妊娠期间养胎、胎教的重要性亦甚为强调,如《列女传·胎教论》:"古者妇人妊子,寝不侧,坐不边,立不跸,不食邪味,割不正不食,席不正不坐,目不视邪色,耳不听淫声,夜则令瞽诵诗道正事,如此则生子形容端正,才过人矣。妊子之时,必慎所感,感于善则善,感于恶则恶。人生而肖万物者,皆其母感于物,故形音肖之。"明·武之望《济阴纲目》亦引《便产须知》谓:"勿乱服药,勿过饮酒,勿妄针灸,勿向非常地便,勿举重登高涉险。心有大惊,犯之难产,子必癫痫。勿多睡卧,时时步行。勿劳力过伤,使肾气不足,生子解颅,脑破不合。衣毋太温,食毋大饱,若脾胃不和,子必羸瘦多病。"指出孕期保养失宜,则有损胎元,对后代的体质健康造成不利影响。现代亦认为多种怀孕期间的疾病可使胎儿致生先天疾病,如孕期感染风疹病毒可贻及胎儿,出现先天性心脏病或兔唇等多种残疾,其对体质所造成的伤害不可谓不大,由此亦可见中医的胎教、养胎等理论,确有其合理成分和实际意义。

以上说明,先天禀赋主要来自父母,父母本身体质的优劣,婚育与种子的时间、状态决定着子代禀赋,而子代禀赋的阴阳盛衰、气血厚薄、脏腑坚脆,对体质的影响无疑占有特殊地位。

(二) 后天因素

先天禀赋所奠定的体质是人一生体质的基础,但人出生之后在漫长的人生岁月中,后天各种因素的影响,亦会使原来所禀受的体质会发生变化,出现新的体质特点。如《景岳全书·传忠录》谓:"其有以一人之禀,而先后之不同者。如以素禀阳刚,而恃强无畏,纵嗜寒凉,及其久也,而阳气受伤,则阳变为阴矣;或以阴柔,而素耽辛热,久之则阴日乏涸,而阴变为阳矣。不唯饮食,情欲皆然。"

影响体质后天因素甚多,主要者有饮食、起居、情志、自然及社会环境、疾病损伤、药物影响等。兹择要分述如下:

1. 自然环境的影响

"人生于地,悬命于天,天地合气,命之曰人"(《素问·宝命全形论》),天地自然是人生赖以立命的处所和条件,对人的体质的形成发挥了重要的作用。自然环境包括地理环境和气候环境两方面,但地理环境常造就了局部的气象特点,影响、决定该地域的具体气候。俗话说:一方水土养一方人,不同的地理环境,通过其气候、水土、物产以至生活习惯影响了生活于该地域人群的体质。《素问·异法方宜论》讨论了东、南、西、北、中各个不同地区的地理、气候等环境条件以及由此而产生的物产方宜、生活习俗所造成的不同人群体质特点,进而说明不同地区有不同的多发病,需要采取不同的方法治疗。后世医家对《内经》所论多有发挥,如清·王燕昌《王氏医存·四方之人证治不同》即谓:"四方风土各异,人之禀受亦殊。"这说明自然环境能够对人的体质发挥群体性的影响。

2. 生活习惯的影响

生活习惯既有前述的因地域方宜而形成的地方性风俗习惯,如《素问·异法方宜论》所言的东方之民"食鱼而嗜咸,皆安其处",西方之民"陵居"、"不衣而褐荐"、"华食而脂肥",北方之民"乐野处而乳食"等,是造就群体性体质特点的重要因素。另外尚有因个人的性格爱好、生活环境所形成的饮食起居等生活习惯,则对个体体质的形成发生重要影响。《素问·奇病论》已有"(偏嗜)肥者令人内热,(偏嗜)甘者令人中满"之说,《冯氏锦囊秘录·论富贵贫贱之病不同》更深刻指出:"富贵之人,多劳心而中虚,筋柔骨脆;贫贱之人,多劳力而中实,骨劲筋强。富贵者膏粱自奉,脏腑恒娇;贫贱者,藜藿苟充,脏腑恒固。富贵者,曲房广厦,玄府疏而六淫易客;贫贱者,茅茨陋巷,腠理密而外邪难干。富贵者,纵情极欲,虑远思多,销烁无非心肾之脂膏;贫贱者,少欲寡怒,愿浅易足,所伤无非日生之气血。故富贵之病多从本,贫贱者病每从标,实有异耳。"系以贫富不同的人为例,说明不同生活习惯对体质的影响。现实中亦每可见到饮食偏嗜酒肉膏粱者多酿致湿热体质,偏嗜辛辣热物者多致阴虚燥热,而素食者则常气血偏亏;又如经常熬夜者常多阴虚,懒于运动者常多气虚痰湿;在现代,长期居留于空调环境、沉湎于计算机网络以及过嗜烟酒膏粱等不健康食物,亦都是造成不良体质的重要因素。

3. 社会因素的影响

社会因素包括各个历史时期的不同政治、经济、文化环境以及各人因社会政治、经济地位的差异而形成的生存环境和社会经历。前者如兵燹战乱、灾荒饥馑以至高压专制统治等,其对体质的影响带有普遍性和群体性;后者如社会角色的转变而造成社会地位和生活条件的变化,其对体质的影响虽然为个体性,但亦具有一定的类型性。而且,两者都是通过精神心理刺激和脏腑气血的生理改变影响于体质,《素问·疏五过论》强调诊病"必问贵贱,封君败伤,及欲侯王。故贵脱势,虽不中邪,精神内伤,身必败亡;始富后贫,虽不伤邪,皮焦筋屈,痿躄为挛",目的就在于社会地位的改变所造成的心理刺激和生活条件的变化对体质的影响。而《素问·血气形志》更从心理和生理角度将人的体质分为"形乐志苦"、"形乐志乐"、"形苦志乐"、"形苦志苦"、"形数惊恐"等类型,称之为"五形志",亦是从社会环境对"形"(生理)和"志"(心理)两方面的影响去探讨体质的差异性。

4. 年龄性别的影响

体质受年龄的影响而有可变性和阶段性。人的一生,除了自然和社会因素所决定的生活环境会引起体质改变之外,包括内部脏腑气血和外部形貌体态以至精神心理等各种体质特征都随年龄的增长而处于动态变化之中。婴幼儿初生时期,形体虽然尚未充实强壮,但生长能力旺盛,钱乙等称之为"纯阳之体",而吴鞠通《温病条辨·解儿难》则认为"纯阳……非盛阳之谓,小儿稚阳未充,稚阴未长者也";随着年龄增长,青壮年则具有肾气充实、气血畅旺、形体盛壮的体质特点;进入老年时期,则日渐衰老而肾精枯竭、五脏皆衰、筋骨懈怠。因此,人体自身所具有的生长壮老已生命规律亦是影响体质状态的重要因素。

男女生理特点和社会角色的不同,亦造成其体质的差异。《内经》认为女子由于具有经带胎产的特殊生理,因此"妇人之生,有余于气,不足于血,以其数脱血也"(《灵枢·五音五味》);明·武之望《济阴纲目·调经门》则谓:"男子以精为主,女子以血为主。男子精盛以思室,女子血盛以怀胎也。"而社会地位和角色的差异亦造成了男子偏于阳刚、女子偏于阴柔的气质。因此,中医常以男为阳、女为阴概括男女的体质差异。

5. 疾病及方药治疗的影响

疾病,特别是大病、重病之后未能及时康复者,则常损伤人体正气,造成机体脏腑阴阳气血失调，从而导致体质的改变，《素问·五常政大论》即有“其久病者，有气从不康，病去而瘠”之说，临床上亦每可见到因病而致阳气虚馁或阴血亏损等体质羸弱改变。一般而言，疾病伤害人体正气，常造成机体功能衰退或失调，其对体质的影响以负面者为多，但若病中治疗得宜，病后调养得当，亦有机体康复而病前的不良体质得到纠正者。至于诸如麻疹、水痘等一些传染病，则在病中获得了免疫力，亦可认为是对体质的良好影响。

药物以及各种治疗措施本来用以治病，其治疗作用系以药性或治疗作用的四气五味偏颇纠正人体阴阳寒热、脏腑气血盛衰，因此，药物或其他治疗方法对体质的影响带有两面性。用之恰当适宜，则可纠正人体脏腑阴阳的偏颇，或对气血精津起扶助补益作用，对体质发挥良性影响。之所以药物、针灸以至气功按摩既是中医治病的主要手段，又是传统养生所常用的方法，正是因其具有促进体质健康的作用。但是药物等治疗措施又是一把双刃剑，过用或失宜则又可致脏腑阴阳气血的失调而对体质健康产生负面影响。临床上每可见到过服辛热温补而造成体质阴虚燥热，或过服寒凉滋腻而酿致阳虚痰湿者，故《素问·至真要大论》有“五味入胃，各归所喜。故酸先入肝，苦先入心，甘先入脾，辛先入肺，咸先入肾。久而增气，物化之常也；气增而久，夭之由也”之说。

药食同源，食物与药物同样具有四性五味的差异，因此，对体质亦有同样的影响。食补得宜，可克服体质的阴阳偏颇而有益健康，五味偏嗜亦可影响体质而伤害健康，前面对此亦已述及。

总之，受先、后天多种因素的影响而形成，先天的种群和亲代的遗传因素奠定了体质的基础，使其具有相对稳定性和群体类型性；后天的各种因素则对体质产生动态的、随机的影响，使其具有可塑性和个体特异性。

三、中医对体质的分类

体质既有个体性，又有群体性；既有可变性，又有相对稳定性；因此，个体体质虽然因其特异性而各不相同，但亦可归纳其共有特质而加以比类分型。由于分类认识体质对论治疾病和养生保健均有切实的指导作用，故为古今中外医学所重视和致力研究，如古希腊医家即把体质分为多血质、胆汁质、黏液质、抑郁质四型。中医早在《内经》创立医学理论体系之际，就已经对体质及其分型进行了深入而颇有成果的研究，其后历代医家在《内经》的基础上多有发挥，分类方法虽然每有不同，但都以阴阳五行、藏象经络、精气神等为其理论基础。

（一）《内经》对体质的分类

《内经》作为中医学的奠基性著作，高度重视体质理论，不仅对影响体质的因素、体质与疾病及其防治的关系等有精辟而深刻的论述，而且对体质的分型尤为全面、细致，其所论成为后世分类认识体质，指导疾病防治的重要理论。

《内经》从不同角度多方面研究体质，形成了多种不同的分类方法，但其中最为重要，而且最具临床实用意义的是阴阳分类和五行分类两种方法。

1. 五行分类法

这是《灵枢·阴阳二十五人》所提出的体质分类法。该篇运用阴阳五行学说，根据人的肤色、外貌形态、行为习惯、心态特点、对环境的适应调节能力、对疾病的易罹性和倾向性以及寿夭等多方面的综合研究，归纳总结出木、火、土、金、水五种基本类型，以之概括说明人群的体质特点，并以古代音乐"角、徵、宫、商、羽"五音代表五行作为命名。

（1）木型之人：类比于五音中的"上角"。其外貌特点是：肤色偏青，小头，长面，大肩背，直身，小手足。性格特点是：比较有才能，劳心，少力，多忧，勤劳于事，雍容自得（"佗佗然"）。对自然环境的适应性和发病倾向是耐春夏不耐秋冬，秋冬容易感受寒凉病邪生病。

（2）火型之人：类比于五音中的"上徵"。其外貌特点是：肤色偏赤，小头，脸尖瘦，背脊肌肉宽厚丰满，肩背髀腹匀称，小手足，走路时踏足稳重而肩背摇动，性格特点是：心气较浮而性格急躁、对事物的领悟比较明了而敏捷，轻财，真诚朴实（"核核然"），但少信诺而多顾虑，爱美。对自然环境的适应性是耐春夏不耐秋冬。发病倾向是秋冬容易感受寒凉而生病，短寿而易于暴死。

（3）土型之人：类比于五音中的"上宫"。其外貌特点是：肤色偏黄，圆面，大头，肩背厚实，大腹，股胫丰满，小手足，肌肉荣润，体形匀称，步履稳重，举足浮（抬腿不高）。性格特点是：心气安和，诚恳忠厚（敦敦然），喜欢帮助人，不喜欢趋炎附势而能够容纳人。对自然环境的适应性和发病倾向是耐秋冬不耐春夏，春夏容易感受湿热而生病。

（4）金型之人：类比于五音中的"上商"。其外貌特点是：肤色偏白，方面，小头，小肩背，小腹，小手足，骨骼坚固而身体精瘦，足跟坚厚好像另有小骨生于外面一样（"骨发踵外"），行动轻快（"骨轻"）。性格特点是：禀性急躁爽快、精明沉着、坚强（"急心静悍"），诚实敦厚而坚贞不屈（"敦敦然"），善于当官主事。对自然环境的适应性和发病倾向是耐于秋冬，不耐春夏，春夏易感受温热而生病。

（5）水型之人：类比于五音中的"上羽"。其外貌特点是：肤色偏黑，面不平，大头，颐部较宽，小肩，大腹，好动手足，走路摇摆身体（发行摇身），下尻及背部较长。性格特点是：禀性少敬畏之心，善于欺诈人，人格比较卑下（"汗汗然"），易遭杀身之祸。对自然环境的适应性和发病倾向是：耐秋冬而不耐春夏，感受春夏温热之气易于生病。

《阴阳二十五人》篇并对每一类型的人分为五种亚型，如木型的人除了前述主型"上角"外，尚有"大角"、"左（少）角"、"釱角"、"判角"等四种分型，因而合称"二十五人"。在该每一类型的人中，主型是禀本气最全、最有代表性的，其余四种则得本气之偏，与主型具有一定的差异性，这说明体质既有类同性又有差异性，具体识别时必须同中求异，即张景岳在《类经·藏象类》中所谓"此以木火土金水五行之人，而复各分其左右上下，是于各型之中而又悉其太少之义耳，总皆发明禀赋之异，而示人以变化之不同也"者。

2. 阴阳五态分类法

《灵枢·通天》以人体阴阳的多少、盛衰不同作为分类依据，分为太阴之人、少阴之人、太阳之人、少阳之人、阴阳和平之人五种体质类型，称为"五态之人"，并认为这与上述的"阴阳二十五人"是不同的分类方法。

（1）太阴之人：这一类型的人，其性格特点是："贪而不仁，下齐湛湛（外表谦卑而内存阴险），好内而恶出（好得恶失），心和而不发（城府深藏不露），不务于时（不识时务，只知利己），动而后之（遇事不及时作出反应，后发制人）。"其生理特点是："多阴而无阳，其阴血浊，其卫气涩，阴阳不和，缓筋而厚皮。"其外貌形态特点是："其状黮黮然黑色（肤色黝黑），念然下意(心念不外扬,外表谦恭卑下),临临然长大(双目下视,像是高大的人待人接物要弯腰屈身的样子),䐃然未偻(无偻废之病而膝腘屈曲,即卑躬屈膝)。”

(2) 少阴之人:其性格特点是:“小贪而贼心(贪小利而常存害人之心),见人有亡,常若有得(见别人有损失就像自己得到了好处一样),好伤好害(好伤害人),见人有荣,乃反愠怒(常存妒忌之心),心疾而无恩(刻薄寡恩)”。其生理特点是:“多阴少阳,小胃而大肠(胃小肠大),六府不调,其阳明(胃)脉小,而太阳(小肠)脉大。……其血易脱,其气易败。”其外貌形态特点是:“其状清然窃然(外似清高,行动鬼祟),固以阴贼(表情阴险奸诈),立而躁崄,行而似伏(站立时躁动不安,行走时上身前倾,头先过步)。”

(3) 太阳之人:其性格特点是:“居处于于(性格空洞,容易自满),好言大事,无能而虚说,志发于四野(夸夸其谈,志大才疏),举措不顾是非,为事如常自用(意气用事,自以为是),事虽败,而无常悔(做事虽失败,却常无悔改之心)。”其生理特点是:“多阳而少阴,……阳重脱者易狂,阴阳皆脱者暴死(阳亢阴虚,故阳气亦易因阴不涵阳而脱失,阳脱者狂,阴阳俱脱则暴死不知人)。”其外貌形态特点是:“其状轩轩储储(昂扬自得),反身折腘(仰腰挺腹,腘窝如折,趾高气扬,妄自尊大的样子)。”

(4) 少阳之人:其性格特点是:“諟谛好自贵(做事审慎而自视甚高),有小小官,则高自宣(容易自满,气高趾扬),好为外交,而不内附(喜欢外交而不愿踏实做事)”。其生理特点是:“多阳少阴,经小而络大,血在中而气外,……中气不足,病不起也(若误治容易造成中气不足而病难愈)。”其外貌形态特点是:“其状立好仰(站立时仰头),行则好摇(走路时喜摇摆),其两臂两肘则常出于背(常反背着双手而臂肘显露于背外)。”

(5) 阴阳和平之人:其性格特点是:“居处安静(起居处事安然宁静),无为惧惧(无所畏惧),无为欣欣(不过分欢欣),婉然从物(顺从着事物的自然发展规律),或与不争(不计较个人得失),与时变化(顺应时势的变化),尊则谦谦(身居高位而态度谦虚),谭而不治(以理治人,以德服人,而不强迫、压制人)。”其生理特点是:“其阴阳之气和,血脉调。”其外貌形态特点是:“其状委委然(雍容自得),随随然(随顺平和),颙颙然(温恭严正),愉愉然(和颜悦色),暶暶然(目光慈祥和善),豆豆然(处事条理分明),众人皆曰君子(有君子风度)。”

3. 体型肥瘦分类法

《灵枢·逆顺肥瘦》论针刺施术必须因人而异时,将体质按体形的肥瘦分肥人、瘦人、常人(肥瘦适中)三类:

肥人　肥人的体质特点是:“年质壮大(多指成年人而言),血气充盈,肤革坚固,……此肥人也。广肩腋项,肉薄厚皮而黑色,唇临临然(口阔唇厚若垂),其血黑以浊,其气涩以迟。其为人也,贪于取与(既贪于获取,也乐于给予)。”

瘦人　瘦人的体质特点是:“皮薄色少(皮肤薄而肤色较淡白),肉廉廉然(肌肉瘦薄),薄唇轻言,其血清气滑,易脱于气,易损于血。”

常人　常人则肥瘦适中,“其端正敦厚者,其血气和调。”

另外,该篇并指出壮士具有“真骨(骨骼强固),坚肉缓节监监然(肌肉坚实,关节和柔,纹理清晰),此人重(体形厚重)则气涩血浊,……劲(体形轻劲)则气滑血清”的体质特点,而婴儿的体质特点则是“其肉脆,血少气弱”。认为针刺时必须根据不同的体质而确定施针的浅深、迟疾、轻重。

《灵枢·卫气失常》则将较之“众人”(一般人)肥胖者分为膏、脂、肉三型。各型的体质特点是:

膏人　“䐃(音“窘”,指成块突起的肌肉)肉不坚,皮缓(因皮下脂肪多而皮肤松弛)”;“其肉淖(润泽)而粗理(纹理)者,身寒;细理者,身热”;“多气而皮纵缓,故能纵腹垂腴(腹部肥大松软下垂)”;“多气者热,热者耐寒”。

脂人　“䐃肉坚,皮满(皮下脂肪较丰满)”;“其肉坚,细理者热,粗理者寒”;“其身收小(身体虽丰满而不胖大)”;“其血清,气滑少”。

肉人　“皮肉不相离(皮肉相连无脂膏相隔)”;“身体容大(宽大)”;“多血则充形,充形则平(多血故能养形体,形体充实则体质平和,不寒不热)”;“上下容大(身体匀称体积较大)”。

以上三种人与众不同,与一般人相比要肥胖或壮大些。而“众人(即一般人)皮肉膏脂,不能相加也,血与气,不能相多,故其形,不小不大,各自称其身,命曰众人”。

4. 勇怯分类法

《灵枢·论勇》以人格心理在勇怯方面的差异,把体质分为勇士、怯士两类:

勇士　“勇士者,目深以固(目眶高耸,眼珠深凹,目光坚定),长衡直扬(眉毛竖起,直视露光),三焦理横(皮肤肌腠纹理粗壮),其心端直,其肝大以坚(肝大而坚实),其胆满以傍(胆汁饱满充盛),怒则气盛而胸张,肝举而胆横(肝气上举而胆气横溢),眦裂而目扬(眼睛张大得像要裂开样,目光炯炯),毛起而面苍(毛发直竖,脸色发青)。”

怯士　“怯士者,目大而不减(眼大而无神,目珠不灵动),阴阳相失,其焦理纵(肌肤腠理弛纵),𩩲骬(指胸骨剑突)短而小,肝系缓,其胆不满而纵(胆汁不充满,胆囊下垂),肠胃挺(胃肠纵缓而直多曲少),胁下空(因肝气不充而两胁不张满),虽方大怒,气不能满其胸,肝肺虽举,气衰复下,故不能久怒。”

5. 形志苦乐分类法

《素问·血气形志》根据生活环境和心理状态的苦(劳苦、悲苦)乐(逸乐、欢乐)提出“五形志”分类方法,将体质分为形乐志苦、形乐志乐、形苦志乐、形苦志苦、形数惊恐五种类型,指出其发病倾向和治疗所宜:“形乐志苦,病生于脉,治之以灸刺;形乐志乐,病生于肉,治之以针石;形苦志乐,病生于筋,治之以熨引;形苦志苦,病生于咽嗌,治之以百(甘)药;形数惊恐,经络不通,病生于不仁,治之以按摩醪药。”既说明社会生活环境从生理和心理角度对体质的影响,又从发病倾向和治疗方法的角度提示体质于临床辨证论治的密切关系。

上述各种体质类型,是《内经》从不同角度对常见体质不同分类,例如,五行分类的金、木、水、火、土各型体质,与阴阳分类的少阴之人、少阳之人、太阴之人、太阳之人和阴阳平和之人都有分别对应的相似性。而且各种体质分类方法系针对不同的临床运用目的而提出,如阴阳分类法因为诊断病人的需要而提出,五行分类法用以指导针灸治疗的补泻,体型肥瘦分类法则于确定针刺用针的浅深迟速,而形志苦乐分类法则用以说明疾病致病机理及相应的治疗方法,由此亦可见《内经》对体质的全面而又深刻认识。可以说,《内经》奠定了中医体质学说的基础,其对体质的分类,特别是阴阳五态分类和五行分类,既有普遍性和概括性,又能直接用以指导临床辨证论治,因此,在当代仍然有其重要的实际运用价值。

（二）后世医家对体质的分类

后世医家在《内经》的基础上，结合自己的临床实践经验，分别从不同的角度提出体质分类方法。

张仲景据临床观察，把体质分类与辨证论治紧密结合起来，提出了“强人”、“羸人”、“盛人”、“酒家”、“亡血家”、“淋家”、“疮家”、“衄家”、“风家”、“汗家”等多种体质类型，把《内经》的体质理论从针灸临床向方药治疗方面推进了一大步。另外，现代亦有研究者认为，《伤寒论》的六经辨证是建立在对不同体质类型的认识的基础上，而提出的按六经分类认识体质及其病理特点的辨证方法。

其后医家，多秉《内经》理论，并对体质学说的临床运用有更深刻的阐发，亦常按《内经》及《伤寒论》的方法分类认识和论述体质，并且间有发挥，如朱丹溪《格致余论·治病先观形色然后察脉问证论》认为：“凡人之形，长不及短，大不及小，肥不及瘦；人之色，白不及黑，嫩不及苍，薄不及厚。而况肥人湿多，瘦人火多，白者肺气虚，黑者肾气足。形色既殊，脏腑亦异。”系从体形长短、大小、肥瘦及肤色白黑、苍嫩、厚薄等方面分类认识体质。又如张景岳在《景岳全书》中从禀赋的阴阳、藏气的强弱偏颇、饮食好恶、用药宜忌等方面，将体质分为阴藏、阳藏、平藏三类，执简驭繁而颇切于实用。

（三）当代对体质分类的研究

当代学者对体质进行了颇为深入的研究，而体质的分类为其重点内容，但由于学术见解及侧重点的不同，因此分类各不相同，莫衷一是。如匡调元在《中医病理研究》中将体质分为正常质、晦涩质、腻滞质、燥红质、迟冷质和倦㿠质六种；王琦《中医体质学说》则分为平和质、气虚质、阳虚质、阴虚质、瘀血质、痰湿质、湿热质、气郁质、特禀质等9型，何裕民《体质研究中若干问题的思考》[山东中医学院学报，1988，(4)：2]分为寒、热、虚、实四类；田代华等《论体质与证候》[山东中医学院学报，1983，(1)：7]更分为阴虚、阴寒、阳虚、阳热、气滞、气虚、血虚、血瘀、津亏、痰湿、动风、蕴毒等12型；此外，尚有从机能或形态出发而提出的多种不同分类方法，体质分型成为当代体质研究中争论最多的热点问题。

体质既关乎生理，又涉及病理；既表现于外貌形态行为，又反映于内在的性格心理特质，因此其分类既须综合概括体质的本质特征，又须执简驭繁而能够切于临床实用，是一个比较复杂的问题。从上述提出的各种现代分类方法看，虽然研究者作了不少努力，亦促进了体质研究的进展与深入，但由于研究侧重面和学术见解的不同，因此，具体分型颇有差异而难获一致，亦缺乏能够全面概括而又明确分辨体质特征的代表性方法而难以获得普遍认同。其实，《内经》关于体质的阴阳五态分类法和五行分类法，已经综合了外貌和心理特征，亦从脏腑经络、阴阳气血角度说明其内在生理基础，为体质辨析提供依据。而且，其以阴阳或五行为分型纲领，纲举目张而有鲜明的代表性和特征性，能够比较普遍地概括、归纳不同类型人群的体质特点，又通过阴阳五行的中介作用而密切联系藏象经络、病因病机、诊法治则等中医基本学术理论，可以有效地运用于临床防治疾病实践之中。另外，该两种分类方法的各个类型都一一对应，均指同一类型的体质而言，可以整理合并成为一种比较完整的分类方法。因此，只要剔除或者淡化其中带有五行术数色彩而过度强调人格特征的部分内容，并加以进一步整理完善，在当代仍然不失为比较恰当可行、切于实用的分类方法。

四、体质学说的临床应用

体质与疾病的发生、发展变化以至预后转归密切相关，可以说，体质影响了疾病的全过程，而且亦是治疗上实施因人制宜原则的重要依据，因此，是临床辨证论治时必须关注和考虑的基本问题。同时，由于中医养生防病重视个人的调养和防护，因此，其对不同人群养护措施的制定和实施亦有切实的指导意义。体质学说在临床中的应用，可以概括为下述四方面：

（一）认识疾病机理

在未病时，体质决定了个体的生理状态，而在发病及疾病过程中，体质更对发病倾向和病理机转以至预后结局产生重要影响，有人因此提出了“病理体质”的概念，认为除了标准的、理想的正常体质（《内经》称为“阴阳和平之人”）外，都是病理体质，故辨析病人体质状态常是分析病机的重要环节。

1. 体质与发病

体质决定了对致病因素的敏感程度和反应状况，是影响发病倾向的重要因素。对此，《内经》有深刻而明确的论述，如《素问·经脉别论》指出“人之惊恐恚劳动静”皆可引起脏腑气血逆乱而致病，但“勇者气行则已，怯者则着而为病”；《素问·异法方宜论》指出五方之人，由于生存的地理环境、气候条件和生活习惯的不同而造成不同体质特点，因而发病倾向不同而各有易发、多发疾病；《灵枢·五变》亦以不同质材的树木耐受风霜雨曝的能力不同为例，说明“一时遇风，同时得病，其病各异”的道理，均是关于体质与发病关系的精辟论述。临床上亦可见到，不同体质的人，感邪之后常有其不同的易发疾病，例如，同为小儿感受风寒病邪，痰热体质者易致痰鸣咳喘，风阳体质者易致高热痉厥，而湿热或风热体质者则易致咽肿喉蛾。

2. 体质与疾病发展变化

体质通过病理从化而影响病情的发展变化。所谓病理从化，实际就是指疾病的病情（病机）随体质而变化。同一种疾病，往往在病变过程中因体质的不同而出现不同的传变、转化，即所谓从阳化热、从阴化寒者，《医宗金鉴·伤寒心法要诀》有“六经为病尽伤寒，气同病异岂期然，推其形脏原非一，因从类化故多端”之说，并注谓：“人感受邪气虽一，因其形脏不同，或从寒化，或从热化，或从虚化，或从实化，故多端不齐也。”即说明疾病性质每从体质而转化，以同感湿邪为例，既可从体质之阳热而化为湿热，又可从体质之虚寒而化为寒湿，华岫云在《临证指南医案·湿》中附论说：“（湿证）治法总宜辨其体质阴阳，斯可以知寒热虚实之治。若其人色苍赤而瘦，肌肉坚结者，其体属阳，此外感湿邪，必易于化热；若内生湿邪，多因膏粱酒醴，必犯湿热、湿火之证。若其人色白而肥，肌肉柔软者，其体属阴，若外感湿邪，不易化热；若内生之湿，多因茶汤生冷太过，必犯寒湿之症。”又如伤寒太阳病，阳热体质者每传入阳明而为热盛或腑实，虚寒体质则每传入少阴而为里寒厥逆，甚或亡阳，前述提倡“《伤寒论》六经体质学说”者，其立论亦正以此。

3. 体质与疾病的预后转归

疾病的预后转归,既取决于病邪的盛衰和治疗的确当与否,亦关系于体质强弱。一般而言,体质强者正气壮,受病之后不仅抗邪有力,而且对病理伤害的耐受力和康复力亦强,因此预后比较良好,病后易于痊愈康复;反之,体质弱者不耐邪气侵凌,易致正气衰败而预后不良,病气消退以后不仅康复迟缓,而且易于复发或遗留痼疾迁延。《灵枢·寿夭刚柔》指出:"必明乎此,立形定气,而后以临病人,决死生。""明乎此立形定气"就是辨明体质状况。而《素问·评热病论》论劳风病预后,谓"精者(体质精壮)三日,中年者五日,不精者七日",即以体质强弱判断病愈时间的迟速。后世医家对于危重病证,亦每从体质着眼判断预后好坏,如叶天士在《临证指南医案·虚劳》中,屡有"少年形色衰夺,见证已属劳怯,生旺之气已少,药难奏功,求医无效"、"父母弱证早丧,禀质不克充旺,……此医药徒补无用"、"天癸不至,颈项瘿痰,入夏寒热咳嗽,乃先天禀薄,生气不来,……病属劳怯不治"之论,亦均是以体质之怯弱,断言病情预后之不良。

(二)指导辨证

辨证是中医认识疾病的关键环节,它通过对四诊所得资料的整合和概括,去了解和把握疾病本质。而四诊实际就是对病人在致病因素作用下出现的反应状态的诊察,因此,体质亦是诊病辨证过程中必须着重关注的内容。

1. 体质与诊病

《素问·经脉别论》认为:"诊病之道,观人勇怯、骨肉皮肤,能知其情,以为诊法也。"《素问·疏五过论》亦认为诊病必须"从容人事,以明经道。贵贱贫富,各异品理;问年少长,勇怯之理;审于分部,知病本始",均是强调诊病首先必须了解病人的体质状况。盖因体质不仅关系到病人的发病倾向,亦影响了疾病的发展变化及其预后转归,而且不少诊候,亦因病人体质差异而有不同的诊病意义。例如,以脉象言,《难经·十九难》有"男子尺脉恒弱,女子尺脉恒盛"之说,认为"男得女脉为不足,病在内";"女得男脉为太过,病在四肢"。临床上,脉象的大小、长短、浮沉亦常因形体的大小、肥瘦、高矮,以及性别男女、年龄大小而异,未可概以病脉视之。其他诸如望色、听声等所得的各种体征、症状,亦与脉诊同样,都必须联系体质进行具体分析,方能确定其诊病意义。

2. 体质与证候类型

证候实际上就是病人对致病因素反应状态的概括,故与体质的关系更为密切。同一病因作用于不同个体,虽然引起同一种疾病,但常可表现为不同证候;而不同病因固然引起不同疾病,但作用于同一病人身上,却可以表现为相同的证候;个中原因,就在于体质异同。体质是造就证候的生理基础,决定证候的关键因素,辨明体质是正确辨析证候类型的前提。徐大椿在《医学源流论》中专立"病同人异论"一篇,认为"夫七情六淫之感不殊,而感受之人各殊。或体气有强弱,质性有阴阳,生长有南北,性情有刚柔,筋骨有坚脆,肢体有劳逸,年力有老少,奉养有膏粱藿藜之殊,心境有忧劳和乐之别",因而作为疾病本质的体现的证候各不相同,"医者必细审其人之种种不同",才能辨证准确而施治无误。所论即是体质对证候的决定性影响。

（三）指导治疗立法

中医强调治病必须因人制宜，实质亦就是因体质而制宜。不论是治疗法则的确立，还是治疗方法手段的实施，都必须考虑病人的体质特点，因病人的体质而制宜。

体质关乎治疗，一方面因为辨证论治是中医处理疾病的基本程序，而辨证是论治的前提和依据。体质作为证候的生理基础，对证候类型的决定性影响，使之成为制定治疗法则时必须首先考虑的问题。“同病异治，异病同治”作为中医辨证论治疾病的最大特色，实质就是立足于决定证候的体质的异同，《素问·异法方宜论》提出“五方异治”之说，认为“一病而治各不同，皆愈”的原因，在于五方之民在不同的地理环境、气候水土、生活习俗的影响下所形成的体质差异。而《灵枢·卫气失常》所言“必先别其三形（指体质的膏、肉、脂分型），血之多少，气之清浊，而后调之，治无失常经”、《格致余论·治病先观形色然后察脉问证论》所言“形色既殊，脏腑亦异，外证虽同，治法迥别”，亦都是从体质对疾病证候，亦即疾病本质的决定性影响立论。

另一方面是不同体质的人对于治疗方法的适应性和耐受性各不相同，因而对治疗方法的反应和承受能力亦每有差异，各种治疗手段的选用和实施亦必须因人制宜，方能保证治疗效果，避免不良反应。《灵枢·论痛》指出：“人之骨强、筋弱、肉缓、皮肤厚者耐痛，其于针石、火焫亦然……坚肉皮薄者，不耐针石之痛，于火焫亦然”；“胃厚、色黑、大骨及肥者，皆胜毒；故其瘦而薄胃者，皆不胜毒也。”《素问·五常政大论》则有“耐毒者以厚药，不胜毒者以薄药”之说。周学海《读医随笔·富贵贫贱攻补异宜其说有辨》对《素问·血气形志》颇有深刻发挥：“《内经》曰：‘形苦志乐，病生于筋，治之以熨引’，是温助其气而运之，形已苦者，不得复开泄也。‘形乐志乐，病生于肉，治之以针石；形乐志苦，病生于脉，治之以灸刺’，是形乐者，皆有血实决之之义也。若攻苦之士，家徒四壁，谋道谋食，百计经营，此又不得与膏粱酣豢者同论矣，故‘形苦志苦，病生于困竭，治之以甘药’，谓表里营卫俱不足也。形苦宜补，形乐宜泻，不校然可睹耶！”所论亦是关于体质与治疗宜忌的问题。

（四）指导养生保健

中医养生保健重视个人护养，故与治疗疾病同样，强调必须因人制宜，按照不同体质特点实施个体化的养生保健措施。早在孔老夫子，已经在《论语·季氏》中提出：“君子有三戒：少之时，血气未定，戒之在色；及其壮也，血气方刚，戒之在斗；及其老也，血气既衰，戒之在得。”少年血气未定，肾气未实，故戒色欲过度；中年血气方刚，容易意气用事，故戒争强好胜，以免戕伤；老年血气已虚，功能衰弱，故戒贪求过用；所论即从年龄与体质关系出发，颇有养生保健意义。《内经》论体质与养生的关系，则有“养神者，必知形之肥瘦，荣卫气血之盛衰”（《素问·八正神明论》）之说。后世养生专著，多以老人立论者，亦正以老人具有脏腑阴阳气血虚衰，生命调节和适应能力薄弱等体质特点，既须重视调养，养生方法亦有别于常人之故。总之，因人制宜，因体质施养，是中医养生学说强调的基本原则，亦是这一学说的重要学术特色之一。

综上所述可见：人的躯体形质（含脏腑经络、四肢百骸、精气血津液等）与精神情志是形成体质的基本要素，体质就是生命的特质，体质的形成和演变过程，实际上就是一个人的

"生命谱"的逐步展现。它不仅决定人的生理状态和健康程度,而且亦在疾病的发生与发展中起内因的决定或诱导作用。有人说,体质实际上是临床"证"的未病形式,亦有人甚至认为辨证论治就是"辨(体)质论治"。因此,深入研究体质理论,不仅对发扬中医学术,而且对指导养生防病,提高辨证论治水平,尤其是对"治未病",有极其重要的现实意义。

第二节 养生学说

亘古以来,健康与长寿,就是人类对自身生命的美好追求。随着社会的进步和文明,这一良好愿望已经通过保健养生这一主动措施而逐步得到实现,保健养生越来越成为现代文明社会的时尚和日常生活中的重要内容。人们发现,中医药养生保健具有独特的风格特色,取得良好卓著的效果,于是,中医药养生不仅成为现代中医研究的重要课题,而且为人民大众所普遍接受和掌握,对增进民族健康、提高人群身体素质发挥越来越重大的作用,养生学说成了中医最切实用的基本学术理论。

"养生"之说,渊源颇为深远,先秦各家,特别是道家,多有论述,《庄子·养生主》已有"吾闻庖丁之言,得养生焉"之说。中医方面,可视为先秦医学文献的马王堆汉墓出土帛书中,亦有记载以房中养生方药为主的专篇《养生方》,但作为比较系统完整的学术理论,则确立于《内经》,《内经》除了《素问·上古天真论》、《素问·四气调神大论》等专门讨论养生学说的篇章之外,其他如《素问·灵兰秘典论》、《素问·阴阳应象大论》、《灵枢·本神》等不少篇章,亦均直接或间接论及养生的理论和方法,养生学说成为《内经》理论体系的重要构成内容。

后世医家在总结《内经》养生学说时,有称之为"摄生",如杨上善《黄帝素问内经太素》、张景岳《类经》等;有称之为"道生"者,如李念莪《内经知要》、陈修园《灵素集注节要》等。"摄生"的"摄",有调摄、摄养的意思,即调摄精气神以保养生命,可见这是针对《内经》养生学说重视精神调摄、保全真气以摄养生命的养生主张而命名。而"道生"之"道",则有道理、规律、法则之意,《内经》论养生的著名篇章《素问·上古天真论》在论述养生方法时,有"此其道生"之说,意谓其养生方法合同于天地自然之道,故李氏、陈氏等撷取篇中"道生"一词以命名养生学说。

一、生命节律与养生的目的意义

生命作为一种独特的自然现象,有其存在的规律和过程,养生的目的意义就是保护生命,使之尽可能健康地、完整地度过这一过程。

(一)生命节律与衰老机理

1. 中医对生命节律的认识

生命有其自身的节律和时限,《素问·六微旨大论》将生命过程总结为"生长壮老已"五个环节;《素问·上古天真论》以女子"七七"、男子"八八"为年龄分段,把人生分为生长发育期、盛壮期、衰老期三个阶段;《灵枢·天年》则以十年为一个年龄阶段,描述人的少年、青年、壮年和老年的生命分期及其体质特征。这些分期的有关论述都同样指出了生命由稚而壮、由盛而衰、由生而死的必然过程和固有节律。《庄子·盗跖》篇有“人上寿百岁,中寿八十,下寿六十”之说,《上古天真论》将寿命的年限称为“天年”、“天寿”,并有“度百岁乃去,而尽终其天年”之说,《天年》篇亦谓“寿百岁而死”,均认为百岁是一般人所能达到的寿命局限(晋·嵇康《养生论》则认为:“上寿百二十,古今所同。”)。

2. 中医对衰老机理的认识

衰老是生命的必然转归,是整体机能的不可逆衰退。了解认识衰老的机理,可以通过正确的养生方法,减轻衰老状态,延缓衰老进程,健康地享受天赋的寿命而“尽终其天年”。

(1) 衰老是生命为必然规律:生命作为一种自然现象,遵循自然界“生长化收藏”的基本规律而有自身的“生长壮老已”周期。正常寿命有其极限(“天年”),到了生命周期的顶峰阶段(壮年期)之后,生命活力必然由盛而衰,衰老时期必将开始,而随着衰老进程的不断加甚,其终极则是生命的结束,死亡的到来。衰老是生命的必然规律,是正常生命周期中的必然阶段,这就是中医关于衰老机理的基本认识。

(2) 衰老是整体机能的衰退:衰老体征可以首先表现于某一脏腑组织或某一方面生理功能失常,但并不是个别脏腑或局部的功能障碍或颓败,而是整体机能衰退的结果。中医认为肾气虚衰最为关键和根本,因为肾气主宰了人体的生长发育、盛壮衰老过程,肾气虚衰导致整体机能的衰退,从而出现各种衰老的征象。而精(先天之精和后天之精)既是化生肾气的物质基础,又是构成形身的本原物质,与神、气共称为人身之“三宝”,其虚衰亏少必然导致形体颓败,生命活力衰退,呈现衰老征象。但更全面地说,引起衰老的原因应是包括肾脏在内的脏腑功能的全面衰退。因为五脏是生命活动的中枢,它内藏精气神,外则通过经络气血而与肢体孔窍、皮肉筋骨互相连属,脏腑功能衰退不仅使人体内在生命活力低下,精、气、神因其气化功能减退而化生不足,而且使体表形貌弛懈衰颓,各种衰老的体态征象相继出现。之所以脏腑功能会随年龄的增长而日渐衰退,其原因有二:一是脏腑作为人身气化活动的主要场所,经常处于不停顿的活动状态之中,这如同机器零件一样,运行到一定时间难免耗损老化;另一是中年之后,肾气渐衰,阴精日亏,气血虚衰,脏腑得不到肾气的温煦、阴精和气血的滋养,因之活力渐减,功能渐衰,而这种功能衰退则是出现各种形貌衰老征象的内在原因。

(3) 影响衰老进程的因素:衰老既然是生命过程中不可避免现象,人活到一定的年龄阶段必然要衰老,为什么在相同的年龄阶段,有些人已经老态龙钟而有些人却还健硕矫捷一如壮年?为什么正常寿命可达百岁,但实际上享此遐龄的期颐老人少而又少,多数人却因早衰早逝而不能尽享天年?其间原因在于衰老与体质密切相关,影响体质的先后天因素对衰老的进程发挥决定性的影响。

先天因素方面,肾气的盈亏、减损的迟速,是启动衰老进程、决定衰老迟早和快慢的物质基础。先天禀赋丰厚者,其人肾气充沛,根基深厚,体质壮实,故而衰老较迟出现,进程亦比较缓慢;反之,禀赋薄弱者则肾气虚馁不足,体质怯弱而易致早衰。即《素问·上古天真论》所谓“其天寿过度,气脉常通,而肾气有余”,故能“却老全形,身年虽寿,能生子”者。

然而,后天保养得宜与否亦通过体质的变化而对衰老进程产生重要影响,《上古天真论》指出:“上古之人,其知(养生之)道者,法于阴阳,和于术数,食饮有节,起居有常,不妄作劳,故能形与神俱,而尽终其天年,度百岁乃去。今时之人则不然也,以酒为浆,以妄为常,醉以入房,以欲竭其精,以耗散其真,不知持满,不时御神,务快其心,逆于生乐,起居无节,故半百而衰也。”这一针对早衰原因的论述,揭示后天养生保健对于延缓衰老的切实意义,足以警示后人。盖因先天禀赋厚薄,本有定数而不可强求;后天养生宜忌,则由人力所为。衰老虽是人生所不可避免者,但通过积极的养生措施,强本节用,可补先天之不足而延缓衰老的到来,享受健康的生活而永保天年。

(二) 养生的目的意义

从理论上说,人的寿命可以达到百岁左右,但是由于生命过程中存在着多种多样的伤害因素,因此,并不是每一个人都能尽享天年,大多数人都因对生命的护养失宜而早衰、折寿。养生的目的意义就在于减慢衰老的进度,防止死亡的提早到来。具体来说,就是:

(1) 保有生命:生命犹如一个脆弱的瓷器,容易受暴力、疾病等内外不良因素的伤害而致夭折,因此,必须小心谨慎加以调养,尽量避免各种不良因素的侵害,方能保有天年。养生的最终目的意义,就在于保护生命,尽终天年。

(2) 延缓衰老:衰老虽然不可抗拒,但可以通过正确的养生方法加以延缓。延缓衰老既可以保护生命以尽终天年,又能够避免老年病的发生或加甚,增进老年期的健康水平,可以说是养生最基本的目的意义。

(3) 提高生活质量:养生通过防止疾病、增进健康、延缓衰老而提高生活质量,这是其最切实际的目的意义。生命必然终结,但在有生之年可以通过养生以保持身心健康,避免病魔带来的痛苦,尽可能享受高质量的生活。而对于社会来说,健康的体魄不仅增加了服务社会,为社会多做贡献的能力和机会,而且减少了因老弱病残而给社会造成的负担,其实际意义更为重大。

二、养生的基本原则

晋代葛洪的《抱朴子·极言》篇提出“养生以不伤为本”之说,此论深得养生要旨,被历代奉为箴言,宋·陈元靓《事林广记·修真要旨》的“养生以不损为延命之术”、明·武之望《济阳纲目·虚损》的“养生以不伤为本,此要言也”等,均是对葛氏之说的重申和强调。按照这一观念,养生必须遵循下述基本原则:

(一) 法则天地,顺应自然

“人生于地,悬命于天”,天地自然是生命赖以存在的场所。人的生命活动无时无刻不受自然界运动变化的影响,人类在自身的漫长进化过程中形成了适应自然界四时阴阳变化的生命节律,违背自然界阴阳变化规律,必然破坏了自身的生命节律而损害健康,即《素问·四气调神大论》所谓“阴阳四时者,万物之终始也,死生之本也,逆之则灾害生,从之则苛疾不起”者。因此,养生必须顺应自然,以自然规律为法则,使自身生命节律与自然界四时阴阳变化协调一致。

(二) 外避邪风,内养正气

自然界既存在长养万物、有利于生命健康的因素,同样亦存在着不利于生物生存、危害生命健康的因素,这些危害生命健康的外界致病因素,中医称之为“邪风”,《金匮要略·脏腑先后病脉证篇》认为："风气虽能生万物，亦能害万物，如水能浮舟，亦能覆舟。"由于邪风能够引致疾病，危害健康，甚至损伤生命，故为养生所应当谨慎回避者。从这一意义上说，顺应自然既是对有益生命健康的自然因素的利用，亦包括对危害健康的自然因素（"虚邪贼风"）的防避，即《灵枢·九宫八风》篇所说的"谨候虚风而避之，故圣人曰避虚邪之道，如避矢石然。"

与导致疾病、危害健康的邪风相对的正气，则是养生时所应注重保养者。因为正气既是人体抗御邪风致病的能力所在，又是维持正常生命活动，保障健康的物质基础，因此，养生必须慎避邪风以防其对正气的伤害，又须内养正气以增强其抗御邪风的能力。

构成正气的精气神，称人身"三宝"，为养生最基本的护养对象。由于精气神三者互相依存，互相为用，而精能化气养神，故前人论精气神三者并养时，既重养神，尤重保精，张景岳《类经·摄生类》认为："精之与气，本自互生，精气既足，神自王矣。虽神由精气而生，然所以统驭精气而为运用之主者，则又在吾心之神，三者合一，可言（养生之）道矣。"又认为："精能生气，气能生神，营卫一身，莫大乎此。故善养生者，必宝其精，精盈则气盛，气盛则神全，神全则身健，身健则病少，神气坚强，老而益壮，皆本乎精也。"强调保精是益气、养神的前提，后世强调节欲保精对于养生的重要性，亦正以此。

（三）调节阴阳，中和有节

"生之本，本于阴阳"（《素问·生气通天论》），生命就是一个以阴阳为代表的对立统一体，"阴平阳秘，精神乃治；阴阳离决，精气乃绝"（同前），阴阳的平衡协调是生命存在的保证，阴阳离决则生命解体，因此，养生必须"谨察阴阳之所在而调之，以平为期"（《素问·至真要大论》）。由于阴阳是一个相对概念，"人生有形，不离阴阳"（《素问·宝命全形论》），因此作为养生基本原则的调节阴阳，亦贯串于整个养生过程中的各个具体环节和具体方法之中。

中和思想是中华文化的核心理念，《礼记·中庸》："中也者，天下之大本也；和也者，天下之达道也。致中和，天地位焉，万物育焉。"中和是天地自然和人类社会的理想境界，亦是生命的最佳状态。中和思想同样贯彻于中医养生学说而为其基本原则之一，它一方面强调养生必须营造和保持人体和谐协调的内外环境，上述调节阴阳的目的就是使之达到"阴平阳秘，精神乃治"的平稳协和状态，养生实际就是对生命活动的调和过程。另一方面，中和思想要求这种调和必须使生命活动保持在一定节度之内，适中有度而不太过或不及。《素问·上古天真论》的"法于阴阳，和于术数，食饮有节，起居有常，不妄作劳"、《灵枢·本神》的"顺四时而适寒温，和喜怒而安居处，节阴阳而调刚柔"等，都是基于"中和有节"这一原则而提出，为了保养身体和谐状态的具体养生措施。

（四）动静结合，形神并养

中医认为生命体是形神统一的有机整体，形身是生命活动的物质基础，神既是生命活力的体现，又是生命活动的主宰，形与神相即而不可相离，"形持神以立，神须形以存"（嵇康《养生论》），形健神才旺，神康形才安。养生必须既重视养神，又重视养形，形健神旺，才能健康长寿，即《上古天真论》所说的"形与神俱，而尽终其天年"。

神作为生命活动的主宰，"得神者昌，失神者亡"，养神作为养生的重要内容，为历代养生家，特别是古代道家所着重强调者，但形是精神气血藏居之处、生命活动的场所，形体健壮，生命力才能旺盛，形体衰败，则精神气血无所藏附而生命活力亦随之耗散消亡，故养形亦与养神同等重要而不可偏废。《景岳全书·传忠录》针对一些道家学者重神轻形的片面观点，认为："吾所以有大乐者，为有吾形，使吾无形，吾有何乐？是可见人之所有者，唯吾；吾之所赖者，唯形耳。无形则无吾矣，谓非人身之首务哉！……奈人昧养形之道，不以情志伤其府舍之形，则以劳役伤其筋骨之形。内形伤则精神为之消靡，外形伤则肢体为之偏废，甚至肌肉尽削，其形可知。然则善养生者，不可不养此形，以为神明之宅。"其说颇有可参之处。

因此，形神并养亦是养生的基本原则。然而，养神宜清静而忌躁扰，即所谓清心寡欲，恬淡虚无者；而养形则宜健运活动，即《吕氏春秋·尽数》所谓"流水不腐，户枢不蠹，动也，形气亦然"者，因此养生又当秉动静结合，中和有度的原则，把静心宁神与运动健身有机结合起来，动以养形，静以养神，以到达形神并养的目的。

（五）因人、因时、因地制宜

不同个体有不同的体质特点，四时气候有寒热温凉之异，地理环境亦有高低燥湿之别，而养生的方法更是多种多样，在不同个体和不同时地环境中产生的效果亦不相同，有针对性地选择恰当的养生方法，才能收到良好的养生效果。故与治疗疾病同样，因人、因时、因地制宜亦是养生必须遵循的基本原则。

1. 因人制宜

不同的人，由于年龄、性别以及先天禀赋、后天生活处境等的不同，形成了不同的体质特点，因人制宜就是因体质而制宜，必须根据不同个体的体质特点，量体裁衣，制定和实施相应的养生方法。特别是由于年龄的差异，对养生的态度和知识掌握每不相同，更应该采取不同措施，因人施养：婴幼儿童，知识未充，不晓养生，因此，重在护养；青壮年体质盛壮，独立生活能力强，但常缺乏养生观念和习惯，因此，必须重视调养、保养；老年人生活自理能力较差，且性格易于偏执，又必须着重于奉养、颐养。这亦是实施因人制宜养生原则时所必须注意者。

2. 因时制宜

养生因时制宜的主旨在于顺应自然界阴阳变化，按照四时生长化收藏节律调整生命活动，以外避邪风，内养正气，这是中医养生学说所一贯强调的基本原则。《内经》中特设《素问·四气调神大论》一篇做了专题讨论，后世养生专著如宋·陈直《养老奉亲书》、元·邱处机《摄生消息论》、明·瞿祐《四时宜忌》等，都把顺时调摄，因时制宜养生作为主题。对于养生方法而言，因时制宜不仅要"顺四时，适寒温"以避邪气侵害，而且亦必须根据时令季节特点而采用适宜的养生措施，如春天的郊游踏青、夏天的纳凉避暑、秋天的登高远足、冬天的室内运动等。

3. 因地制宜

养生的因地制宜同样既包括对因地理环境所形成的水土气候、风俗习惯以及由此所造成的体质影响的适应和调节，亦包括对不同地理方域所提供的、作为养生场所的自然环境的利用。如运动锻炼方面，滨海临水地区的水上运动、山林地区的爬山攀援运动以至不同地区的歌舞活动等健身方式的利用。还有根据不同地区的物产方宜，充分利用土特产进行饮食以至药物养生的等。总之，物华天宝，皆可因地制宜为我养生所用。

上述原则对养生具有普遍性指导意义,是实施各种养生方法时必须遵循者。

三、养 生 方 法

基于养生保健的目的和原则,中医学在长期的实践中,与人民大众共同发明、创造了丰富多彩而又行之有效的养生方法,这些方法都可以通过养神、健形、保精而收到健康身心、保养性命、延缓衰老的养生效果。

(一) 顺时调摄

顺时调摄是对"法则天地,顺应自然","因时制宜"等养生原则的概括,又是对这些原则的具体实施。自然界四时阴阳变化为人类提供了,亦规定了春生、夏长、秋收、冬藏的生存环境,养生必须采取各种方法,顺应并利用这些环境,方能保障生命的存在和健康,即《素问·宝命全形论》所言之"人生于地,悬命于天,天地合气,命之曰人。人能应四时者,天地为之父母","能经天地之化者,不失四时"。因此,顺时调摄包括调整生活方式以适应四时阴阳变化,以及对自然界所提供的四时气候、物产等生存条件的充分利用。

按照四时阴阳消长、寒暑更替,调适饮食起居,利用四时气候环境选择相应的运动健身或心理调节方式,以至根据不同时令季节选用适宜的药物调补等,都属于顺时调摄这一养生方法的范畴。宋·陈直《养老奉亲书》中以五个篇幅对四时养生问题做了专门的论述:

"春温以生之,夏热以长之,秋凉以收之,冬寒以藏之,若气反于时,则为厉疾,此天之常道也,顺之则生,逆之则死。《经》曰:观天之道,执天之行,尽矣。人能执天道生杀之理,法四时运用而行,自然疾病不生,长年可保。"(《四时养老总序第八》)

"春属木,主生发,宜戒杀,茂于恩惠,以顺生气。……当春之时,其饮食之味宜减酸,益甘,以养脾气。肝气盛者,调嘘气以利之。……常择和暖日,引侍尊亲于亭园楼阁虚敞之处,使放意登眺,用摅滞怀,以畅生气……"(《春时摄养第九》)

"夏属火,主于长养。……其饮食之味,当夏之时,宜减苦,增辛,以养肺气。心气盛者,调呵气以疏之。……盛夏之月,最难调治,阴气内伏,暑毒外蒸,纵意当风,任性食冷,故人多暴泄之患。……宜居虚堂静室,水次木荫,洁净之处,自有清凉。"(《夏时摄养第十》)

"秋属金,主于肃杀。……当秋之时,其饮食之味,宜减辛,增酸,以养肝气。肺气盛者,调呬气以泄之。……其新登五谷不宜与食,最易动人宿疾,若素知宿患,秋终多发,……计其所发之疾,预于未发已前,择其中和应病之药,预与服食,止其欲发。"(《秋时摄养第十一》)

"冬属水,主于藏敛。……当冬之时,其饮食之味,宜减咸而增苦,以养心气。肾气盛者,调吹气以平之。……三冬之月,最宜居处密室,温暖衾衣,调其饮食,适其寒温。大寒之日,山药酒、肉酒,时进一杯,以扶衰弱,以御寒气。不可轻出,触冒风寒。……唯早眠早起,以避霜威。"(《冬时摄养第十二》)

以上所论四时养生方法,包括起居、饮食、心理调节、气功锻炼等各个方面,虽然主要针对老年人而言,亦颇有普遍的指导意义。

(二) 怡情养性

怡情养性是通过调摄情志以到达保养精神的重要方法,为历代养生家所着重强调者。

调节心理，舒缓精神压力的方法甚多，大抵上可以概括为如下几个方面：

1. 恬淡虚无，虚心宁静

恬淡虚无是古代道家，亦是《内经》提倡的精神调摄方法，《素问·上古天真》："恬淡虚无，精气从之；精神内守，病安从来。"《素问·阴阳应象大论》亦谓："是以圣人为无为之事，乐恬淡之能（态），从欲快志于虚无之守（宇），故寿命无穷，与天地终。"恬淡虚无可以排除外物对心神干扰，保养精神免受情志过激所伤害，若能正确理解和客观对待，不是绝对无所作为，而是淡泊名利，摆脱名缰利锁、欲念私心的困扰和劳役，有所为而有所不为，仍然有其现实的养生意义。

2. 开朗乐观，积极进取

开朗的性格、豁达的胸怀、乐观的心态能够调畅情志，缓解紧张的心理状态，排除不良精神刺激因素的干扰，从而促使气血和调，营卫通利而有益于身心健康。积极进取则以积极上进、努力奋发的态度对待人生，既能够调动和促进脏腑气血的功能活动，使生命活力旺盛充沛，又能够以毅力和信心调节情志，克服不良情绪的影响，保持乐观心态，亦是一种陶冶性情，保持身心健康的积极养生方法。

积极进取与恬淡虚无同样作为养生方法，两者表面看似矛盾，但实际并不抵牾。恬淡虚无作为处世的态度，提倡养生要尽量排除外物的干扰，避免名利物欲对精神的激惹和耗伤；积极进取作为人生观，重视生命的价值，有明确的人生目标，为理想和事业而努力勤奋，以积极的态度对待人生，从而提高生命能动性和承受能力。因此，只要准确领会恬淡虚无和积极进取的实质内涵，不把恬淡虚无理解为"心若死灰，形如槁木"的消极无为，亦不把积极进取理解为不择手段、奋不顾命的强力作为，则两者不仅不互相排斥，反而可以相辅相成：恬淡虚无可以排除物欲的困扰而更有利于事业上的积极进取，而积极进取则以其自信心和成就感克服不良情绪，保持乐观、开朗的心态。事业上的积极进取与处事待物上的恬淡虚无，两者的有机统一和平衡协调，才是有益于健康的正确养生方法。

3. 移情易性，增强心理承受能力

人的心理承受能力有强弱之分，这种强弱既受先天禀赋的影响，更取决于后天所接受的知识涵养和精神修养。加强精神修养，陶冶情性，塑造良好性格和高尚情操，提高心理承受能力，就能够经常保持宽松宁静的心态，避免情志过激对身心健康的危害。

在知识涵养方面，通晓物理，练达人情，具有丰富的经验阅历，可以提高心理承受能力而处变不惊；而孤陋寡闻，知识浅薄者，则常常会在思考分析问题时发生非理性的情绪障碍，从而干扰心绪，产生恶劣心境而不利于心理健康。应当提倡"读万卷书，行万里路"，丰富自己的社会阅历和经验，扩大知识面，提高分析和处理问题的能力，从而能够通过理性思考去掌握和调控情绪，排除来自主客观的不良精神刺激，使自己处于平和静谧的良好心境之中。

在精神修养方面，培养良好情操，既积极进取又淡泊名利、思想坦荡而襟怀豁达，就能够以从容淡定的态度对待变幻动荡的社会人事，"不以物喜，不以己悲"，亦即《素问·上古天真论》所说的"嗜欲不能劳其目，淫邪不能惑其心，愚智贤不肖，不惧于物"的精神境界，则能"不动心"而宠辱不惊，临危不惧。

另外，琴棋书画，诗词歌舞亦是怡养心神，陶冶情性，锻炼心理的有效方法。这些高雅的悠闲活动使人浸润于良好的艺术氛围之中，在艺术享受的同时亦潜移默化地陶冶了性情，造就了宽松、平和心态，既可锻炼理性思维，又能培养一种神闲气定、精神专注、物我两忘的心理状态，作为保健养生方法，对于中老年人尤有实际意义，更加值得推介。当然，若能够从青少年时期就形成对这些活动的兴趣和爱好，则其养生保健作用可以更为显著突出。

4. 化解不良情绪，避免情志过激

避免与外界不良刺激因素的接触和提高自身对外界刺激的心理承受力，固然是预防情志过激伤害健康的理想方法，但是当情志过激因素已经存在而且超出心理所能承受的能力，而非上述方法所能防避时，则应及时加以疏导调节，使之化解于尚未造成伤害之前，或刚开始造成伤害之际，尽量避免或减少其对身心健康的有害影响。化解不良情绪的方法，可有如下几个方面：

（1）除去引起情志过激的因素：找出引起情志过激的原因，及时去除这些刺激因素，是化解或减轻情志过激的根本办法。人生事不如意者十常八九，其中不能释然于怀者，每能酿致不良情绪而引起情志过激，找出其中原因，加以妥善解决，是化解不良情绪的最佳办法。"杯弓蛇影"的成语最能说明问题：若不找出引起误会的原因，通过还原当时饮酒场景，以证明所吞蛇蚖乃是映于杯中的弓影，则由错觉所导致的恐惧忧虑情志不能得到解化。

（2）心理疏导：找出引起情志过激的原因之后，往往需要通过心理疏导来化解不良情绪。心理疏导可以由受刺激者自己进行，但要有较强的心理承受力和分析处理问题的能力，只有"想得开"，才能运用理性思维去化解这些过激情志。如果心理压力过大，当事人无法自行解化，则需要他人辅助疏导。亲人、朋友或同事更能以体贴、关怀的态度，取得被疏导者的信任，进行亲切、诚恳的劝慰疏导，从而及时化解不良情绪。《养老奉亲书·秋时摄养第十一》："秋时凄风惨雨，草木黄落，高年之人，身虽老弱，心亦如壮。秋时思念，动多伤感，秋季之后，水冷草枯，多发宿疾。此时人子，最宜奉承，晨昏体悉，举止看详，若颜色不乐，便须多方诱说，使役其心神，则忘其秋思。"指出亲情、友情以及由此而营造的亲密、和谐的人际关系，是促进心理健康的良好环境，离群索居、孤单淡漠则不利于养生保健。

（3）情志转移：对于无法消解的过激情志，尚可采用情志转移的方法减轻或消散其不良影响。人的异常情志往往是由于对某一刺激因素过分专注而引起，因此，可以通过营造轻松愉快的环境，从事自己喜欢的活动，分散注意力，排解愁忧，消除郁怒，抛却烦恼，转移、化解这些不良情志的消极影响。例如，通过体育锻炼或适当的体力劳动，用肌肉的紧张去消除精神的紧张；通过旅游、探亲等改变生活场所和生活方式，避免触景生情；同样，专注于琴棋书画亦可以缓解心理紧张，使人解除忧郁，忘却烦恼。总之，转移引起情志刺激的环境和心态可以冲淡或解脱不良情绪带来的苦恼，前述移情易性的养生方法，既可在未遭受情志过激时调适情志以保持心理健康，亦可以转移、化解已经出现的过激情志。

中医治疗情志病的"以情胜情"方法，在养生保健时同样具有矫正过激情志的作用。张子和在《儒门事亲·九气感疾更相为治衍》指出："悲可以治怒，以怆恻苦楚之言感之；喜可以治悲，以谑浪戏狎之言娱之；恐可以治喜，以恐惧死亡之言怖之；怒可以治思，以污辱欺罔之言触之；思可以治恐，以虑彼志此之言夺之。"以情胜情方法是以《内经》关于五行与五脏、五情志的配属及相生相克关系为理论依据，亦是古代医家对长期生活实践和医疗经验的总

结。这种情志拮抗疗法,不仅可以用于治疗情志疾病,如果运用得当,在养生时亦常可收到解化过激情志的明显效果。

(4) 情志宣泄:过激的情志若长期得不到解化而郁结积留,则难免致生疾病。把郁积于心中的不良情绪及时宣达、发泄出去,以保持心态平衡,不失为心理保健、预防情志致病的有效方法。面对不能用其他方法排解的情志刺激,可通过自我发泄的方法以解脱不良情志的羁困,对于不可能一下子发泄出来的不良情绪,则可采取逐渐宣散、发泄的方式,例如,在生活中遇到不顺心的事,心中郁怒难解,或愁怀难以排遣时,首先要冷静下来,控制自己的感情,然后采取向亲人、朋友倾诉的方式,将内心的压抑、愤怒、苦闷情绪释放出来,从而解除心理压力,获得心理平衡。

移情易性与恬淡虚无共同作为怡养情性的方法,后者重在精神修养而前者重在心理调节,均是调摄精神,保障心理健康的重要方法。

(三) 饮食卫生

饮食水谷提供生长发育和维持生命活动所必需的物质,保障生命的健康和活力,故《内经》谓"人以水谷为本"。但是饮食失宜又是导致疾病,损害健康的重要原因,因而又有"病从口入"之说。由于饮食具有维持生命、保障健康和引致疾病、危害健康的两面性,所以历代对饮食与养生保健的关系十分重视,提出了许多具有实际意义的措施和方法,构成了中医药养生的重要内容。

1. 食饮有节

养生保健必须保持良好的饮食习惯,从质和量两方面把好"病从口入"关,即通常所说的"食饮有节",其关键则在于防止暴饮暴食和注意饮食卫生两方面。

(1) 防止暴饮暴食:饮食水谷是化生气血精津以长养形体、维持生命活力的物质基础,如果摄入的水谷精微不足,那么气血精神就会由于得不到正常的营养补充而亏虚,形体衰弱,生命活力低下,丧失健康,称为饥饿或营养不良。然而,饮食摄入不足固然引起营养不良或营养缺乏而影响健康,饮食失节,暴饮暴食同样亦会招致疾病,损伤身体。盖因脾胃为"后天之本",是饮食水谷消化吸收的场所,"饮食自倍,肠胃乃伤",暴饮暴食将会损伤脾胃,引致消化吸收功能障碍,饮食水谷不能正常摄入、消化、吸收以营养机体。因此,暴饮暴食不仅伤害脾胃,而且与饮食摄入不足同样,亦能影响整体的健康。历代医家对饮食有节,防止暴饮暴食致病的论述甚多,清代曹庭栋在《老老恒言·饮食》中指出:"勿极饥而食,食不过饱;勿极渴而饮,饮不过多。但使腹不空虚,则冲和之气,瀹浃肌髓。《抱朴子》曰:食欲数而少,不欲顿而多,得此意也。凡食总以少为有益,脾易磨运,乃化精液,否则极补之物,多食反至受伤。故曰:少食以安脾也。"清·丁其誉《寿世秘典·调摄》亦说:饮食"宁少毋多,宁饥毋饱,宁迟毋速,宁热毋冷,宁零毋顿,宁软毋硬,此六者调理脾胃之要法也。"再三叮咛者,大旨总在顾护胃气,防止暴饮暴食对脾胃功能的损伤。

(2) 避免寒温失宜:与暴饮暴食同样会对脾胃造成损伤的还有食物的寒温失宜问题。从中医角度讲,寒温失宜包括食物温度的过冷过热,或者性味过于辛热、寒凉两种情况,均既能损伤脾胃功能,亦能够引起体内气血津液的紊乱失常。食物温度过高,或常食辛热食物,既可能灼伤消化道,又容易耗伤肺胃阴津,导致燥热内结或湿热内聚,或者致气血张越外泄;

过食寒凉生冷则既凝滞胃肠气机，影响脾胃运化功能，而且亦容易损伤人体阳气，导致脾肾肺胃等脏腑阳气虚馁而气化功能低下，运化失常，水湿痰饮滞留而变生腹痛腹泻、痰饮咳嗽等诸多病变。故《内经》有“食饮者，热无灼灼，寒无沧沧，寒温中适，故气将持，乃不致僻邪也”之诫（《灵枢·师传》）。

（3）注意饮食卫生：饥饱失宜是量方面的饮食失节，而不注意饮食卫生，进食秽毒不洁食物，则是质方面的饮食失节。“病从口入”的最明显、最直接表现就是因为不注意饮食卫生，误食秽浊毒物而致病。饮食物没有注意清洁消毒，带有细菌、病毒等致病微生物或寄生虫卵，或者受农药或其他生物毒素、化学毒物污染，误食之后，有的急剧发病，短期内即出现严重病状甚至危及生命，有的虽不立即发病，但日积月累，至一定时间后亦可引致严重疾病，都会对身体健康造成不同程度的危害。注意饮食卫生，必须从如下几方面着手：第一，保持食物新鲜洁净，防止污染变质。孔老夫子早在2000多年前就说过：“食饐（食物经久而腐臭）而餲（食物经久而变味），鱼馁（腐败）而肉败，不食；色恶（食物颜色不新鲜）不食；臭恶不食；失饪（烹饪不得法）不食；……沽酒及市脯（市场上买的腊肉）不食。”说明古代对食物卫生已经相当重视和讲究。因此，对肉菜类食物一定要新鲜食用，其他成品性食物则要注意其保鲜期或保质期，过期食物一般不宜食用。此外，还应强调饮水卫生问题，历史上不少肠道传染病，如霍乱、肠伤寒、痢疾等迅速传染蔓延，甚至酿成危害广泛的时行疫病，每每因水源污染所致。因此，一定要讲究饮水卫生，不要饮用未经煮沸消毒的不干净冷水，即使包装的饮料，亦要注意保质期及其包装的密封情况，防其污染变质。第二，养成良好的饮食卫生习惯，例如生食瓜果菜蔬、鱼虾海鲜或禽畜肉一定要洗涤或消毒干净，凉饭剩菜加热煮透，不喝未经灭菌消毒的冷水，不用未洗干净的手抓食食物，注意食具和厨具的清洁消毒等，通过养成良好的饮食卫生习惯，避免在烹调或进食时污染不洁食物。第三，防止误食毒物。毒物往往对人体产生强烈的毒害作用，因此，即使误食小量的毒物，亦能引起严重的中毒性疾病，甚至死亡。一方面，购买食物必须注意其来源是否可靠，对假冒伪劣食物尤当注意，如假酒中可含有致人死命的甲醇，蔬菜中可含有有机磷农药等。另一方面，应该妥善存贮食物，勿与有毒物品混杂而受其污染。至于天然食物中所含的毒素，则应妥善处理，对河豚、毒蕈等含有少量即能致人死命的剧烈毒素者，切勿食用；而对白果、蛇胆等具有一定毒性而适量食用又对健康有益的食物，则宜妥善加工处理以除去毒性。

2. 谨和五味

中医把食物的营养成分分成为酸、苦、甘、辛、咸五味，五味对于五脏有相应的亲和归属关系：酸入肝，苦入心，甘入脾，辛入肺，咸入肾。五味摄入体内以后，分别进入五脏以滋养各脏精气。如果不注意五味的均衡摄入，偏嗜于某一种所钟爱味道的食物，能够引起五脏精气失去正常的平衡协调关系，体内环境紊乱而影响健康，即《素问·至真要大论》所说的“五味入胃，各归其所喜……久而增气，物化之常也；气增而久，夭之由也。”所以养生保健在饮食方面必须“谨和五味”，才能保证五脏气机的平衡协调，维持机体的正常生理活动。

谨和五味，实质上就是指营养成分的全面和均衡。因此，它不仅指食物酸、苦、甘、辛、咸五种味道的和调适宜，而且更指各种具有不同营养成分和营养价值的食物的均衡搭配，《素问·藏气法时论》指出：“五谷为养，五果为助，五畜为益，五菜为充，气味合而服之，以补精益气。此五者，有辛酸甘苦咸，各有所利。”认为各类食物均有自己独特的营养价值，但不可能包含人体所必需的全部营养成分，只有均衡搭配，混合食用，才能满足人体在生长发育和生命活动过程中对各种营养成分的需求。偏食某一种类的食物而忽视对其他食物的均衡摄入，是导致营养不良的重要原因，《保生要录·论饮食门》说："所好之物不可偏嗜，偏嗜则伤而生疾；所恶之味不可全弃，全弃则脏气不均。"即是对饮食偏嗜致病而提出的告诫。

在饮食五味偏嗜中应该特别引起重视的是过嗜膏粱厚味的问题。膏粱脂酒，甘肥鲜美，爽人口腹，每为世人所喜爱，视为口福而过度嗜食，殊不知膏粱厚味最易酿生湿热，壅塞脏腑，阻滞气血而致生消渴、痈疽、胸痹心痛、中风偏瘫等多种疾病，历代论饮食养生均重视和强调偏嗜膏粱甘肥对健康的危害性，2000多年前的《吕氏春秋》即有"肥肉厚酒，务以相强，命之曰烂肠之食"之戒，清代王孟英《潜斋医话·饥饱劳逸》中亦说："盖肥甘过度，每发痈疽；酒肉充肠，必滋秽浊。熏蒸为火，凝聚成痰，汩没灵性，变生疾病。"

谨和五味，均衡营养是饮食保健的一大要领，要想保有一个健康强壮的体魄和充沛旺盛的精力，要想免受病痛的侵害和折磨，就要在饮食上调适五味，均衡营养，确保所摄入的营养成分既充沛又全面。

3. 因人制宜

食物在性味和补益功能方面各有其特点，消化吸收亦有难易，因此，必须因人制宜，根据体质情况而有所选择。不同性别和不同年龄阶段的人由于生理活动和生长发育情况不同，消化吸收功能亦有差别，因此，对饮食营养的种类和需求数量各不相同。婴儿和青少年时期，身体处于生长发育阶段，新陈代谢功能旺盛，需要营养比较丰富的食物以供生长发育和能量代谢之需，但婴幼儿脾胃娇嫩，消化能力较弱，故宜进食高营养、高热量而又易消化吸收的食物；成年人体能消耗较大，需要比较充足而又均衡的饮食营养，但应注意不要过食膏脂厚味，以避免酿积湿浊痰热；老年人消化功能较差，故食物又以营养丰富而比较清淡易于消化者为宜；至于妇女经带胎产的特殊生理，又宜多食补血养颜、益气生精之品，以保证自身生理活动和胎儿成长发育的需要。

对于不同体质的人，饮食养生亦当有所宜忌，如平素阳气虚馁者宜食甘温而忌过食寒凉，阴血素亏者宜多食滋润养阴、生精补血之品而忌辛燥等皆是。总之，按照不同性别和年龄阶段的生理特点，以及各特殊个体的体质状况，有目的地进食滋补类食物，既满足生理上对饮食营养的需求，又可以补益人体阴阳气血，强壮身体，提高抵抗和预防疾病的能力，是中医饮食保健中的一种主动有效方法，体现了中医药养生的特色，值得重视和采用。

4. 注意四时饮食宜忌

饮食养生不仅要因人制宜，还要按照四时阴阳变化，运用食物的寒热温凉属性调节人体阴阳，使之既充沛旺盛又平衡协调。古代医家对饮食上的因时制宜甚为重视，唐代王冰即从饮食寒热温凉的角度阐释《内经》"春夏养阳，秋冬养阴"的方法："春食寒，夏食凉，以养于阳；秋食温，冬食热，以养于阴。"从阴阳互根角度说明四时饮食宜忌，而在实际生活中，春夏气候温热，人体阳气处于生发旺盛状态，阴津容易亏耗，宜多食甘凉清润，养阴以涵阳；秋冬气候寒冷，阴气用事，阳气潜藏，则宜食温热助阳之品，温壮阳气以促进阴精的盛长。陶弘景《养性延命录·食诫》则有"春宜食辛，夏宜食酸，秋宜食苦，冬宜食咸，此皆助五脏，益血气，辟诸病。食酸咸甜苦，即不得过分食。春不食肝，夏不食心，秋不食肺，冬不食肾，四季不食脾，如能不食此五脏，尤顺天理”之说，乃是按五行生克制化理论，从四时五脏与食物五味的通应关系立论，亦有一定的合理性及参考价值。饮食调养上的因时制宜，是中医“人与天地相参应”这一基本观念的具体体现，实践证明，遵循这一理论原则，根据四时气候特点选用适宜性味的食物，借其性味上的阴阳五行特性，培养人身阴阳气血和五脏精气，能够获得良好的饮食保健效果，否则，反而会导致人体阴阳失调或脏气偏胜偏衰，有害健康。

调适饮食是中医一贯重视的养生保健措施，《养老奉亲书·序》认为：“其水陆之物为饮食者不啻千品，其五色五味、冷热补泻之性，亦皆禀于阴阳五行。……人若能知其食性，调而用之，则倍胜于药也。……善治病者，不如善慎疾；善治药者，不如善治食。”鉴于饮食水谷对人体的重要营养作用，以及饮食失宜所导致的疾病的普遍性和广泛性，因此，要预防饮食致病，增进健康，必须因人因时制宜，保持合理的饮食结构，形成良好的饮食习惯，定时定量，清洁卫生，既摄入充足而均衡的营养必须物质，又切实把好“病从口入”关，防止饥饱失宜或误食秽浊毒物而致病伤身。

（四）起居有常

《素问·上古天真论》将“起居有常”与“食饮有节”共同作为养生的基本方法而相持并论，可见对其作用的重视。在养生实践中，养成良好的生活起居习惯，对保持生理及心理健康均有重要意义，具体措施除了前“顺时调摄”所述的顺应四时，调适寒温之外，尚包括如下几方面：

1. 起居有常，不妄作劳

“起居有常，不妄作劳”主要指日常生活的起卧作息要有节律、有常度，不随心所欲而妄作妄为。《孔子家语·五仪解》：“寝处不时，饮食不节，劳逸过度，疾共杀之。”《抱朴子·极言》：“养生以不伤为本。才不逮而思之，伤也；汲汲所欲，伤也；久言谈笑，伤也；寝息失时，伤也；挽弓引弩，伤也；沉醉呕吐，伤也；饱食即卧，伤也；跳走喘乏，伤也；欢呼哭泣，伤也；阴阳不交，伤也。积伤至尽则早亡。”由此观之，不妄作劳包括避免劳心、劳力、房劳的过度，以及饮食起居的不良习惯。这些不顾生命活动节律的妄作过劳，非唯无益于事，反而超出生命承受力而危害健康，为养生所必须避免者。

2. 常欲小劳，但莫大疲

《千金要方·养性》：“养性之道，常欲小劳，但莫大疲及强所不能耳。且流水不腐，户枢不蠹，以其运动故也。养性之道，莫久行、久立、久坐、久卧、久视、久听。”久行、久立、久视、久听等属于妄作劳而有伤身体，久坐、久卧以及过度逸乐亦令人气血滞缓、精神涣散，同样不利于健康，《素问·宣明五气》有“久卧伤气，久坐伤肉”之说，明·李梴《医学入门·保养》更强调：“终日端坐屹屹，最是死生，人徒知久行、久立之伤人，而不知久卧、久坐之尤伤人也。”因此，在生活起居中，活动形身，锻炼心智，常欲小劳，但不过用，是保持身心健康的有效方法。

3. 改善环境，安乐居处

《孟子·尽心上》：“居移气，养移体，大哉居乎！”居处环境对健康的影响，包括地理方域和居住环境两方面。不同的地理方域，其水土、气候、物产等影响了人的体质以及疾病的发生流行,《吕氏春秋·尽数》:“轻水所,多秃与瘿人;重水所,多尰与躄人;甘水所,多好与美人;辛水所,多疽与痤人;苦水所,多尪与伛人。”《素问·异法方宜论》亦有体质和多发病随五方地理环境的差异而不同的论述。对于地理环境对健康的影响,养生时一般只能够采取趋利避害的被动顺应措施,但对于居处环境,则可能在顺应的同时,通过主动的努力加以改良,创造有利于健康的居住环境。因此,择地而居、注意环境卫生、避免环境污染以至美化居处等,都是有益养生的措施和方法。

(五) 节欲保精

提倡节欲保精是中医养生的重要主张和特色。《孟子·告子》:“食、色,性也。”性生活是人类的生理本能,不仅是繁衍后代的途径,亦有调节身心健康的作用。但色欲过度,则伤精耗神而损害健康,对此,古代养生家甚为强调,清·袁开昌《养生三要·精气神》:“精能生气,气能生神,荣卫一身,莫大于此。养生之士,先宝其精,精满则气壮,气壮则神旺,神旺则身健,身健而少病。”认为节欲保精是养生之要道。但节欲不等于禁欲,片面强调禁欲亦有损健康,《千金要方·养性》指出:“男不可无女,女不可无男,无女则意动,意动则神劳,神劳则损寿……强抑郁闭之,难持易失,使人漏精尿浊,以致鬼交之病,损一而当百也。”徐大椿《医学源流论·肾藏精论》谓:“故精之为物,欲动则生,不动则不生。能自然不动则有益,强制则有害,过用则衰竭,任其自然而无所勉强,则保精之法也。”其说颇为允当。

(六) 运动健身

生命在于运动,运动可以加强气血流通,促进脏腑功能,调畅精神情志,强壮体魄。重视体育锻炼,与生活起居的劳动形身一样,能够强健体魄,促进健康。《三国志·华佗传》载华佗语其弟子吴普曰:“人体欲得劳动,但不当使极耳。动摇则谷气得消,血脉流通,病不得生,譬犹户枢不朽是也。是以古之仙者,为导引之事,熊颈鸱顾,引挽腰体,动诸关节,以求难老。”各种运动项目如步行、跑步、自行车、游泳、球类运动、体操、舞蹈等,以及传统的武术、气功等都是行之有效的运动锻炼方法,特别是气功、太极拳、八段锦等传统运动健身方法,既活动形身,又凝神守意,动静结合,形神俱练,养生保健作用更为明显。

运动锻炼作为保健养生方法,应该注意适中有度,遵循“常欲小劳,但莫大疲及强所不能”的原则,既要持之以恒,又要因人制宜,根据不同的体质状况,选择适宜的运动方式和运动量,循序渐进,坚持不懈并注意安全,才能收到强体健身的良好效果。

(七) 避邪防病

中医养生学说的一大特点就是养生与防病的统一,认为养生能够通过强健体质而预防疾病的发生,而避邪防病又是养生的重要措施和方法。因为邪气(外来致病因素)能够伤害正气,引致疾病,使脏腑气机紊乱和精气血等生命物质的耗损,危害生命健康,故《内经》把“虚邪贼风,避之有时”与“恬淡虚无,精气从之”并列为养生两大内容(《素问·上古天真论》),同时强调“圣人曰避虚邪之道,如避矢石然”(《灵枢·九宫八风》)。

避邪防病作为中医养生的基本方法,贯彻于顺应四时、调适饮食起居等多种具体方法之中,例如,顺应四时可避免虚邪贼风的侵害,注意饮食卫生可以防止邪气病毒从口而入,而注意环境卫生则可以减少或避免与病毒邪气的直接接触,防止其由口鼻皮毛侵伤人体。此外,在疾病流行期间加强个人防护,避免接触疫毒疠气,以至采用现代医学的疫苗预防等,亦都是避邪防病的有效措施。而从更广泛的角度来说,不仅未病之时必须避邪防病,已病之后更须积极治疗调养,防止其恶化蔓延,促使其尽快痊愈复原;而疾病初愈之际,又当小心护养以防其再次复发。这些都属于广义的防病范畴而为养生所必须重视的措施。

(八) 针药调养

运用药物或者针灸、推拿按摩等方法以养生保健,亦是中医药养生的优势和特色,恰当运用,可以调和阴阳,补精益气,疏通气血,以至祛邪防病,是具有悠久传统而又切于实用的有效养生方法。

1. 药物调补

服食药物以养生,古代道家称为"服饵"。《神农本草经》所载药物,特别是上品药中诸如人参、茯苓、天冬、石斛、黄芪、苁蓉、黄精等,均认为有补益精气、轻身不老、益寿延年的功效,现代研究亦发现不少药物具有增强体质、提高免疫和新陈代谢功能及抗衰老作用。由于药食同源的传统观念,以及中药补益精气、增强体质的切实效果,服用补益药物在当代成为颇为流行和时尚的养生方法。

虽然药食同源,但药物较之食物的性味更为偏颇,对人体生理功能的影响更为强大,前人有"凡药三分毒"之说,用之失当,即使最有滋补作用的人参、鹿茸等,亦能产生不良反应而危害健康。因此药物养生必须注意防止误补、滥补,只有根据体质阴阳偏颇、脏腑气血虚实状况,并结合时令气候特点,因人、因时制宜,恰当选用补品,才能收到良好的补益效果。另外,服食中药补品亦须适量,过服滥用,亦能破坏脏腑气血阴阳平衡,既不能达到养生保健的目的,反而有损健康,这些都是药物养生所应注意者。

2. 针灸推拿

针灸推拿有疏畅经络气血,协调脏腑阴阳的作用,亦是中医养生保健的常用方法。《素问遗篇·刺法论》有"是故刺法有全神养真之旨,亦法有修真之道,非治疾也,故要修养和神也"之说,篇中并提出了针刺经脉以调畅人体气机,预防五运升降失常致病的防病保健方法。《千金要方·养性》则重视灸法的养生保健作用:"凡人自觉十日已上康健,即须灸三数穴,以泄风气。……勿以康健,便为常然,常须安不忘危,预防诸病也。"后世更常运用的膏肓灸、神阙灸(灸脐法)、三里(足)灸等保健灸法,其强壮身体,祛病保健效果亦甚显著。

推拿按摩运用一定的手法压按、推揉、拿捏体表部位,与针灸同样具有疏通经络气血、活动筋骨肌肉,进而调畅脏腑阴阳气机的健身防病作用。保健按摩可分为自我保健按摩和由按摩师施术推拿两类,前者自己按摩身体某些特定部位,常用者如面部按摩(包括眼、耳、鼻、口齿)、腹部按摩、足部按摩(包括涌泉穴按摩)等,其法简便易行,若能持之以恒,并遵循一定操作规范,可以收到良好的保健养生效果。由按摩师施术按摩者,亦称推拿,既有全身推拿,亦有某一特定部位者,如小儿的背部捏脊、掌部推拿等,由于手法比较专业,效果往往比较显著,但应根据不同受术者的体质特点,因人施术。

总而言之,中医养生方法贯穿于精神文化与物质生活的各个方面,内容丰富,形式多样,运用得当,可以发挥良好的保健防病、延年益寿、抗衰老的养生作用。

第三节　治未病理论

"治未病"不仅是养生保健和治疗疾病的方法和原则，而且作为中医学术的基本理念而贯彻于整个防治疾病的理论和实践之中，为古今医家所共同接受和遵循，一直有效地指导养生保健和防治疾病实践，至今更彰显其在医疗卫生保健事业中的突出作用和意义，成为当代医疗卫生工作的指导方针。

一、"治未病"理念的形成与确立

"治未病"理论渊源悠远，既是古代医家防治疾病的经验总结，同时亦蕴含古人对社会生活和治国智慧的结晶。从源流上看，这一理念的形成可溯源于中医理论形成之前，它既是古代人民对疾病危害性的认识和防治疾病实践的深刻体会，亦吸收了当时对于社会生活经验总结而形成的哲理认识。古人常把疾病与战争、社会祸乱联系起来，互相比况借鉴对付这些问题的策略和方法，故《国语·晋语八》有"上医医国，其次疾(治)人"之说。古代哲学中，如《周易·系辞传》谓"君子安而不忘危，存而不忘亡，治而不忘乱"、《周易·象传》亦谓"君子以思患而豫防之"；《老子》七十一章又谓"夫唯病病，是以不病"；《淮南子·说山训》则谓："良医者，常治未病之病，故无病；圣人者，常治未乱之患，故无患。"在《鹖冠子·世贤》中，更以寓言的形式，通过魏文侯与扁鹊对话提出了这一理念，并以之譬喻统治者治国(医国)的道理："扁鹊曰：长兄最善，中兄次之，扁鹊为最下。魏文侯曰：可得闻乎？扁鹊曰：长兄于病视神，未有形而除之，故名不出于家；中兄治病，其在毫毛，故名不出于闾；若扁鹊者，针血脉，投毒药，副肌肤，间而名出，闻于诸侯。……凡此者不病病，治之无名，使之无形，至功之成，其下谓之自然。故良医化之，拙医败之，虽幸不死，创伸股维。"凡此等，均是把治病的未病先防与治国的未乱先治联系起来，互相比况发明。在中医范畴中，"治未病"之说最早见于奠定其学术基础的医典《黄帝内经》中，亦将其与治理战争祸乱的"治未乱"相持并论："是故圣人不治已病治未病，不治已乱治未乱，此之谓也。夫病已成而后药之，乱已成而后治之，譬犹渴而穿井，斗而铸锥，不亦晚乎！"(《素问·四气调神大论》)可见，"治未病"理论，源自古人防治疾病实践中的直觉和经验，其后，这一理论引申于社会生活实践，成为带有深刻哲学意蕴的治国方略而更为彰显。

正因"治未病"理论源于医学实践而又延伸为一种处事谋略和治国理念，因此，在中医学术中更备受重视并进一步发挥完善，《内经》即从未病先防和已病防变的不同层次多次强调"治未病"的方法和意义；《难经》和《伤寒杂病论》亦从已病防变角度阐发这一理论，在《内经》的基础上将其确立为中医的基本治疗原则之一；其后从孙思邈的《千金方》到朱震亨的《丹溪心法》，历代医家莫不将"治未病"作为基本学术理念而奉为养生保健和防治疾病的圭臬，如《丹溪心法》专立"不治已病治未病"章，认为"与其救疗于有疾之后，不若摄养于无疾之先"，并指出"摄养于无疾之先"以"保身长全者，所以为圣人之道"；已病防变而"治病十全者，上工之术"。经过历代医家的弘扬和发挥，这一理论成为中医学术的精华，体现了中医在保健养生和防治疾病方面"防重于治"的特色，亦贯彻了中医学"以人为本"的基本观念。理解和掌握这一理论的深刻内涵,对预防和治疗疾病均有切实而重要的指导意义。

二、“治未病”的内涵和具体内容

(一)“治未病”的内涵

现代意义的“病”,古代称为“疾”,而“病”字的原本意义则是《说文解字》所解释的“病,疾加也”,即疾病加甚的意思。但“疾”与“病”(“疾加”)只是程度的差异而无明确区别,故后来通用不分而统称“疾病”,或均称之为病,即清代医家陆九芝在《世补斋医书·不谢方》中说:“疾、病二字,世每连称。然今人之所谓病,于古但称为疾,必其疾之加甚,始谓之病,病可通言疾,疾不可遽言病。”可见,“治未病”既指未病之前对健康的保养和维护,亦即内养正气和外避邪风的养生保健防病,亦包括既病之后对疾病的及时调治,促进其往康复方面转归,防止其蔓延恶化而对生命健康造成更大的伤害。前者为中医养生学和预防医学的主旨,而后者则为防治疾病的基本原则。

因此,“治未病”理论提示人们必须调摄、预防于平素健康无病之时,慎防疾病发生;积极及时调治于已病之际,促进疾病早日治愈;而在疾病初愈时,亦应慎为保养,康复正气,防止疾病复发或迁延痼结。其内涵的深远与广泛,可以说是对于所有人(健康人和患病者)以及所有人的整个生命过程(健康无病时和罹患疾病时),都具有重要指导意义的卫生保健原则和生活理念。

(二)“治未病”的具体内容

“治未病”理论包括了“未病先防”、“已病防变”和“瘥后防复”三方面内容,三者密切相关,互相羽翼,共同涵盖了中医养生学、预防医学和治疗学等学科范畴。

1. 未病先防——养生保健的“治未病”思想

“未病先防”是中医一贯强调的预防思想。自从《内经》倡“不治已病治未病”说法之后,历代均奉为养生保健的第一要旨,如《千金要方·养性序》的“是以至人消未起之患,治未病之疾,医之于无事之前,不追于既逝之后”、《丹溪心法·不治已病治未病》的“与其救疗于有疾之后,不若摄养于无疾之先”等,均是对未病先防的“治未病”理念的强调。

未病先防的要旨在于通过各种“内养外防”的综合调摄措施,慎避外来致病邪气侵害,调摄补养体内精气神,从而保持正气的旺盛充沛,促进身体健康。因此,从未病先防的角度来说,“治未病”理论又涵括了中医养生学说的要旨,前述养生学说的原则和方法,如法则自然以顺应四时阴阳变化、调摄精神以避免情志过激、房室有节以保养肾精、劳逸适度和饮食有节以护养脏腑形身,以至药食补益保健、气功武术和各种运动锻炼等各种内养正气的保健方法;以及慎调起居以外避邪风、预防意外伤害、除害灭病、预防接种等避邪防病措施,都是立足于“内养外防”的保健防病方法,而成为未病先防的基本内容和具体法则,择宜而用,综合调摄,可以收到良好的养生保健效果。

2. 已病防变——治疗疾病的“治未病”思想

已病防变,就是在疾病发生之后,积极、及时采取各种应对措施,防止病情的蔓延和恶化，促进疾病的痊愈和机体的康复。未病先防固然可以把疾病消弭于发生之前，是对付疾病的最理想的方法，但疾病作为一种异常的生命状态，不可能被全部控制或消除，对于整个人类群体来说，疾病乃是一种常见的、普遍的客观存在。因此，从养生保健角度来说，已病防变虽然是一种"退而求其次"的措施，但可以尽量减轻疾病对健康的伤害，仍具有重要的预防医学意义；而从治疗疾病的角度来说，预防病情的蔓延和恶化，更是提高疗效，尽快治愈疾病的关键所在，故而亦是历代医家所重视和强调的治疗原则，贯穿于各种疾病的防治实践之中。

综观《内经》有关"治未病"的内容，除了强调"不治已病治未病"的未病先防之外，《素问・八正神明论》尚有"上工救其萌牙（芽）……下工救其已成，救其已败"、《素问・阴阳应象大论》有"善治者治皮毛，其次治肌肤，其次治筋脉，其次治六腑，其次治五脏，治五脏者，半死半生也"之说，着重指出及早治疗，已病防变的意义，而《素问・刺热》篇更在论述五脏热病的"肝热病者左颊先赤，心热病者颜先赤，脾热病者鼻先赤，肺热病者右颊先赤，肾热病者颐先赤"诊候特征的同时，认为"病虽未发，见赤色治之，名曰治未病"，明确将已病防变作为"治未病"理论的主要内涵之一。而且，《灵枢・逆顺》讨论具有一定时间周期的反复发作性疾病的治疗时，亦提出："上工刺其未生者，其次刺其未盛者，其次刺其已衰者也。下工刺其方袭者，与其形之盛者，与其病之与脉相逆者。故曰：方其盛也，勿敢毁伤，刺其已衰，事必大昌。故曰：上工治未病，不治已病，此之谓也。"把"刺其已衰"亦作为"治未病"的一项内容，是因为对于间歇性发作的疾病来说，施治于发作之后（已衰）实际亦就是在再次发作之前的早期治疗，既可避免与病邪直接对抗以造成身体的毁伤，亦可以用看似后发制人的手段收到先发制病的效果，因此亦是一种特殊情况下"治未病"的措施和策略。由此可见，通过《内经》的阐释发明，"治未病"理论的已病防变内涵已经得到确立和充实。其后，《难经・七十七难》和《金匮要略・脏腑先后病脉证并治篇》更以"所谓治未病者，见肝之病，则知肝当传之与脾，故先实其脾气，无令得受肝之邪，故曰治未病也"之说，从治疗法则的角度对这一理论做了深刻而又具体的发挥，"治未病"遂以未病先防更加已病防变的双重内涵加入中医治疗原则的行列之中。

治疗疾病过程中的已病防变，贯穿于辨证论治过程理法方药各个环节之中，《伤寒论》重视救护阳气和重视顾护胃气的治疗思想、温病学说重视顾护阴精的"存得一分津液便有一分生机"的说法等，亦都源于已病防变思想而为临床防治疾病时所遵循的基本法则。临床上，已病防变既运用针灸药物等各种治疗手段以"先安其未受邪之地"，阻止病情蔓延发展，更包括饮食宜忌、慎避风寒等诸多病中将息调养和护理法则，如《伤寒论》于桂枝汤证中提出"禁生冷、黏滑、肉面、五辛、酒酪、臭恶等物"、《千金要方》卷七谓"凡脚气之病，极须慎房室、羊肉牛肉……并忌大怒，唯得食粳粱粟米、酱豉葱韭薤、椒姜橘皮……又大宜生牛乳、生栗子"等所言的病中饮食宜忌，又如儿科强调麻疹患儿病中必须慎避风寒以预防疹毒内陷迫肺致喘（麻疹并发肺炎）等，都是立足于已病防变原则的调养护理措施。总之，扶正祛邪，外避邪风，内养正气，同样是已病防变的关键和要领。

3. 瘥后防复——病后防病的"治未病"思想

"瘥后"，指疾病初愈的阶段，其时病人经过所患疾病的伤害，气血精神未充，脏腑功能尚未健旺，余邪亦可能稽留未清，若不慎为预防，则旧病容易复发，或重感新邪而续发它病。而且，由于"瘥后"病人正气虚弱、抗病力低下的体质特点，若旧病复发或重新感邪致病，病情常因而更为危重复杂或者缠绵难愈,对人体健康造成更大损害,故瘥后防复亦是中医养生防病所重视和强调的原则性问题,并且与已病防变和未病先防密切相关。盖因作为疾病初愈的“瘥后”阶段,虽然尚未完全康复,但已脱离原先的疾病状态,故预防瘥后复病,是在疾病初愈这一特殊状况下的“未病先防”;即使把“瘥后”当作原有疾病康复阶段的终末期,则“瘥后防复”亦可视为防止病情再度变化的“已病防变”。因此作为病后防病康复措施,瘥后防复同样亦是“治未病”题中应有之义及基本内涵之一。

《内经》虽未直接将瘥后防复列为“治未病”的内容,但已在《素问·热论》篇中论及了瘥后复病及其防治问题,认为“热病少愈,食肉则复,多食则遗”,并提出“视其虚实,调其逆从”治疗法则。其后,历代医家对此甚为重视,并在长期的实践过程中,积累了预防瘥后复病的丰富经验,张仲景在《伤寒论》中立“辨阴阳易瘥后劳复病脉证并治”篇专门讨论伤寒瘥后复病与治疗,《诸病源候论》更对伤寒、时气病、热病、温病等的复病做了详细的论述,明清时期,不论伤寒学派还是后起的温病学派,亦以外感热病的瘥后复病作为重点,进行深入研究并多有深刻发挥,预防瘥后复病遂成为不仅为医家所必具,而且为病家调护时所重视的共识。

从发病情况来说,瘥后复病主要有感邪复病、劳复、食复及药复等情况,吴又可《温疫论·劳复食复自复》篇尚提出了瘟疫病的“自复”问题:“若无故自复者,以伏邪未尽,此谓自复。”其中感邪复病系因瘥后正气尚未康复,抗邪能力低下而易再次感邪致病,其预防措施同样必须秉承“内养外防”的基本原则,一方面是扶助正气以提高其抗邪能力,另一方面是调适起居以外避邪风侵袭。劳复则包括劳力、劳心及房劳过度等而致的复病,瘥后病邪方除,正气尚未康复,体内阴阳平衡尚处于不稳定状态,生活起居必须慎为调摄,避免劳力、劳心过度并慎戒房劳以保养阴阳气血,预防劳复致病。特别是防止房劳复病,最为历代医家所重视,《千金要方·卷十劳复》即有“病新瘥,未满百日,气力未平复而以房室者,略无不死”之说,虽然未免言之太过,但亦确宜慎防。食复则因疾病初愈,胃气薄弱,饥饱失宜或五味偏嗜、过食膏粱甘肥,或误食“发物”,以致郁热内积或脏气失衡而复病,因此,其预防必须重视病后饮食调养,食饮有节,避免饱食过度及过食辛辣甘肥厚味,同时适当注意“忌口”。药复则是瘥后用药失宜而致,特别是病人每因疾病初愈,体质尚虚而喜欢服用补益药物以冀正气尽快康复,但若用药失当,急图见功而误补、滥补,或瘥后余邪未清而过早进食温补腻滞,则所用药物非但不能扶正补虚,反而引起体内阴阳失衡、脏腑气血失调而致复病,或者因药不补虚而反助邪复炽,或邪气淹滞而余热羁留不清。预防之法为瘥后调补必须辨证用药,使药能补正而不助邪,同时亦须稳妥缓图而勿迭施峻补。此外,七情过激亦可能引起瘥后复病,因此,疾病初愈之际,亦须慎戒情志过激,避免喜怒悲忧太甚而劳伤心神,扰乱脏腑气机而致病。而按《温疫论》所言,因“伏邪未尽”而致瘟疫自复者,又“当问前得某证,所发亦某证,稍与前药,以撤其余邪,自然获愈。”

未病先防、已病防变、瘥后防复,构成了“治未病”理论的基本内容。由此可见,作为中医防治疾病基本原则的“治未病”理论,包括了这三方面内容而贯穿于养生保健和预防、治疗、康复疾病的整个过程之中,成为确立和采取各种养生保健措施和防治疾病方法的指导原则。

三、“治未病”理论的学术意义

“治未病”是中医在认识人体生命活动、疾病本质及人病之间复杂关系的基础上形成的基本学术理论，深刻地体现了中医“以人为本”的人文关怀精神和积极主动对付疾病的态度，不仅是中医学术理念和学术特色的精华和结晶，亦为防治疾病、保障人民健康的卫生事业作出切实而重大的贡献。

（一）“治未病”是一种先进的医学理念

“治未病”贯彻了中医防重于治、寓防于养、防治一体等防患于未然的学术思想，这种思想对以维护健康、防治疾病为根本任务的医学科学来说，至今仍是一种切实可行的先进医学理念。

1.“防重于治”的医学理念

“上工治未病”，“治未病”作为中医对付疾病的最高境界和最佳方法，体现了预防为主、防重于治的医学理念。无论是未病先防、还是已病防变，虽然是以“防”为主，但均以先发制人的主动态势积极对付疾病，将疾病控制于发作或者恶化之前，即《千金要方》所谓“是以至人消未起之患，治未病之疾，医之于无事之前，不追于既逝之后”者。这种通过防患于未然的措施和方法，避免或减少疾病对人体的伤害，保障生命健康的防重于治的医学理念无疑是先进的、科学的。

2.“养防结合”的预防医学思想

防病和治病是医学的两大根本任务，“治未病”理论不仅强调防重于治的预防医学思想，而且在防病的具体措施方面，又在保健的大前提之下将防病与养生有机地融合起来，造就了中医预防医学的独特特色。从防病角度来说，预防疾病的发生，避免疾病的蔓延和恶化，防止或减轻其对人体的伤害，可以保障健康，保养生命，是养生的重要内容和方法；而从养生角度来说，通过保养调摄正气的各种养生方法，又能够提高正气的抗邪能力而预防疾病的发生，亦能够增强正气对疾病的控制和耐受能力而防止其蔓延、恶化，是防病的最有效措施。总之，在中医学中，养生可以防病又必须防病，防病必须养生又有益于养生，两者互相包涵，互相为用，既形成了以保健卫生为主体内容、以重视个人防护为重点的中医预防医学思想，又构建了以“内养正气，外避邪风”为主旨的中医养生学说，而两者均以“治未病”为其理论核心，通过这一理论而互相沟通、融合。

3.“防治一体”的治疗学思想

“治未病”既是养生防病的核心理论，又是治疗疾病的基本原则，养生防病与治疗疾病统一于“治未病”的范畴之中。因此，在具体运用时，治疗疾病的理论和方法不仅用为已病防变的措施和手段，而且其中不少亦普遍用于保健养生之中，形成了诸如保健灸、保健按摩、药物补益等独具特色的针药养生保健方法。另一方面，不少养生保健方法亦同样用以作为治疗疾病的重要手段，例如，谷肉果菜本来是保养生命的必需品，但药食同源，亦常用于疾病的治疗，故《素问·藏气法时论》谓：“毒药攻邪，五谷为养，五果为助，五畜为益，五菜为充，气味合而服之，以补益精气。”《素问·五常政大论》论毒药治病的法度时亦有“谷肉果菜，食养尽之”之说。又如气功本来是养生锻炼的方法，近代亦常用为治疗治病的有效手段。这些都说明，基于“治未病”的理念，中医将预防与治疗融为一体，防中有治，治中有防，以防为治而又用治于防，同气相求、同声相应而互相为用。

"治未病"理论以未病先防、已病防变、瘥后防复的内容涵盖于所有人的整个生命过程之中，实际亦就是规范了医学的根本目的和基本任务，把对生命的保养和对疾病的防治融为一体。这种养、防、治一体贯通，对所有生命的整个过程负责的医学理念，充满了"以人为本"的人文精神，无疑是先进的、值得师法和推广的。

（二）"治未病"理念的人文哲学意蕴

从文献角度看，"治未病"理念的提出，虽然见于战国诸子著作而早于中医的第一部典籍《内经》，但从学术渊源来说，仍然是源自于古代医家的临床体验和学术智慧。由于人体的健康（未病）与疾病、国家的治与乱、战争的胜与负、处事的成与败，是一个动态的转化过程，且与人力的干预得宜与否密切相关，有可供类比之处，而"治未病"作为对疾病干预方式，以其合理性和令人信服的效果引起古代思想家的重视和深入研究，从中发掘出深刻的人文哲学意蕴并作为治理国家、谋划战争以至处理复杂事件的范例。

在治国理念方面，古人把国家的治与乱类比于健康与疾病，从"治未病"引申出"治未乱"的治国方略，认为将社会的不稳定因素消弭于出现或激化之前是最佳的治国方略。《管子·牧民》的"唯有道者能备患于无形，故属不萌"、《淮南子》的"良医者，常治未病之病，故无病；圣人者，常治未乱之患，故无患"等，都是以"治未病"的未病先防为例证，说明治国的要略在于未乱先治，防患于未然。前述《鹖冠子》所言扁鹊三兄弟故事，亦是借"治未病"以引申发挥治理国家的理念。在战争的谋略方面，《内经》已经把"斗而铸锥，渴而掘井"作为反面教材说明"治未病"的意义，实际就是把战争的准备和谋划与"治未病"联系起来，认为战争前的充分准备和周密筹划，是操得战争的主动权，克敌制胜的保证。《孙子兵法·始计》认为："夫未战而庙算（战前的军事谋划会议）胜者，得算多也；未战而庙算不胜者，得算少也。多算胜，少算不胜，而况于无算乎。"即强调战前预先谋划，有备无患的重要性，可以说是未病先防的另一引申义。在处事态度方面，诸如《周易》的"君子以思患而豫防之"（《象传·既济》）、"君子安而不忘危，存而不忘亡，治而不忘乱，是以身安而家国可保也"（《系辞传·下》）；《老子》的"其安易持，其未兆易谋，其脆易泮，其微易散。为之于未有，治之于未乱"（《六十四章》）、"夫唯病病，是以不病。"（《七十一章》）等，亦均是基于"治未病"理念而提出为人处世态度。

总之，"治未病"以其所蕴含的忧患意识、预防思想和先机势态等深刻哲学意蕴而为古代思想家所重视和发挥，被视为大至治理国家，小至立身处事的指导思想。而通过古代哲学家的强调和发挥，这一思想更以其正确性和权威性而为古代医家所普遍接受和遵循，成为中医一以贯之的基本学术理念，并使中医学术更加具有深刻而又鲜明的人文精神和哲学意蕴。

（三）"治未病"理论的实践意义

"治未病"理论2000多年来一直作为中医对付疾病、维护健康的基本策略，贯彻于养生保健、防治疾病的整个医学实践过程之中，为中医医疗卫生事业作出卓越贡献。在医学高度昌明发达但医疗卫生保健工作仍然复杂艰难的今天，"治未病"理念的推广和运用更有其实际意义和广阔前景。

医学的最根本目的和任务就是维护生命健康，从这一角度来说，治疗疾病只是维护生命健康的手段，未雨绸缪，防止疾病的发生和危害才是更主动、更根本的策略和方法。"治未病"所提倡的"与其救疗于有疾之后，不若摄养于无疾之先"的未病先防理念，无疑是医学的最高境界，特别是其以养（生）为防（病），寓防于养，养防一体的养生防病观念和措施，既能有效地预防和控制疾病，更直接增强体质，提高健康水平和生活质量。这种立足于以人为本的预防医学思想，既充满对生命的关怀和爱护，又确有成效，具有普世价值，仍然是当代预防医学的基本思想和指导方针，而其重视个人防护调养的养生保健措施，与西医的强调公共卫生、免疫预防的方法，亦正好互相配合、互相补充而相得益彰。

在治疗疾病方面，"治未病"所倡导的已病防变、瘥后防复等原则，能够防止病情的蔓延、恶化，提高治疗效果，减少疾病对健康的危害，这种积极、主动的治疗思想，对辨证论治疾病同样具有根本的指导意义，至今仍然是临床上必须遵循的基本治疗原则。

总之，"治未病"立足于以人为本的疾病观和防治思想，以其防重于治、养防一体、防治结合等理论和方法，把作为医学基本任务的防治疾病融合于维护生命健康这一更高目标之中，确立了中医以保健医学为特色的医学模式。这种医学模式已经为中华民族的繁衍健康作出了卓越贡献，亦证明了其理念的正确性和医疗实践中的卓著效果。当代医学面对实现"人人保有健康"这一宏伟目标的艰巨任务，"治未病"所提倡的保健医学模式是实现这一目标的有效途径，值得我们深入研究和发扬、推广。

附篇 五运六气学说简介

五运六气学说是中医学术的奇葩，是具有鲜明中医特色的医学气象学和疾病预测学。自从《内经》提出这一学说并建立颇为完整的推算方法之后，曾经盛行于宋元时期，其后随着气候和疾病发生流行情况的变化，以及中医辨证论治体系的发展完善，加上五运六气推算的方法颇为复杂，非精心推究者难以探其奥旨，得其精微，因此，明清以来，学界的见解和体验互有差异，评价不一，该学说亦时有兴替。近年，在防治“非典”、“禽流感”等暴发性疫病的背景下，这一学说再次受到关注和重视。本篇通过对五运六气学说的简单介绍，阐明其基本学术原理和推算方法，为了解和进一步学习、研究这一学术理论提供参考。

一、五运六气学说的基本学术原理

五运六气学说是在中医“人与天地相参应”整体观念指导下，着眼于天地自然的运动变化，特别是气候变化对人以及发生于人身上的疾病的影响，运用当时的天文、历法、物候、地理、乐律等科学知识，并以带有浓厚数理哲学内涵的阴阳五行、天干地支等为工具，通过独特的推算方法研究气候变化规律，总结、估测一定时期内气候变化情况，再从气候与疾病相关的角度阐明疾病发生及发展变化趋势。从推算方法来说，其研究思路为：

气候随时间的变化而变化，这种变化在一定时间段节内具有相对稳定的变化规律；

气候的变化影响疾病的发生和发展变化，可以从气候变化预测未来时段的疾病发生、发展变化趋势。

因此，研究气候与时间、疾病与气候的相关关系，就可以建立“时间→气候→疾病”关系模式，作为预测疾病发生及发展变化趋势的根据。

运气学说就是根据这一研究思路，通过一系列的天文气象和流行病学研究，建立了以干支甲子为时间单位，以气候的五运、六气变化为中介，从时间推算未来时段疾病发生及发展变化情况，亦就是把疾病视为以时间为变量的线性函数 $y=f(x)$（y：疾病；x：时间），通过分析疾病与时间的线性函数关系以估测发病趋势的疾病预测方法。

人生活于天地自然之中，并在漫长的进化过程中形成了顺应天地阴阳变化的“天人合一”生命节律，“能（合）一者不病，不能一者病”（恽铁樵《群经见智录·四时为主》）。天地气交所产生的风寒暑湿燥火气候环境，既是人类的生存条件，又是引起疾病，影响疾病发展变化的重要因素。作为生命活动失常状态的疾病，其发生与发展变化与气候密切相关，这是中医在“人与天地相参应”整体观念指导下形成的基本认识，亦是疾病本质的客观反映。自然界阴阳消长所出现的四时气候，其常其变，都是由自然力所主宰的天地阴阳运动变化的结果，固然有其不可逆转性和神秘性，但亦具有一定的规律性和可预测性。古代医家通过长期天文、气象、物候观测，并对所积累的观察资料进行分析研究，建立了以具有阴阳五行内涵的干支甲子为基础的五运六气推算方法，在一定程度上揭示了气候变化的周期性规律，成为古代预测气候和疾病的基本模式和方法。

在现代人看来，运气学说由于运用阴阳五行、干支甲子而带有一定的神秘色彩，因此，一些人视之为迷信术数而否认其深刻的科学内涵。什么是科学？科学就是对自然界和人类社会的客观规律的揭示和阐释。运气学说揭示了疾病与气候的相关关系，并根据气候变化的周期性规律预测疾病的发生、发展变化趋势，为中医预防和治疗疾病提供预警和指导，尽管它是用阴阳、五行、天干地支等带有五行术数色彩的概念加以表述和推算，其方法还比较朴素、粗糙，其对气候和疾病预测结果的精准度还有待进一步提高，但其基本学术原理中却蕴含着丰富而深邃的科学内涵。

二、五运六气学说的基本概念和推演方法

五运六气学说是以阴阳五行为理论框架，以干支甲子为推算工具，按照一定的规则和方式进行推算以估测未来气候变化趋势，并根据可能发生的气候变化，进而预测某一时段的疾病发生和流行情况的一门学问。由于其推算方法比较复杂，涉及的学科层面比较广泛和深奥，因此，历来被视为难以理解和掌握的学术理论，但若了解其基本概念和运算法则，亦不难理解其学术内涵，掌握其推算方法。

（一）天干地支和六十甲子

天干地支又称十天干和十二地支，或简称干支，是中国古代历法用以纪时（年、月、日、时）的传统方法，亦是运气学说用以推演五运六气的重要工具。《素问·六微旨大论》说："天气始于甲，地气始于子，甲子相合，命曰岁立。"它指出由天干和地支互相搭配所构成的六十甲子，即为一个完整的五运六气周期。

1. 十天干

十天干为甲、乙、丙、丁、戊、己、庚、辛、壬、癸，其中属奇数的甲、丙、戊、庚、壬称阳干；属偶数的乙、丁、己、辛、癸称阴干。同时，十天干又分别配属五行：甲乙属木，丙丁属火，戊己属土，庚辛属金，壬癸属水。

2. 十二地支

十二地支为子、丑、寅、卯、辰、巳、午、未、申、酉、戌、亥。与十天干同样，该十二支亦有阴阳之分，其中子、寅、辰、午、申、戌称阳支，丑、卯、巳、未、酉、亥称阴支。而十二支与五行的配属关系则是：寅卯属木，巳午属火，申酉属金，亥子属水，辰戌丑未则同属于土。

3. 六十甲子

把十天干和十二地支按阳干配阳支、阴干配阴支的原则互相搭配，则构成了以甲子开始，以癸亥结尾的六十个单元，称"六十甲子"（附表1）：

附表 1　六十甲子表

甲子	乙丑	丙寅	丁卯	戊辰	己巳	庚午	辛未	壬申	癸酉
甲戌	乙亥	丙子	丁丑	戊寅	己卯	庚辰	辛巳	壬午	癸未
甲申	乙酉	丙戌	丁亥	戊子	己丑	庚寅	辛卯	壬辰	癸巳
甲午	乙未	丙申	丁酉	戊戌	己亥	庚子	辛丑	壬寅	癸卯
甲辰	乙巳	丙午	丁未	戊申	己酉	庚戌	辛亥	壬子	癸丑
甲寅	乙卯	丙辰	丁巳	戊午	己未	庚申	辛酉	壬戌	癸亥

上述六十甲子构成了一个计时周期,该周期可以循环使用,如癸亥之后又继以甲子而再次重复。在传统历法中,六十甲子主要用以纪年和纪日,但亦可用以纪月和纪时(辰)。干支纪日法历史悠久,在先秦时期已经广泛运用,而用以纪年则是到了东汉时期(公元 83 年)才正式推行。一般纪月和纪时辰则常用十二支,但在某些特殊情况下,如针灸的子午流注和灵龟八法等,亦须更为精确的干支合用以纪述时辰。

(二) 十干纪运和五运推演

五运和六气的推算是运气学说的关键内容,而五运又是根据干支纪年中的年干加以确定。

1. 十干化运和五音建运

(1) 十干化运:根据年干以确定该运气年的五运所属,称“十干化运”。“十干化运”的规律为:“甲己之岁,土运统之;乙庚之岁,金运统之;丙辛之岁,水运统之;丁壬之岁,木运统之;戊癸之岁,火运统之。”(《素问·天元纪大论》)即甲年和己年为土运,乙年和庚年为金运,丙年和辛年为水运,丁年和壬年为木运,戊年和癸年为火运。但十干所化的五运还有“太过”和“不及”之别,其中阳干所化之运为“太过”,阴干所化之运为“不及”(附表 2)。

附表 2　十干纪运表

五运	土	金	水	木	火
阳干	甲	庚	丙	壬	戊
阴干	己	乙	辛	丁	癸

由上可见:十干所化的五运与十干的五行属性不同,按《内经》所言,十干化五运的规律是古代根据天象观察而得出,但亦可以认为是从土运开始,按相生关系排列,分别配属甲乙丙丁戊、再重配己庚辛壬癸而成。

(2) 五音建运:五运及其太过、不及由十干决定,古人为了表述的方便,又以古代音乐中与五行具有配属关系的宫商角徵羽五音来代表它:宫音建土运,商音建金运,羽音建水运,角音建木运,徵音建火运,称“五音建运”。五运的太过、不及在五音建运中分别称为“太”和“少”(附表 3)。

附表 3　五音建运太、少表

土运		金运		水运		木运		火运	
甲	己	乙	庚	丙	辛	丁	壬	戊	癸
太宫	少宫	少商	太商	太羽	少羽	少角	太角	太徵	少徵

太为太过，少为不及。阳干之年其主运为“太”（如甲年为太宫），阴干之年主运为“少”（如己年主运为少宫）。

2. 岁运

岁运是主持当年的五运之气，又称中运、大运。各年的岁运由该年的年干所决定，如甲年、己年的岁运为土运，乙年、庚年岁运为金运，丙年、辛年岁运为水运，丁年、壬年岁运为木运，戊年、癸年为火运。

岁运有太过、不及之分。阳干之年为岁运太过，阴干之年为岁运不及。如甲年和己年都为土运，但甲年为土运太过，称“太宫”；己年为土运不及，称“少宫”，余类推。但岁运太过而被当年司天之气所抑，或岁运不及而得当年司天之气的资助，则为平气之年，称为“正宫”、“正商”等。

岁运主一年之气，一年一运，按五行相生次序轮转，其交运时间为前一农历年的大寒日。因此，运气学说的运气年是从二十四节气的大寒节交司时刻为起始，这是其与传统农历不同之处。但受岁运太过、不及的影响，交运时间有先后：“运太过则其至先，运不及则其至后，此候之常也。”（《素问·六元正纪大论》）一般认为岁运太过之年提前于大寒节前十三日交运，不及之年则推迟到大寒节后十三日交运。

3. 主运

运气学说把一年分为五个时间段，称为“五运”，每运主令 73.05 日（365.25÷5=73.05）。主运即指主一年五个时段的五运之气。主运年年相同，但还有太（太过）、少（不及）之别，其确定方法如下：

（1）五步推运：把一年分为五运，称为初运、二运、三运、四运、终运。每年主运的五步从木运开始，按相生次序配属五行：初运为木运，二运为火运，三运为土运，四运为金运，终运为水运，年年如此。

（2）太少相生：在一年主运的五步中，太过、不及互生（互相更替），而确定一年主运五步的太、少则以该年中运之太或少为基准，然后按太少互生关系上推、下推，实际上亦就是从当年中运（岁运）的太过（“太”）、不及（“少”），按太生少、少生太的太少相生规则上推该年主运初运的太过或不及，然后根据初运的“太”与“少”，依次下推其余各运的太过和不及（附表4）。

附表4　主运太少相生表

年干	初运（木）	二运（火）	三运（土）	四运（金）	终运（水）
甲年	太角←	少徵←	[太宫]→	少商→	太羽
己年	少角←	太徵←	[少宫]→	太商→	少羽
乙年	太角←	少徵←	太宫←	[少商]→	太羽
庚年	少角←	太徵←	少宫←	[太商]→	少羽
丙年	太角←	少徵←	太宫←	少商←	[太羽]
辛年	少角←	太徵←	少宫←	太商←	[少羽]
丁年	[少角]→	太徵→	少宫→	太商→	少羽
壬年	[太角]→	少徵→	太宫→	少商→	太羽
戊年	少角←	[太徵]→	少宫→	太商→	少羽
癸年	太角←	[少徵]→	太宫→	少商→	太羽

（3）交运时刻：主运五步平分主持一年365.25天（一个太阳年的周期），每运主七十三天零五刻（1天=100刻），因此，每年各运的交运日相同但时刻不同（附表5）。

附表5　主运五步交运时刻表

年支＼主运	初运	二运	三运	四运	终运
子、辰、申	大寒日寅初初刻起	春分后13日寅正1刻起	芒种后10日卯初2刻起	处暑后7日卯正3刻起	立冬后4日辰初4刻起
丑、巳、酉	大寒日巳初初刻起	春分后13日巳正1刻起	芒种后10日午初2刻起	处暑后7日午正3刻起	立冬后4日未初4刻起
寅、午、戌	大寒日申初初刻起	春分后13日申正1刻起	芒种后10日酉初2刻起	处暑后7日酉正3刻起	立冬后4日戌初4刻起
卯、未、亥	大寒日亥初初刻起	春分后13日亥正1刻起	芒种后10日子初2刻起	处暑后7日子正3刻起	立冬后4日丑初4刻起

4. 客运

客运指一年中由岁运（中运）决定的五运变化。客运虽然与主运同样分为五步，但不同的是，客运以当年的岁运为初运，按相生次序交替，年年不同。客运加临于主运之上，年年不同，如客人之来去，故称。而每年客运五步亦同样按太少相生规则决定其太过、不及，例如，甲年土运太过，故客运初运为太宫；己年土运不及，故客运初运为少宫。余下各运则按太少相生类推（附表6）。

附表6　客运五运太少相生表

	初运	二运	三运	四运	终运
甲年	土（太宫）→	金（少商）→	水（太羽）→	木（少角）→	火（太徵）
己年	土（少宫）→	金（太商）→	水（少羽）→	木（太角）→	火（少徵）
乙年	金（少商）→	水（太羽）→	木（少角）→	火（太徵）→	土（少宫）
庚年	金（太商）→	水（少羽）→	木（太角）→	火（少徵）→	土（太宫）
丙年	水（太羽）→	木（少角）→	火（太徵）→	土（少宫）→	金（太商）
辛年	水（少羽）→	木（太角）→	火（少徵）→	土（太宫）→	金（少商）
丁年	木（少角）→	火（太徵）→	土（少宫）→	金（太商）→	水（少羽）
壬年	木（太角）→	火（少徵）→	土（太宫）→	金（少商）→	水（太羽）
戊年	火（太徵）→	土（少宫）→	金（太商）→	水（少羽）→	木（太角）
癸年	火（少徵）→	土（太宫）→	金（少商）→	水（太羽）→	木（少角）

（三）十二支纪气和六气推演

六气原本指风、热（君火）、暑（相火）、湿、燥、寒六种气候类型，运气学说以其命名一年中具有该六种气候特征的六个时间段节，并以三阴三阳作为其标识，称为厥阴、少阴、少阳、太阴、阳明、太阳。与五运同样，六气亦有主气和客气之分，通过主、客气之间的加临情况研究气候的变化。

1. 十二支化气及六气交司时刻

六气由干支纪年中的年支决定，称“十二支化气”。其化生次序是：“子午之岁，上见少阴（君火）；丑未之岁，上见太阴（湿土）；寅申之岁，上见少阳（相火）；卯酉之岁，上见阳明（燥金）；辰戌之岁，上见太阳（寒水）；巳亥之岁，上见厥阴（风木）。”（《素问·天元纪大论》）

六气与十二支对应关系中又有正化、对化之分：厥阴风木正化于亥，对化于巳；少阴君火正化于午，对化于子；少阳相火正化于寅，对化于申；太阴湿土正化于未，对化于丑；阳明燥金正化于酉，对化于卯；太阳寒水正化于戌，对化于辰。其中正化年为主令之正支，对化年主令之支则为正支的对冲，故有“正司化令之实，对司化令之虚”（《类经图翼·运气下》）之说。

在一个运气年中，六气从大寒日开始，每气各主令四个节气（共60.875天），分别称为初之气、二之气、三之气、四之气、五之气、终之气。各气的交司时刻随年支的不同而不同（附表7）。

附表7　六气交司时刻表

六气 / 年支	初之气	二之气	三之气	四之气	五之气	终之气
子、辰、申	大寒日寅初初刻	春分日子正初刻	小满日亥初初刻	大暑日酉正初刻	秋分日申初初刻	小雪日午正初刻
丑、巳、酉	大寒日巳初初刻	春分日卯正初刻	小满日寅初初刻	大暑日子正初刻	秋分日亥初初刻	小雪日酉正初刻
寅、午、戌	大寒日申初初刻	春分日午正初刻	小满日巳初初刻	大暑日卯正初刻	秋分日寅初初刻	小雪日子正初刻
卯、未、亥	大寒日亥初初刻	春分日酉正初刻	小满日申初初刻	大暑日午正初刻	秋分日巳初初刻	小雪日卯正初刻

2. 六气的“标、本、中气”

十二支所化的六气称为“本”，又以“三阴三阳”为其标识，而以其互为表里之气为“中见之气”（中气），合称“标、本、中气”。《素问·六微旨大论》谓：“少阳之上，火气治之，中见厥阴；阳明之上，燥气治之，中见太阴；太阳之上，寒气治之，中见少阴；厥阴之上，风气治之，中见少阳；少阴之上，热气治之，中见太阳；太阴之上，湿气治之，中见阳明。所谓本也，本之下，中之见也，见之下，气之标也。”六气与十二支的配属及三阴三阳的标、本、中气关系见附表8：

附表8　十二支纪气与三阴三阳标本中气表

十二支	巳亥	子午	寅申	丑未	卯酉	辰戌
本	风木	（君火）	相火	湿土	燥金	寒水
中气	少阳	太阳	厥阴	阳明	太阴	少阴
标	厥阴	少阴	少阳	太阴	阳明	太阳

其中之风、热、暑、湿、燥、寒为六气的本质属性，故称为“本”；三阴三阳则是与上述“五音建运”中用角、徵、宫、商、羽五音代表五运同样，用以作为六气的标识，故称为“标”；至于“中见之气（中气）”，则是与“标”具有互相表里关系的三阴三阳之气。

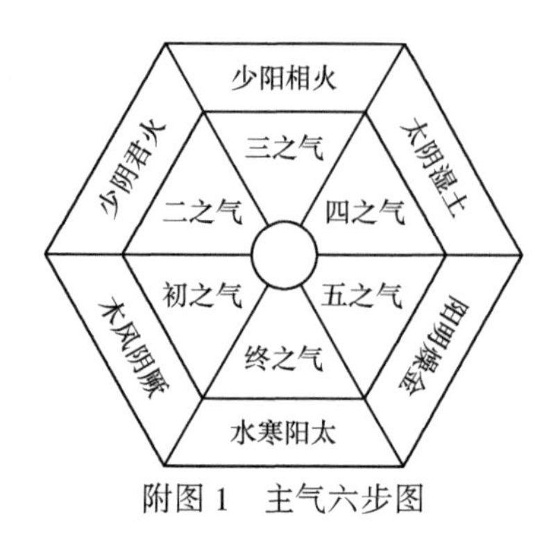

附图1　主气六步图

3. 主气

主气指正常情况下，分别影响一年六个时间段节（六步）的气候的风、热（君火）、暑（相火）、湿、燥、寒之气。主气静而守位，每年从大寒日起，初之气为厥阴风木，二之气为少阴君火，三之气为少阳相火，四之气为太阴湿土，五之气为阳明燥金，终之气太阳寒水，称为主气六步主令，主气六步年年相同，终而复始，反映了一年中的正常气候变化（附图1）。

4. 客气

客气指在天之六气随干支年运的不同而表现出来的盛衰变化。客气与主气同样分为六步，但年年不同，如客人一样加临于主气之上，故称“客气”。在运气学说中，客气以三阴三阳表述，其排列亦按照厥阴风木（一阴）、少阴君火（二阴）、太阴湿土（三阴）、少阳相火（一阳）、阳明燥金（二阳）、太阳寒水（三阳）为次序，但根据由地支决定的值年之气分为司天、在泉及其左右间气，分别加临于主气之上（附图2）。

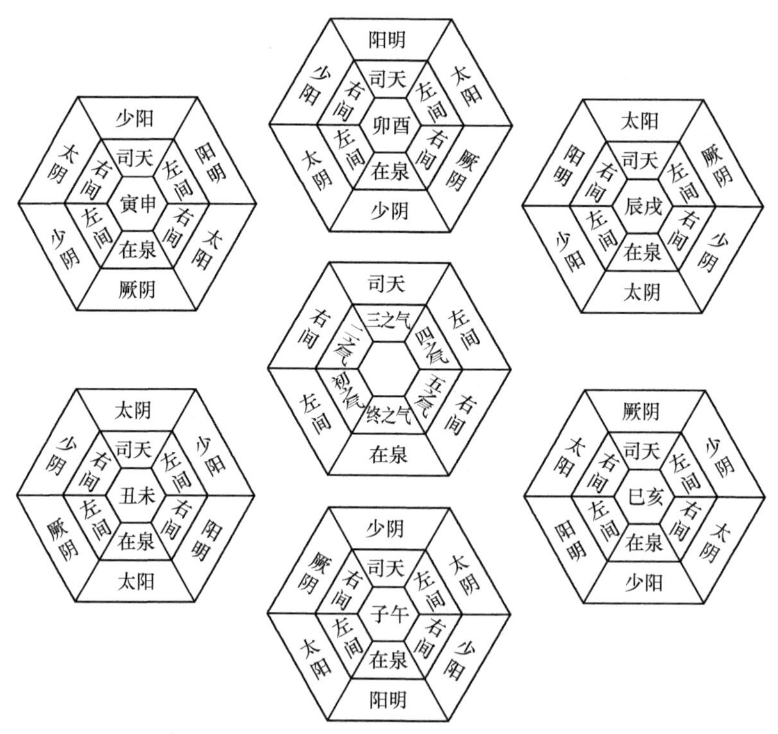

附图2　六气司天在泉左右间气图

（1）司天：轮值主司天气之气，故又称“天气”。司天位于正南方上位（三之气），由值年之气所决定：子午年为少阴司天，丑未年为太阴司天，寅申年为少阳司天，卯酉年为阳明司天，辰戌年为太阳司天，巳亥为厥阴司天。

（2）在泉：在司天之气正下方（北方，终之气），又称“地气”。在泉与司天总是一阴一阳、二阴二阳、三阴三阳固定相对，故厥阴风木（一阴）司天则少阳相火（一阳）在泉，少阴君火（二阴）司天则阳明燥金（二阴）在泉，太阴湿土（三阴）司天则太阳寒水（三阳）在泉，少阳相火（一阳）司天则厥阴风木（一阴）在泉，阳明燥金（二阳）司天则少阴君火（二阴）在泉，太阳寒水（三阳）司天则太阴湿土（三阴）在泉。

（3）左右间气：分别位于司天和在泉左右两侧的六气，即《素问·至真要大论》所说的“司左右者，是谓间气也。”由于司天坐南面北，在泉坐北面南，故其左右间气的位置不同：厥阴司天则左间为少阴，右间为太阳；少阴司天则左间为太阴，右间为厥阴；太阴司天则左间为少阳，右间少阴；少阳司天则左间为阳明，右间为太阴；阳明司天则左间为太阳，右间为少阳；太阳司天则左间为厥阴，右间为阳明。少阳在泉则左间为阳明，右间为太阴；阳明在泉则左间为太阳，右间为少阳；太阳在泉则左间为厥阴，右间为阳明；厥阴在泉则左间为少阴，右间为太阳；少阴在泉则左间为太阴，右间为厥阴；太阴在泉则左间为少阳，右间为少阴。就是说：司天的右间是二之气，左间是四之气；在泉的右间是五之气，左间是初之气（附图2）。

司天、在泉同主一年之气，司天主上半年，在泉主下半年。即《素问·六元正纪大论》所说的“岁半之前，天气主之；岁半之后，地气主之。”而左右间气则影响其所主令之时的气候。

5. 客主加临

每年轮值的客气分六步分别加临于年年不变的主气六步之上。

加临方法：将司天之气加临于主气三之气上，在泉之气加临于主气的终之气上，其余四个间气依次相加。如丁卯年的客主加临情况为：初之气客气太阴湿土加临于主气厥阴风木之上，二之气少阳相火加临于少阴君火，三之气阳明燥金加临于少阳相火，四之气太阳寒水加临于太阴湿土，五之气厥阴风木加临于阳明燥金，终之气少阴君火加临于太阳寒水（附图3）。

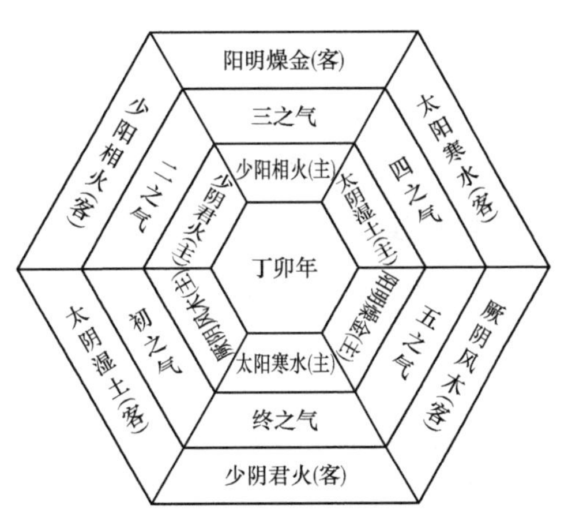

附图3　丁卯年客主加临图

（四）运气同化

地之五运和天之六气互相交感，共同影响一年的气候，为运气合治。其中有相反亦有相合，若五运与六气由于同类而相化合者，称“运气同化”。运气同化的情况有如下五种：

1. 天符

岁运之气与司天之气的五行属性相同（符合）者为“天符”，即《素问·六元正纪大论》所说的“五运行同天化者，命曰天符。”在60年运气周期中，属于天符者共12年：

己丑、己未年：岁运为土运而太阴司天，土湿同化；

戊寅、戊申、戊子、戊午年：岁运为火运而少阳、少阴司天，火与暑、热同化；

乙卯、乙酉年：岁运为金运而阳明司天，金燥同化；

丁巳、丁亥年：岁运为木运而厥阴司天，风木同化；

丙辰、丙戌年：岁运为水运而太阳司天，水寒同化。

2. 同天符

岁运太过之气与在泉之气五行属性相同者，称为“同天符”，即《素问·六元正纪大论》所说的“太过而加同天符”。在60年运气周期中，属于同天符者共6年：

甲辰、甲戌年：土运太过且在泉为太阴湿土（太阳司天），土湿同化；

庚子、庚午年：金运太过且在泉为阳明燥金（少阴司天），金燥同化；

壬申、壬寅年：木运太过且在泉为厥阴风木（少阳司天），风木同化。

3. 岁会

岁运与岁支的五行属性相同者为“岁会”，即《素问·六微旨大论》所说的“木运临卯，火运临午，土运临四季（辰、戌、丑、未），金运临酉，水运临子，所谓岁会，气之平也。”在60年运气周期中，属于岁会者共有8年：

丁卯年：木运临卯；

戊午年：火运临午；

甲辰、甲戌、己丑、己未年：土运临四季；

乙酉年：金运临酉；

丙子年：水运临子。

4. 同岁会

岁运不及之气与在泉之客气的五行属性相同，称为“同岁会”，即《素问·元正纪大论》所说的“不及而加同岁会”。在60年运气周期中，属于同岁会者亦有6年：

癸巳、癸亥、癸卯、癸酉年：癸年为少徵火运不及，巳亥年少阳相火在泉（厥阴司天），卯酉年少阴君火在泉（阳明司天）；

辛丑、辛未年：辛年为少羽岁水不及，丑未年太阳寒水在泉（太阴司天）。

5. 太乙天符

既是天符，又是岁会，称“太乙天符”，即《天元纪大论》所谓“三合为治”者。“三合”，指岁运、司天之气和岁支的五行属性相同。

乙酉、戊午、己丑、己未：该四年既是天符，又是岁会，故为太乙天符年。

天符、岁会年的岁运与岁气相符合，故气候特征比较显著，对疾病的影响亦就比较强烈。按《素问·六微旨大论》所述，天符、岁会年的发病特点是：“天符为执法，岁会为行令，太乙天符为贵人……中执法者其病速而危；中行令者其病徐而持；中贵人者其病暴而死。”盖因天符年岁运与司天之气同，天为阳，阳性急暴，故为病“速而危”；岁会年为岁运与地支的五行属性相同，地为阴，阴性迟缓，故为病“徐而持”；太乙天符则天地岁运阴阳之气相合而专一，故中其气则为病急暴危重，故谓“暴而死”。

三、运气推演的主要内容

运气推演主要根据该年的天干地支推算其五运、六气，五运包括岁运、主运和客运，六气包括主气六步和客气的司天、在泉,以及客主加临。然后通过运气合参估测该年运气的太过、不及,以及一年六个时段(六气)的气候变化,并据此预测疾病发生流行的可能情况。

(一) 五运的正常与异常

1. 五运的太过、不及与平气

决定五运的十天干有阴阳之分,因此,五运有太少之别,太者为太过,少者为不及。但由于五运受六气所影响,故在某些情况下,太过之五运可因六气的克制,或者不及的五运得到六气的资助而成为平气之年。

(1) 太过:一般而言,岁运为阳干之年则为太过之年。如甲子年为土运太过、戊寅年为火运太过等。但岁运太过若得到司天之气的抑制,如上述戊辰年火运太过但受司天的太阳寒水所抑制,则为平气而非太过之年。

岁运太过,其气候主要表现为本气偏胜,疾病的发病及流行则主要为相应之脏及其所胜之脏受病而出现的病变,亦可因本气过亢而引起胜气的来复。如壬申、壬戌年木运太过,气候特点为风气流行,受病之脏为肝脾,可出现飧泄食减、体重烦冤、肠鸣腹满、善怒、眩冒巅疾、胁痛呕吐等病变。

(2) 不及:岁运为阴干之年一般为不及之年,如己亥年为土运不及、辛丑年为水运不及等。但岁运若得司天或在泉之气的资助则为平气之年,如己丑、己未年土运不及而得司天太阴湿土之气的资助,辛亥年水运不及,但得北方亥水资助,即为平气之年而非不及。

岁运不及,其气候除表现为胜己之气的气候特点之外,若胜气过甚,还可出现克制胜气者来复的胜复变化,气候变化就比较复杂而激烈。疾病及其流行则除本脏之气为所胜之气所抑制而致病之外,并出现所胜之脏"轻而侮之"的病变,亦可出现复气之脏的病变。如丁酉年木运不及,气候特点为燥气大行(金气胜),而后炎暑流行(火气来复),受病之脏则为肝、肺、心,可出现因燥金克制肝木而致中寒、胠胁痛、少腹痛、肠鸣溏泄等病证;火气来复则出现寒热、疮疡、痱疹痈痤、咳嗽、鼽衄等病证。

(3) 平气:"平气"之岁运既不太过,亦非不及之年。如前所述,五运的太过或不及可因受六气的影响而为平气。一年的主运由年干所决定,十天干分阴干和阳干,阳干主岁运之太过,阴干主岁运之不及,为什么可以有平气之年?盖因岁运太过而被当年司天之气所抑,或运不及而得当年司天之气的资助,则为平气之年。如戊辰年火运太过而得司天太阳寒水之气的抑制;乙卯年金运不及而得司天燥金之气的资助;又如辛亥年水运不及,但得北方亥水资助;癸巳年火运不及,但得南方巳火资助等,均为平气之年。

另外:若岁运不及之年,其交运的日干或时干与运同属,亦为平气之年。如丁丑年木运不及,但交运时日(大寒日)为壬戌日,丁、壬同运,故亦为平气。此种情况称为"干德符",即时日所属与年运的天干相符合也。

平气之年气候比较正常,亦较少疾病的暴发流行。天符、岁会虽然亦为平气之年,但其气运相合而专一,故为病虽不复杂多变,却比较急暴或持久。

2. 胜复和郁发

岁运不及,为相胜之气所胜,胜气当令一段时期后,被抑之气的所生(其子)之气会来报复胜气。如丁亥年岁木不及,为燥气所胜,燥气大行以后,接着会产生火气来复,故《素问·

六元正纪大论》谓其“风燥火热,胜复更作”。另外,岁运太过,亢盛失常以后,亦会出现胜己之气出来报复的情况。

五运之气受到制胜而过度被抑制,则可郁极而发。如木运过胜,土气过度受抑,则可郁极而暴发。按《素问·六元正纪大论》所述,郁发之前可出现气象先兆,郁极而发时则气候变化剧烈,如土郁之发可出现“云横天山,浮游生灭”(天空多云而飘聚不定)的前兆,发时则出现“岩谷震惊,雷殷气交,埃昏黄黑,……击石飞空,洪水乃从”。其病变则与郁发之气有关,如土郁之发则“民病心腹胀,肠鸣而为数后,甚则心痛胁䐜,呕吐霍乱,饮发注下,胕肿身重”等。

(二) 六气的主客变化情况

推演六气,主要考虑主气出现的正常和异常情况,即其为平气还是太过、不及。而对于客气,则须考虑司天、在泉之气的变化情况。

1. 主气的常变

(1) 六气的正常变化:六气的主气反映了一年六个时段中风、温、暑、湿、燥、寒的正常气候变化。在正常情况下,主令之气,应时而至,称为“平气”,平气之年气候比较正常,亦不会有太多异常疾病出现或暴发流行。

(2) 六气的异常变化:主令之气未至而至,气候先于时令出现,称“气化运行先天”,为“太过”;主令之气当至而未至,气候迟于时令,称“气化运行后天”,为“不及”。凡太阳寒水司天(辰戌年)、少阳相火司天(寅申年)、少阴君火司天(子午年),因年支均为阳支,故为气化运行先天;凡阳明燥金司天(卯酉年)、太阴湿土司天(丑未年)、厥阴风木司天(巳亥年),因年支均为阴支,故为气化运行后天。在上述各年中,若司天之气虽然太过但为岁运所抑、司天之气虽然不及但得岁运之助;或者司天之气虽然不及,岁运亦克司天之气,但因为不及而无力相克(如乙巳、乙亥年,厥阴风木司天,巳亥为阴支,本应气化不及,但乙年金运不及,无力克木,木气得政),则为平气之年;亦有司天之气虽然不及,但岁运既为司天之气所克又为不及(如己巳、己亥年本应厥阴风木气化不及,但己年土运不及,故司天的厥阴风木之气得政,亦为平气之年),则司天之气亦能得政主令,则均为平气之年。气化太过或不及,气候胜复变化较甚,疾病亦多随气候的剧烈变化而比较多发或变化较大。

2. 客气的司天、在泉及胜复

(1) 司天和在泉之气对一年的气候和疾病的影响:客气虽然分为六步而影响不同时段的气候,但司天和在泉之气更影响整年的气候和疾病情况,一般来说,司天主要影响上半年,在泉主要影响下半年。司天、在泉之气对一年的气候和疾病的影响大致如下:

太阳司天,太阴在泉(辰戌年):上半年太阳寒水司天,天气比较寒冷静肃,春夏阳气不能行其温热之令,如果火热之气受郁太甚亦可待时而发。下半年太阴湿土在泉则气候多雨湿,但由于受司天之气影响,寒湿之气持于气交,雷雨时作。发病则以寒湿、痿证、濡泻、血溢等为多见。

阳明司天,少阴在泉(卯酉年):阳明燥金司天,故上半年天气劲急清明,但少阴火热得行其令而气候比较燥热;如果厥阴风木之气郁极而发,则可出现多风干燥气候。下半年少阴君火在泉，燥气受抑而湿气得舒，气候比较暖湿多雨，虽至冬令但蛰虫乃见，流水不冰。发病则以咳嗽、咽喉不利、外感寒热发作、癃闭等为多见。

少阳司天，厥阴在泉（寅申年）：少阳司天，炎火乃流；厥阴风木在泉，风乃暴起，全年气候炎热多风，风热参布而雨湿应时而降。下半年后期燥金、湿土之气来复而寒乃时至，凉雨并起。该年发病以寒中（阳气外泄而致）、疮疡痈肿、腹满泄泻、呕吐、寒热疟疾、耳聋、目瞑为多见。

太阴司天，太阳在泉（丑未年）：太阴湿土之气凝于上，太阳寒水之气积于下，阴专其政而阳气退避，气候寒湿而寒雨数至，厥阴风木之气乘机而起，大风时作，原野昏雾，冰雹时降。发病则以寒湿、腹满、痞逆、肌肤肿胀、寒厥拘急为多见。

少阴司天，阳明在泉（子午年）：少阴君火司天故天气明，阳明燥金在泉故地气肃。少阴暑热，阳明燥凉，故气候以寒交暑，热加燥为特点，燥热交加，湿化乃行，而时雨乃见，则水火寒热交持于气交。发病情况为上半年之病多热，下半年之病多清寒而燥，且寒热交争于中而多病咳喘、出血、鼽嚏、目赤眦疡、寒厥、胃心痛、腰痛、腹大、咽嗌干肿等证。

厥阴司天，少阳在泉（巳亥年）：厥阴风木司天故天气扰动，风生高远；地气正。少阳相火在泉，故炎热从之而生；风燥火热，胜复更作而云趋雨降，湿化乃行，故虽冬令而流水不冰，蛰虫来见。发病特点为上半年多风病，下半年多热病，风燥胜复生于中。

（2）客气的胜复变化：司天之气如果太过，则下半年常有克制之气来复，以抑制其过胜之气，称为“六气胜复”。如少阳司天之年，上半年火热偏胜，则下半年常有寒气来复而“寒乃时至，凉雨并起”。一般说，有胜必有复，六气胜复是自然界自我调节机制，通过复气对胜气的抑制而使气候归复于平，但胜复之际气候常有比较剧烈变化。

3. 客主加临的常变顺逆

客主加临系将年年变化的客气按其次序加临于固定不变的主气之上，然后根据五行生克关系推论其常变顺逆，并据以判断其所主的各个时间段节可能出现的气候和病变情况。由于六气的客主加临情况决定于司天、在泉之气，故其变化以六年为一个周期，周而复始（附图4）。

客气六步和主气六步的加临有相得和不相得两种情况：客气与主气相同或具有相生关系者为相得，而具有相克关系则为不相得。客主之气相得，气候变化相对比较正常，疾病发病较少且病变不甚强烈；若客主之气不相得，则反之，即《素问·五运行大论》所谓“气相得则和，不相得则病”者。而且，《素问·至真要大论》尚有“主胜逆，客胜从”之说，认为在不相得的情况下，如果客气胜主气者为顺，主气胜客气则为逆。盖因客气往来变动，其克胜主气仅在一时，容易消除，不若固定不变的主气克胜客气那样造成持久的异常，故为顺。另外，君相二火互相加临虽为相得，但以“君位臣则顺，臣位君则逆”（《素问·六微旨大论》）。总之，客主相得或客气胜主气者，气候相对比较正常，病变亦较不复杂；主气胜客气则气候变动较甚，疾病亦比较复杂多变，即《六微旨大论》所谓“逆则其病近，其害速；顺则其病远，其害微”者。

（三）五运与六气的互相影响

五运与六气不仅各以自己的性质和方式影响气候和疾病，而且在某些情况下相互作用，改变对方的性质，从而形成对气候和疾病的另外影响形式，上述五运的太过、不及受六气的影响而成为平气者即是。除此之外，还有如下影响情况：

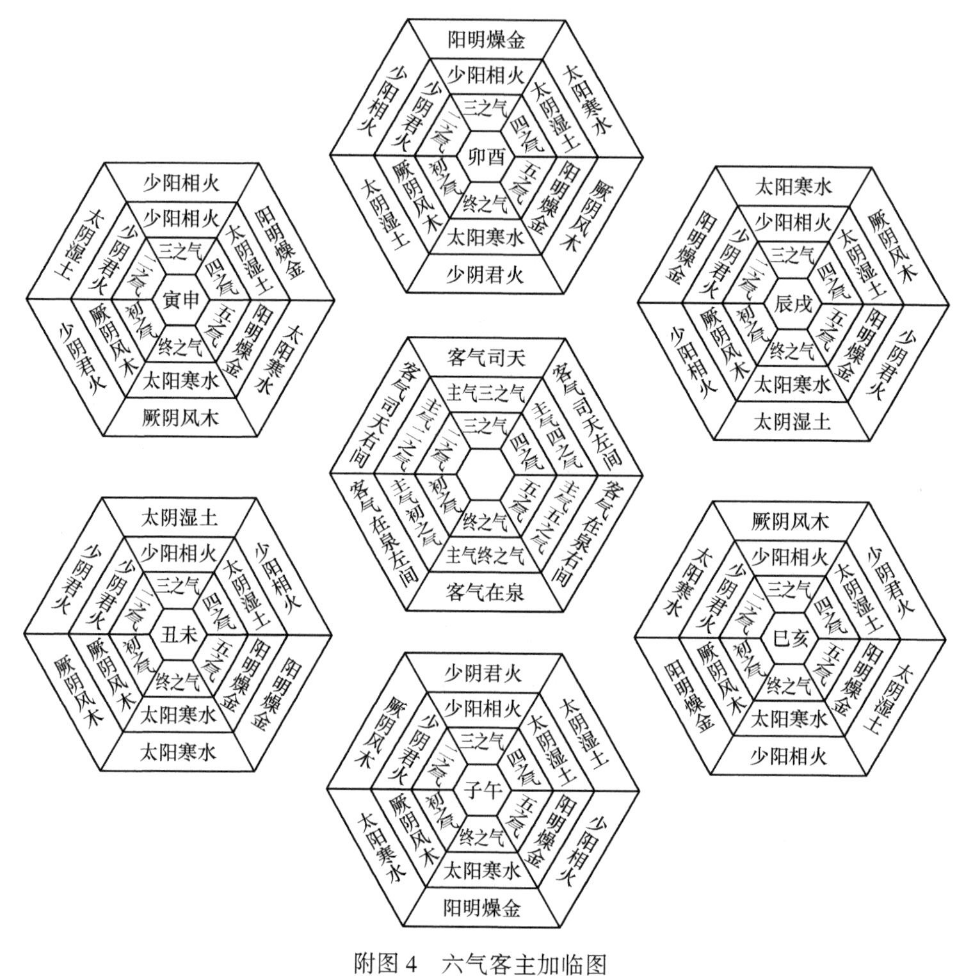

附图 4　六气客主加临图

1. 运与气的齐化和兼化

齐化和兼化均指五运与六气由于互相克胜而受到的齐同或兼并。

(1) 齐化:《类经图翼·运气下》:“凡阳年(五运)太过,则为我旺,若遇克我之(六)气,其有不能胜我,我反齐之。如戊运水司天,上羽同正徵,是以火齐水也;庚运火司天,上徵同正商,是以金齐火也。”五运太过而遇到能够克胜我之六气司天,则太过之运虽然被克制而为平气,但司天之气亦受我所同化,此即“齐化”。如戊辰年,火运太过而太阳寒水司天,太过之火运虽然受抑而为平气,但司天之寒水亦为火运所同化,故《素问·五常政大论》有“赫曦(火运太过)之纪……上羽(寒水司天之气)与正徵同(指太阳寒水之气被齐化为火气)”之说。同样,庚子年君火司天之气亦为太过之金运所同化,即《五常政大论》所谓“坚成(金运太过)之纪……上徵(君火司天之气)与正商(金气)同”者。

(2) 兼化:《类经图翼·运气下》:“凡阴年(五运)不及,则为我弱,我弱则胜我者来兼我化,以强兼弱也。如己运木司天,上角同正角,是以木兼土也;辛运土司天,上宫同正宫,是以土兼水也。”五运不及而遇克我之六气司天,则不及之运为克胜之气所兼并,而与司天之气同化,称为“兼化”。如己巳年土运不及,又逢厥阴风木司天,故为风木之气所兼化,即《五常政大论》所谓“上角(指厥阴风木司天)与正角同(指不及之土运被兼化为木运)”者。同样,如辛丑年水运不及而为司天太阴湿土之气所兼化,故“上宫(太阴湿土司天)与正宫(水运为土气所兼化)”同。

2. 运气盛衰

运气盛衰指五运和六气之间因为生克关系而出现的盛衰及顺逆关系。它包括“运盛气衰”和“气盛运衰”两种情况。

(1) 运盛气衰:地之五运上生天之六气,或上克天之六气,为“运盛气衰”。如己卯年土运上生司天之阳明燥金,为“运生气”;丙子年水运上克司天的少阴君火,为“运克气”,均为运盛气衰。前者因尚具相生关系而称为“小逆”,主病比较轻微;后者因为属相克关系,故称“不相得”(或称“不和”),主病较甚。

(2) 气盛运衰:天之六气下生或者下克地之五运,则为“气盛运衰”。例如,甲寅年司天的少阳相火下生地之土运,为“气生运”;己亥年则司天的厥阴风木下克地之土运,为“气克运”,均为气盛运衰。其中气生运者为“相得”,称“顺化”;气克运者则为“不相得”,称为“天刑”。一般而言,顺化之年气候比较平和,为病亦比较轻微,而天刑的结果则是上述的兼化或齐化。

在运气盛衰的情况下,五运与六气对气候和疾病的影响程度不同。一般而言,运盛气衰,则该年之年运较之司天之气对气候和疾病的影响较大;反之,气盛运衰则司天之气的影响较之当年的年运要大。

3. 运气合治的周期变化

五运的运行以5年为一个小周期,六气的变化则以6年为一个小周期,运气合治,则30年为一纪。但由于五运有太过、不及之分,对运气的影响亦有差异,故若计算其太过、不及之不同,则60年为一个完整周期,称为一周。在该60年的周期中,各种气候变化情况(运气学说称为德、化、政、令、灾、变)全部出现。60年运气周期中各年运气变化的基本情况如下(附表9):

附表9　六十甲子年运气合参简表(据《素问·六元正纪大论》)

纪年	司天	中运	在泉	胜气	复气	注
甲子、甲午	少阴君火 热化	太宫土 雨化	阳明燥金 燥化			
乙丑、乙未	太阴湿土 湿化	少商金 清化	太阳寒水 寒化	热化	寒化	
丙寅、丙申	少阳相火 火化	太羽水 寒化	厥阴风木 风化			
丁卯、丁酉	阳明燥金 燥化	少角木 风化	少阴君火 热化	清化	热化	丁卯岁会
戊辰、戊戌	太阳寒水 寒化	太徵火 热化	太阴湿土 湿化	风化	清化	
己巳、己亥	厥阴风木 风化	少宫土 湿化	少阳相火 火化	风化	清化	

续表

纪年	司天	中运	在泉	胜气	复气	注
庚午、庚子	少阴君火 热化	太商金 清化	阳明燥金 燥化			庚午、庚子均同天符
辛未、辛丑	太阴湿土 雨化	少羽水 寒化	太阳寒水 寒化	雨化	风化	辛未、辛丑均同岁会
壬申、壬寅	少阳相火 火化	太角木 风化	厥阴风木 风化			壬寅、壬申均同天符
癸酉、癸卯	阳明燥金 燥化	少徵火 热化	少阴君火 热化	寒化	雨化	癸酉、癸卯均同岁会
甲戌、甲辰	太阳寒水 寒化	太宫土 湿化	太阴湿土 湿化			甲戌、甲辰均岁会同天符
乙亥、乙巳	厥阴风木 风化	少商金 清化	少阳相火 火化	热化	寒化	
丙子、丙午	少阴君火 热化	太羽水 寒化	阳明燥金 清化			丙子岁会
丁丑、丁未	太阴湿土 雨化	少角木 风化	太阳寒水 寒化	清化	热化	
戊寅、戊申	少阳相火 火化	太徵火 火化	厥阴风木 风化			戊寅、戊申均天符
己卯、己酉	阳明燥金 清化	少宫土 雨化	少阴君火 热化	风化	清化	
庚辰、庚戌	太阳寒水 寒化	太商金 清化	太阴湿土 雨化			
辛巳、辛亥	厥阴风木 风化	少羽水 寒化	少阳相火 火化	雨化	风化	
壬午、壬子	少阴君火 热化	太角木 风化	阳明燥金 清化			
癸未、癸丑	太阴湿土 雨化	少徵火 火化	太阳寒水 寒化			
甲申、甲寅	少阳相火 火化	太宫土 雨化	厥阴风木 风化			
乙酉、乙卯	阳明燥金 燥化	少商金 清化	少阴君火 热化	热化	寒化	乙酉太乙天符、乙卯天符
丙戌、丙辰	太阳寒水 寒化	太羽水 寒化	太阴湿土 雨化			丙戌、丙辰均天符
丁亥、丁巳	厥阴风木 风化	少角木 风化	少阳相火 火化	清化	热化	丁亥、丁巳均天符
戊子、戊午	少阴君火 热化	太徵火 热化	阳明燥金 清化			戊子天符、戊午太乙天符

续表

纪年	司天	中运	在泉	胜气	复气	注
己丑、己未	太阴湿土 雨化	少宫土 雨化	太阳寒水 寒化	风化	清化	己丑、己未均太乙天符
庚寅、庚申	少阳相火 火化	太商金 清化	厥阴风木 风化			
辛卯、辛酉	阳明燥金 清化	少羽水 寒化	少阴君火 热化	雨化	风化	
壬辰、壬戌	太阳寒水 寒化	太角木 风化	太阴湿土 雨化			
癸巳、癸亥	厥阴风木 风化	少徵火 火化	少阳相火 火化	寒化	雨化	癸巳、癸亥均同岁会

按照上述的60年运气格局，再结合各年的主运、客运，主气、客气及其相互加临情况，就可以推算各个年份的气候和疾病发生流行情况。

(四) 运气推演举例

运气推演主要以年干支为主(有时尚须考虑某些特定的月、日、时干支)，推算一年及各个具体时段的五运、六气及其相互交感关系，然后据以预测该年的气候和疾病发生流行特点。兹以丁亥年为例，说明运气推演的一般方法和步骤。

1. 丁亥年的五运六气基本格局

丁壬化木，木运主岁(少角)；巳亥厥阴风木司天。

岁运：本年木运本属不及，但厥阴风木司天，不及之岁运得司天之气资助，故为天符而属平气之年。

六气司天在泉：本年厥阴风木司天，少阳相火在泉。司天的左间为少阴君火，右间为太阳寒水。在泉的左间为阳明燥金，右间为太阴湿土。

运气交司时刻：初运起于丙戌年大寒日亥时初初刻。

2. 五运格局

丁亥年岁运为木运不及，其五运的主运及客运为(附表10)：

附表10　丁亥年主、客运及交司时刻表

五运	初运	二运	三运	四运	终运
交运时刻	大寒日亥初 初刻起	春分后13日 亥正1刻起	芒种后10日 子初2刻起	处暑后7日 子正3刻起	立冬后4日 丑初4刻起
客运	少角	太徵	少宫	太商	少羽
主运	少角	太徵	少宫	太商	少羽

客运与主运同步，提示本年五运变化相对比较正常。

3. 六气变化

丁亥年厥阴风木司天，少阳相火在泉，客气和主气六步及其相互加临情况为（附表11）：

附表11　丁亥年主、客气及加临情况表

	主令时间	客气	主气	客主加临情况
初之气	大寒、立春、雨水、惊蛰	阳明燥金	厥阴风木	不相得，小逆
二之气	春分、清明、谷雨、立夏	太阳寒水	少阴君火	不相得，小逆
三之气	小满、芒种、夏至、小暑	厥阴风木	少阳相火	相得
四之气	大暑、立秋、处暑、白露	少阴君火	太阴湿土	相得
五之气	秋分、寒露、霜降、立冬	太阴湿土	阳明燥金	相得
终之气	小雪、大雪、冬至、小寒	少阳相火	太阳寒水	不相得，逆

其中初之气、二之气为客主不相得，但为客气克主气，尚属“小逆”；三之气、四之气、五之气为客气生主气，属客主相得；终之气则客主相克且主气克客气，客主不相得而且属“逆”。故本年除了终之气之外，六气的变化不甚剧烈。

4. 运气合参

丁亥年木运不及，但本年司天之气为厥阴风木，属天符年，故为平气之年。其气化运行同天（气运应时而至）。

运气为风，胜气（清）、复气（热）不甚。

六气客主加临：初、二、终气不相得；三、四、五气相得。

（1）气候及发病的总体情况

丁亥年木运不及，厥阴风木司天，少阳相火在泉，为平气之年（天符）。

总体气候：风气胜，上半年兼寒燥，下半年兼湿热。

发病情况：多风病。上半年多风寒及火热内郁，下半年多风热、湿热（热病行于下，风病行于上）。冬季虽有疫病流行可能，但可能性不大。

本年为天符年，天符为执法：“中执法者，其病危而速。”故发病情况虽不复杂，但发病后病情可能比较急暴。

（2）六气气候及发病情况

初之气（大寒/惊蛰）：气候干燥寒冷。发病情况：多风寒咳嗽。

二之气（春分/立夏）：虽温热主令，但寒气未去，气候仍较寒冷。发病情况：易犯风热内郁病证。

三之气（小满/小暑）：气候转热而多风。发病情况：易犯风证及风热证。（民病泣出，耳鸣掉眩）。

四之气（大暑/白露）：暑气主令，气候湿热。发病情况：多湿热病。（民病黄疸而为胕肿）。

五之气（秋分/立冬）：燥湿更胜（燥主令而客气为湿），气候阴沉多风雨。发病情况：多风寒外束而湿热内盛之病。

终之气（小雪/小寒）：气候温暖（畏火司令，阳气大发）。发病情况：多温病（其病温厉）。

《素问·六元正纪大论》:凡此厥阴司天之政,气化运行后天。诸同正岁,气化运行同天。天气扰,地气正,风生高远,炎热从之,云趋雨府,湿化乃行,风火同德……风燥火热,胜复更作,蛰虫来见,流水不冰,热病行于下,风病行于上,风燥胜,复形于中。初之气,寒始肃,杀气方至,民病寒于右之下。二之气,寒不去,华雪水冰。杀气施化,霜乃降,名草上焦,寒雨数至,阳复化,民病热于中。三之气,天政布,风乃时举,民病泣出掉眩。四之气,溽暑湿热相薄,争于左之上,民病黄瘅胕肿。五之气,燥湿更胜,沉阴乃布,寒气及体,风雨乃行。终之气,畏火司令,阳乃大化,蛰虫出见,流水不冰,地气大发,草乃生,人乃舒,其病温厉。

《素问·至真要大论》:厥阴司天,风淫所胜,则太虚埃昏,云物以扰,寒生春气,流水不冰。民病胃脘当心而痛,上支两胁,鬲咽不通,饮食不下,舌本强,食则呕,冷泄腹胀,溏泄瘕水闭。蛰虫不去,病本于脾。冲阳绝,死不治……岁少阳在泉,火淫所胜,则焰明郊野,寒热更至。民病注泄赤白,少腹痛溺赤,甚则血便。

《素问·五常政大论》:敷和之纪,木德周行,阳舒阴布,五化宣平。其气端,其性随,其用曲直。其化生荣,其类草木,其政发散,其候温和。其令风,其脏肝……其病里急支满。

四、运气学说的临床运用

运气学说汇集了前人在“天人相参应”整体观念指导下预测疾病和防治疾病的经验。这一理论不仅体现了中医医学气象学和疾病预测学的学术理念,而且对贯彻未病先防的“治未病”思想和因时制宜的辨证论治原则,具有重要参考意义和实用价值。

(一) 预测气候变化和疾病发病趋势

疾病的发生和流行,有其突发性和偶然性,但自然界的阴阳运动以及由此而出现的气候变化是其重要的影响因素。运用运气推算方法,通过分析某一运气年的运气格局,可以推测该年气候特点,进而估测可能出现的疾病发生和流行状况。这种前瞻性研究,可以为未来预防和治疗疾病提供有益参考。例如,《温病条辨》吴鞠通自序中记载同乡汪瑟庵劝其刊行该书谓:“来岁己未湿土正化,二之气中温厉大行,子盍速成是书,或者有益于民生乎!”即是运用运气学说推算已未年(1799年)将有温病流行,鼓励作者尽快把《温病条辨》刊刻行世,以供临床治疗温病时参考。

当然,疾病的发生与流行受多种因素影响,有其复杂性和不确定性,运用五运六气理论预测疾病,如同其他自然灾害预测一样,只是提供了疾病发生流行的可能性而非必然性,不可拘执看待,诚如张景岳在《类经·运气类十》中所说的“读运气者,当知天道有是理,不当曰理必如此也”。正因气候和疾病流行发生有常有变,知其常则可达其变,若能了解运气变化,对于我们估测未来疾病发生流行趋势,实施未病先防的主动防治措施,确有其实际价值和重要意义。

(二) 分析流行疫病发病特点,制定防治方案

疫病乃天地疠气所致,与异常气候关系最为密切,故每逢疫病流行,医家常根据该年运气特点,分析其病机,制定针对性的治疗方案。《续名医类案·卷五疫》载:“雍正癸丑,疫气

流行,抚吴使者嘱叶天士制方救之。叶曰:时毒疠气,必应司天。癸丑湿土气化运行,后天太阳寒水,寒湿合德,挟中运之火,流行气交,阳光不治,疫气大行。故凡人之脾胃虚者,乃应其疠气,邪从口鼻皮毛而入。病从湿化者,发热目黄,胸满,丹疹泄泻。当察其舌色,或淡白,或舌心干焦者,湿邪犹在气分,甘露消毒丹治之。若壮热,旬日不解,神昏谵语,斑疹,当察其舌,绛干光圆硬,津涸液枯,是寒从火化,邪已入营矣,用神犀丹治之。”癸丑年太阴湿土司天,太阳寒水在泉,中运为少徵火运不及,故叶氏谓该年运气为“寒湿合德,挟中运之火,流行气交,阳光不治”,发病特点为“病从湿化”,或寒从火化而为湿热伤阴,故以甘露消毒丹除湿化浊、宣疏解毒,或以神犀丹辟秽化浊、凉血解毒为治。又如余师愚《疫疹一得·论疫疹因乎运气》载“乾隆戊子年,吾邑疫疹流行,一人得病,传染一家,轻者十存八九,重者十存一二,合境之内,大率如斯”,余氏根据该年少阴君火司天,又为火运太过,五六月间客气少阴君火与主气少阳相火合行其令,并结合病情,认为该“疫症乃胃受外来之淫热,非石膏不足以取效”,因而制作以大剂石膏为主药的清瘟败毒饮,不仅治好自己所患疫疾,而且在不能亲身视诊病人的情况下,“叩其症状,录授其方,互相传送,活人甚众”。由上述两例可见,根据运气理论,研究疫邪性质及其致病特点,可以制定正确有效的治疗方案,以应对猖獗为害的疫病。

(三)为诊断疾病,估测预后提供参考

运气理论不仅用以研究流行疫病的发病特点,同样亦可用以更深刻地辨析内科杂病病机,从而为制方立法提供有益参考。例如,太阳寒水司天(太阴湿土在泉)之年,疾病可具寒湿病机,必须重视温阳化湿行气;少阳相火司天(厥阴风木在泉)之年,疾病可具风火热毒病机,治疗应该重视清热泻火等。《续名医类案·卷二厥》载“张意田乙酉岁治一人,忽患泄泻数次,僵仆不省,神昏目瞪,肉瞤口噤,状若中风。脉之沉弦而缓,手足不冷,身强无汗,鼻色青,两颐红,此肝郁之复也。用童便、慈葱热服,稍醒,继以羌活、防风、柴胡、钩藤、香附、栀子之属,次用天麻白术汤加归、芍、丹、栀而愈。”人问何以诊此病为肝郁之复,张氏分析说:乙酉年既为金运又为阳明燥金司天,金运临酉为不及,本应草木晚荣,但因去年冬天晴阳无雪,冬不潜藏,故初春主气风木乘其未藏之令而发生,然而又受燥金之气所抑制,木气郁极而复。“运气不和,则体虚人得之”,病机为“风热之气,陡然上逆”,故用疏风木,清郁火为主,兼顾培土之法,舒畅肝木以顺春天生发之气以为治。本例说明;运用运气学说审辨疾病病机,能够切中肯綮,处方立法亦就每可出奇制胜而收显效。

此外,医家尚根据运气学说的有关理论,对疾病的发展变化趋势及其预后作出适当的估测。《医宗必读·卷六虚劳》载李念莪诊许轮所的孙女患肺痨吐血痰嗽证。夏天时见其两尺如烂绵,两寸大而数,诊为肺金为火所克贼,预后不良,秋令可忧。到了八月初五复诊,见“肺之洪大者变为细数,肾之虚软变为疾劲”,认为“岁在戊午,少阴司天,两尺不应。今尺当不应而反大,寸当浮大而反沉细,尺寸反者死”,并断其死亡日期,后果如其所言。其论断根据则以运气学说的“南北政”、“尺寸反”为根据。盖戊午年为北政之年(按张景岳《类经图翼》所言,除甲己年为南政外,余均为北政),少阴司天则两尺不应(脉来沉细不应指),病人尺脉当沉细而反大,寸脉当浮大而反细,为“尺寸反”之脉象,因而据“尺寸反者死”之说而断其为死证,并以时日干支的五行生克推断死期。这亦是运用运气理论诊断疾病,估测预后的例子。

(四)指导临床治疗用药

《素问》七篇大论所论的运气学说,尚根据各年的运气特点,提出相应的治疗法则,以及针对气候和病机特点选用药物的原则,这些治疗、用药法则对临床都甚有指导意义。

在治疗法则方面,《素问·六元正纪大论》指出:必须根据各年五运太过或不及、六气的司天在泉及其胜复情况,调治其所影响于人体而出现的阴阳五行失调状况:"必折其郁气(泻其致郁之气),先资其化源(资其化生之源,如火气不足则补木),抑其运气(抑制其过胜之五运或六气),扶其不胜(扶助其不及的五运或六气),无使暴过(太过)而生其疾。"而用药亦必须遵循"用凉远凉,用热远热,用寒远寒,用温远温"的原则。特别是对于"五郁"病证的治疗,提出了"木郁达之,火郁发之,土郁夺之,金郁泄之,水郁折之。然调其气,过者折之以其畏,所谓泻之"的治疗方法。这些原则和方法,一直为后世所重视,不仅用以指导运气疾病的辨证论治,对于临床各科病证的治疗亦有普遍的指导意义,成为临床上经常运用和遵循的基本治疗法则之一。

在治疗用药方面,运气学说根据六气对人体的影响及其致病的病机特点,提出了运用药物寒凉温热四性和酸苦甘辛咸五味,调治由于六气失常所引起的病理性失调状态的原则和方法。如对于六气司天、在泉的治疗用药,《素问·至真要大论》提出:"司天之气,风淫所胜,平以辛凉,佐以苦甘,以甘缓之,以酸泻之。热淫所胜,平以咸寒,佐以苦甘,以酸收之。湿淫所胜,平以苦热,佐以酸辛,以苦燥之,以淡泄之,湿上甚而热,治以苦温,佐以甘辛,以汗为故而止。火淫所胜,平以咸冷,佐以苦甘,以酸收之,以苦发之,以酸复之,热淫同。燥淫所胜,平以苦温,佐以酸辛,以苦下之。寒淫所胜,平以甘热,佐以甘苦,以咸泻之。""诸气在泉,风淫于内,治以辛凉,佐以苦甘,以甘缓之,以辛散之。热淫于内,治以咸寒,佐以甘苦,以酸收之,以苦发之。湿淫于内,治以苦热,佐以酸淡,以苦燥之,以淡泄之。火淫于内,治以咸冷,佐以苦辛,以酸收之,以苦发之。燥淫于内,治以苦温,佐以甘辛,以苦下之。寒淫于内,治以甘热,佐以苦辛,以咸泻之,以辛润之,以苦坚之。"而对于六气胜复,亦在"治诸胜复,寒者热之,热者寒之,温者清之,清者温之,散者收之,抑者散之,燥者润之,急者缓之,坚者耎之,脆者坚之,衰者补之,强者泻之,各安其气"的原则上提出了"厥阴之胜,治以甘清,佐以苦辛,以酸泻之;少阴之胜,治以辛寒,佐以苦咸,以甘泻之;太阴之胜,治以咸热,佐以辛甘,以苦泻之;少阳之胜,治以辛寒,佐以甘咸,以甘泻之;阳明之胜,治以酸温,佐以辛甘,以苦泄之;太阳之胜,治以甘热,佐以辛酸,以咸泻之。""厥阴之复,治以酸寒,佐以甘辛,以酸泻之,以甘缓之;少阴之复,治以咸寒,佐以苦辛,以甘泻之,以酸收之,以苦发之,以咸耎之;太阴之复,治以苦热,佐以酸辛,以苦泻之、燥之、泄之;少阳之复,治以咸冷,佐以苦辛,以咸耎之,以酸收之,辛苦发之,发不远热,无犯温凉,少阴同法;阳明之复,治以辛温,佐以苦甘,以苦泄之,以苦下之,以酸补之;太阳之复,治以咸热,佐以甘辛,以苦坚之"的用药法度。

其他诸如《素问·五常政大论》的"必先岁气,无伐天和"、"无代化,无违时"的治疗禁戒,《素问·六元正纪大论》的"司天之气以热,用热无犯(不以热犯热);司气以寒,用寒无犯;司气以凉,用凉无犯;司气以温,用温无犯"的用药禁忌等都是基于五运六气的寒热燥湿风火属性,与药物四性五味之间的相互关系而立论。

上述基于五运六气及其胜复郁发情况而提出的治疗方法和用药法度,体现了中医

“因时制宜”的治疗思想和原则,对临床辨证论治运气疾病有重要参考价值,如宋·陈言《三因极一病证方论》卷五即根据上述用药法度制定了一系列治疗五运六气疾病的方剂,前人亦因之而有“不读五运六气,检遍方书何济”之说,都强调根据运气特点选药制方,辨证论治的重要性。

(五) 提供未病先防的养生防病指导

运气学说作为预测未来疾病发生流行趋势的方法,为采取未病先防措施预防和减轻外来病邪的侵害提供了可能。

首先,通过运气推算,了解未来时段的气候特点,在生活起居方面因时制宜采取合适的养生方法,顺应自然变化,摄养正气,以保持人体生理活动与自然环境的统一协调,亦就是从养生角度做到“必先岁气,无伐天和”、“无代化,无违时,必养必和,待其来复”(《素问·五常政大论》),从而获得增强体质,保持健康的良好效果。

其次,根据运气特点实施药食养生,亦是运气学说所重视的养生方法。《素问·六元正纪大论》提出“食岁谷(指与司天、在泉之气相应的谷物,如太阳司天之年其谷玄黅,阳明司天之年其谷白丹等)以全其真,避虚邪以安其正”、“食岁谷以安其气,食间谷(指与间气相应的谷物)以去其邪”、“食间谷以保其精”、“食间谷以避虚邪”等,都是立足于运气特点的内养真气,外避虚邪的饮食养生方法。据此,可以在养生实践中,按照饮食五味对脏腑阴阳不同调补作用,根据各个运气年的运气特点灵活施用药食养生方法,以饮食五味的阴阳五行性质调节五运六气所引致的人体阴阳五行偏颇,达到阴阳平衡协调的养生目的。

同时,通过预测未来的疾病发生流行趋势,以及致病邪气的性质特点,可以采取主动的预防措施,避邪防病。例如,掌握少阴君火司天之年(子午年),一般在二之气、三之气火热主令时常有疫病流行的运气特点,可以根据“五疫之至,皆相染易,无问大小,病状相似”(《素问遗篇·刺法论》)的发病情况,一方面调养正气,增强抗病能力,使“正气存内,邪不可干”,另一方面又“避其毒气”,采取适当的防疫措施,避免感染疫毒疠气。《素问遗篇·刺法论》、《本病论》提出的针刺、气功以及药物(小金丹)等方法,都是古代医家所提倡预防疫病措施,在当代仍有参考和应用价值。

总之,运气学说以其推究天地自然阴阳变化,预测疾病发生流行趋势的具体方法,为主动实施“内养真气,外避邪风”为主旨的预防保健措施提供了可能,对贯彻中医“治未病”养生防病原则具有重要意义。

五、运气学说学术价值的发掘与利用

古代医家出于掌握疾病发生流行、发展变化趋势,操得预防和治疗疾病主动权这一积极愿望,创建了五运六气学说。这一学说既鲜明地体现了中医“人与天地相参应”的基本学术理念,阐述了气候与疾病的相关关系,形成了具有中医独特内涵的医学气象学理论,而且建立了一套颇为完整的预测疾病模式,从理论到方法上构建中医疾病预测学。作为医学气象学和疾病预测学前驱的五运六气学说,是中医学术的重大发明和独创性成果。尽管后世对其有不同看法和评价,但其学术价值应该充分肯定和发扬。

从宏观角度来看待运气学说,应该充分肯定其所赖以确立的疾病与气候密切相关这一学术思想的正确性,并以此作为预测疾病发生、流行和发展变化的理论基始。现代气象学、物候学和地球科学、天体物理学等研究亦发现:自然界不少影响气候的因素具有相对稳定的变化规律,气候的周期性变化是客观存在的。因此,运气学说以研究气候变化入手,推论疾病与时间之间的动态变化关系的研究方法亦是正确的,以气候变化作为中介,建立时间和疾病关系模式以预测疾病的思路亦切实可行,应当继承发扬。但也必须认识到:自然界的运动变化极其复杂,既有序又无序,既有一定的规律性又有其随机性,疾病预测与天气预报、地震预测以及其他自然灾害预测一样,都是对自然界运动变化趋势的前瞻性研究,其结论带有较大的或然性和不确定性,要求其预测结果绝对准确是不可能的。然而,这种前瞻性预测又是防治疾病之所必须,对贯彻和实施因时制宜和治未病原则具有重大而切实的意义,只能通过不断地探索、研究以提高其预测的准确度,不可因其未能达到理想的精准程度而弃置或废除。

然而,以当代学术的高度审视五运六气学说,可以看到这一学说虽然体现了中医的基本学术理念,具有深邃的科学内涵,但与其他科学理论一样,其在学说构建之初,特别是在古代科学技术条件的限制下,其理论和方法难免存在着如下几方面的粗略性和局限性:

第一,古今气候差异和疾病谱的变化影响了运气学说预测当代疾病的准确性。气象史的研究表明,气候变化既有较短周期,亦有较长周期。古代限于认识能力和技术条件,无法了解成百上千年的气候大周期,因而运气学说只是以60年为重复周期研究和描述1000多年前的气候环境,以及在这种气候环境影响下的疾病发生流行情况。但较大周期的气候变化导致的古今气候差异,则影响了原有预测方法的准确性。至于古今疾病谱的变化则更为显著,纵观整个人类的疾病史,长期以来感染性疾病是最常见的疾病,亦是最主要死亡原因,但在现代已在很大程度上得到控制,而生活方式的改变、环境污染导致的癌症、心血管疾病、糖尿病等,已经成为现代常见病和主要死亡原因。古今气候变化和疾病谱的差异,是五运六气推算方法不能准确预测当代气候和疾病变化趋势的一个重要原因。

第二,没有考虑地理因素对疾病的影响是五运六气学说的先天不足。气候和疾病不仅受时间因素的影响,同时亦受地理方域的影响。我国幅员辽阔,地理形势复杂,因此,气候的地域性差异相当显著,地方性流行病亦每有差异,《素问·异法方宜论》对此做了精辟论述,“因人、因时、因地制宜”亦是中医一贯强调的治疗原则。运气学说的创建者根据其所在地区的气候和疾病变化情况建立起来的运气推算方法,只考虑时间因素而没有考虑地理因素,对处于不同地理环境的其他地区来说,其预测的准确性当然受到影响。

第三,以带有五行术数色彩的干支甲子作为推演工具,其推算模式及结果固定化,只能粗略反映气候和疾病的变化情况。气候的变化,疾病的流行,既有其常,又有其变。运气学说以干支甲子为工具推演出来的“三十年为一纪,六十年为一周”的固定格局,只是一种固化的模式,推算者如果依样画葫芦,未能知常达变,则难免影响其预测的准确度。

了解其局限性,不是否定这一学说,而是为了以继承发扬的态度推陈出新,运用现代科学的理论技术方法发展完善这一学说,发挥其在当代疾病预测方面的实际意义和切实作用。鉴于运气学说在长期运用过程中所体现出来的价值和局限性,我们应该在继承其基本学术原理和研究思路的基础上进一步发扬创新、充实完善,克服其局限性以提高其预测气候和疾病的准确性。

总之，对待五运六气学说，既不可弃，亦不可泥，必须与时俱进，发扬创新，在继承传统运气学说的基本学术原理和原则方法的基础上，引进现代气象学和流行病学的新思路、新方法和新技术，根据现代气候和疾病变化情况加以发展和完善。通过借鉴和利用现代气象学和流行病学的技术方法和客观资料，辅以医学统计学方法和计算机技术，研究当代的气候变化和疾病发生流行规律，建立现代的中医医学气象学和疾病预测学。若此，将能够在较大程度上克服原有方法的局限性，提高疾病预测的准确性，更好地发挥中医在卫生保健、防治疾病中的积极作用。

主要参考文献

巢元方 . 1991. 诸病源候论(校注本). 北京:人民卫生出版社
陈言 . 1957. 三因极一病证方论 . 北京:人民卫生出版社
程国彭 . 1963. 医学心悟 . 北京: 人民卫生出版社
邓铁涛,郑洪 . 2008. 中医五脏相关学说研究 . 广州:广东科技出版社
邓铁涛 . 1995. 邓铁涛医集 . 北京:人民卫生出版社
邓铁涛 . 1984. 中医诊断学 . 上海:上海科学技术出版社
广州中医药大学《中医预防医学》编委会 . 2002. 中医预防医学 . 广州:广东科技出版社
华佗 . 2007. 中藏经(校注本). 北京:学苑出版社
皇甫谧 . 1997. 针灸甲乙经 . 沈阳:辽宁科学技术出版社
黄帝内经素问 . 1963. 北京:人民卫生出版社
匡调元 . 1980. 中医病理研究 . 上海:上海科学技术出版社
李德新 . 2001. 中医基础理论 . 北京:人民卫生出版社
李东垣 . 1960. 脾胃论 . 上海:上海商务书局
李念莪 . 1999. 医宗必读 . 天津:天津科学技术出版社
李时珍 . 1982. 本草纲目 . 北京:人民卫生出版社
李时珍 . 1956. 濒湖脉学 . 北京:人民卫生出版社
蔺云桂 . 1991. 经络图解 . 福州:福建科学技术出版社
灵枢经 . 1963. 北京:人民卫生出版社
刘完素 . 1985. 素问玄机原病式 . 南京:江苏科学技术出版社
吕广等 . 1997. 难经集注 . 沈阳:辽宁科学技术出版社
罗美 . 1994. 古今名医方论 . 北京:中国中医药出版社
缪希雍 . 2000. 先醒斋医学广笔记 . 北京:中医古籍出版社
秦伯未 . 1978. 谦斋医学讲稿 . 上海:上海科学技术出版社
神农本草经 . (黄奭辑本). 1982. 北京:中医古籍出版社
孙广仁 . 2002. 中医基础理论 . 北京:中国中医药出版社
孙国杰 . 1997. 针灸学 . 上海:上海科学技术出版社
孙思邈 . 1955. 千金翼方 . 北京:人民卫生出版社
孙思邈 . 1955. 千金要方 . 北京:人民卫生出版社
唐容川 . 2011. 血证论 . 北京:中国中医药出版社
万友生 . 1982. 伤寒知要 . 南昌:江西人民出版社
汪昂 . 1959. 医方集解 . 上海:上海科学技术出版社
王洪图 . 1997. 黄帝内经研究大成 . 北京:北京出版社
王琦 . 2005. 中医体质学 . 北京:人民卫生出版社
王清任 . 2005. 医林改错 . 北京:人民卫生出版社
王士雄 . 1996. 温热经纬 . 北京:中国中医药出版社
王叔和 . 1991. 脉经(校注本). 北京:人民卫生出版社
王新华 . 2000. 中医基础理论 . 北京:人民卫生出版社
吴弥漫 . 2007. 内经答问 . 北京:人民卫生出版社
吴瑭 . 1963. 温病条辨 . 北京:人民卫生出版社

吴又可 . 1990. 温疫论 . 北京:人民卫生出版社
徐大椿 . 2007. 医学源流论 . 北京:人民卫生出版社
杨继洲 . 1997. 针灸大成 . 沈阳:辽宁科学技术出版社
杨甲三 . 1984. 腧穴学 . 上海:上海科学技术出版社
叶天士 . 1959. 临证指南医案 . 上海:上海科学技术出版社
虞抟 . 1965. 医学正传 . 北京:人民卫生出版社
喻昌 . 1959. 医门法律 . 上海:上海科学技术出版社
张从正 . 1997. 儒门事亲 . 沈阳:辽宁科学技术出版社
张景岳 . 1959. 景岳全书 . 上海:上海科学技术出版社
张景岳 . 1965. 类经图翼 . 北京:人民卫生出版社
张景岳 . 1965. 类经 . 北京:人民卫生出版社
张锡纯 . 1977. 医学衷中参西录 . 石家庄:河北人民出版社
张元素 . 1978. 医学启源 . 北京:人民卫生出版社
张仲景 . 1956. 金匮要略方论 . 北京:人民卫生出版社
张仲景 . 1991. 伤寒论 . 北京:中国医药科技出版社
赵佶 . 1992. 圣济总录 . 北京:人民卫生出版社
赵献可 . 1996. 医贯 . 北京:学苑出版社
中国中医研究院 . 1976. 蒲辅周医疗经验 . 北京:人民卫生出版社
周学海 . 2007. 读医随笔 . 北京:中国中医药出版社
朱丹溪 . 1997. 格致余论 . 沈阳:辽宁科学技术出版社
邓铁涛,郑洪 . 2008. 中医五脏相关学说研究:从五行到五脏相关 . 广州:广东科技出版社
邓铁涛,徐志伟,陈芝喜 . 2011. 中医五脏相关学说研究:实验研究 . 广州:广东科技出版社

后　记

1956 年，在党中央、国务院的重视下，北京、上海、广州、成都东、南、西、北四大城市均成立了中医学院，这是发展中医的重大措施。自中医高等教育创办以来，已逐步形成一套高等中医药学教材，对中医教育作出了贡献。到 1963 年，全国高等中医院校已不止四所。当时全国中医院校曾对“什么是中医理论的核心”进行大辩论，结果大多数的认同是——阴阳、五行、藏象、经络。

转眼我们已经历了几十年的教学历程，有了我们的教学与临床心得体会，于是我有写一本《中医基本理论》的冲动，乃组成一个写作团队，进行一次实践，以表达我们对中医基本理论的认识，作为一块砖抛出，以冀引来碧玉为中医之振兴尽一点微薄之力。

中医药学是什么？近百年来屡被攻击，罪名是不科学！甚至某名家学者，身为中医的疗效之受益者，却认为“中医能治好病，也不科学，因为说不出道理来！”他们所要求的道理就是西方医学理论，如不符合西医的理论，就不算有理论。这种思想迷惑了广大的知识分子，特别是海外归来的学者。例如，主张废弃中医的余云岫先生就是从日本留学归来的。因此，要为广大留学归来者写一本中医读物，这也是我们编著本书的思想动力之一。因此，这本书也可以看作是给海内外科学家们看的一本书。当然本书出版的目的是更加希望帮助中医的学子们正确地认识中医。

感谢王国强副部长同意把《发展中医药　造福全人类》这篇相当于 21 世纪中医宣言书的力作作为本书的代序，我感到十分荣幸。而作为老中医，积压之浅见不少，故添写此为后记。

1. 医学模式问题

西医很重视“模式”①，认为过去的医学是生物模式，但生物模式无法解释人群健康的整体规律。1977 年美国纽约州罗彻斯特大学教授恩格尔指出“生物医学演变为生物、心理、社会医学是医学发展的必然。”

中医学一向无模式之说，2004 年我于《中医与未来医学》一文中曾试做论述，认为：“西方的医学模式原来是生物模式，20 世纪后期，才发现不对，最后承认医学的模式应该是——生物-心理-社会模式”。这是一个进步，但我认为仍然不全面。虽然已重视心理与社会对疾病的重要性，还没有把人提高到最重要的地位。中医与西医有一个很大的区别就是西医着重治病，中医着重治病人，中医学把人放在首位，根据宏观理论把人放在天地人群之间进行观察、诊断与治疗的。中医学受中华文化“天人合一”观的影响，如果找个中医学模式的话，应是“天人相应观”，简称“人天观”，即把人放在时间、地域、人群以至个体的层面上，进行健

① 李鲁．2003．社会医学．第 2 版．北京：人民卫生出版社。

康保健预防与治疗的观察研究。中医诊治疾病不单着眼于"病",而是按时、地、人大环境以至个体的整体进行辨证论治与预防的。比如2003年"SARS"流行,中医虽然无法寻求确认"冠状病毒",但根据当年的气候环境、地理条件与病人的证候表现确认"SARS"是湿邪为主的瘟疫病,实行辨证治疗与预防,结果取得较好的效果。①

我今天认为中医之模式可以进一步调整为"人天观之时地人医学",亦是以人为本的时间与空间的医学,似乎更加明晰。

有人以为美国的哈尔贝格是时间医学之父,但哈尔贝格后来知道时间医学的老祖宗在中国。中医学对养生与治病都十分重视时间,这方面的认识与实践已几千年了。中医的时间医学最有代表性的,在宏观方面有"运气学说",在诊治方面有"子午流注"。时间与空间之理念,贯穿于整个中医学理论之中。

中国工程院院士俞梦孙先生在中国中医科学院的报告②中说:"我不是临床医学的,是搞生物医学工作,搞航天医学的。……对一些医学相关内容有所体会,学到一些东西也感觉到医学必须改革。如果不这么去改革,按照国外做什么,我们就跟着做什么的思路,我觉得整个医学工程是在犯罪,是把医学发展引导到一个医疗危机的道路上。"

俞院士在研究飞行员的睡眠与疾病的关系时发现:"我们把检查睡眠的装置跟我们中医的子午流注时间结合起来,结果使我们豁然开朗。我们得到一个概念,就是睡眠是体检非常必要的一项,……这里面的信息太丰富了。晚上11点到凌晨1点是胆经气血灌注的时间,1~3点是肝经,3~5点是肺经,5~7点是大肠经,我们有很多的例子能说明这个时间与经络脏腑的关系。如果一个人肝有问题,经常是在凌晨1~3点时间,睡眠过程中心跳、呼吸就会乱。"俞院士的观点我很赞成,他的实验我很欣赏!止不住再引该文后面的一段话:"中国传统文化,它包括中医和道家的东西,其中的理念将引领中国乃至世界医学改革的方向,它的内涵将在人类健康事业中发挥巨大的作用。西方医学发展到现在是硬挺着在前走。他们搞的软着陆,所谓系统生物学提出来了,但本质上还原论的思想没有改变,很难从根上解决问题。所以我们一定要有信心,我们一定能够解决目前的难题。"

俞院士报告的总题目是《运用系统理论进一步理解"上工治未病"》,俞院士上面的话是站在系统论对还原论而言的,我认为当西医学从"还原论"进展到"系统论"的时候,我估计,至那时,中西医的结合就能达到最高层次的结合,即"理论上的结合",就会到来了。现在的中西医结合,只是最初步阶段的结合。

2. 中医学是理论医学

"能治好病,却说不出道理"是强加给中医学的谬论。恰恰相反,中医学是理论医学。中医之巨著以"论"名篇,以"论"作书名者,比比皆是,经典巨著《黄帝内经·素问》第一篇就是"上古天真论",专论人的健康与长寿以及传宗接代问题;第二篇"四气调神大论",论述顺从四时的气候变化以调摄精神达到养生防病的实际效果;第三篇"生气通天论",即生命的活动与自然界是相通而不可分离的。……整本《素问》81篇,几乎都以"论"名篇。汉代医圣张仲景的巨著《伤寒杂病论》开中医辨证论治之先河。中医之辨证论治讲究时、地、人,充

① 邓铁涛学术思想国际研讨会(广州,2004年)特别演讲《中医与未来医学》。

② 曹洪欣.2010.中国中医药发展报告(二).北京:科学出版社。

满唯物辩证的内涵。金元以后之名家巨著如《脾胃论》、《温疫论》、《温热论》以论名书者不可胜数，吴鞠通的名著《温病条辨》之辨也是论。浩如烟海的中医典籍，无法读完，怎么能说中医讲不出道理呢？我们需要对不同的医学理论体系进行分析。

西医学是微观医学，有一套完整的医学体系，近年来发展很快；中医学是宏观医学，也有一套完整的体系，只有中国才有。中医药能够诊治未见过的疾病如“非典”（SARS），与防治航天运动病；最近对“甲流”（H1N1）的防治又收到简、验、便、廉的效果。这都与中医的系统理论分不开的。因此，我们固然可以站在以西医学为主流医学看中医，但亦要认识到中医是我国的另一个主流医学。这一主流医学，为世界所无。对中医药学之研究，应把基础理论看成是尖端科学之研究，因为中医之理论站在世界医学之宏观医学之前沿。

基于中医是我国的另一个主流医学的认识，中医理论基础研究仍然需要加强而不是削弱，中医整个理论体系就是一个“重大科学问题”，它的研究方法与成果，在国际上有显示度，中医药作为我国最易获得独立知识产权的优先发展领域，已经成为国家自主创新的重要内容，提高我国科技创新能力，需要中医理论基础研究有所贡献。我提倡学习毛泽东《矛盾论》与《实践论》。实践—认识—再实践—再认识，实践经验不断提高成为理论，理论解释现象又指导实践，实践为理论提升产生新的原动力，这就是中医学术不断发展的过程。中医科学的理论是在临床实践基础上产生并经过临床实践的检验和证明的理论，是临床客观现象的本质、规律性的正确反映。理论的重要意义在于它能够指导实践，没有中医理论指导的临床实践是盲目的实践。因此，理论必须同临床实践相结合，脱离实践的理论是空洞的理论。科学技术发展出现了从分析向综合、局部到整体、结构到功能、静态向动态、简单向复杂的转变。尤其在生命科学领域，多学科交叉相互渗透，创建新理论、新技术、新方法认识生命和疾病现象已成热点，以还原论和分解分析为主的方法已经不能适应医药研究面临严峻的国际挑战。

“十一五”期间我们进行五行五脏相关研究，有一些可喜的苗头，例如，提出用中医五脏相关理论发展五行学说。五脏相关与五行学说区别在于：五脏相关强调实践优位而五行学说有推演成分，五脏相关是中医术语而五行学说是哲学语言，五脏相关有主次（层次）之分而五行相生相克关系循环对等。因此，五脏相关能够更加准确表达五行与五脏关系，成为中医临床诊治的一种思维模式与说理方法，在实践中指导重大疾病如冠心病、慢性阻塞性肺病，疑难危重病如重症肌无力及其危象抢救均取得良好疗效。

3. 中医理论持续发展数千年

中医理论为什么能持续发展。如“治未病”之理论能走在21世纪医学理论之前头。其理安在？这个问题，毛主席给我们以指引，原来中医学能持续发展，所走的是“实践论”之大道。自神农尝百草开始，中医学就从实践—认识—再实践—再认识而不断发展，再加上中华优秀文化之天文、历算、农学以及诸子百家形成多学科交叉溶入医学之中，中医这一应用科学随着5000年文化之发展，正确运用符合辩证唯物主义的实践论的方法，所以有受得起历史考验的中医理论。

也许仍然有人怀疑中医没有现代科技的帮助，怎么能了解这么复杂的人体及其疾病的千变万化。关于这个问题，因为中医的认识论与实践论，运用的是“黑箱论”的方法，这是靠输入信息、信息反馈、不断反复实践而得其奥理。“黑箱论”得来的好像不如“白箱论”之看得见摸得着,但信息会给我们更深刻,甚至目前还不能解读的东西。例如,仲景时代就知道“脾”有免疫功能,他说“四季脾旺不受邪”比西医的相同说法早了1000多年。又如经络的存在与作用,2000年前已具体明白,但今天之科学技术,仍然无法证明其存在。邓小平一再告诉我们,检验真理的唯一标准是实践。今天依靠经络学说指导的针灸神奇疗法,已经走向世界。再举个例子,“SARS”是中西医都未见过的可怕的传染病,中医没有几十万倍的电子显微镜,抓不到这个冠状病毒元凶。但可运用中医理论,了解它的个性与确定治疗的方法。据全世界统计,广州的病死率最低,就因中医介入最早之故,北京的“SARS”由于中医自2003年5月介入之后,病死率降低了,这是抹杀不了的事实。如果没有中医理论的指导,中医就无法持续发展。

2011年是21世纪第二个十年,随着世界的科学技术革命的飞快发展,中医学理论将与21世纪的最新技术革命相结合,从而攀登上一个新的高峰,以引领世界医学向前进,这是我们的共同愿望。

邓铁涛

2011年9月29日